行医精诚

——脑病名医马云枝

主编 兰瑞

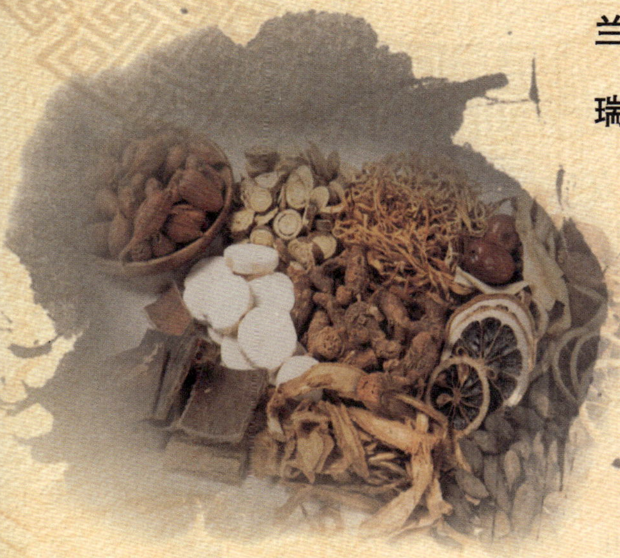

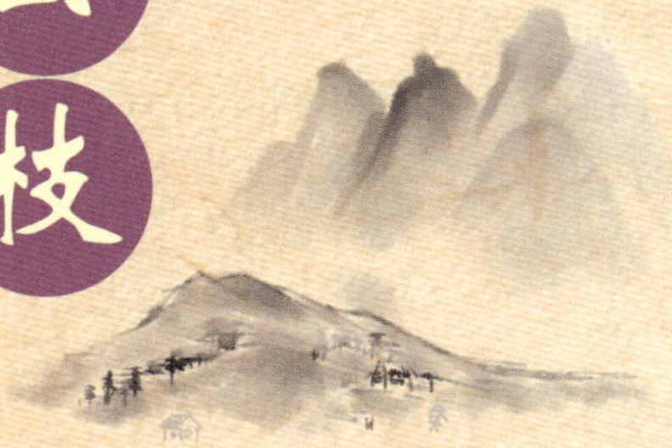

郑州大学出版社

图书在版编目(CIP)数据

行医精诚：脑病名医马云枝 / 兰瑞主编. — 郑州：郑州大学出版社，2022.10
ISBN 978-7-5645-8607-2

Ⅰ.①行…　Ⅱ.①兰…　Ⅲ.①脑病-中医临床-经验-中国-现代　Ⅳ.①R277.72

中国版本图书馆 CIP 数据核字(2022)第 055198 号

行医精诚——脑病名医马云枝

XINGYI JINGCHENG——NAOBING MINGYI MAYUNZHI

策划编辑	李龙传	封面设计	曾耀东
责任编辑	薛　晗	版式设计	曾耀东
责任校对	张彦勤	责任监制	李瑞卿

出版发行	郑州大学出版社	地　址	郑州市大学路 40 号(450052)
出 版 人	孙保营	网　址	http://www.zzup.cn
经　销	全国新华书店	发行电话	0371-66966070
印　刷	河南文华印务有限公司		
开　本	850 mm×1 168 mm　1 / 16		
印　张	18.25	字　数	468 千字
版　次	2022 年 10 月第 1 版	印　次	2022 年 10 月第 1 次印刷

书　号	ISBN 978-7-5645-8607-2	定　价	79.00 元

主编简介

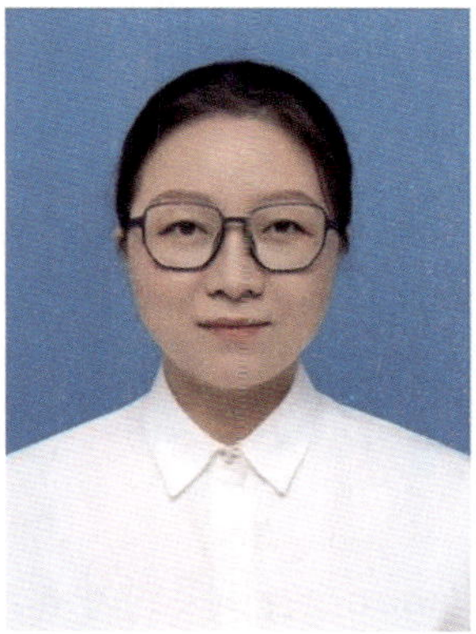

兰瑞，副主任医师，医学博士，博士后合作导师，硕士研究生导师，河南中医药大学第一附属医院脑病诊疗中心教学部主任。河南省教育厅学术技术带头人，国家自然科学基金函审专家。兼任中国民族医药学会治未病分会常务理事，世界中医药学会联合会中药上市后再评价专业委员会会员，河南省中西医结合学会神经科专业委员会委员，河南省卒中学会中西医结合分会委员，河南省免疫学会第三届理事会中医免疫专业委员会委员等。围绕脑缺血的发病机制、中医药防治中风、痴呆、帕金森病等疾病开展一系列研究，主持国家自然科学基金项目 2 项，河南省部级项目 1 项，参与国家自然科学基金 3 项，参加河南省部级课题 3 项，发表论文 51 篇，其中发表 SCI 论文 11 篇，中文核心 15 篇，参编著作 2 部。荣获河南省中医药科技成果奖二等奖，河南省自然科学优秀学术论文奖三等奖，河南省教育厅科技成果奖优秀科技论文奖二等奖。

基金项目资助

1. 国家中医药管理局全国名老中医药专家传承工作室建设资助项目(NO. 国中医药人教发〔2014〕20 号)。

2. 河南省第二批青苗人才培养项目(豫卫中医函〔2021〕16 号)。

3. 国家自然科学基金资助项目(NO. 81973618):“小续命汤调控 JAK2/STAT3 信号通路影响脑缺血再灌注后星形胶质细胞活化与突触可塑性的分子机制研究”研究成果。

4. 国家自然科学基金资助项目(NO. 81503422):“基于 PINK/Parkin 通路探讨小续命汤调控急性脑缺血再灌注后线粒体自噬的分子机制研究”研究成果。

5. 国家自然科学基金资助项目(NO. 81904265):“开心散调控 LRP6/Wnt/β-catenin 通路介导突触可塑性改善痴呆小鼠认知功能的机制研究”研究成果。

作者名单

主　审　马云枝

主　编　兰　瑞

副主编　许玉珉　付菊花

编　委　朱世瑞　菅艳萍

贾晓倩　张　杰

序 言

马云枝教授和我有师生之谊。20世纪70年代末，她大学刚毕业，在我们这里学习。她诚实朴素、勤奋好学。老师讲的、患者说的她都会详细记录，不懂、不清楚的就问老师。这些年来，每逢节假日，都会发个短信或打个电话祝贺、问候。有时候她来京出差就见上一面，总有说不完的话。几年前，她编写的《中西医结合瘫痪病学》《中西医结合神经病学》《实用脑卒中康复学》等书拿来送我阅读，传承创新，富有新知，并为她写了序言。前些日子，她又带本书稿过来，说："老师请您审阅，提提修改意见。"我知道她现在虽已年过六十，但仍坚持门诊及查病房，还带有研究生，兼有多个医学专业委员会的社会职务。工作多，时间紧，怎么还有时间著书立说。她告诉我："老师，这是我对多年临床实践、经验记录，进行了疏导、整理及修订。现在趁还有些精力，如果不把这些疾病防治的经验整理出来，再过几年，年老体弱不便时就没机会了，岂不是一大损失。"她的这番话，使我备受感动。我说："那你把书稿放这吧，等我看完，把意见告诉你。"她欣然答应，返回去了。我看完这本书，心潮起伏，难以平静，觉得这本书的内容丰富、论证充实，具有临床实用价值和一定的理论意义。

一、新思路，新观点

细览本书，发现有很多新的思路和观点，如马云枝教授总结帕金森病从脾辨证论治的思想，曾先后在《新中医》《河南中医》《天津中医药》等杂志阐述。详细论述了脾胃与帕金森病的发生、发展、治疗的关系，并总结出脾胃受损为发病之始、脾胃亏虚为发病之基、强脾健胃为治疗之本、调摄胃脾为预防之要的学术观点。她还发现用中西医联合应用治疗帕金森病，不仅可减少长期用西药带来的不良反应，还可减少西药的使用剂量，延缓病情的发展，降低帕金森病的致残率。再如，她发现，治疗失眠症，不能单纯地用药物治疗，还应积极进行心理疏导，怡情养性，建立有规律的作息制度，进行适当的体育活动或锻炼，养成良好的睡眠习惯，还应创建舒适的睡眠环境等，这些都是防治该疾病的新途径。

二、新创造，新发现

马云枝教授针对中风恢复期研制的"通脉舒络胶囊"，通过临床观察，疗效确切。该研究课题荣获河南省科技进步二等奖。针对中风急性期的发病机制，她创造性地应用"利水通络法"治疗中风急症，取得了显著效果，颠覆了中医救缓不救急的传统观念，救治了很多急性期脑水肿的患者。

马教授针对痴呆这一疾病，经长期探索，提出"病位在脑，髓海为要，病位在肾，精亏浊毒为患的观点"，临证以开窍为先导，统领补肾填髓、化瘀涤痰，研制出具有益肾填髓，祛瘀解毒疗效的"复智胶囊"，该药被原郑州市卫生局批准在医院内生产使用，提高了有效率，该课题2000年获河南省中医药管理局科技进步一等奖，2002年获河南省科技厅科技进步二等奖。再如，她研制出的具有滋肝补肾、化痰息风功能的“熄风定颤丸”使很多帕金森患者受益，受到广大病友的一致好评，该课题获河南省科技进步二等奖。又如，她研制出的内病外治的“牵正膏”具有搜风化痰、活血通络的作用，对治疗面瘫有很好的效果。

三、新经验，新成效

马云枝教授因人因病辨证施治，创造了许多新方法、新经验，如本书所列到的异病同治、同病异治、内病外治、外病内治、脑心结合、心脑同治、攻补兼施、三焦同治等。再如，她针对帕金森病的不同病情，分期分证，综合治疗，她还根据多年临床经验总结出方药随证加减是治疗帕金森病的关键，并分为早、中、晚三期和轻、中、重三型，提出了早期预防为主、中期中西医结合治疗、晚期控制病情恶化三原则，以增效减毒为目的，将中医药疗法贯穿始终，取得了良好的疗效，治疗了很多晚期帕金森病患者。许多经典配伍，经典验方是她从几十年的临床实践中反复试验、研究得出，補前辈之未逮，他人之未用，药典未载的。有些验方疗效显著，使很多患者受益，这一点从大量患者慕名前来就诊和给她送表彰信、感谢信就可见一斑。由此可知，这本厚重的医学专著，不是附本照搬，也不是泛泛空论，而是从几十年的探索、实践、研究、创新得出的丰硕成果，为祖国的中医药学增添了异光亮彩，为中医药的发展拓宽了时空。

本书内容丰富，资料翔实，论证充分，案例鲜活，观点新颖，验方经典，经验可贵。对我们深入研究、防治帕金森病、中风、痴呆、眩晕、失眠、面瘫这些疑难杂症有很好的帮助和指导。希望医界同仁和读者朋友从中受到一定启迪。这也是马云枝教授编写这本书的初衷和目的。

我为有马云枝教授这样的学生感到欣慰和自豪，对她新书的出版表示衷心的祝贺。冀望马云枝教授把取得的成就作为新的起点，再接再厉，嘉惠医林。

中国工程院院士
北京中医药大学原校长
中国中医科学院名誉院长
王永炎

序　言

同为医界同仁，由于工作上的关系和马云枝教授接触较多，也比较熟悉，马云枝教授学贯中西，1977年毕业于河南医学院，曾先后在河南中医药大学举办的西学中班系统学习中医理论，北京中医药大学脑病研究室及中国中医科学院东直门医院学习，师承著名脑病专家、中国工程院院士王永炎教授和著名病理学家、北京中医药大学脑病研究室主任黄启福教授。1999年被河南省授予河南省级专家，2004年被北京中医药大学遴选为博士生导师，二级教授、河南省优秀专家、河南中医药大学帕金森病研究所所长，享受政府特殊津贴，是第五批、第六批全国名老中医药专家学术经验继承工作指导老师，目前兼任世界中医药学会老年医学专业委员会理事、中国中医药学会脑病专业委员会常务委员、中国老年保健协会脑保健专业委员会副主任委员等多个社会职务。

马云枝教授对帕金森病、老年痴呆、中风等症的防治研究有很深的造诣。针对中风恢复期研制的“通络舒脉胶囊”通过临床观察，疗效确切。1998年“通络舒脉胶囊治疗缺血性中风临床与实践研究”课题获河南省科技进步二等奖。针对中风急性期的发病机制，创新性利用“利水通络法”治疗中风急症，取得了显著成果，颠覆了中医药救缓不救急的旧观念，该研究荣获2000年度河南省科技进步二等奖。

痴呆是使老年人致残的三大疾病之一，马云枝教授经过长期实践探索，提出了病位在脑，髓海为要，病本在肾，精亏浊毒为患的新观点，临证以“开窍”为先导，统领“补肾填髓，化瘀涤痰”法，研制出具有益肾填精、活血化瘀功效的“复智胶囊”，该药被原郑州市卫生局批准医院内使用，有效率达80%以上。2007年课题“复智胶囊对血管性痴呆细胞因子及胆碱能神经递质影响研究”获河南省教育厅科技进步一等奖。

帕金森病为世界疑难病症，马云枝教授大胆实践，勇于创新，在多年研究的基础上，发现肝肾阴虚是帕金森病的主要证型，提出肝肾亏虚、痰瘀阻滞为本病的基本病机，研制出具有滋补肝肾、化瘀息风功效的“熄风定颤丸”。2005年“熄风定颤丸与美多芭联用治疗帕金森病临床机理研究”获河南省科技进步二等奖；2008年课题“帕金森病分期治疗研究”中标国家中医药行业专项项目。

多年来，马教授对工作兢兢业业、勇于探索、不断创新，在专业学术期刊发表论文300余篇，承担国家级、省部级项目24项，撰写《中西医结合瘫痪病学》《实用脑卒中康复学》等专著12部，中国工程院士、国务院学位委员、中医药学科召集人王永炎教授，中国中西医结合学会会长、中科院院士陈可翼教授亲自为《中西医结合瘫痪病学》作序，并称赞该书“汇中西之通要，纳著名医家之精粹，内容精细，重点突出，是中西医结合方面的新成就，反映了中西医结合治疗瘫痪病的新水平”。经过多年的实践，马云枝教授形成了自己的学术思想和理论观点。多次被评为河南中医药大学先进个人及优秀工作者，荣获 2003、2004 年度郑州市金水区优秀人大代表，2006 年度郑州市优秀科技工作者，2007 年度郑州市十大科技女杰及 2007 年度郑州市“三八”红旗手等荣誉称号，2009 年度被评为“河南省劳动模范”，2010 年被评为“河南省师德标兵”。

马云枝教授不仅对患者认真负责，对教学、对学生也是严格要求，一丝不苟。学生跟随她在门诊或病房临床实习、学习，她都要求将患者状况、病历、诊断、检查情况及治疗情况做详细观察记录。现在我们所看到的这本书便是马云枝教授和她的学生在百忙之中将多年来在研究治疗这些疾病方面的医疗实践加以系统地梳通、整理、审定，然后辑册成书。这是对她几十年来在防治帕金森病、中风、痴呆、眩晕这些疑难杂症经验创新、体会的翔实总结。其中对一些治疗方法和药物及验方的探索、创新和发明，丰富了我们祖国的中医药宝库，改变了对中医药认识的一些陈旧观点，拓宽了中医药事业发展的思路和空间，对中医药防治疑难及危急病症起到很大的推动作用。

在此书付梓之际，我谨代表广大读者和医界同仁向尊敬的马云枝教授表示诚挚的敬意和祝贺！

国医大师

郑州市中医院院长

郑州市中医药管理局局长

唐祖宣

序　言

马云枝教授出身于医学世家，她的伯父马统勋教授是河南医科大学原药学部主任，我国著名的药理学家，抗生素研究领域的大家。她的伯母徐尚恩教授是河南医科大学第一附属医院原小儿外科主任，我国著名的儿外科专家。我和马统勋教授是在早年参加国内学术研讨会上认识的，他在学术会议上每场精彩的演讲都令我十分叹服，从那时起我就和马统勋教授成了朋友，在中西医两大学术领域经常进行切磋交流。马统勋教授虽然已经仙逝多年，但每当回忆起和他在一起学习交流的情景至今还记忆犹新。

如今他的侄女马云枝教授从当年的后起之秀已经成为我国著名的脑病专家，我感到非常欣慰。马云枝教授毕业于河南医科大学医疗系，先后在河南省睢县人民医院、河南省商丘市人民医院从事大内科工作近十年，多年的临床工作实践，使她在处理内科常见病多发病及其疑难急危重疾病方面练就了一身硬功夫。1987 年她调到河南中医学院第一附属医院工作。一个毕业于西医院校，在西医院从诊多年的临床医生，面对新的工作环境，中西医迥然不同的两大医学，病因病机、诊疗思路、治则治法等的巨大差异，对她而言是巨大挑战。然而马云枝有着迎难而上、渴望成功的倔强性格，毅然把压力变为动力，从此开始了在中医药这一医学领域进行探索和研究。

初入中医药领域的马云枝非常勤奋好学，至今我还清晰地记得，她见我时手里总是拿着许多小纸条，上面写满了许多问题向我请教，她学习刻苦认真，在河南中医医学院第一附属医院工作不到 2 年，她就能熟背中医基础理论知识，如阴阳五行、气血津液、藏象学说、形体官窍、寒热温凉等。从她孜孜不倦的求知欲望，让我从内心对年轻的马云枝有了很深的印象，觉得她以后一定会大有作为。

机会总是留给有准备的人，1991 年国家中医药管理局在河南中医学院开办的西医学习中医班开始招生了，马云枝有幸成为 40 名同学中的一员，30 多岁的她走进了学习中医的大学校园。从此她如饥似渴地学习，熟读并牢记中医的四大经典、中医基础理论、方剂学、中药学及其他相关课程，寒窗苦读。为了背诵一味中药，牢记几个方药，她常常夜以继日，功夫不负有心人，通过几年的系统学习，在临床上她能够得心应手运用中医理论，对许多疾病准确进行辨证施治。1997 年她赴北京中医药大学师从著名脑病专家、中国工程院院士王永炎教授及北京中医药大学脑病研究室主任黄启福教授进行学习，在名医大家的指导下，成为一名西医出身在中医院工作的中医专家。

中医和西医是完全不同的两种体系，中医重宏观辨证，西医重微观辨病，她先后跨越两大领域一路走来，逐渐成为颇有影响的中西医结合专家。她博采中西医之长，临证时观察入微，临床特色十分鲜明；她善用经方，配伍精到，自成一家，创见颇多。我对她的处方用药非常欣赏，理法方药合理，处处可见其严谨的临证思维，蕴含着处方用药的精妙智慧。

除此之外，她立足临床实践，锐意开拓创新，进行了一系列的科学研究，带领学术团队，针对防治中风、痴呆、帕金森病、面瘫、失眠等诸多疾病方面潜心研究，大胆探索和创新，达到了临床治疗手段多样化、方药序列化，取得了令人瞩目的学术成就。作为医学硕士、博士研究生导师，她一方面注重培养学生的临床、科研的综合能力，另一方面教育他们树立正确的人生观、价值观，树立为中医药事业奋斗终生的远大理想和抱负，为我国的医疗卫生事业培养了大批的优秀人才。

琢之磨之，玉汝于成。马云枝教授 40 年如一日医海扬帆，上下求索，取得的成就当之无愧，她作为我的学生，让我为之骄傲。这本书凝聚了她 40 多年来的心血总结，实为医生、医学生学习求学解惑的好书。当她把书稿拿来请我作序，我欣然接受。

最后作诗一首再次表示祝贺：

马师理验太高多，精治诸科擅脑科。

术守岐黄求病本，中西结合起沉疴。

国医大师

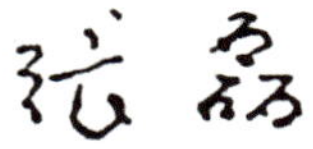

前　言

中医药是中华民族悠久灿烂的历史文化结晶，是中华民族生生不息的医学佑护之神，也是我们中华民族屹立于世界民族之林的独特文化符号，更是中华民族对世界医学的巨大贡献。不仅出现了扁鹊、张仲景、华佗、孙思邈等中医大家，更以流传不衰的《黄帝内经》《伤寒杂病论》《神农本草经》《本草纲目》等中医巨著，丰富了中华民族的历史文化宝库。名老中医学术思想传承是中医学发展、临床水平提高的关键，也是培养新一代中青年名医的有效途径。通过对名老中医学术思想的继承，论著的研读，熟读医案，定期跟诊，总结临证经验，做好名老中医学术思想的传承与创新，对于祖国医学的发展至关重要。所以，名中医的医学传承显得不可或缺。

河南地处中原黄河流域，在这片古老丰腴的土地上诞生了灿若群星的历史文化名人，更不乏诸如"药王"孙思邈、"医圣"张仲景这种中医传奇式的名人。身为河南的中医人要自豪而又自信地做好中医文化的传承，这是中医人神圣的使命。马云枝教授，就是中原大地上传承中医学的一颗璀璨的明星。她为商丘睢县人，国家二级教授，国家中医药管理局第五批、第六批全国名老中医药专家学术经验继承工作指导老师，国家中医药管理局全国名老中医药专家传承工作室项目获批者，河南省卫生健康委员会中医药传承与创新人才工程（仲景工程）中医药青苗人才培养项目指导老师。她医术精湛、经验丰富，有很深的中医理论造诣，同时深谙现代医学的系统知识。她运用经典理论分析临床问题，透过经典医案加深对经典条文的理解，进而培养医学生的中医辨证思维，为中原大地培养医学博士研究生及硕士研究生数百人，为中医药的传承与发展做出了积极的贡献，其学术思想在国内外产生了较大影响。"三尺方台上演绎别样精彩，三寸之舌传递真理真情，三寸毫笔书写桃李人生"。40 多年她对中西医结合治疗脑病领域锲而不舍的探索追求，对临床工作的严谨笃实，对待病患的关怀备至，书写着美丽璀璨的人生篇章。

马云枝教授指出，做好中医传承的途径有二：其一，先学习，充实自己，不断整理、研究包含历代医家学术思想和治疗经验的祖国医学典籍，是传承的关键，是提高的过程，也是发扬光大的前提。其二，理论研究要结合临床实际，研究中医理论，必须联系实际，总结提高，才能发扬光大。从汉代张仲景的《伤寒杂病论》，到清代王清任的《医林改错》，历代医家承前启后，都是在继承的基础上，通过临床实践，才有所创新发展。《内经》中提出："有者求之，无者求之。"就是启示后人，要善于研究继承，要善于总结创新、发扬光大，从而丰富中医理论。深度挖掘和继承名老中医专家的学术思想及临床经验，并在实践中创新和发展，使中医理论进一步深化和完善，是当今时代中医药发展的迫切需求，也是国家的重要举措。

本书通过行医体悟、从医历程、医案节选、科普活动、科研之路、治病救人、患者心声、弟子感悟、参会提案、专著文章等不同的篇章多维度地整理和介绍马云枝教授的从医之路、临证经验、教学科研的成果等，以期做好马云枝教授学术思想和经验的传承与发展。该书只是马云枝教授从医及诊疗经验的一部分，仍有极大一部分内容需要进一步深度挖掘。

该书是临床上比较实用的书籍，科学性与实践性并重，能为广大医学爱好者、初学者临床思维的养成提供指导作用，并能为临床一线工作者开拓诊疗思路。由于作者水平有限，本书编写中如有不到之处，欢迎广大读者批评指正。

编者

2022 年 8 月

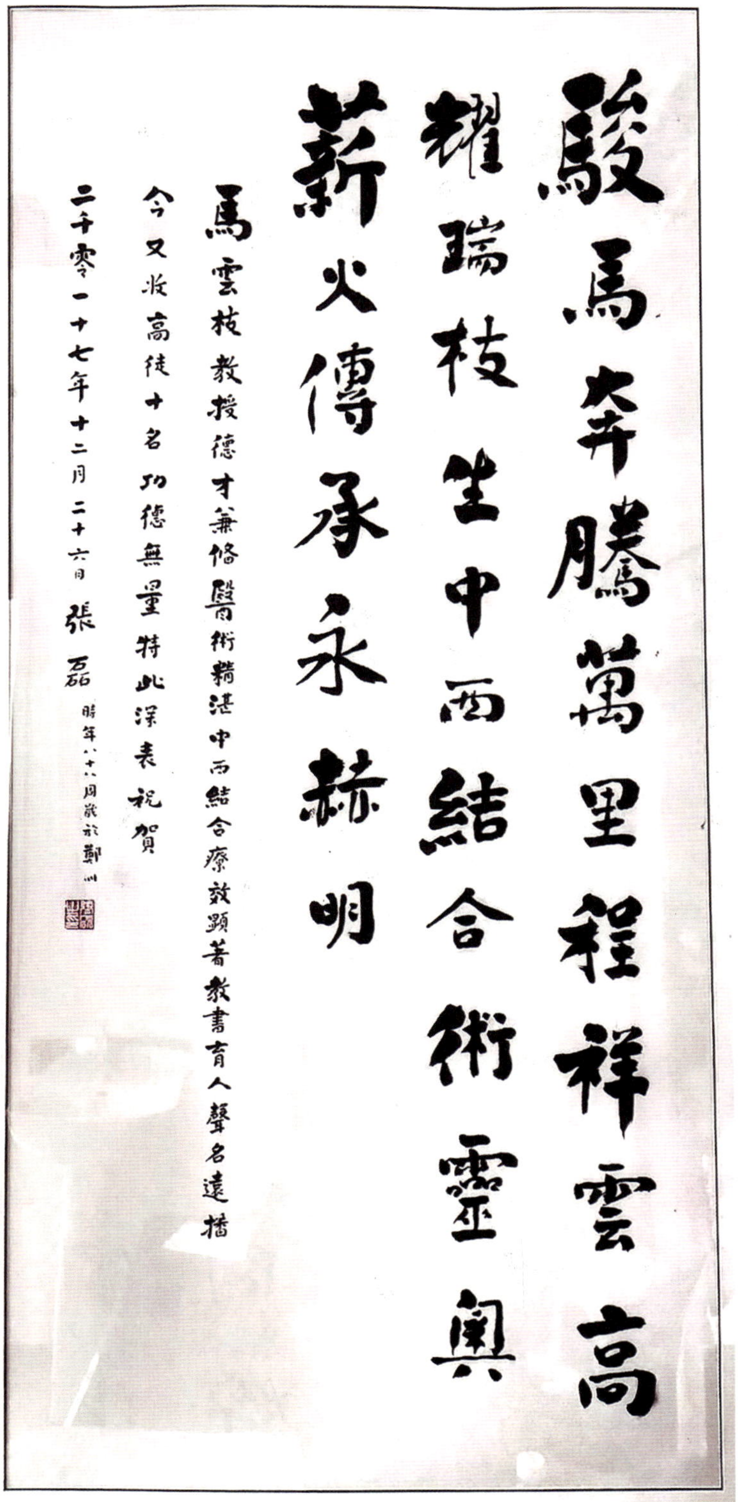

张磊教授是河南中医学院 1958 年第一届校友，国医大师，时年 88 岁。

国医大师张磊于 2017 年 12 月 26 日题词

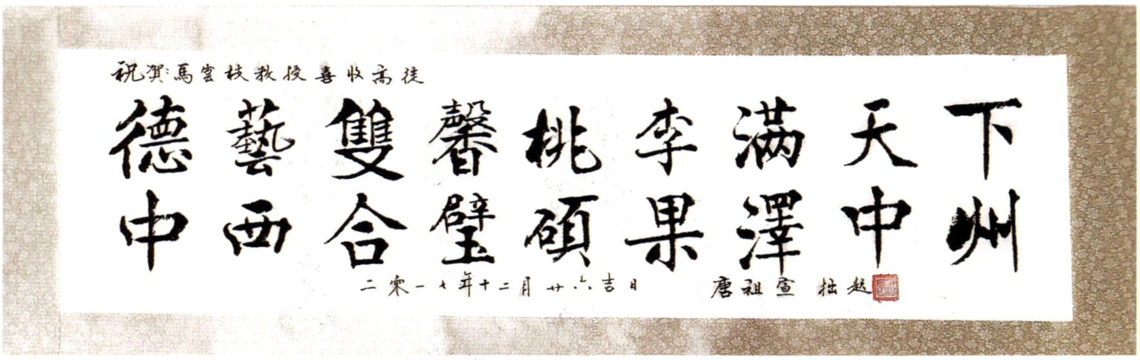

国医大师唐祖宣于2017年12月26日题词

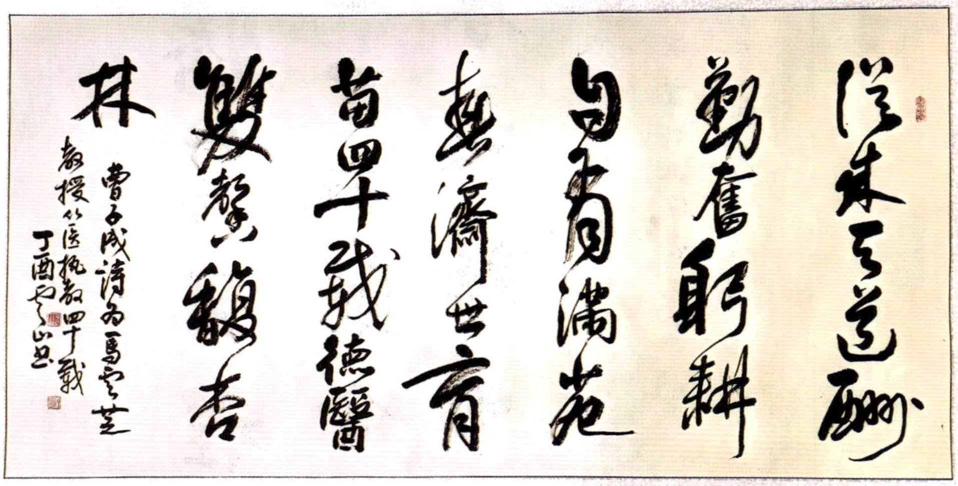

全国基层名老中医药专家曹子成为马云枝教授从医四十载题词

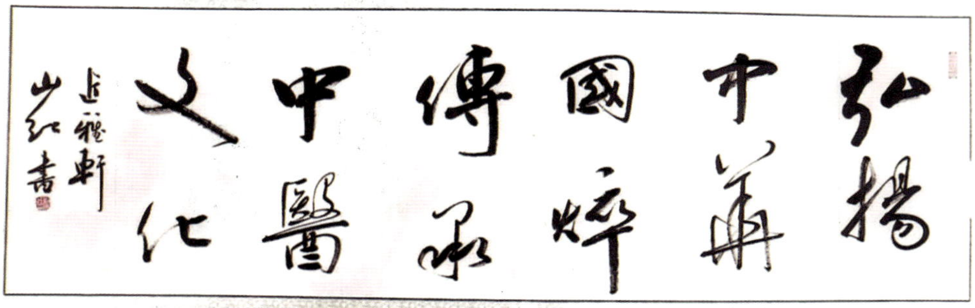

民间书法家题词

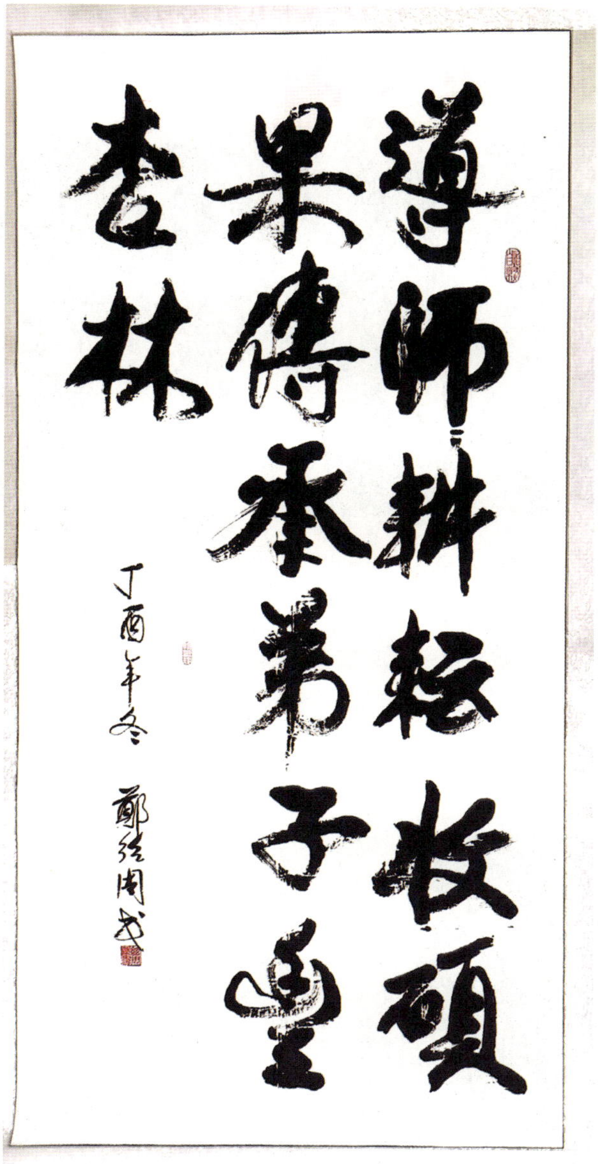

全国名老中医郑绍周教授题词

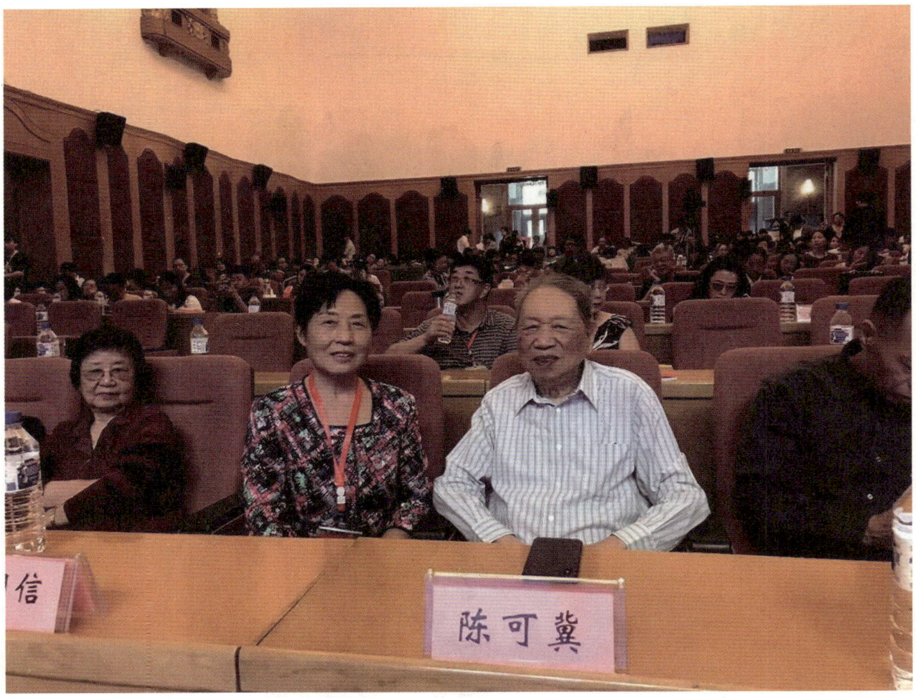

2019 年 11 月在沈阳“2019 第八届世界中联中药上市后再评价专业委员会学术年会”和陈可冀院士合影

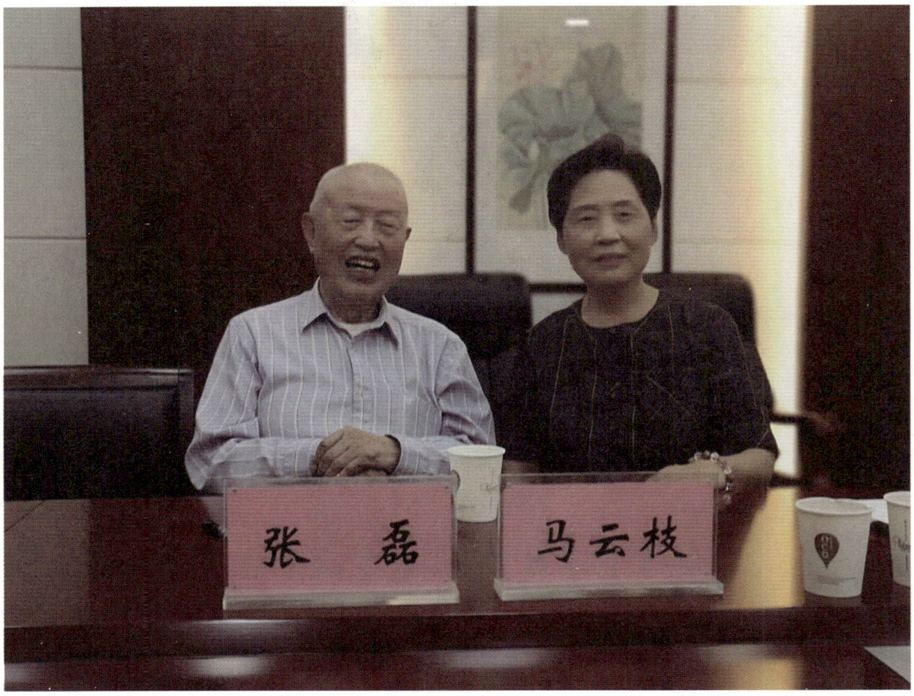

2021 年 7 月在河南省中医治疗睡眠障碍协同创新中心专家委员会和国医大师张磊教授合影

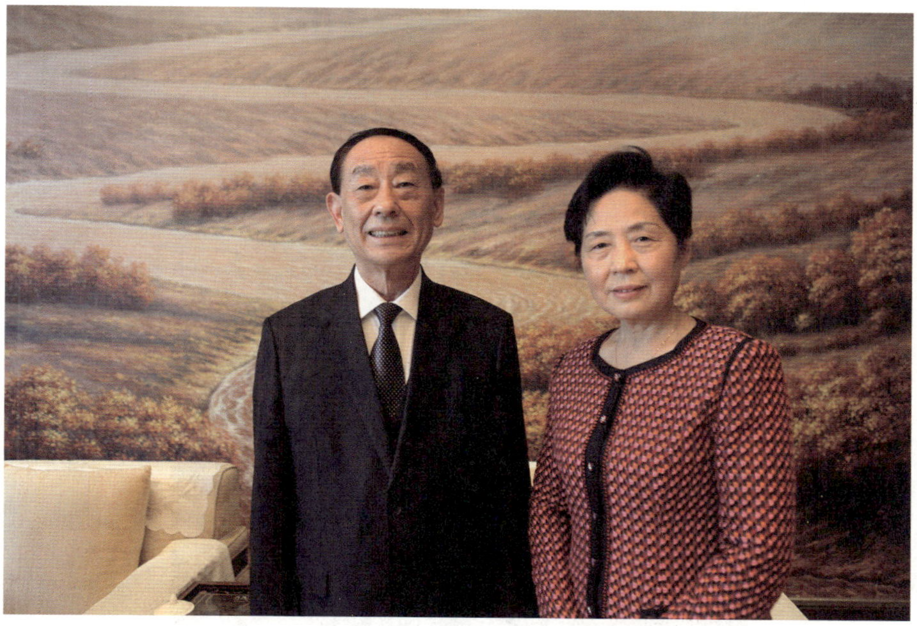

2019 年 10 月在河南脑病大会和国医大师唐祖宣教授合影

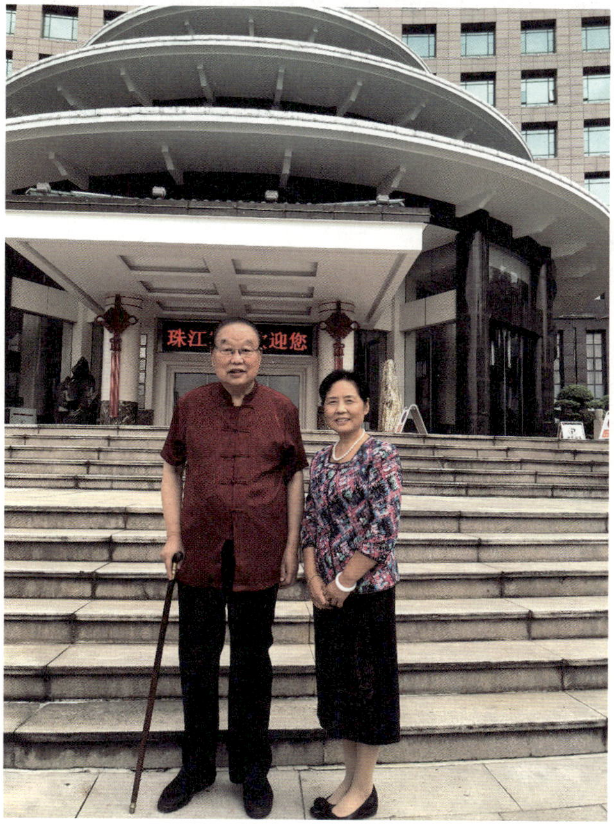

2019 年 9 月在广州中医脑病大会和国医大师张学文教授合影

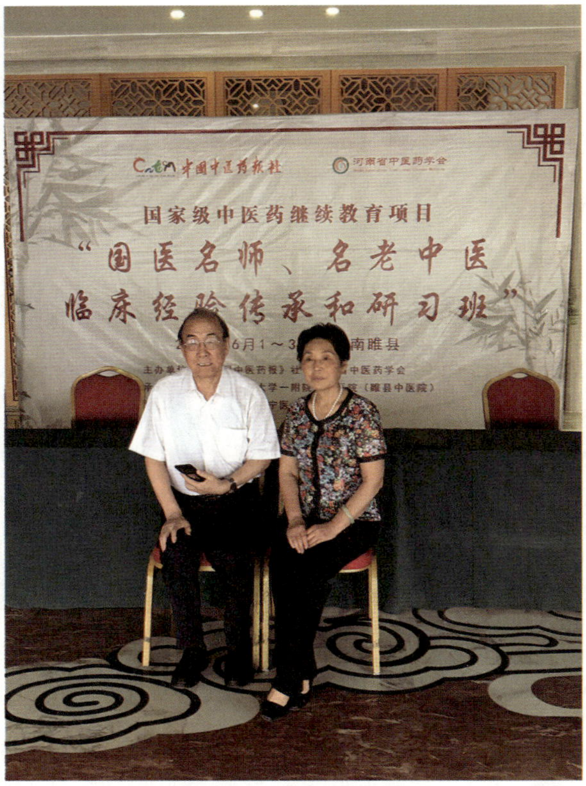

2018 年 6 月 6 日在“国医名师、名老中医临床经验传承和研习班”与首届全国名中医毛德西教授合影

目　录

第一章　唯怀大爱　方成大医

——行医体悟

回忆40多年行医历程，有平坦、有坎坷、有成功、有教训、有欢乐、有忧思。往事历历难忘，体悟颇多。其中最为深刻的行医体悟有以下几点。

一、要有扎实的基础医学理论知识和过硬的基本医疗技能功底

医学博大精深。九层之台，始于垒土。作为一名医生，如果没有扎实的中西医理论基础知识功底，将无法行稳致远。中医学与西医学属于医学领域两个不同的分支，具有截然不同的理论源流。西医学来自西方，注重局部，倾向于还原论观点，强调分析、定量的研究，对于人体健康和疾病的认识注重生物学内容及形态学结构和局部定位，尤其注重特异性的病理改变及特异性的病因治疗。中医学是我们的国粹，是中华民族传统文化的一颗璀璨明珠，其历史久远、博大精深、知识浩瀚、医家众多。中医学立足中国传统哲学，注重辨证整体。要把中医学理论学精学透学扎实，不下一番苦功夫是不行的。

在学习期间，我不仅要把基础理论课程和专业课程学好，还要熟读精研圣贤古籍，明白中医的基本理论和内在精华。例如，中医四大经典《黄帝内经》《难经》《伤寒杂病论》《神农本草经》，孙思邈的《千金要方》、李时珍的《本草纲目》、李东垣的《脾胃论》、叶天士的《温热论》、吴鞠通的《温病条辨》、巢元芳的《诸病源候论》、张介斌的《景岳全书》、张锡纯的《医学衷中参西录》、吴谦的《医宗金鉴》、李时珍的《濒湖脉学》、华佗的《中藏经》、王叔和的《脉经》等。1991—1993年我在西学中班学习时，为了便于记忆那些浩如烟海的名家方剂和艰涩难懂的中医理论，我就把中医理论和方剂写在手腕上，便于边看边背，达到了烂熟于心。只有把这些中医基本理论和基础医学知识、古籍名著学好了，才会融会贯通，为以后的学习和临床实践打下坚实的基础。扎实过硬的基本医疗技能是作为一名成功医生的必备条件，而这些过硬的医技并非轻而易举可以得到，不经长久的临床医疗实践和刻苦的学习、钻研是难以企及的。

1977年我从河南医科大学医疗系毕业，即分配到睢县人民医院工作，1985年又调至商丘市人民医院工作，一干就是8年。20世纪80年代的县级医院内科不分专业，没有像现在的呼吸科、消化科、心血管科、神经内科、内分泌科这样分科明确，而是一个大内科。我先后在内科、急诊科、妇产科、儿科、传染病科进行轮岗。在基层医院的日夜紧张、辛苦与劳累之中，我亲眼看见，亲身经历，亲

手救治了各种类型的疑难危病患者，真可谓包罗万象。其中有在田间地头为棉田喷洒有机磷农药时，不慎从皮肤黏膜吸收中毒的农民百姓；有因家庭矛盾、婚姻变故一怒喝下大量敌敌畏自杀的青年男女；有因突发事件如自缢、跳楼、溺水引起的心搏呼吸骤停患者；有因急性心肌梗死引起的心律失常、心力衰竭及心源性休克的患者；有因高血压性脑出血造成的重度昏迷；还有因肝硬化后期引起的上消化道大出血所致的失血性休克；有的患者送到医院时已经昏迷不醒、有的血压几乎为零。除此之外，有时候一天下来有十几个住院患者，既要及时书写大病历、病程记录及病案小结，又要按照国家要求住院医师对患者24小时负责制，早晚进行两次查房，还要轮换值夜班。每天查完病房后要对拟诊为脑膜炎的患者做腰椎穿刺；为缓解气胸、脓胸、肺脓肿及胸膜炎大量胸腔积液患者造成的呼吸困难行胸腔穿刺术，进行抽气、抽脓及抽液；为肝硬化大量腹水患者行腹腔穿刺抽腹水；为明确贫血患者是再生障碍性贫血还是其他血液疾病进行骨髓穿刺等，每天要工作十多个小时。轮到普通门诊时，我几乎每天要接诊近百位患者，累得腰酸背痛，口干舌燥，眼冒金星。为了减少患者就诊排队时间，我就上班前少喝水，把上卫生间的时间节约出来接诊患者，根本没有时间照顾家庭和孩子。

但是工作再忙再累，我都坚持每天抽出2小时时间看专业书籍，每天五点半起床学习外语。多年来由于自己勤奋努力，吃苦耐劳，坚持不懈，我不但理论知识扎实，也积累了大量的临床经验。当年在商丘地区八县一市上千名临床内科医师业务考试中，我名列第二。

俗话说，只要功夫深，铁杵磨成针。基层医院8年的坚守，各种疑难杂症患者的救治，艰难困苦环境的磨炼，"患者第一，生命至上，医者仁心"信念的坚守，加上日后在医疗实践中的不断学习，开拓进取，才让我打下了坚实的医疗技能功底。这也是我40年来的一些基本感受和成功经验。

二、要在医疗实践中不断学习，努力充实提高自己

实践出真知。时代在发展，医学在进步。作为一名医生，只有在医疗实践中不断学习，充实提高自己业务水平，才能与时俱进，跟上时代步伐。

要做好学问，不仅要吃苦耐劳，还要懂得团结协作。因此在工作中我注重向同行学习，多次参加郑州大学第一附属医院、河南省人民医院、郑州市中医院及河南中医药大学第一附属医院的脑外科、脑病科、心病科、内分泌科、精神心理科等专家、教授有关业务讲座和学术报告会，博览广学，拓宽知识面，为中西医结合诊治疾病奠定基础。我利用医学专业委员会活动之际，多次和郑州大学第一附属医院、郑州大学第二附属医院、郑州大学第五附属医院及河南省人民医院的索爱琴、张杰文、马建军、张博爱、卢宏、王建平、何远宏、李建章、任军等西医专家座谈交流，了解西医神经内科方面最新的发展趋势和治疗方法。

近年来，我作为河南省中西医结合神经科专业委员会主任委员，多次到基层医院如南阳、洛阳、开封、新乡、平顶山、驻马店、濮阳、巩义、中牟、荥阳等地讲学、会诊和义诊。充分利用广播、电视、书报、刊物、互联网等媒体学习、了解最新的医学科技知识，了解和掌握最新的医学科技动态和发展变化趋势，注重理论和实践的相互结合，积极总结经验，对创新成果进行记录、整理和编辑成书，并且在杂志发表科普文章或在广播电视上进行科普讲座。现已出版《实用脑卒中康复学》《中西医结合帕金森病防治学》《中西医结合瘫痪病学》《马云枝中医脑病临证精要》等专著12部。在专业期刊杂志上发表较高价值学术论文300多篇。

作为脑病专家，我多次应邀在河南省电视台《天天养生》栏目、河南省广播电台《名医在线》栏目、河南省都市频道《都市大医生》栏目、河南卫视《危机大调查》栏目，郑州市电视台《科学养生》栏目、《特约医学讲座专家》栏目等进行中风、痴呆、帕金森病、失眠、头痛等疾病的防治知识讲座。多次在大河报“健康综合栏目”、大河健康报“慢病栏目”、搜狐新闻网、腾讯新闻、今日头条、网易新闻、凤凰新闻、大鱼、大风、一点、趣头条等网站分享脑病相关知识及临床验案。我还是郑州市电视台《名医堂》栏目、河南广播电台《名医在线》栏目、河南电视台新闻频道《天天养生》栏目、河南电视台《仲景养生》栏目等的医学顾问，都市频道《都市大医生》专家团成员。

三、要有开拓创新精神，在钻研业务中力争敢为人先

创新是民族进步、国家兴旺发达的不竭动力。医学这门关于人的健康与疾病的古老科学，就是在不断发现问题和解决问题的过程中发展的。但医学发展至今，仍有许多关于生命和疾病的奥秘尚待揭晓和阐明。时代在前进，科技在发展，因循守旧，故步自封，就会因跟不上时代的步伐而被淘汰。中医药事业发展，既要守正，又要创新。通过几十年来自己的开拓创新实践，我认为中医药事业的创新要从这几个方面入手。

1. 要从医疗理论及思路上创新

例如，我从多年的医疗实践中总结出帕金森病从脾辨证论治的思想，曾先后在《中医杂志》《中国中西医结合杂志》《中华中医药杂志》《新中医》《天津中医药》杂志上发表论文，详细论述了脾胃病与帕金森病发生、发展、治疗的关系，并总结出脾胃受损为发病之始、脾胃亏虚为发病之基，强脾健胃为预防之要的学术观点，丰富了中医治疗帕金森病的知识理论体系。再如治疗顽固性失眠，我主张，不能单纯依靠药物，还应从环境、心理、睡眠习惯、作息规律、体育锻炼等方面调整，综合治疗，方能起到事半功倍的效果。从而为防治顽固性失眠开创了新途径。

2. 要从诊断治疗方法上创新

例如，针对中风脑出血，我提出，除使用西医的颅内血肿微创穿刺引流术、动脉瘤支架栓塞术等新技术外，还要结合中医醒脑开窍、利水通络、通腑泄浊、清热解毒、补气活血通络等多种中医疗法，配合针灸治疗、中频脉冲电治疗和康复锻炼，取得了很好的效果。针对中风急性期的发病机制，创造性地应用“利水通络法”治疗中风急症，取得了显著成效。该治法打破了中医药救缓不救急的传统观念，救治了许多急症患者，相关课题“利水通络冲剂治疗急性脑梗死的临床实践研究”荣获河南省科技进步二等奖。

3. 要从治疗药物研制上创新

我及团队成员经过多年潜心实践，针对中风恢复期研制了“通脉舒络胶囊”。经临床观察，疗效显著，该研究课题获河南省科技进步二等奖。又如针对痴呆病，我研制了具有补肾填髓、化瘀开窍疗效的复智胶囊，被批准在院内使用20年余，有效率达80%以上。痴呆相关课题研究荣获2000年河南省中医药管理局科技进步一等奖，2001年获河南省科技进步二等奖。研制出具有“滋补肝肾、化痰息风”功效的“熄风定颤丸”，使很多帕金森病患者受益。此课题荣获河南省科技进步二等奖。内病外治法是祖国医学传统疗法之一，在中医“外治之理，即内治之理，外治之药，即内治之药，所异者法耳”等理论指导下，我认为对于面神经麻痹的治疗，除了采取中医辨治，若能研制一种膏药在病

侧面部进行局部贴敷，就可以达到“汤药治其内，药物外敷治其外”的作用，促进面瘫的恢复和好转。研制的具有搜风化痰、活血通络的“牵正膏”，促进了面瘫患者所致口眼㖞斜症状的恢复好转。“牵正膏治疗面神经麻痹的临床与实验研究”在2001年中标河南省教育厅项目，2003年课题获得河南省教育厅科技成果奖二等奖。

四、高尚的医德和精湛的医术相辅相成，如车之两轮、鸟之两翼

“大医精诚”出自唐代大医家孙思邈所著之《备急千金要方》，所谓“精”就是医术精湛；所谓“诚”就是医德高尚。作为一名优秀医生，必须“博极医源，精勤不倦”，还要有“见彼苦恼，若己有之”的感同身受之心，不仅要有精湛的医疗技术，还必须有高尚的医德医风。“大医精诚”就是要求医生要秉承“大医之心”，行“大医之道”，“精”于专业，“诚”于品德，树立“一切为患者，为患者一切”理念，在临床工作中要视患者如亲人，体贴关心患者。良言一句三春暖，几句温煦暖心的话就可能对患者起到很大的安抚、慰藉作用。对待患者不能单纯依靠药物治疗，还应结合病情适当进行安抚、劝导、帮扶等精神治疗，有诚心、关心、爱心，对患者诊治要专心、细致、认真，对患者提出的问题尽量给予耐心解答，顺便问一下患者的生活及家庭情况，用一种朋友间闲聊的谈话方式和他进行交流、沟通，就能获得不一样的效果。

五、重视和加强医学专业学会的工作，利用和搭建各类学术平台，互相学习、共同提高

三人行必有我师，各医学专业学会、分会、协会是中西医学界同仁相互交流、相互学习、相互沟通、相互了解的一个桥梁和平台。我兼任多个医学专业委员会领导和成员的工作，把专业学会工作看成分内之事和职责所在，定期参加委员会的活动了解本学科学术领域前沿和动态、分享研究成果，启发科研思路，结识科研好友。学会有成员分工，有活动计划，每年都要组织医学专题讲座、研讨会、交流会、病例分析会、答辩会等，邀请专家、教授演讲授课，下基层医院会诊、帮扶。中西医互相学习，老中青共同提高，还可以开拓科研思路，激发灵感，对照差距短板，明确努力方向。

六、精益求精的工作态度，甘为人梯的奉献精神

杏林代有才人出，一代后浪推前浪。多年来，我尤为重视人才培养，先后带教近百名医学博士及医学硕士研究生。作为研究生指导老师，我深深懂得医学生是未来医疗卫生事业的中坚力量和开拓者，他们肩负着振兴祖国医学事业的重任，在临床带教过程中，我不仅要给学生传授知识和技能。还要教育他们如何做人，树立为我国医疗卫生事业奋斗终生的远大理想和抱负。

一批又一批学生跟随我在病房或门诊临床学习、实习期间，我一贯严格要求他们认真看、听、记对患者的诊断及治疗，使他们弄清楚为什么这样诊断和为什么要用这种治疗方案，启发他们从中学到活的知识，而不是死搬硬记，要把书本上的理论同实际病例有机结合起来研判、分析，不能照搬书本。这些年来，学生跟随我临床学习时记录、整理的经典验方，已结集成书。这也是对他们学习成绩的一次真实检验。

另外，我还经常教育学生要关心国家大事，树立正确的人生观、价值观，培养他们良好的道德品

质，始终牢记“健康所系，性命所托”的誓言，自觉树立“全心全意为患者服务”的意识和“患者利益高于一切”的信念。在日常的学习和生活中，要努力做到举止文明、热情大方、言谈得体、富有同情心、尊重和关心患者，主动承担社会责任，积极参与公益事业，在社会实践中奉献爱心。

至今，我带出的研究生中，有许多人已经在工作中取得了优异的成绩，亦有不少学生已经成为单位的中坚和骨干力量。

七、创造一流科室，形成学术梯队

在我担任科主任近20年的时间里，非常重视科室的人才培养及学术梯队建设。采取内引外联，请进来，走出去的办法，以老带新，构筑人才建设平台。鼓励全科室人员积极参加科研协作交流，组织召开省内外学术研讨会20多场，选派医护人员外出进修学习50多人次，参加国内外各种形式的学术研讨会百余场。我院的脑病专科已经发展为集医、教、研为一体的脑病医院。多年来我坚持临床、科研、教学相结合培养人才，相互促进，带领脑病二区科研团队在医、教、研三方面取得了丰硕成果，赢得了多方赞誉。我主持河南省杰出人才创新基金项目一项，承担国家中医药管理局全国名老中医药专家传承工作室建设项目1项，河南省卫健委中医药传承与创新人才工程（仲景工程）中医药青苗人才培养项目1项，参加国家863计划“缺血性中风早期康复与避免复发中医方案研究”、“十一五”科技支撑计划“抑郁症的中医辨证治疗方案及疗效评价研究”及中医药行业专项“帕金森病分期综合治疗方案优化研究”课题各2项，获河南省科技进步奖24项。

八、参与政治生活，积极建言献策

身为政协委员，我深感肩上责任重大。在努力完成本职工作的同时，我还积极参政议政，认真履行神圣职责，切实做好党和政府及群众之间的桥梁。我积极参加政协委员活动，如参加了《食品卫生法》《郑州市城市市容管理条例》等法律法规的贯彻执行工作，把民主监督、参政议政工作落到实处，并及时把辖区人民群众关心的热点、难点问题整理成建议和议案。我曾在2010年河南省十届三次政协会议上提出“关于加强养老服务设施的计划”“关于全民医保问题”“关于坚决打击医疗诈骗”“关于空调公交车开放和服务问题”等议案，受到有关政府部门高度重视。我曾连任郑州市金水区第九届、第十届人大代表，是河南省第十届政协委员。2006年被评为郑州市优秀科技工作者，2007年被授予郑州市“三八红旗手”“十大科技女杰”称号。2009年被评为“河南省名中医”并荣获“河南省劳动模范”称号。2010年荣获“河南省师德标兵”，2013年3月被评为“全国巾帼建功标兵”。这些荣誉既是褒奖又是鞭策。党和人民给予我这么多，我必将倍加珍惜，砥砺奋进，不敢有丝毫懈怠。

当今的时代是知识爆炸的时代，中医学与现代医学的理论和技术在飞速更新发展，要做的事情还有很多很多。我将竭尽全力，为人民群众提供更好的医疗健康服务，为中医药事业做出新的更大的贡献。

附图：

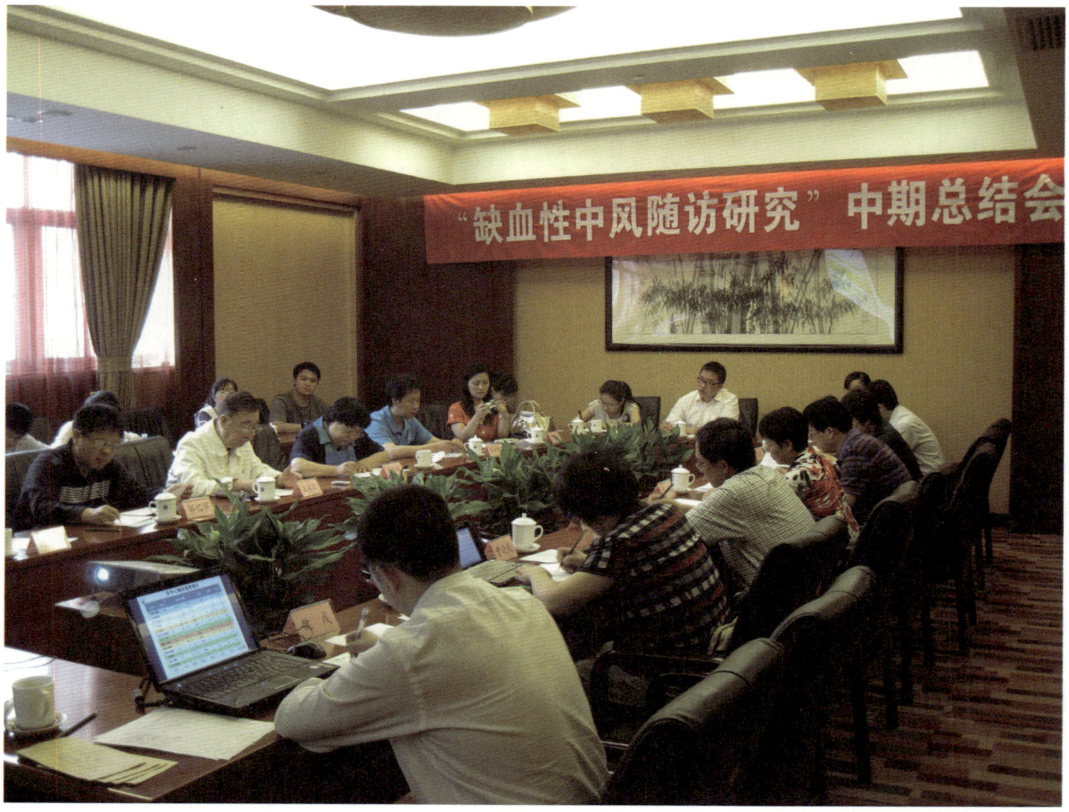

课题中期总结会上聆听王永炎院士讲话

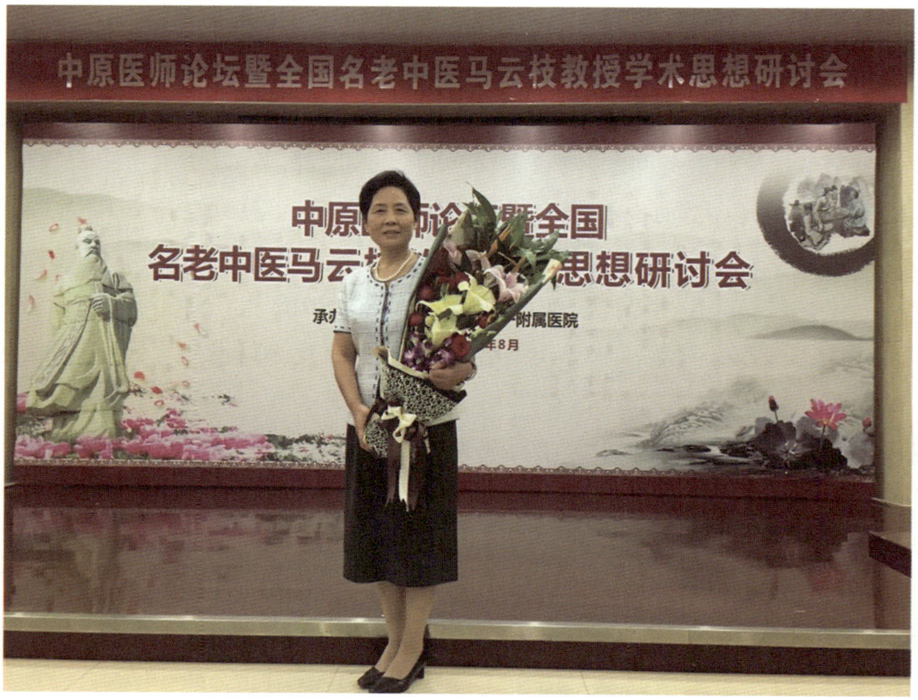

中原医师论坛暨全国名老中医马云枝教授学术思想研讨会

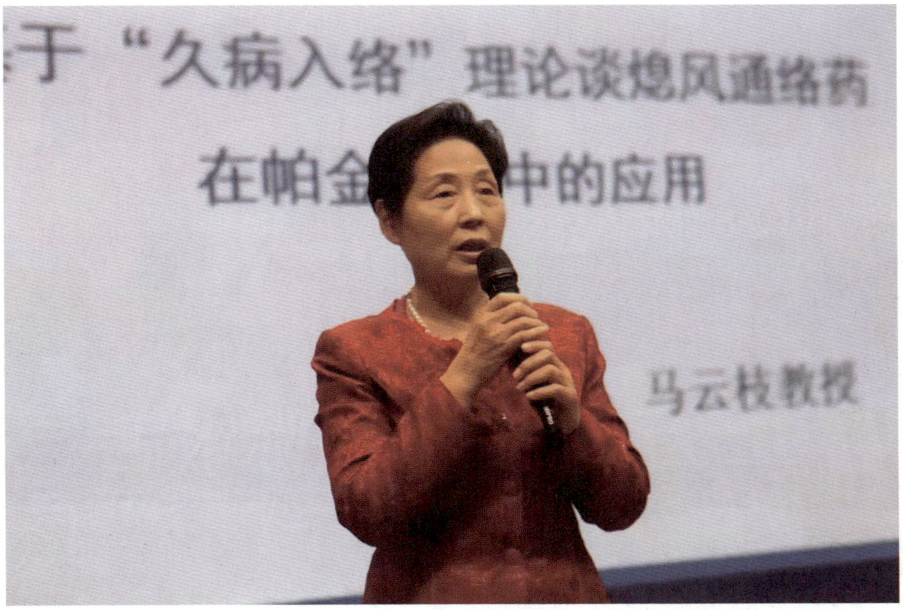

河南脑病大会上讲学授课

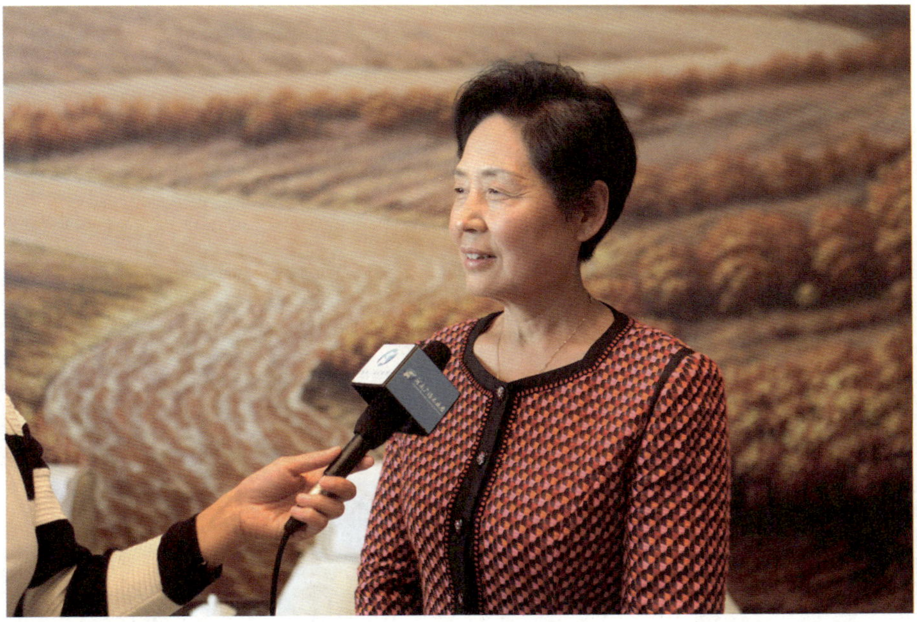

接受媒体记者采访

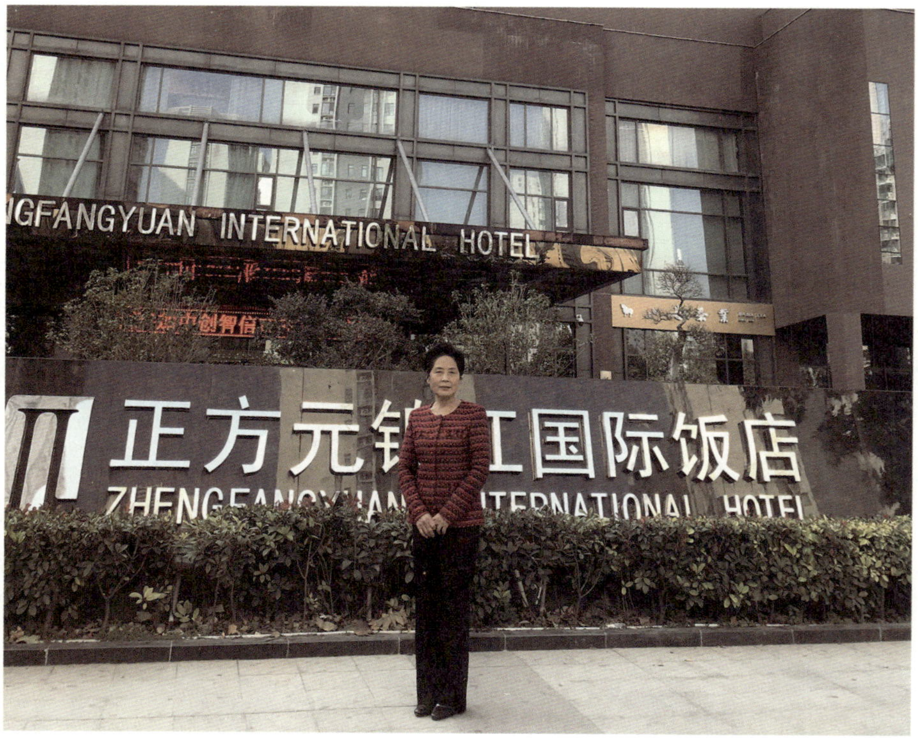

2018 年脑病大会讲课

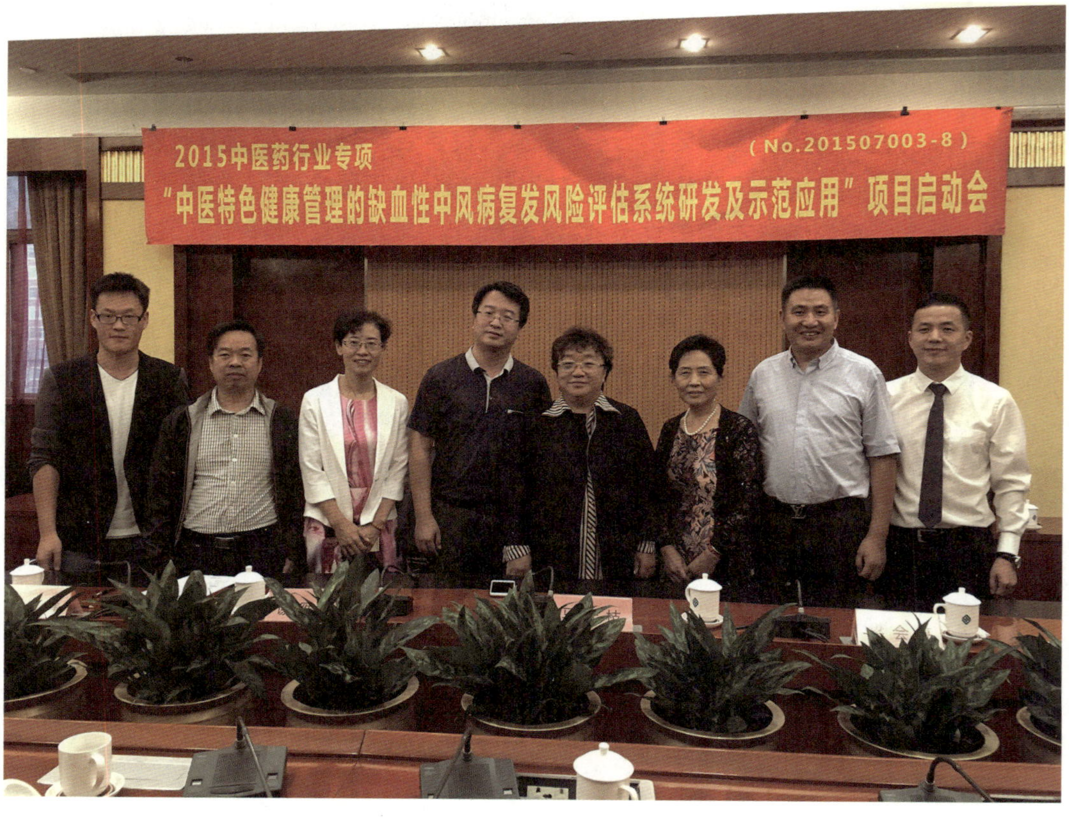

2015 年中医药行业专项项目启动会

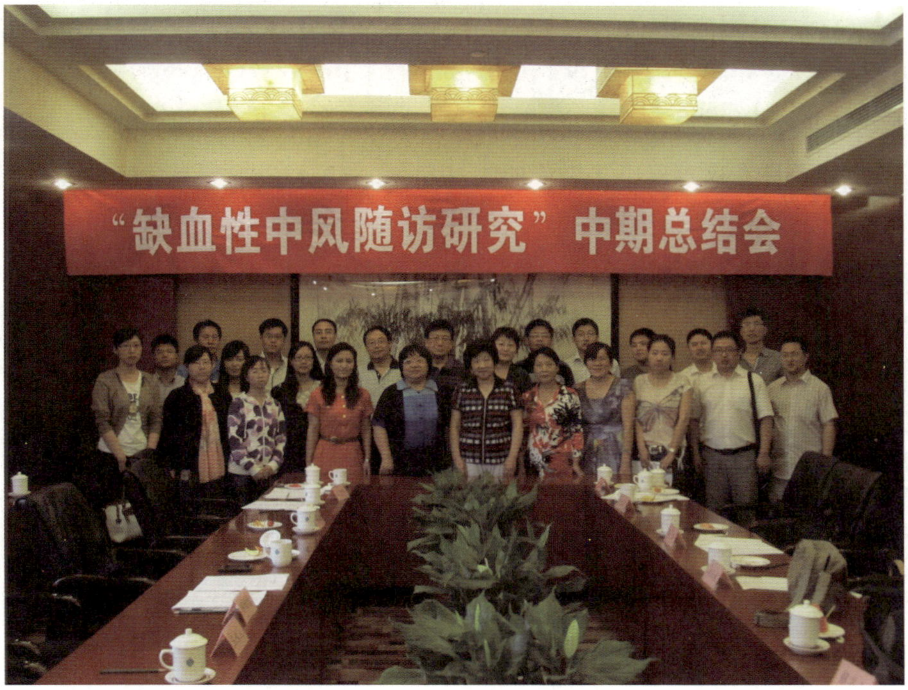

“缺血性中风随访研究”中期总结会同国家著名脑病专家谢雁鸣、曹晓岚等合影

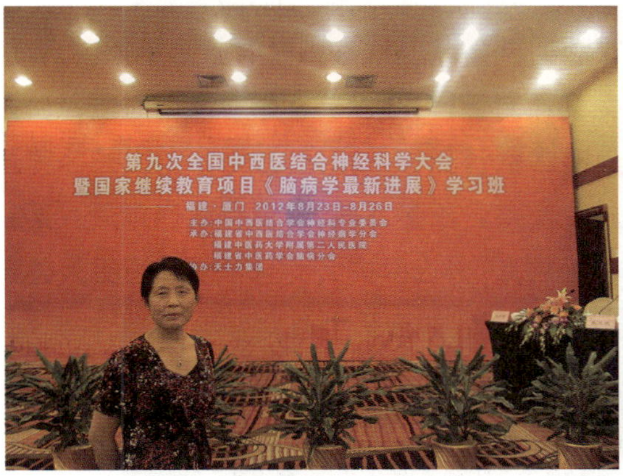

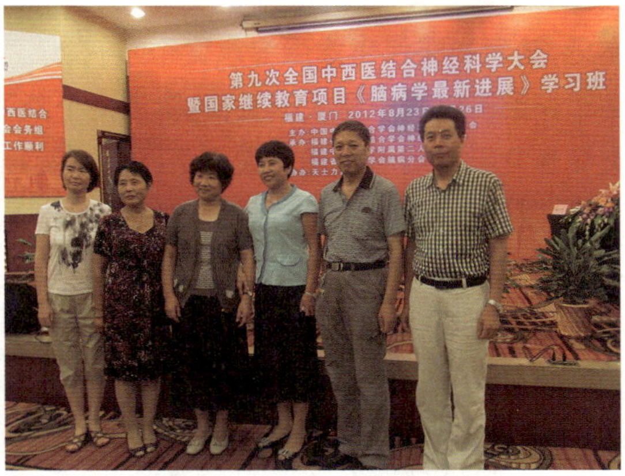

第九次全国中西医结合神经科学大会暨国家继续教育项目《脑病学最新进展》学习班授课

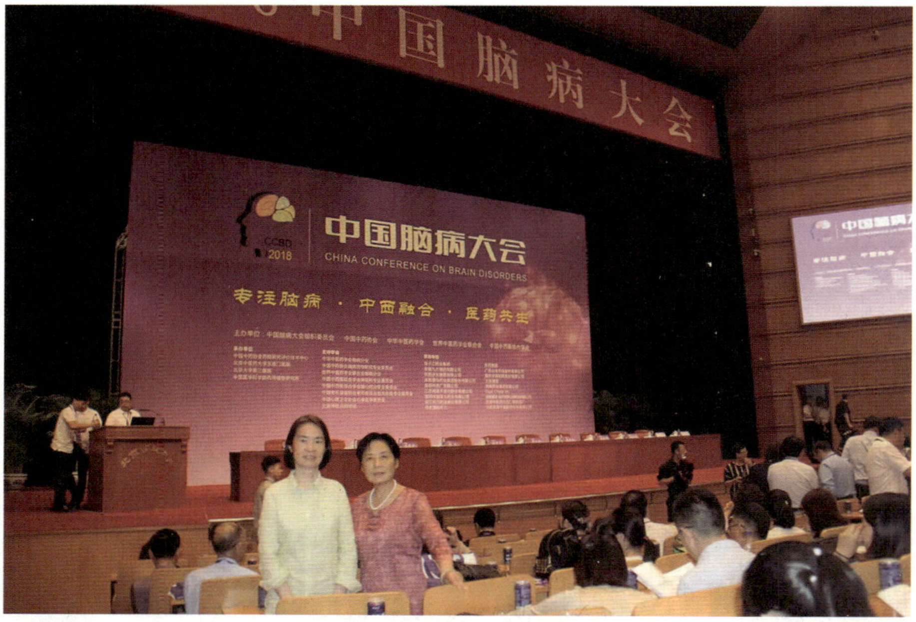

2018 年中国脑病大会

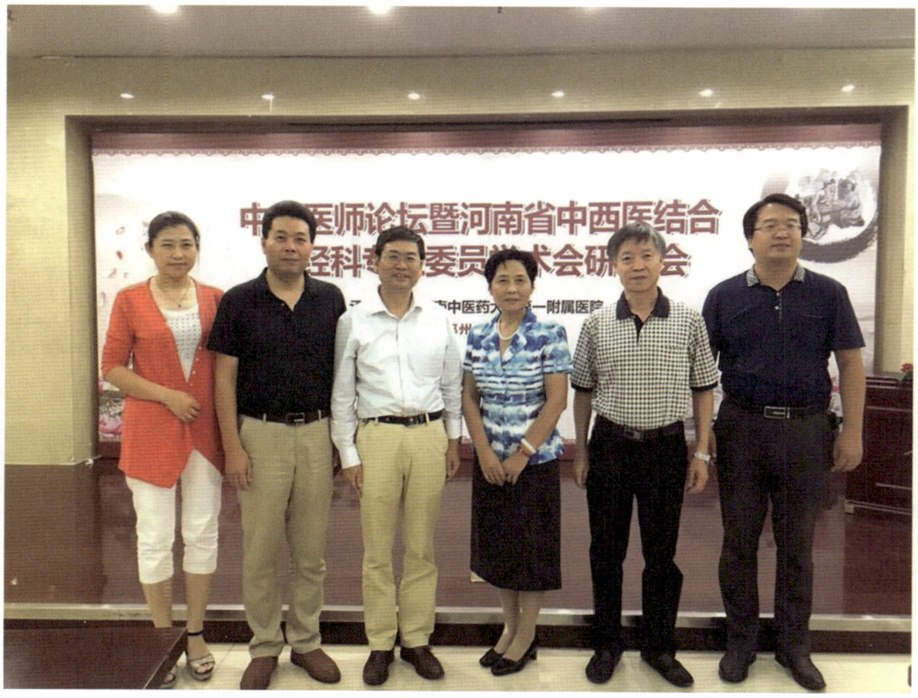

2016 年 8 月 2 日中原医师论坛暨河南省中西医结合神经科专业委员学术研讨会

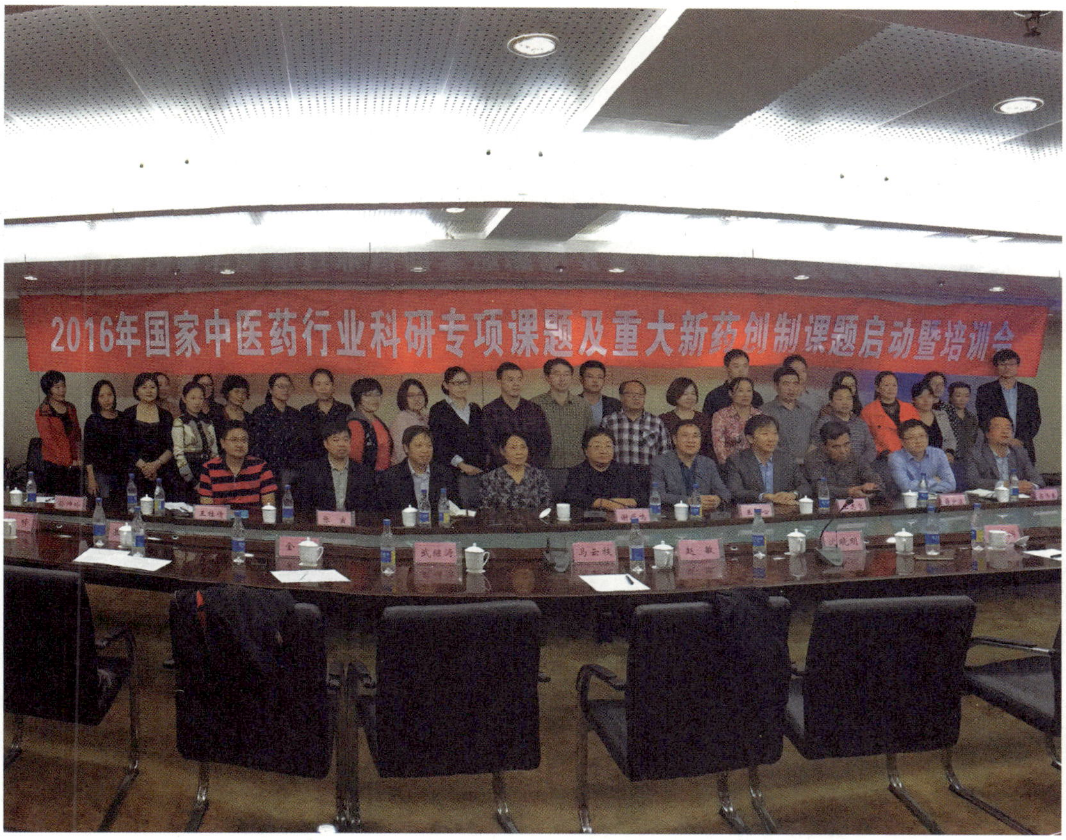

2016 年 8 月 16 日国家中医药行业科研专项课题及重大新药创制课题启动暨培训会

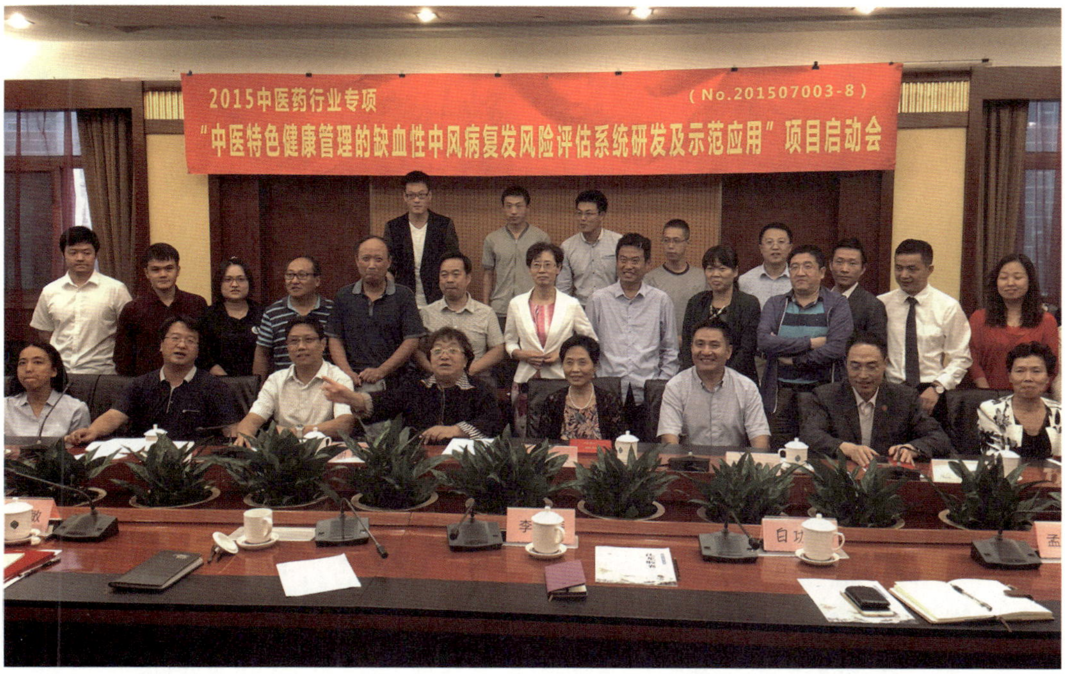

2015 年中医药行业专项“中医特色健康管理的缺血性中风病复发风险评估系统研发及示范作用”项目启动会

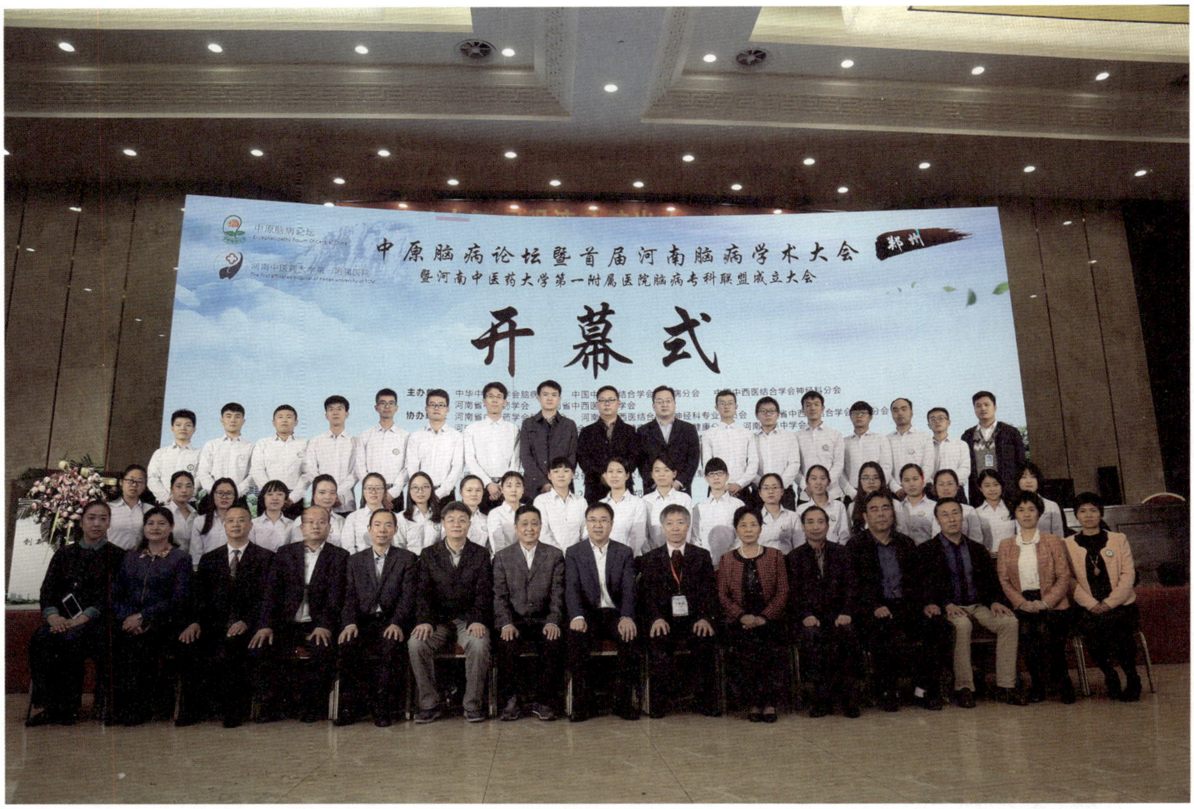

2017 年 10 月 18 日中原脑病论坛暨首届河南脑病学术大会

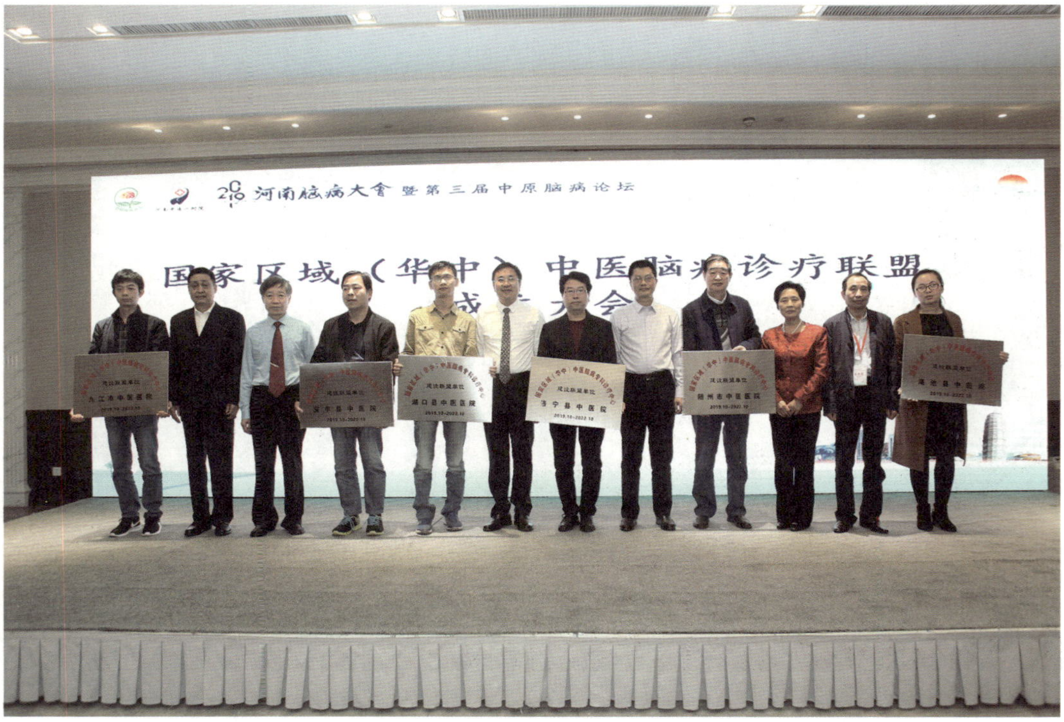

2019 年 10 月 18 日国家区域(华中)中原脑病诊疗联盟成立大会

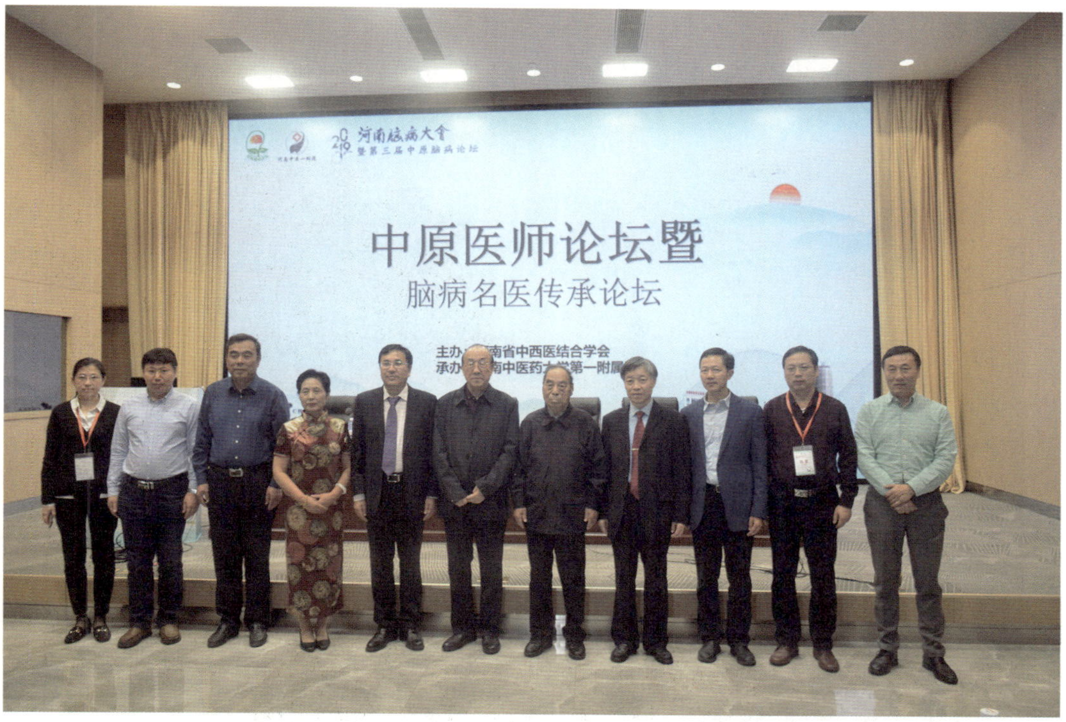

2019 年 10 月 21 日河南脑病大会暨第三届中原医师论坛

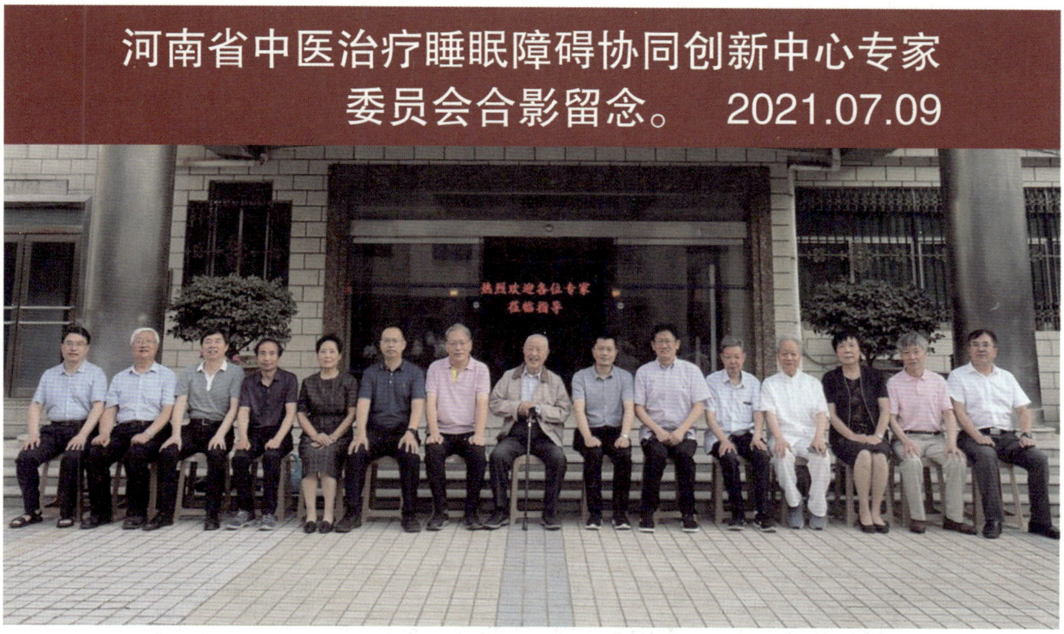

河南省中医治疗睡眠障碍协同创新中心专家委员会

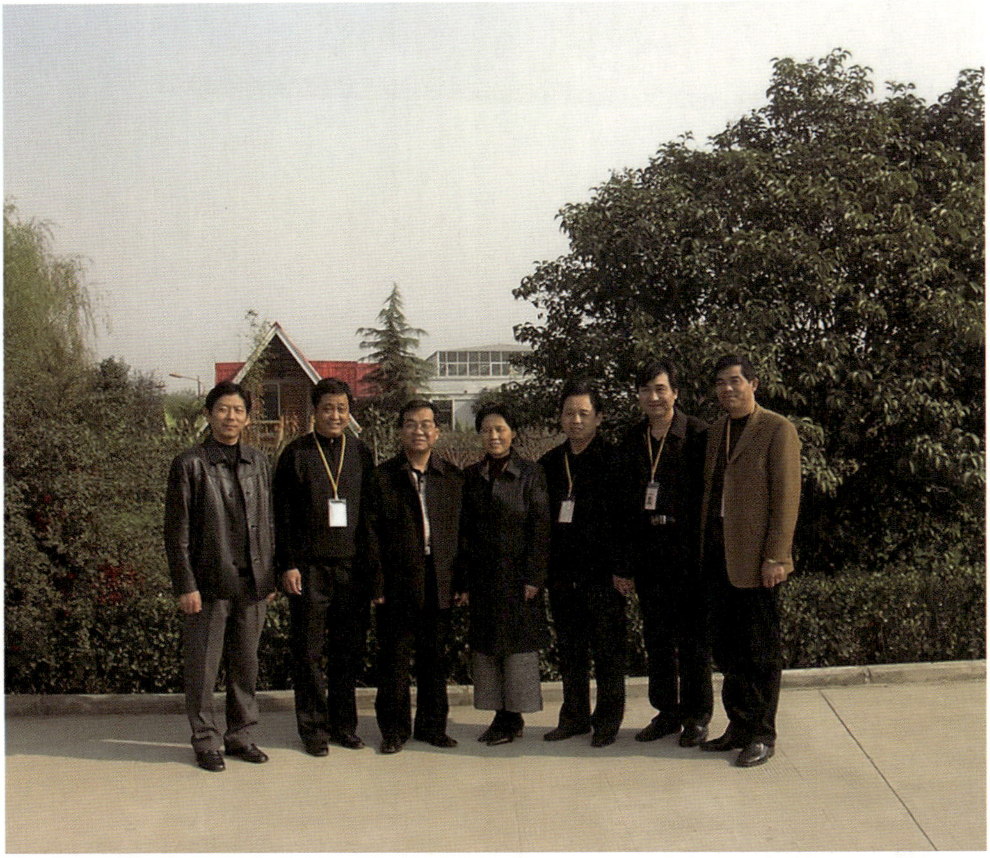

2004 年河南省卫生系列高级职称评审会和中西医结合专家组成员一起

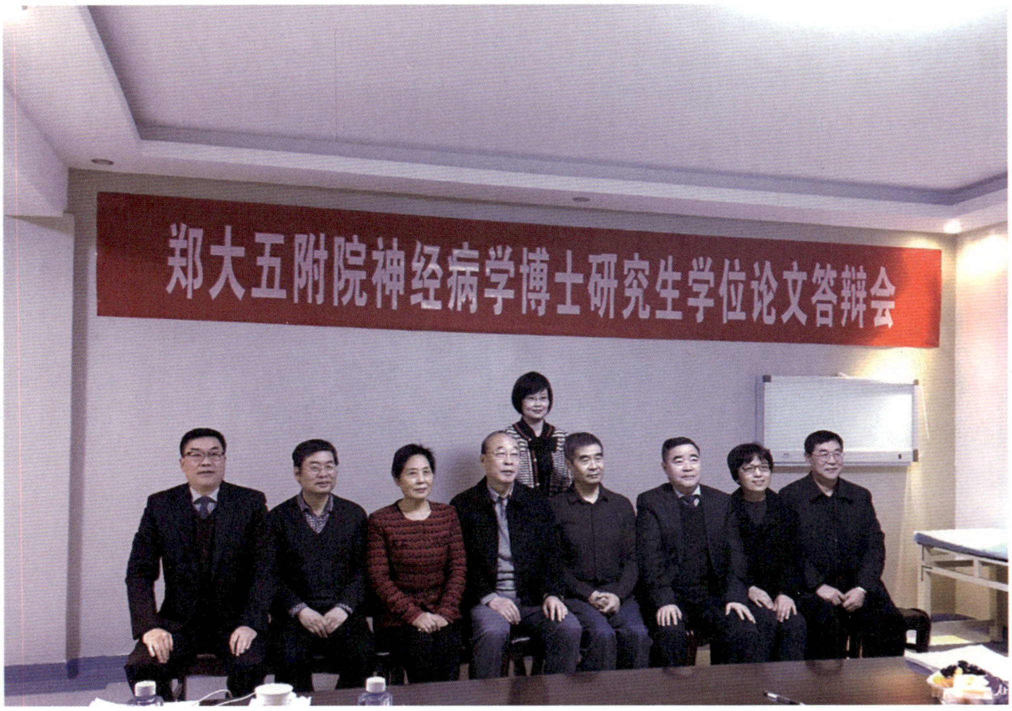

参加郑州大学第五附属医院神经病学博士研究生学位论文答辩会

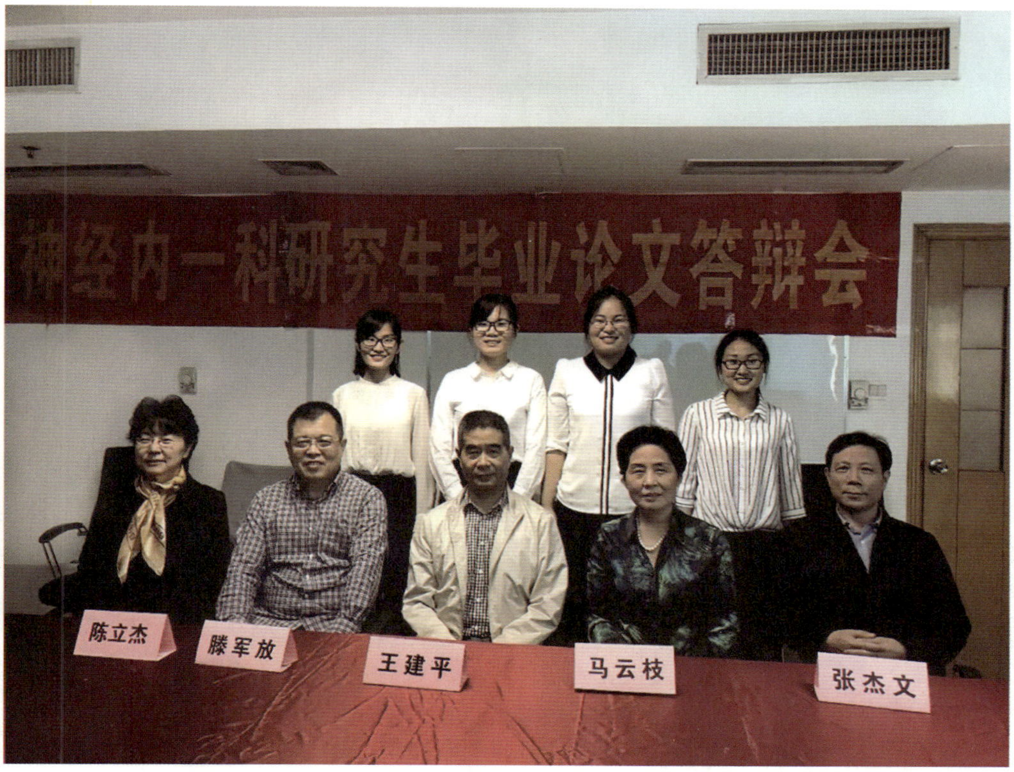

参加郑州大学第一附属医院神经内一科研究生学位论文答辩会

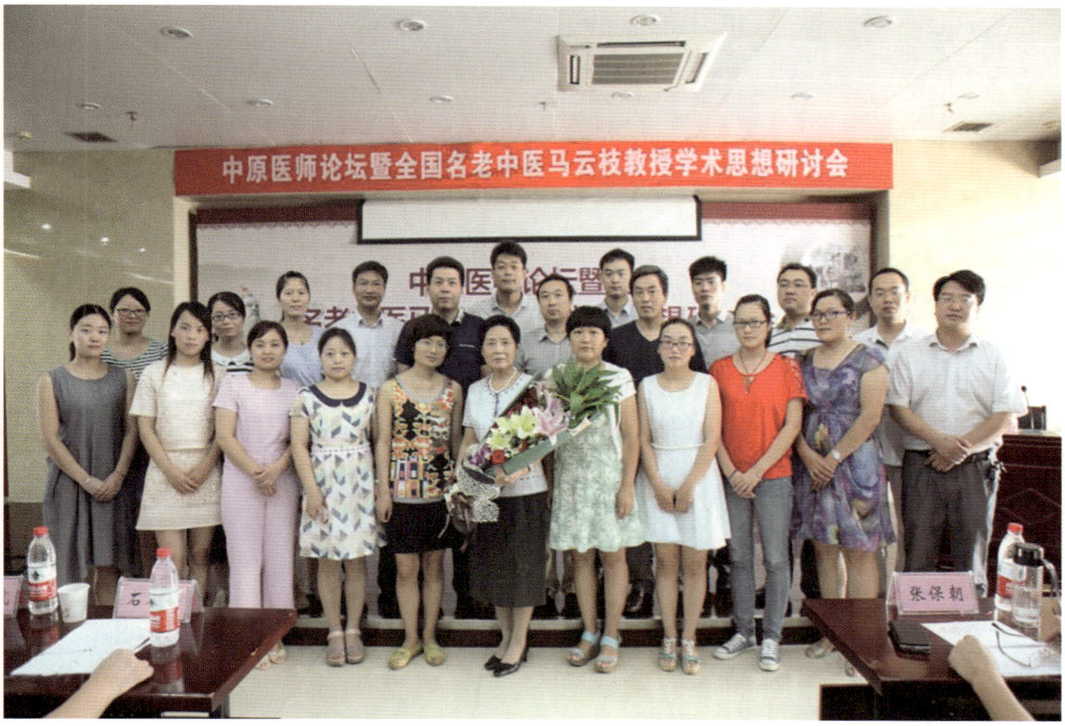

2016 年 8 月 27 日中原医师论坛暨河南省中西医结合神经科专业委员学术研讨会和研究生们留影

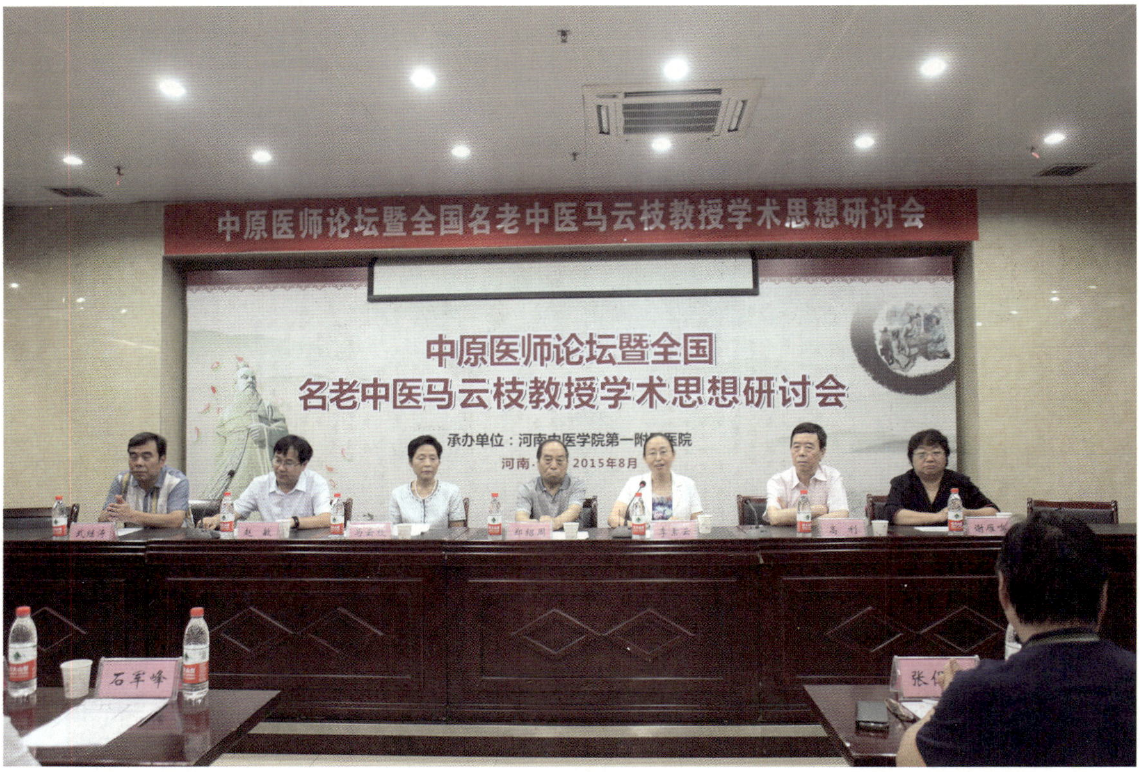

2015 年 8 月 22 日马云枝教授名老中医学术思想研讨会

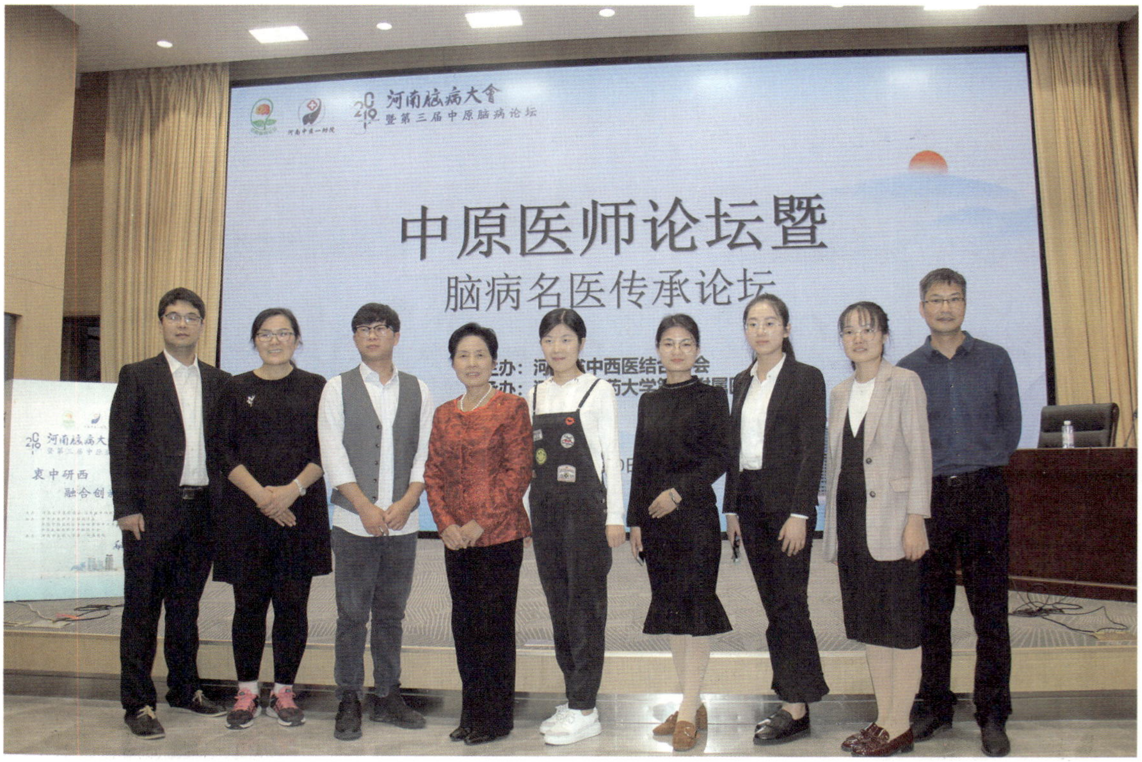

河南中医药大学中医学、中西医结合一级学科硕士学位授权点评估会议

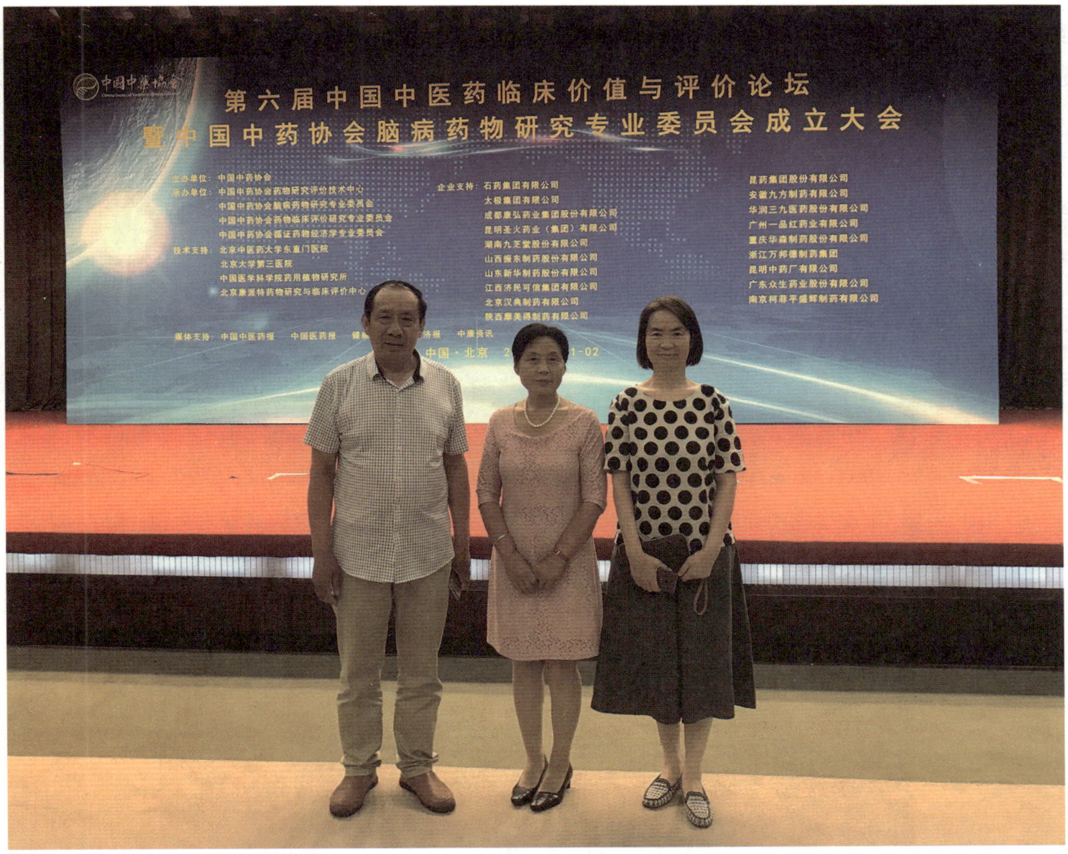

中国中药协会脑病药物研究专业委员会成立大会

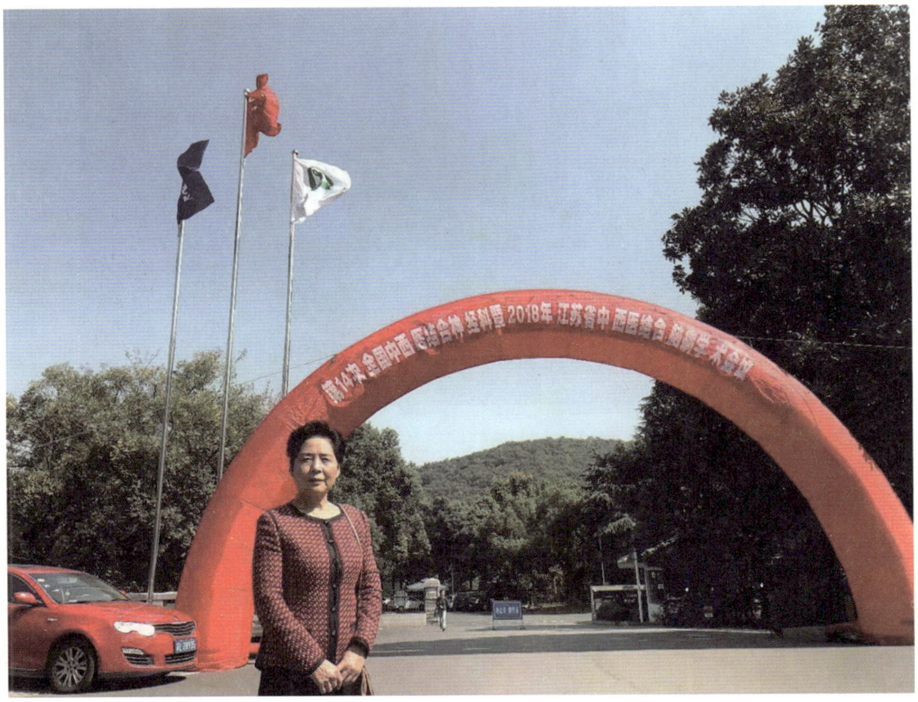

马云枝教授在第 14 次全国中西医结合神经科学术会议

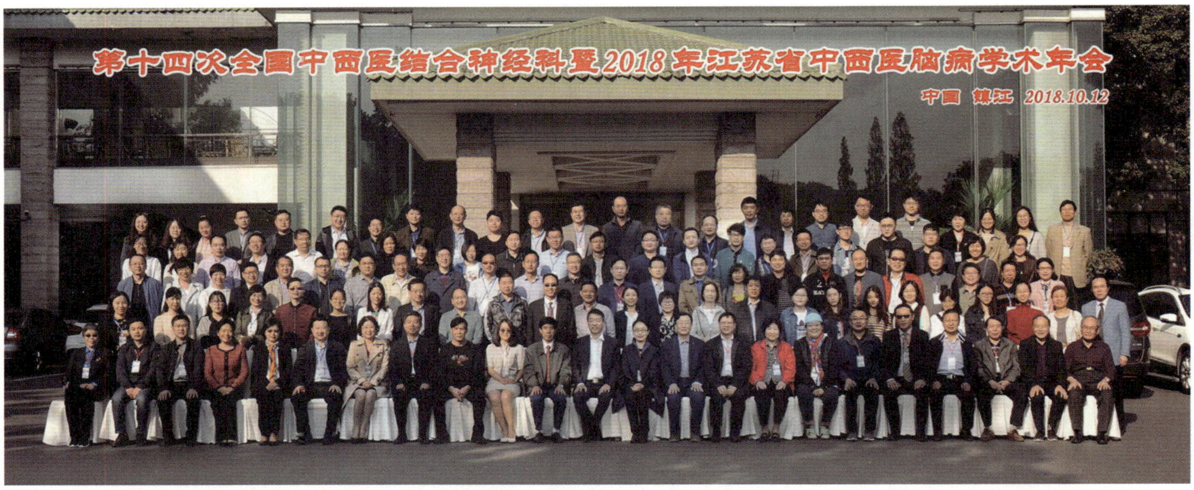

第 14 次全国中西医结合神经科暨 2018 年江苏省中西医结合脑病学术会议

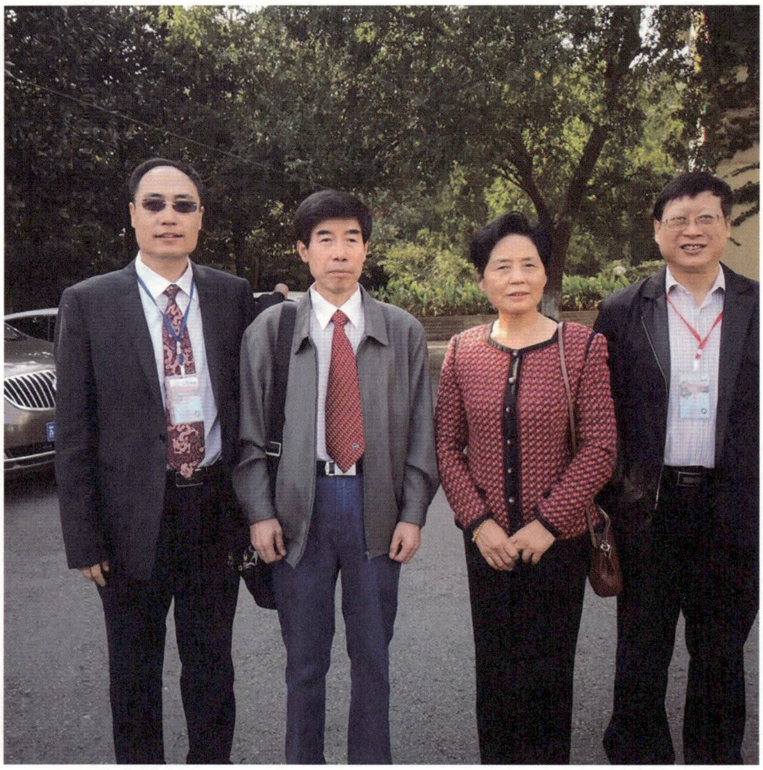

赵德喜教授，高长玉教授，马云枝教授，张成教授(左起)

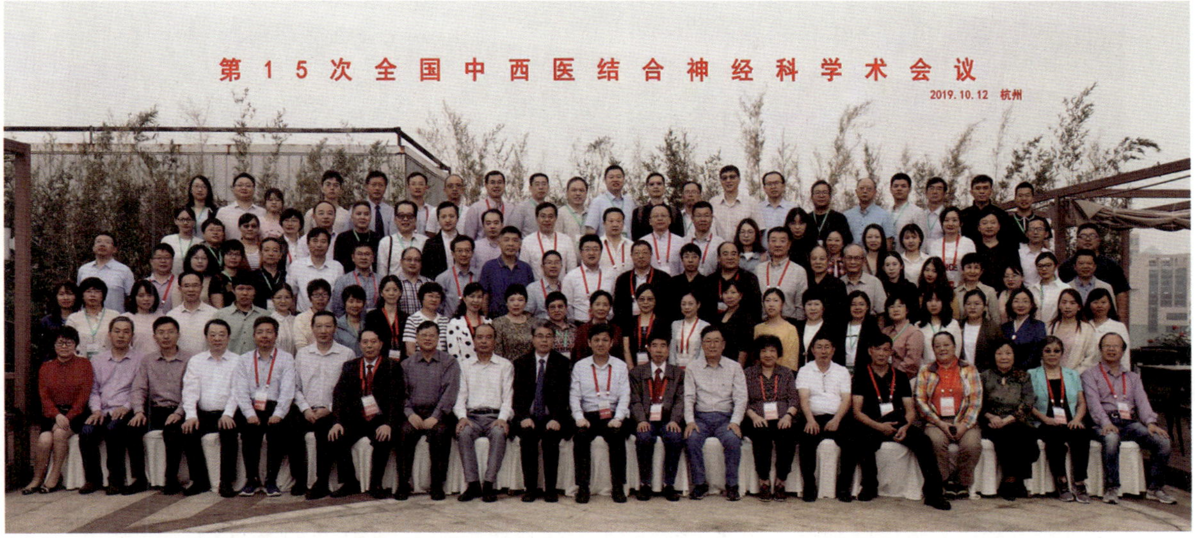

第 15 次全国中西医结合神经科学术会议

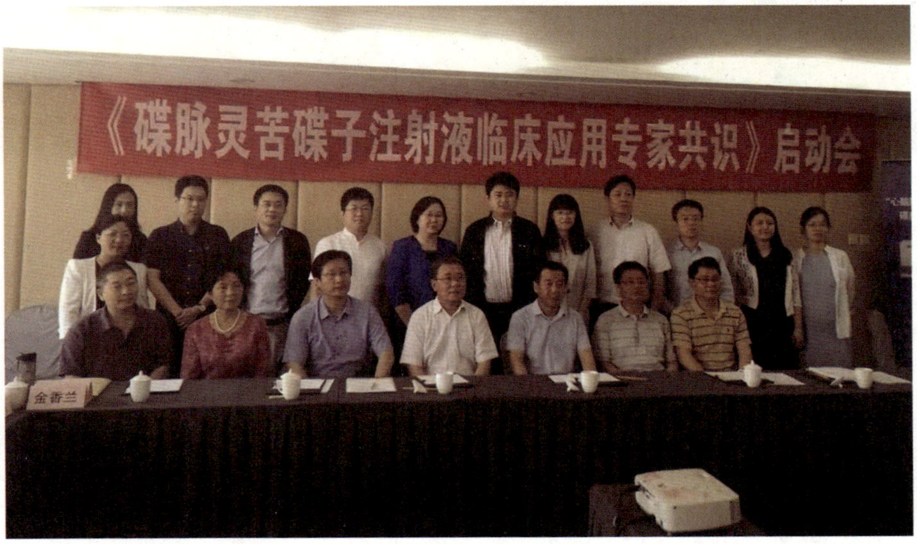

《碟脉灵苦碟子注射液临床应用专家共识》启动会

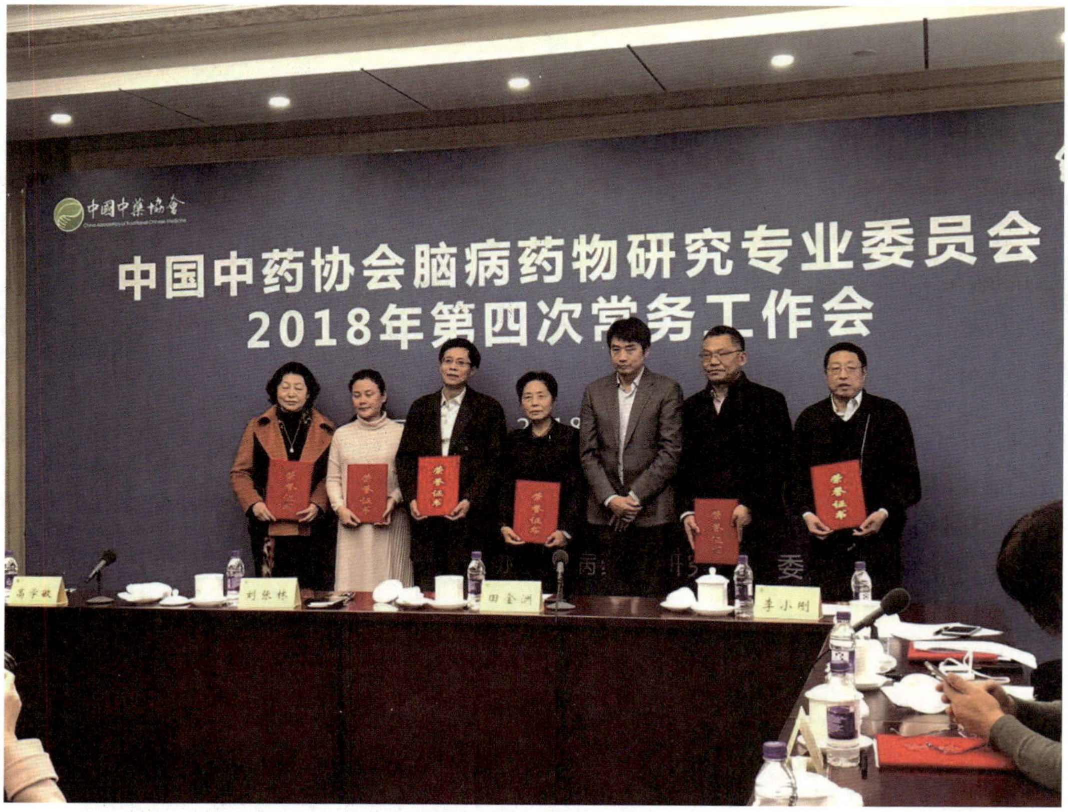

中国中药协会脑病药物研究专业委员会 2018 年第四次常务工作会

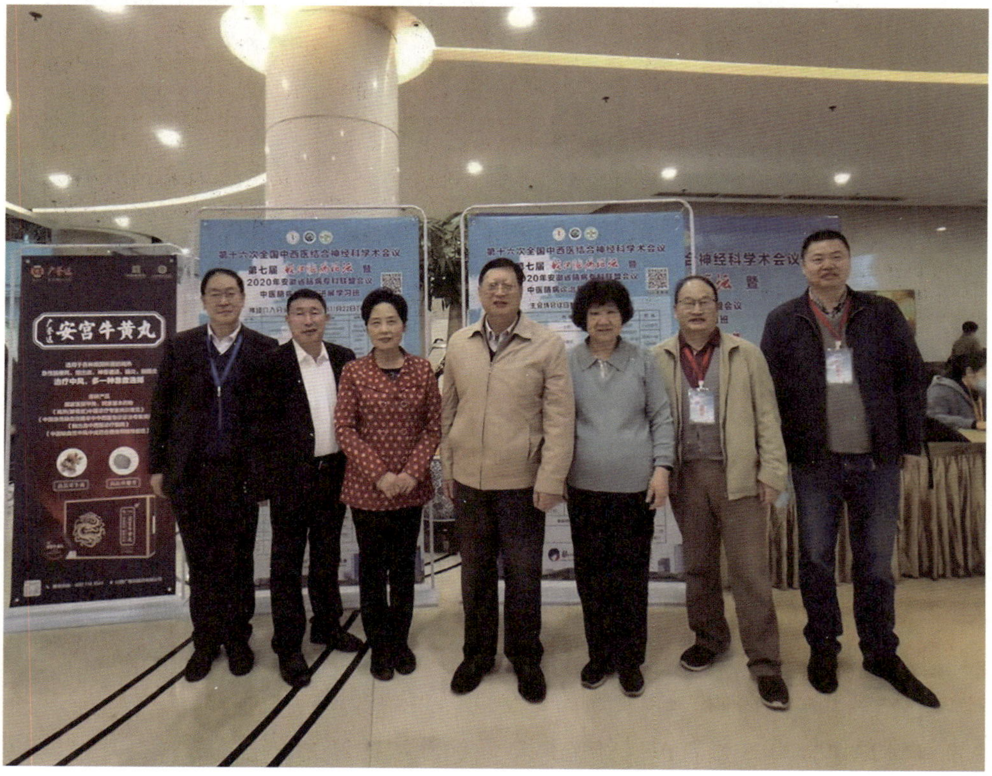

2020 年第十六次全国中西医结合神经科学术会议

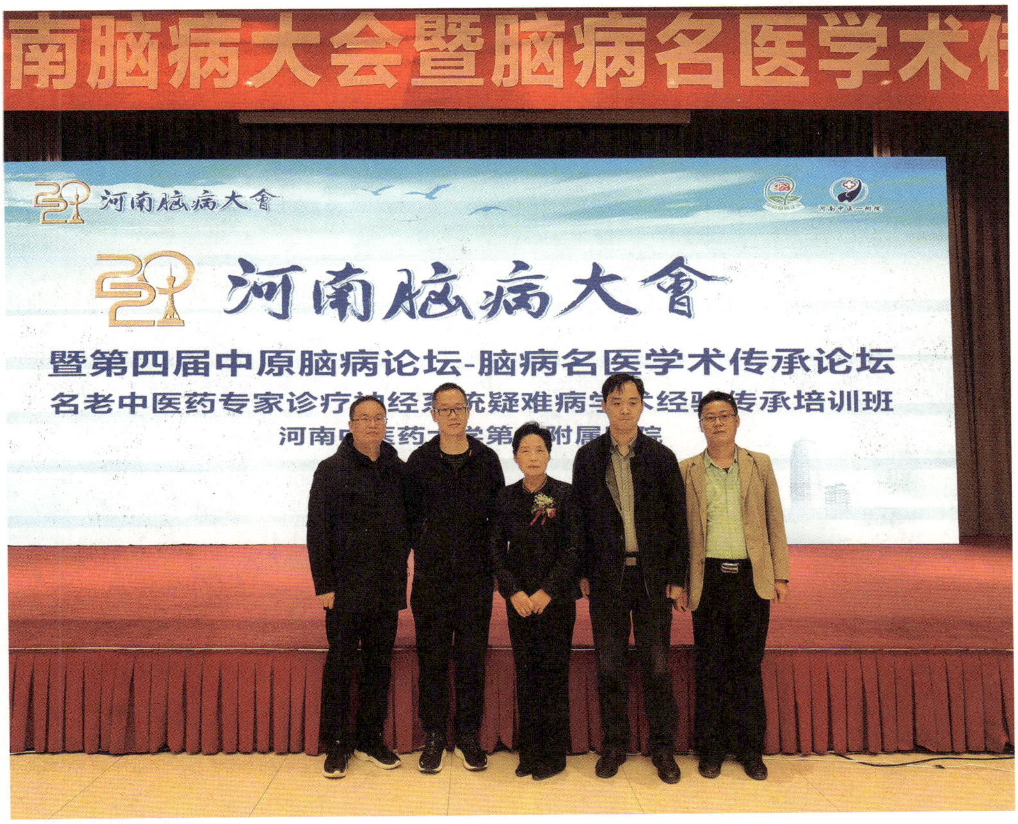

2020 年河南脑病大会暨第四届中原脑病论坛

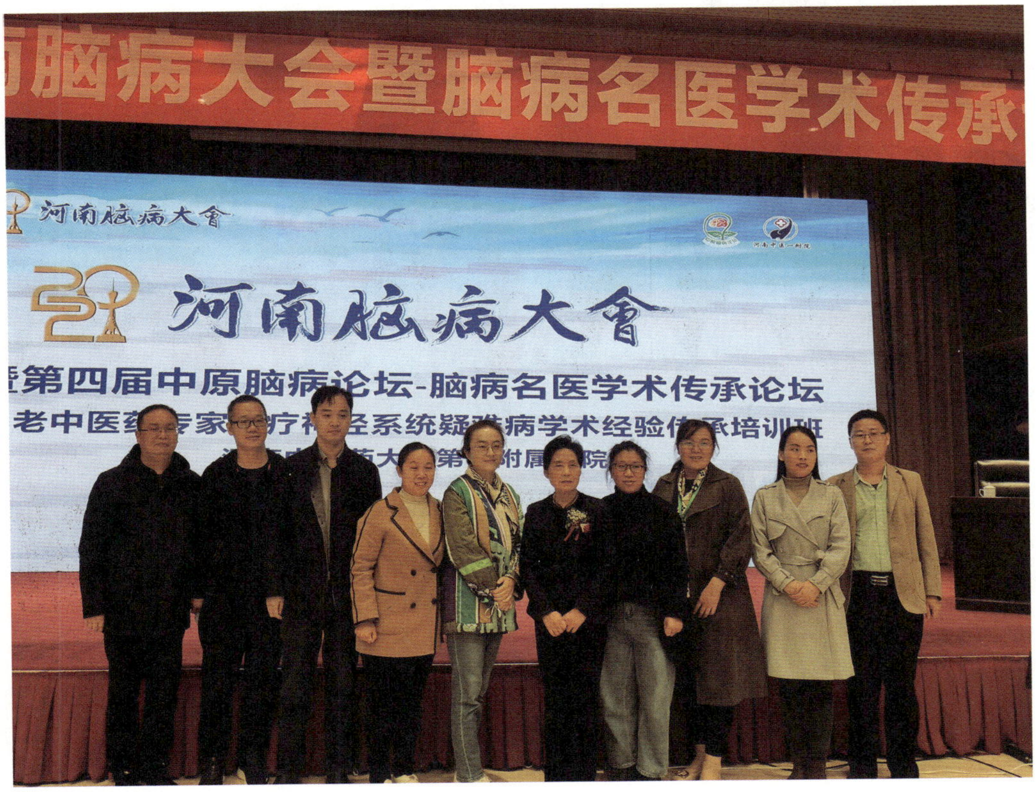

2020 年河南脑病大会暨名老中医药专家学术经验传承培训班

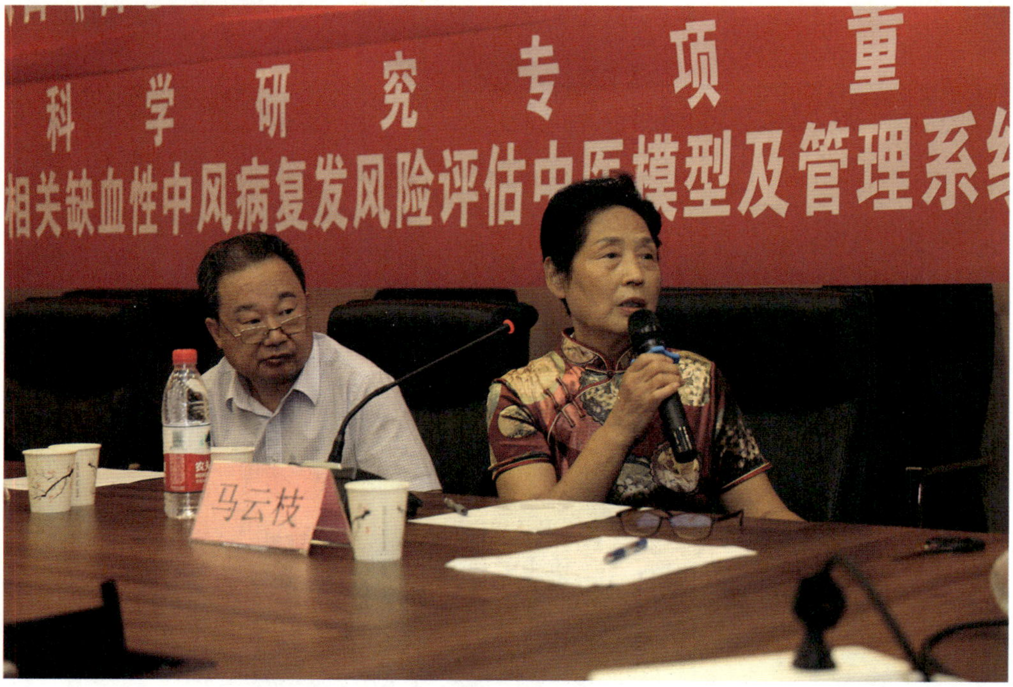

2022 年河南省中西医结合神经科学第 15 项学术年会

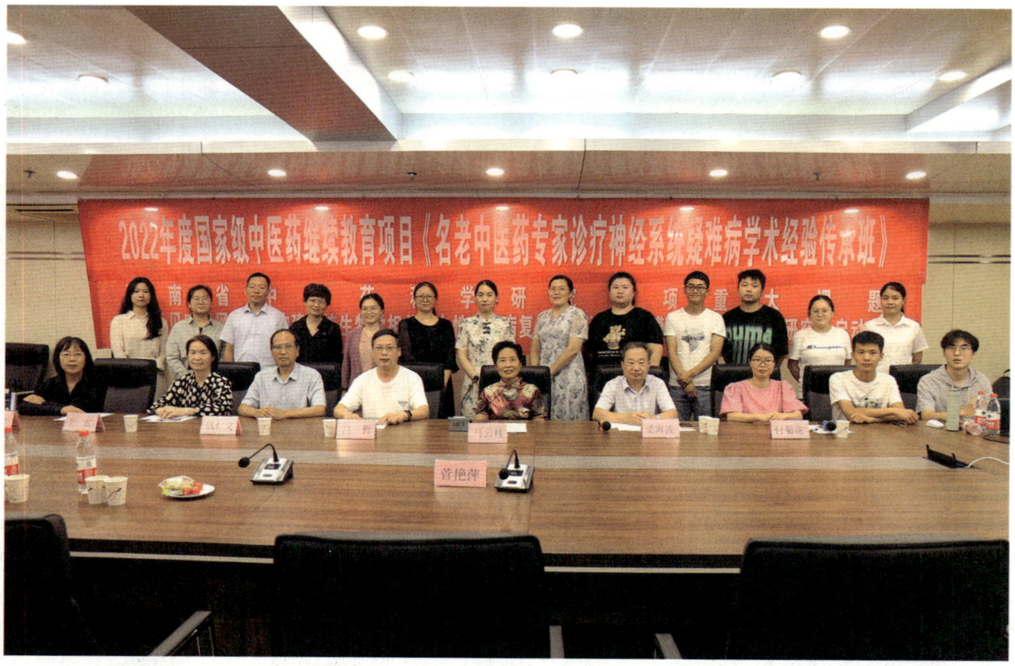

2022 年度国家级中医药继续教育项目《名老中医药专家诊疗神经系统疑难病学术经验传承班》

第二章 杏林彩云 花枝俏丽

——从医历程

在浩瀚而繁茂的华夏杏林上空，漂浮着一朵光芒四射的彩云，辉映着一枝俏丽的鲜花。她就是名闻全国、誉满中原的中医名家马云枝。

一株嫩弱的幼苗怎样长成一棵枝繁叶茂、伟岸挺拔的参天大树？一位来自豫东偏僻农村的女中学生，怎样成长为名闻全国、誉满中原的中医名家？纵观马云枝教授数十年来从医济世的经历，大概可以分为以下几个发展阶段。

第一阶段：河南医学院（1974—1977 年）。攻读西医，初涉神圣职业。

1953 年 10 月 23 日，马云枝出生在河南省睢县河堤乡马庄村一个中医世家。在小学、中学阶段，她聪明好学，力求上进，一直是班级和学校的优秀学生。同时她深受家庭环境的影响，从记事起，耳濡目染，不知不觉爱上了医生这个救死扶伤、仁术济世的神圣社会职业。虽然她在中学阶段遇上了“文化大革命”的动乱年代，但她以惊人的自制力严格要求自己，从未荒废学业。

1974 年，国家实行推荐工农兵优秀人才上大学的招生政策，马云枝以优良的品德修养、扎实的文化基础和良好的医学基础，被当地政府推荐，进入当时河南省的最高医学学府河南医学院（现郑州大学医学院）的医疗系，攻读西医理论和临床医疗技术。但是，在这神圣的医学科苑里，她以惊人的毅力，排除了社会上和校园内的种种干扰，苦心攻读，博闻强记，打下了扎实的西医理论基础，掌握了基本的西医临床技术，坚定了要当一名好医生悬壶济世的决心。这一阶段的学习，为她一生从事医疗职业做好了最初的准备。

在河南医学院学习期间，有件事马云枝几十年来时刻牢记于心，那就是在学院新生的开学典礼上，校领导和老师带领她和同学们的宣誓词：“我志愿献身医学，热爱祖国，忠于人民，恪守医德，尊师守纪，刻苦钻研，孜孜不倦，精益求精，全面发展。我决心竭尽全力除人类之病痛，助健康之完美，维护医术的圣洁和荣誉，救死扶伤，不辞艰辛，执着追求，为祖国医药卫生事业的发展和人类身心健康奋斗终生。”这是每一个医学生初涉医学领域时必须发表的医学誓言，也是马云枝一直铭记于心的誓词，这也是她的初心。40 多年来，马云枝用自己的实际行动，诠释着自己当初许下的誓言，不忘初心，孜孜不倦，不仅是为了一份谋生的工作，而且是为了一份自己热爱的事业，为了全体人民群众的健康而工作。马云枝常说：“对于我来说，最大的快乐，最大的幸福是看到患者解除痛苦后露出开心的笑容。这是我的初心，也是我的使命。”

在河南医学院学习期间，还有件事马云枝至今记忆犹新。那是1976年冬，按照学校的安排，正在读大三的马云枝到商丘地区夏邑县人民医院参加开门办学实习，被分配在传染科。那年流行性脑脊髓膜炎大流行，很多患者是学龄期儿童。她在门诊每天都要接诊10～30名身患重病的儿童，主要症状就是高热、抽风、昏迷及颈部强直。要想准确诊断出每个孩子的病因，需要做腰椎穿刺术，再根据穿刺抽取的脑脊液予以化验。此刻的小孩尽管已经处于昏迷状态，但由于高热痛苦，却仍然是手舞足蹈地难以安静下来。这种情况给小孩做腰椎穿刺，必须具有高超的医技，准确定位穿刺点。如果稍有不慎，极易扎错位置，严重的可能会导致小孩下肢瘫痪。胆大细心的马云枝凭着自己特有的耐心与韧劲，准确快速地为这昏迷乱动中的小孩做好了腰椎穿刺术，从而为抢救这个病危中的小孩，赢得了极其宝贵的时间。或许是由于马云枝的这次大胆实践的成功所致，在夏邑县医院传染科实习中，最多的一天，马云枝竟然做了几十个腰椎穿刺术。当然，马云枝在这次实习中也获得了优秀成绩。这一典型事例表明，马云枝是一名起点很高、表现非凡的高才生。

第二阶段：睢县人民医院（1977—1985年）。报效桑梓，初悟天使使命。

经过三年一千多个日日夜夜的刻苦攻读，马云枝于1977年7月从河南医学院医疗系毕业，分配回故乡商丘地区睢县人民医院。豫东重镇商丘市，东接壤安徽砀山与江苏徐州，北毗山东菏泽，自古以来都是一个四省交界的通衢之处，群雄逐鹿之地。而紧紧偎依着历史文化古城商丘的睢县，又是一方各路能人汇聚之地。当时睢县人民医院的中西医大夫，实力较强。该院领导很重视马云枝这个河南医学院毕业的高才生，给她压重担，促她快成熟，分配她到最繁忙最复杂的急诊科。她在这里一干就是八年。

在基层医院的日日夜夜，紧张、辛苦与劳累之中，马云枝亲眼看见、亲身经历、亲手救治了各种类型的患者，真可谓疑难杂症，包罗万象：既有田间打农药“敌敌畏”中毒的农民，又有家庭纠纷生气喝农药自杀的农妇，还有自缢、跳楼、脑出血、病毒感染、休克等数不清的各种类型患者。有的患者送至医院时血压为0，紧急抢救后血压逐渐从0到30、40、50……直至接近恢复正常值。

马云枝至今还记得，有一次在急诊科忙碌了一整天已经筋疲力尽的她准备下班时，老家亲戚抱着一个1岁多的小孩慌张赶来。只见这幼童两嘴乌紫发青，已经没有了呼吸。马云枝快速准确诊断出幼童为肺部感染。经过她积极及时的抢救，患儿转危为安。

“‘白衣天使、救死扶伤’不是口头说说，关键在于日常工作实践中如何去做。”回忆此事时，马云枝语气虽轻，但却明显流露出一股医生自身的沉重责任感。

20世纪70年代前后，中国百姓生活物质普遍极度匮乏。而地处农业人口大省河南省东部的商丘地区，民众生活水平普遍低下，尤其甚之。农民从年头至年尾，在困惑无奈之中只求一日三餐温饱果腹。城里人则按人头平均定量，仅凭让今人倍感不可思议的五花八门的各类票证，方能排队购买到粮油、布匹、酱油盐醋茶之类生活必需品。计量单位精细化到布匹按寸、粮油到两，酱油盐醋茶甚至论克计算供应购买量。

作为当时中国棉花种植大省河南的商丘市周边农民，也包括经济不富裕的城市居民，直至20世纪七八十年代，还基本以棉花籽粗略压榨所得油液为日常一日三餐用油。由于当时工艺粗糙，缺乏深度加工，棉籽油中的棉酚成分含有毒性，这样的棉籽油食用不当，极易导致中毒。

有一次马云枝在急诊室值班，从某乡医院急诊转送来一个四五岁的男孩，呕吐不止的小男孩血液中的钾离子非常低。细心的马云枝问询病孩家人，得知小孩的奶奶此前不久因吐痰难治而死亡，小孩家中其他亲人也陆续出现病恹恹无力状态。当时医院的主治医师判断，似乎有传染疾病症状。

但马云枝并未被表面疾病症状所迷惑，她反复详细询问了小男孩家人日常饮食习惯。根据这农民家庭长久使用棉籽油的现状，马云枝判断小男孩家人包括其已经去世的奶奶，应为棉酚中毒导致血液中的钾离子过低，进而影响心脏电生理致死、致残。病因一旦初步确定，马云枝快速给这家农民逐一查验了血液中钾离子含量，化验结果证实了马云枝对病因判断的准确性。马云枝结合当时当地物质经济发展状况，准确地判断出病因，为快速施救赢得了宝贵的时间，从而避免了这家农民可能遭遇的陆续中毒致死、致残悲剧的发生。

又有一次，睢县人民政府招待所所长的爱人突然患病，送至医院时已经处于高热昏迷、四肢抽风不止的状态。县医院当时鼎鼎大名的权威医生诊断这位女患者为脑出血。参与救治的马云枝，此时尚无任何医学技术上的名气，她只是做配合治疗工作。但遇事爱动脑筋的马云枝观察这女患者的临床表现，不像是脑出血疾病常规表现症状。于是她就详细地问询患者家属，一丝不漏地了解患者发病前数日的生活细节。结合每年夏季七八九 3 个月份当地多发易发流行性乙脑疾病的历史，马云枝觉得这个女患者患传染性疾病的可能性更大。于是她就建议县医院传染科参与会诊。最终经化验，确诊此女患者为乙型脑炎。

当时中国的医疗技术并不发达，缺乏有针对性治疗乙型脑炎的特效药，因而患者死亡率很高。即便侥幸被救治存活，也难免陷入“不死即傻”的魔圈。“初生牛犊不怕虎”的马云枝，整天守着这个女患者，持续不断地详细观察用药剂量与实际效果。最终，这个女患者经救治后彻底康复，没有出现任何后遗症。靠着细心与耐心，马云枝不仅救活了这个女患者，而且还无形中打破了当时睢县人民医院名医的技术权威，实现了对流行性乙型脑炎患者救治不死不傻的新目标。由于女患者丈夫是睢县人民政府招待所长，其乙型脑炎疾病的成功救治，一时轰动县城。大街小巷的人们，纷纷传赞睢县人民医院的年轻女大夫马云枝“真神了”。

“真神了”的年轻女医生马云枝，此后不久又遇到了一起病例，使得她的医术在睢县县委大院里再度“声名鹊起”：睢县县委宣传部一名年轻干部胸部持续憋闷，疼痛难忍，咳嗽不止。这名年轻干部找到其他资深老医生，被怀疑诊断为急性心肌梗死。但急性心肌梗死不应该有难以自制的咳嗽。无奈之下，他求救于马云枝。马云枝根据这个干部的工作性质及压力分析，诊断其为急性肺部感染导致的胸膜炎。后经其他辅助检查手段证实了马云枝的判断是正确的。

20 世纪 80 年代初期，由于中国百姓的生存环境卫生依然处于较低水平，作为以农业为主且贫困区域的商丘地区的乙型肝炎疾病较多，一度大有形成小范围的流行趋势。乙型肝炎病毒极具传染性，当时同样可谓捉襟见肘的医疗水平，对此疾病更多的是处于被动防守态势，尚无有效的积极主动预防手段，更谈不上对这种能够演变为足以致人以毙命的疾病的根治了。往往一个家庭里如果有一人传染上了乙型肝炎病毒，很快就会感染给其家人，进而形成了家族性乙肝疾患者群。而如果能对家庭乃至家族性传染疾病予以准确判定，及时施以救治，相对当时虽然落后的医疗水平而言，这仍然不失为一种高明且积极有效的救治手段。

在日常的急救门诊中，曾经遇到过一例她感觉奇怪的病例：一个患者姊妹三人，均在五十岁时出现上消化道大出血，并且这姊妹三人中的大姐二姐均已因此死亡。当这个排行第三的妹妹再度出现上消化道大出血，送至医院救治时，恰逢马云枝值班。她详细问诊，对这个女患者的家庭其他成员既往病史，也一一问到并弄清楚后，马云枝判定这个时不时几乎大口喷鲜血的女患者，主因病灶应该在她的肝部，而不是她的消化道。乙型肝炎病毒才是导致这个女患者罹患重疾的罪魁祸首，也是夺去这个女患者两位姐姐宝贵生命的元凶。在抢救这个女患者最为紧张的日子里，马云枝常常日夜守在病床前，一分一秒地观察患者血压、脉搏等生命体征的细微变化，并且细心地监测患者点滴用药后的效果，还要核证尿检等化验结果，直至这患者各项病理指标逐渐趋于稳定。

如此全身心投入地救治患者，尤其是烈性传染性疾病的患者，当时内心是怎么想的？有否万一自己被传染上了病毒的恐惧与担忧？2017 年 8 月 11 日下午，一位记者曾试探性地向马云枝提出这个疑问时，已经年逾六旬、一脸祥和的马云枝教授淡然微笑答道："当时还真没有想过这事。倒不是当时自己德行有多高尚，而是面对垂死的患者，一心只想着如何救人一命。环境和时间及患者的状况，不允许我有自我保护意识和特殊手段。给患肝硬化、肝腹水的患者进行腹腔抽水，都是自己亲自干呀。更有时候，抢救中的危重患者会突然大口喷吐鲜血，直接就溅到医生的身上、胳膊上……那时候，我们既是大夫又是护士。急诊时抢救中毒的患者，最多的用了一千多毫克阿托品药。当时的阿托品一小玻璃瓶只有 0.5 毫克容量。我既要急着抢救患者，又要快速帮着护士敲阿托品玻璃瓶。一边给患者输液，一边敲玻璃药瓶，手都敲麻木了。一个晚上抢救患者，紧张得自己浑身都散了架似的。"

马云枝在睢县人民医院急诊科工作的年代，一个医生负责二十多张病床。心肌炎、肺脓肿、胸膜炎、肝炎等，各种各样的急诊患者，流水似的从早到晚、从年头到年尾，几乎从不间断。目睹那些三四十岁的青壮年男子，患上当时医学水平还难以治愈或者疗效甚微的疾病，很快就蜕变成皮包骨头、面黄肌瘦甚至骨瘦如柴的症状，年轻的白衣天使马云枝也自感内心痛苦不堪。她萌发出一丝竭尽全力也要做个名副其实的白衣天使的坚定信念。

一次马云枝接班急诊，只见一个三十多岁的男子在急诊室内剧烈抽风，四肢不停地胡乱舞动。上个班次的值诊医生认为这男子是破伤风所致，但是疗效不明显。马云枝疑惑地详细观察了患者的抽风肢体动作，又找患者家属耐心问询。根据患者所穿衣服上剧烈的有毒农药"敌敌畏"强烈刺鼻味道，她再次判断这患者不是破伤风，而是"敌敌畏"中毒。

原来，二十世纪七八十年代中国农民种田灭虫，普遍使用毒性强烈的"敌敌畏"农药。由于当时国人的居住生活环境卫生条件差，农民衣服上寄生了不少虱子。不富裕且缺乏基本卫生常识的农民，为了省钱，不想浪费种田灭虫后玻璃瓶子中剩余的"敌敌畏"，就把这剧毒农药掺水后，放在盆子里浸泡自己的棉衣，以此土法灭杀衣服上的虱子虫卵。殊不知，由"敌敌畏"浸泡过后的棉衣，剧毒成分可经他的皮肤直接渗透进入体内，从而导致了患者身体多种器官中毒。而这位农民自感身体突然剧烈不适三四天后，才被送到睢县人民医院救治。马云枝详细观察了这个生性天真、贫穷而又令人怜悯的农民的病症，发现他已经出现了有别于其他病症的针尖样瞳孔状态，认定这绝非破伤风病因所致。

用精微之心，察夺命之险。马云枝就是如此这般地靠着自己纤细如发的女性独特的敏感性，相继辨识了好几例豫东农村妇女因贫穷和匮乏科学知识，滥用剧毒农药"敌敌畏"洗头，意欲以此杀灭虱子或臭虫而导致的皮肤性渗透中毒，从而挽救了一个个虽然贫穷但也不能缺失的农民家庭。

关键时刻，以己之独到见解与思维，迅速判定病因，救患者于命悬一线之际，逐渐成为马云枝自我设定从医的职业准则之一。

在睢县人民医院8年的从医经历，豫东小县睢县周边农村朴实的农民们缺医少药患病煎熬的现实，给马云枝留下了难以磨灭的记忆。同时，也进一步激发了她扎根基层、钻研医术、立志为家乡父老悬壶济世救死扶伤的仁爱之心。

光阴似箭，白驹过隙。睢县人民医院的8年时光，马云枝凭借自己务实求真、胆大心细、不盲目信奉和崇拜权威及教条的精神，依靠一股子韧劲，在急诊室一线劳苦繁杂的工作中，其非凡的医疗水平崭露头角。

"小荷才露尖尖角"。在睢县人民医院日复一日、月复一月、年复一年的门诊工作，马云枝积累了丰富的临床医疗救治经验，为她日后从事学术研究，攀登医学高峰，成为精诚大医，打下了更加坚实的实践基础。

第三阶段：商丘市人民医院（1985—1987年）。沃土养育，渐溢花枝馨香。

在睢县人民医院整整8年的基层磨炼，马云枝迈出了从医道路上坚实而精彩的第一步。高尚的医德、出众的医术、患者的口碑，引起了医院领导对她的高度重视，马云枝被推荐到河南省人民医院进修。短短几个月的时间，她不仅在业务上有明显提高，而且开阔了眼界和胸襟。

1987年11月，马云枝从睢县人民医院调到商丘市人民医院。据马云枝教授回忆，此前，为了照顾马云枝的家庭生活方便，有关部门曾有意调她去商丘市公疗医院，理由是市级公疗医院主要是为公职人员就医而设，日常患者相对较少，并且疾病类型也相对不那么杂乱，工作起来既轻松清闲，又没有多大的医疗风险压力。当领导征求马云枝个人意见时，胸怀大志、事业心强的她果断地予以谢绝："我才三十多岁，事业才刚刚起步，还远远没有登上医学事业的顶峰，怎么能去享受清闲呢？"此时此刻，马云枝想更多地接触各种患者，在医疗第一线的实践中历练自己，不断提高自己的实际工作能力，而不是为儿女情长、家庭孩子去享受什么清闲。因而，她自己选择了商丘地区工作最繁忙的商丘市人民医院。真是志存高远，明知山有虎，偏向虎山行。

商丘是中国历史文化名城，是中华民族商文化的重要发源地，也是豫鲁皖三省交界的欠发达地区。地处城区北部的商丘市人民医院，与地处城区南部的商丘地区人民医院互为犄角，共同守护着商丘地区广大百姓的健康与生命安全。不同的是，北临山东菏泽地区的商丘市人民医院，由于地理位置使然，还无形中接纳了大量来自邻省地区的患者。毕竟，刚解决了温饱，并不十分富裕的大多数平民百姓，一旦身染疾病，第一选择，还是就近方便就医。

马云枝来到商丘市人民医院，又被分配到门诊急救室。每年的七、八、九3个月，是商丘市人民医院门诊急救科室最为繁忙的时节。一天一个诊室诊疗七八十个患者，是常有的事。加上那时的挂号费每人次仅需五分钱，有的患者也就是轻微的头疼感冒抑或发低热，也会跑到医院挂个门诊号，求诊问医，最终可能也就是图个心理安慰与踏实。但这样的所谓"患者"积少成多的时候，无形中也加大了门诊医生的工作量，并且有些还属于"无效"类型。客观来说，这也是一种无形中对医疗资源的"无效占用"与浪费。但作为一个医务工作者，在接诊此类"患者"之前，又无法判断此"患者"病情的真伪及轻重，别无选择。面对此种"患者"，马云枝仍然一视同仁，以礼相待，凭着自己与生俱来的耐性与韧劲，不断磨砺自己的医德，努力提高自己的医疗技艺。

“经验是磨炼出来的。这么多年抢救的患者难以数计，四十年一天也未脱离过临床门诊。”四十年后的 2017 年 7 月末一天下午，依然保持着知识女性严谨风范的马云枝教授，给笔者说出这句话时，除了令人肃然起敬，钦佩于她那四十年如一日对医学事业的敬业精神外，笔者在内心里更加感悟到：实践，唯有实践，唯有临床实践，才是让马云枝感觉内心踏实的医疗经验源泉，也即是成就她如今获得名闻全国、誉满中原医学成就的最大秘诀与法宝。

主动放弃进入商丘市公疗医院“享清福”，坚决要求调入医疗任务繁重的商丘市人民医院的马云枝，在这个终日里人声嘈杂、求医患者如过江之鲫般的大医院内，犹如哥伦布发现新大陆一般，她终于寻找到了属于自己心目中的一块“圣地”——提升自己高尚医德和医学技术的一块“沃土”、治病救人普济苍生的一方大舞台。

1986 年，夜以继日在商丘市人民医院奋斗拼搏的马云枝，用自己辛勤劳作的汗水与出类拔萃的工作成绩，迎来了一件大喜事——她从住院医师晋升为主治医师。马云枝把这当作激励自己奋发努力向上进取的莫大动力。同时，这也表明，此时的马云枝已经成为该医院独当一面的业务骨干。

在 20 世纪 80 年代，商丘市人民医院的医疗条件相对还很差，仍然采用尿试纸查血糖等比较原始的方法。在患者生死存亡关头，作为治病救人的医生，能否快速准确识别病因，拿出医治方案，才是检验一个医生真实水平高低的“试金石”。

高明的医生，尤其是中医，其独到之处，在于用药量的加减。能够辨证论治，对不同病因引发的相异症状，诊病一定要查清诱因。譬如，七情六欲对人的打击、失眠对人的身心消耗而产生的疾病。病因不同，病症就有差异，就必须因病辨证施治。马云枝教授回忆起当年的医疗情景，深有体会地说：“一间小诊室，比战场还重要；一副听诊器，比武器还重要。”

那时来门诊的患者多，见到的杂症患者更多。但马云枝当时也就是只一心一意专注于为患者诊治，在她的大脑中尚未有一丝一毫的想当个专家的念头。即便有，那也是可望而不可即的事。2017 年 7 月末的一天下午，一贯表情严肃不苟一丝言笑的马云枝，言简意赅地对笔者讲述着她的从医经历时，如是袒露着当年她的所思所为。

第四阶段：河南中医学院第一附属医院（1987—1997）。重修中医，艰难转身嬗变

古人云：十年磨一剑。马云枝经过十年的基层医院磨炼，已经成为商丘市闻名遐迩的医届新秀，自然也引起省级卫生部门的关注。1987 年，马云枝告别故乡商丘市，调入位于郑州市人民路上的河南中医学院第一附属医院。

俗话说，隔行如隔山。面对中医，她是西医专业科班出身的“门外汉”。在这个河南省中医大师云集、名家荟萃的医院内，她十年来练就的西医急救中的“十八般武艺”，顿时觉得多少有点难以施展。根据她的医术特长，从医经历，被分配到了该院急诊室，仍然重操旧业，干着她的老本行——急诊。然而这个急诊室，更多的是被中国的传统中医理论氛围所浸润，急诊的手法，更多的是传统的中医医术。面对这新的岗位、新的挑战，风华正茂，踌躇满志的马云枝大夫，毫无畏惧，毫不犹豫，勇敢面对，迎难而上。

斗转星移、昼夜叠加，在这个位于郑州市中心繁华地段的省级医院的急诊室内，马云枝一干又

是4年。心灵手巧，好学上进的马云枝，在中老年中医的带领下，在丰富的急诊实践中，干一行爱一行，不知不觉间，她越来越爱上了中医这个中国传统文化的瑰宝。中医药文化历史悠久，独居特色，一碗药汤，一根银针，都能起到立竿见影的疗效，她决心献身祖国的医学事业。

天地人和，伏羲八卦，阴阳平衡，伤寒六经，木、火、土、金、水五行的相克乘恶，脏腑辨证，中医方剂的理法方药，君臣佐使，辨证施治，她对浩如烟海的中国古代中医理论，产生了浓厚的兴趣，祖国医学是中华民族生生不息的佑护之神，乃中华民族数千年悠久灿烂的历史文化结晶，也是中华民族屹立于世界民族之林中的独特文化符号，更是中华民族对世界文化的历史性巨大贡献。河南，地处黄河流域中下游结合部；黄河，是中华民族的母亲河，亦是中华民族的文化摇篮。在这片古老又丰腴的土地上，诞生了灿若群星的中华民族的历史文化名人。扁鹊、张仲景、华佗、孙思邈……一个个中医文化的思想巨擘们，以他们世代相传、经久不衰、历久弥新的中医学理论和医方医术，不仅丰富了中华民族的历史文化宝库，还护佑着亿万龙的传人的身心健康，为中华民族生生不息、代代相传，立下了汗马功劳，居功至伟！他们的名字与日月同辉，与天地共存，与宇宙永恒！

同时，在广袤而古老的中原大地上，那些遍布城乡民间的中医各类方剂、独特配伍，有着惊人疗效的祖传医术，无疑又是一座亟待发掘、利用的优秀历史文化宝藏。

学习、传承、发扬、光大中华民族优秀的历史文化精髓——中医文化，自然成为中医药界有识之士高瞻远瞩的不二选择！马云枝就是其中的一位有识之士。

按常理说，马云枝从睢县人民医院调入商丘市人民医院，又调入河南中医学院一附属医院，应该知足了，应该保持现有水平，安安稳稳地工作和生活了。但是马云枝居安思危，志存高远，她丝毫也不满足，片刻也不停留，决心学好中医，中西医结合，更好地为患者服务，有更大的作为。

机会总是给有准备的人。1991年，国家卫生部在河南中医学院举办首届西医进修中医学习班，脱产学习中医专业理论。当时河南省进修学员的名额极为稀有宝贵，仅有40个。在河南省当时的县域行政区划辖制中，平均两三个县才可能有一个幸运者考取的名额。经历十年基层医院医疗实践，又经历4年中医院急诊室医疗实践的马云枝，就是一位有准备的人。她虽然已经三十多岁，却义无反顾地参加了这个十分难得的中医理论学习班的选拔考试，并且荣幸地被录取。从此，开启了她的医学人生中从西医到中医华丽转身的帷幕。

此时的马云枝已经身为人母，她的爱女才4岁，正是需要母爱呵护的垂髫年华。尽管内心十分疼爱女儿，但对陌生而博大精深的中医医学知识不懈追求的信念，对高山一样的中医药理论勇于攀登的决心，又使得马云枝毅然决然地安排好苦求自己的爱女，每天骑着自行车去距家数公里外的河南中医学院上课。中国民间俗语云“笨鸟先飞”。智商并不愚笨的马云枝，为了充分利用上下学路途中的时间，亦为了便于记忆那些浩如烟海的中医历史名家方剂、陌生而且又艰涩难懂的中医基础理论知识，采用了自己独特的“笨”办法——把中医理论知识和方剂，用圆珠笔写在自己的手腕手臂上，上下班的路上边骑车边看、边背。闷热的夏夜，家里没有空调也没有电扇，她就把双脚泡在凉水盆里降温解暑，坚持学习中医理论。

“宝剑锋从磨砺出，梅花香自苦寒来”。寒来暑往，冬去春来。黎明晨读，星夜不眠。原本对中国古代汉语与历史文化功底较差的马云枝，为了学习理解参悟透彻博大精深的古代中医理论，又经历了一番“头悬梁，锥刺股”“囊萤”“映雪”式的恶补苦读。

又是一千多个日日夜夜。在学习班里，每次阶段性的专业考核，马云枝都名列前茅。3年后，马云枝以优异的成绩，获得了首届西医学习中医理论进修班的中医学科大专文凭。自此，她兼备了中医与西医两个领域医学科学理论。中医与西医医学理论兼收并蓄，相互融合，优势互补，犹如为她插上了医疗和学术起飞的双翼。从西医到中医，马云枝初步实现了自己医学理论知识的华丽转身。同时，她开始寻求使自己从一个普通的急诊科门诊医生，嬗变为中西医结合治疗顽疾难症的践行者和探索者的坎坷艰难之路。

又是一次机会总是给有准备的人。1994 年，也就是马云枝进修中医理论班毕业那年，河南中医学院第一附属医院根据广大患者求诊需求，以及现实生活中心脑血管疾病患者逐渐增多的趋势，成立了河南省第一个中医中风专科——专门探索、实践中西医理论结合治疗脑部血管疾患。刚刚学成回院的马云枝，被任命为第一任中医中风科副主任。这个中风专科，也就是后来的河南中医学院第一附属医院内科四病区的前身或雏形。

河南中医学院第一附属医院中医中风科的应时成立，既是给马云枝身上压重担，更是为她大显身手、践行中西医结合救治脑血管疾病，搭建了一个供她施展医学才华的最佳机遇和平台。

人们都知道织锦华丽富贵，可有谁知晓春蚕吐丝蜕变的痛苦与艰难？人生事业的辉煌，来自于行走在崎岖小径上一个又一个足迹印痕！优美悦耳的人生乐章，是由一个一个跳跃的生命音符共同谱就！马云枝就是这样完成了从西医转向中医的华丽嬗变，开始谱就攀登中西医结合脑科高峰的乐章。

第五阶段：河南中医药大学（原河南中医学院）第一附属医院（1997—2017 年）。攻坚克难，勇攀中医高峰。

有位伟人说过："与天奋斗，其乐无穷；与地奋斗，其乐无穷；与人奋斗，其乐无穷。"马云枝就是这样一位勇于奋斗、乐于挑战自我、乐于迎难而上的人。

马云枝在从医生涯中，无论在睢县人民医院，还是在商丘市人民医院，还是在河南中医药大学第一附属医院，从不推诿一个患者，更不放过一个重症患者，尤其是疑难症患者。她勇于挑战医学难题，勇于挑战自己，每逢遇有危重患者的救治，只要领导通知自己，马云枝都会以最快速度第一时间赶到医院。

中国有句俗谚：爱美之心，人皆有之。作为女性，尤其是作为知识女性的马云枝，其天性中自然也有着爱美之心。然而，做女红、美容颜、逛商场，对马云枝来说简直是一种奢侈的休闲享受。哪有那么个时间呀？一年 365 天，无论春夏秋冬，遑论节假休息，有时候在家正吃饭，甚至半夜梦中，医院病房一个求救电话，她都会毫不犹豫地放下碗筷，披衣起床，急速赶到医院。她是一个几十年如一日，全天候为患者服务的人。

"有时医生推诿，就是推死患者！"马云枝讲述过这样一个病例：那是 2016 年 11 月 7 日晚上，一个河南驻马店患大量脑出血行气管割开的 46 岁危重患者，辗转求医来到了河南中医药大学第一附属医院。当时，院内医生无人愿意也无人敢于接收这个危重患者。马云枝见了，毫不犹豫，果断决定住院收治。要知道，这个患者当时已经处于生命垂危状态，复杂棘手的临床表现，预示着这个患者随时可能会死亡。不接，患者将会一分一秒地被死神夺去生命，患者及家属的痛苦令人为之同情；接收，治疗过程中有难以预见的隐患，所导致的患者死亡风险，会对马云枝自己以及科室乃至河南中医药大学第一附属医院的医疗声誉，产生难以估量的负面毁损。然而马云枝平素奉行"医德医道大于天，个人利益抛一旁，患者病情在心间”的行为准则，此刻心中只有一个念头：争分夺秒，抢救这个患者！时间就是生命！经过仔细诊察，详细询问，制定出治疗方案，对症下药，她终于救活了这个患者。

经过在中风科数年勇挑重担运用中西医结合手法治疗脑病的磨炼，马云枝的医疗技术又有了明显的提高，专业水平又有了较大的提升。因而水到渠成，众望所归，1994年，她光荣地晋升为副主任医师，成为一名名正言顺的中风科专家。1996年马云枝被河南省中医药管理局选拔为跨世纪学科带头人。

晋升副高职称后，马云枝仅仅把它看作是自己事业的一个新起点，又给自己规定了新的更高的奋斗目标，开始着手进行中西医结合救治脑病疾患的理论研究和探索。

进入20世纪90年代后，脑梗死已经上升为威胁人类生命与健康的最大杀手之一，不死即残——近年来中国大陆的脑梗发病率持续节节攀升，70%的致残率、40%的重残率，甚至超过了癌症对百姓生命的威胁。脑梗死对几乎所有人群的伤害，对患者本人及其家庭肉体上、精神上的无情打击与伤害，以及治疗过程和康复期间经济财富上的巨大消耗，真可谓惊心动魄，令人谈及生畏。一切源于日常实践中的所见所闻所历所为。有感于中风患者无尽的疾苦，特别是感觉其伤亡率太高，具有强烈救死扶伤责任心的马云枝，觉得自己作为一名脑病科医生，责无旁贷，非常需要专注于对脑梗死的成因和医治，进行理论上的系统研究。

又是一次机会总是留给有准备的人。恰在此时，1997年，马云枝有幸被单位派往北京中医药大学深造，先后师从中国著名脑病专家、中国工程院院士王永炎教授和全国著名病理学家、北京中医药大学脑病研究室主任黄启福教授。她亲自聆听这几位国家级中医泰斗的教诲，并跟随导师到北京中医药大学和北京中医药大学第一临床医学院临床实习。通过这次学习，她进一步打开了思路，开阔了眼界，大大提升了理论水平和专业技术水平。发皇古义，融会新知。从此，马云枝又一次调整了人生坐标，给自己定下了更高的奋斗目标，向着中国现代中西医结合的脑科医疗顶峰挺进、攀登。

同年，马云枝被遴选为硕士研究生导师。1998年她又晋升为中西医结合主任医师，1999年她被中共河南省委、河南省人民政府授予河南省第四批优秀专家，2004年她被遴选为北京中医药大学博士生导师，2009年她被评为“河南省首届名中医”，2011年她被河南中医学院遴选为博士生导师，2012年她成为河南省事业单位首批专业技术二级岗位教授，并享受国务院岗位津贴。

“我喜欢挑战！尤其喜欢挑战病因不明的顽症的医治方法的探索与实践！”马云枝坚定而自信地说。

从2000年起，马云枝带领她的科研团队，攻克了一个又一个中医脑科的顽症堡垒，占领了一座又一座中医脑病科治疗顽症的高峰。

首先她带领科研攻关团队研究世界级医学难题——中西医结合治疗帕金森病。2008年她的团队中标国家级的帕金森科研攻关项目，采用中西医结合方法，寻求攻克这一世界性医学难题的途径。凭借着自己的学术钻研和人格魅力，马云枝犹如一个镇静自如的将军，带着自己的学术团队，向着当今世界医学领域尚未攻克的堡垒——帕金森病的成因与治疗，发起了强势攻击。在这场力求人类胜利的医学史上的大决战中，马云枝所运用的独特的秘密武器，就是她孜孜以求而且运用自如的中西医结合理论。马云枝总结实践经验所形成的自己独特的帕金森诊治方案、药剂，在临床实践中取得了极为明显的良好效果。

攻下帕金森症这个顽疾以后，马云枝又带领她的团队乘胜前进，围绕中风、痴呆、面瘫等开展的临床科研项目立项不下十项。其中《牵正膏治疗面神经麻痹的临床与实验研究》被列为1997年省科委重点攻关项目；《复智胶囊治疗血管性痴呆的临床与实验研究》被列为1995年省中医药管理局十大重点项目之一；《通络愈瘫胶囊治疗缺血性中风的临床与实验研究》1997年底已通过专家鉴定待评奖。几项研究的开发应用给医院带来近50万元的经济收入。由她主持研究的课题"利水化瘀通络法治疗急性脑梗死的临床与实验研究""复智胶囊治疗血管性痴呆作用机理的研究""熄风定颤丸与美多芭联用对帕金森综合征减毒增效作用机理的研究""舒郁颗粒对中风后抑郁症患者神经递质和TNF-α影响的研究"等项目均为省科技厅科技攻关项目。除此之外，实验研制出的牵正膏、复智胶囊、熄风定颤丸、通脉舒络胶囊先后获批成为河南省及郑州市医药监管部门批准临床应用的院内制剂，其临床效果明显，使用量巨大，不仅给医院带来经济效益，还极大改善患者的痛苦。临床科研全过程的每一个环节，马云枝不仅亲自筹划、指挥，而且都要自己亲自动手去做：试验、观察、分析、总结、汇报、课件制作、论文写作等。

马云枝带领她的科研团队运用这些科研成果成功地进行了一次又一次临床实践，治好了一个又一个脑科顽症患者。她终于成为名闻全国、誉满中原的中西医结合的脑病名医大家，终于攀登上中西医结合脑病科学术的高峰。

时势造英雄。海阔凭鱼跃，天高任鸟飞。每当提起这一件件成功的学术成就和科研成果时，马云枝教授总是以平静而谦虚的语气说："这些都归功于自己生逢当今祖国的和平盛世，归功于广大信任自己的患者及其家属，归功于自己有幸遇到的可以静心学习医学科学的时代，归功于自己所处的良好的工作氛围的领导和同事们。自己只不过做了应该做的事情，起到了应该起的作用。"有如此谦卑、广阔的胸襟，非大医而谁何？

回顾马云枝教授从医经历的5个阶段，可以明显地看出她成长的轨迹和成功的秘诀：河南医学院的3年学习，为她一生从事医学事业打下了最初的西医基础；睢县人民医院8年的基层医院锻炼，为她一生从事医疗事业，进一步打下了坚实的思想基础和实践基础；商丘市人民医院的从医3年，她勇挑重担，独当一面、崭露头角，逐步成为青年医疗骨干；河南中医学院第一附属医院，参加西学中学习班，她成功地实现了西医转中医的华丽嬗变；北京中医药大学的拜师深造，她开阔了眼界，树立了雄心，定下了向中西医结合的脑科专家挺进的宏伟目标。当今世界脑病泛滥的严酷现实，向她提出了尖锐的挑战，同时也给她提供了大显身手、攻坚克难、攀登中西医结合医治脑病高峰的机遇和平台！

机会就是这样一次又一次眷顾马云枝这个有准备的人！奇迹就是这样被马云枝这个有胆有识、勇于开拓创新的人创造的！一代中西医结合的脑病名医大家马云枝就是这样造就的！

时代造就了英雄，英雄彰显了时代！马云枝是这个伟大时代的幸运儿！马云枝无愧于这个伟大的时代！

冯建堂整理

附：《大河健康报》报道

她原来是一名西医，后来却先后被评为“河南省首届名中医”、第五批、第六批全国名老中医药专家学术经验继承工作指导老师，并在中西医结合防治脑病的研究方面开拓出一条独特的道路。

中医药学刊

2017年8月8日

刊头题字 唐祖宜

本报与河南省中医药学会、河南省中西医结合学会、河南省针灸学会联合主办 /总第 88期

马云枝：中西医淬炼40年的脑病专家

她原来是一名西医，后来却先后被评为“河南省首届名中医”、第五批、第六批全国名老中医药专家学术经验继承工作指导老师，并在中西医结合防治脑病的研究方面开拓出一条独特的道路。

是什么样的原因让她在中西医结合这条路上越走越深、越走越远、越走越痴迷？

“一个人常常同时患有几种疾病，而且是多种因素长期积累而成，只是诱发因素导致突然发生，所以采取一方一药就能康复的很少，需要采取综合方案治疗，而中医的整体观和辨证论治正契合了这种需求。运用中西医结合，两条腿走路，什么适合患者就采取什么方法治疗，才是一种实事求是的态度，也会让患者最大限度地受益。”河南中医药大学一附院马云枝教授说。也许正是这种兼容并蓄的精神，使她日后的学术成就和学术地位在全国中西医脑病学术界产生较大影响。

□ 记者 刘晓莲 见习记者 宋昆仑

A 恪尽职守，医务岗位上坚守40年

1977年，从河南医科大学医疗系毕业后，马云枝被分配到睢县人民医院，先后在内科、传染科、儿科、急诊科轮岗。当时基层医院病人较多，县医院的急诊科经常会接诊一些喝农药的轻生患者。马云枝回忆说：“当时的急诊科接收的病人还有很多是急性心肌梗塞、脑出血、肝硬化并上消化道大出血、感染性中毒性休克等，严重时测量不到病人的血压和脉搏，很多基层医生面对这种情况都会惊慌失措，尤其是抢救服用农药

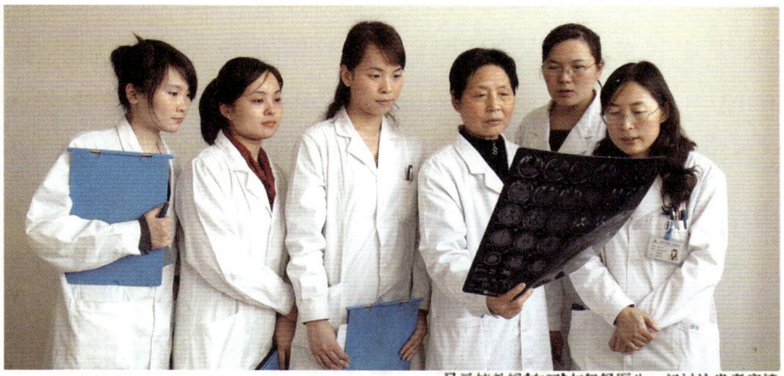

马云枝教授(右三)与年轻医生一起讨论患者病情

“西学中”班，脱产学习两年，她开始第一次全面、系统地接触中医。几千年来护佑着华夏

中医药大学深造，师从我国著名脑病专家、中国工程院院士王永炎教授和全国著名病理

第五批全国名老中医药专家学术经验继承工作指导老师。2012年12月被评为河南省

C “熄风定颤法”治疗帕金森

帕金森病是中老年人常见的中枢神经系统慢性退行性疾病，自然病程为14年，若不进行有效防治，约半数病人在5~8年后生活不能自理，给社会和家庭带来沉重的负担。

由于帕金森病发病机制复杂，治疗上尚无特效疗法。西药美多芭被誉为治疗该病的“金药”，但随着用药时间延长，会出现疗效衰减、不良反应较多、患者不能耐受而被迫停药等现象。经过大量的临床实践，马云枝发现，中医药对改善帕金森病患者的临床症状、延缓病程进展、提高患者的生存质量等方面有着西药不可替代的优势。

张先生，68岁，有高血压、脑梗塞病史。4年前出现双腿酸困乏力，逐渐地右腿开始颤动，进而全身肢体开始颤动。后在郑州某医院诊

图2-1 大河健康报报道截图

是什么样的原因让她在中西医结合这条路上越走越深、越走越远、越走越痴迷？

“一个人常常同时患有几种疾病，而且是多种因素长期积累而成，只是诱发因素导致突然发生，所以采取一方一药就能康复的很少，需要采取综合方案治疗，而中医的整体观和辨证论治正契合了这种需求。运用中西医结合，两条腿走路，什么适合患者就采取什么方法治疗，才是一种实事求是的态度，也会让患者最大限度地受益。”河南中医药大学第一附属医院马云枝教授说。也许正是这种兼容并蓄的精神，使她日后的学术成就和学术地位在全国中西医脑病学术界产生较大影响。

恪尽职守，医务岗位上坚守40年

1977年，从河南医学院毕业后，马云枝被分配到睢县人民医院，先后在内科、传染科、儿科、急诊科轮岗。当时基层医院患者较多，县医院的急诊科经常会接诊一些喝农药的轻生患者。马云枝回忆说："当时的急诊科接收的患者还有很多是急性心肌梗死、脑出血、肝硬化并上消化道大出血、脓毒症休克等，严重时测量不到患者的血压和脉搏，很多基层医生面对这种情况都会惊慌失措，尤其是抢救服用农药的轻生者时更慌乱。"正是经过在基层的种种历练，马云枝打下了扎实的临床基础，练就了遇事沉着应对的本领。

1987年，马云枝调入原河南中医学院第一附属医院。

1991年，年近40岁的马云枝参加了国家中医药管理局在河南中医学院举办的"西学中"班，脱产学习两年，她开始第一次全面、系统地接触中医。几千年来护佑着华夏子孙健康的博大精深的中医，深深吸引了马云枝。

那时家里没有条件买空调，夏天炎热难耐，她研读中医古籍时，常常把脚伸进凉水盆里消暑。功夫不负有心人，不懈的努力加上她对中医的热爱和悟性，使她在各门考试中常常名列前茅。

1997年，马云枝赴北京中医药大学深造，师从我国著名脑病专家、中国工程院院士王永炎教授和全国著名病理学家、北京中医药大学脑病研究室主任黄启福教授。同年被遴选为硕士研究生导师。

1999年被河南省委、省政府授予第四批省管优秀专家。

2004年被北京中医药大学遴选为博士生导师。

2009年被评为"河南省首届名中医"，2012年被评为第五批全国名老中医药专家学术经验继承工作指导老师。2012年12月被评为河南省事业单位首次专业技术二级岗位教授，现任河南中医药大学中西医结合帕金森病研究所所长、河南中医药大学一附院脑病医院名誉院长。

多年来，马云枝致力于中西医结合防治脑病的研究，善于运用中西医结合的方法治疗中风、痴呆、帕金森等疾病。

"补肾填髓法"治疗血管性痴呆

家住豫北的谢先生，62岁，患高血压十多年。3年前患脑梗死，在当地医院治疗后，遗留左侧肢体活动不便、说话不清等症状。不久后病情复发，变得少言寡语、表情呆滞、哭笑无常，常常刚吃过早饭就忘记吃了什么，有时候不认识家人，每天只能睡3个多小时。

后经亲戚介绍，谢先生找到马云枝教授。她认真听取病史，为其做了详细体检，诊断为血管性痴呆，证属"肾虚髓亏，痰瘀阻窍"，给他开了补肾填髓、豁痰开窍的中药。谢先生服用14服后，精神好转，眼神灵活，睡眠也逐渐恢复正常。后又在原方基础上加减，服用3个月，谢先生说话变流利了，表达也清晰了。

血管性痴呆是在反复发作的脑血管病变基础上形成的以认知损害为特征的综合征。中医称为中风后痴呆，是中老年人致残的三大疾病之一。马云枝自20世纪90年代以来，率先在省内开展了对血管性痴呆的防治研究。

马云枝认为，痴呆病位在脑，与心、肝、脾、肾的功能失调有关，以肾精亏虚为本，痰瘀阻滞、毒邪内生为标。老年人脏腑不足,脑髓空虚,导致气血运行不畅,产生瘀血、痰浊等病理产物,从而损伤脑髓,导致中风。中风后各种病理因素相互作用,加重病情,损伤神经功能,引发痴呆,出现神情呆滞、反应迟钝、健忘、肢体瘫软无力等症状,常伴随尿频、尿失禁等。由她研制的院内制剂"复智胶囊"能显著改善患者的临床症状。课题"复智胶囊治疗血管性痴呆的临床与实验研究"获2002年河南省科技进步二等奖。

"熄风定颤法"治疗帕金森病

帕金森病是中老年人常见的中枢神经系统慢性退行性疾病,自然病程为14年,若不进行有效防治,约半数患者在5~8年后生活不能自理,给社会和家庭带来沉重的负担。

由于帕金森病发病机制复杂,治疗上尚无特效疗法。西药美多芭被誉为治疗该病的"金药",但随着用药时间延长,会出现疗效衰减、不良反应较多、患者不能耐受而被迫停药等现象。经过大量的临床实践,马云枝发现,中医药对改善帕金森病患者的临床症状、延缓病程进展、提高患者的生存质量等方面有着西药不可替代的优势。

张先生,68岁,有高血压、脑梗死病史。4年前出现双腿酸困乏力,逐渐地右腿开始颤动,进而全身肢体开始颤动。后在郑州某医院诊断为帕金森病,开始时服用1/4剂量(每日3次)的美多芭片,后逐渐增至1片剂量(每日3次)。发病以来,张先生精神萎靡、焦虑烦躁、经常流口水、夜间盗汗、失眠多梦、小便频频、大便干结。

因治疗效果不佳,张先生慕名到河南中医药大学一附院找到马云枝教授后,被诊断为颤证,也就是西医所说的帕金森。中医辨证为"肝肾阴虚,痰瘀阻络"证。她采用"滋补肝肾,息风定颤"的方法,选用杞菊地黄汤加减,结合美多芭片1/4片(每日3次)、熄风定颤丸,服用10天后,张先生精神状态、盗汗现象有所改善,但肢体震颤仍未减轻。在原来方子的基础上,马云枝将炒枳实加量至30 g,加用厚朴15 g,患者继续服用十多天后,震颤减轻,睡眠改善,大小便基本正常,病情逐渐稳定。

马云枝根据中医理论探究帕金森病的发病机制,提出肝肾亏虚为本、痰瘀阻滞为标的病机特点,研制出中药制剂——熄风定颤丸。

临床观察发现,该药与西药美多芭联用,可明显提高临床疗效,降低西药的毒副作用,延缓病情进展。课题"熄风定颤丸与美多芭联用治疗帕金森病临床与机理研究"获2005年河南省科技进步二等奖。她针对帕金森病提出的"早期中药治疗""中期中西医结合减毒增效"治疗方案,由于在临床科研上的先进性,在国家中医药行业专项重大招标中中标,这标志着我省帕金森病研究水平走在了全国同行的前列。

研制多项院内制剂造福更多患者

马云枝还反复研读古人对中风的论述,根据《黄帝内经》"气为血之帅"的理论,领悟到提高活血化瘀疗效的关键在于补气,采取了益气活血法,研制出具有补气活血作用的通脉舒络胶囊,能降低气虚血瘀型中风患者的神经功能缺损,提高患者的日常生活能力。

大多数人认为中医"救缓不救急",恢复期益气活血通络法的疗效使马云枝坚信中药治疗急性脑梗死的良好前景。她开始遍访中医名家,查阅大量医学文献,针对中风急性期脑络瘀阻、气机逆乱而致水瘀互结脑内的病机特点,提出"利水通络法"治疗中风急症的观点,研制出利水通络冲剂。

临床研究证实，该药可消除中风急性期患者脑水肿，提高患者的治愈好转率。2006年课题“利水通络冲剂治疗急性脑梗死的临床与实验研究”获河南省科技进步二等奖、河南省教育厅科技进步一等奖。

她还在历代医家对面瘫病因病机认识的基础上，结合自己的实践体会，提出“经络空虚，风邪入中，痰浊瘀血，痹阻经络，筋脉失于荣养”是面神经麻痹的基本病因病机，以著名方剂“牵正散”为基础创制而成牵正膏，用于治疗面神经麻痹。

从业40年来，马云枝一直工作在中西医结合临床、教学及科研第一线，获河南省科技进步奖24项，发表论文300多篇，出版《中西医结合瘫痪病学》《实用脑卒中康复学》《中西医结合帕金森病诊疗学》等专著12部，其学术成就和学术地位在全国中西医脑病学术界产生了较大影响。

时刻把责任担在肩头

马云枝把查房看成一件很神圣的事，哪怕一晚上没睡觉，第二天她也要精神抖擞地去查房，她说：“这会让患者心里踏实、放心”。

加班加点已是家常便饭，坐诊时，她总是看完最后一个患者才离开，她常说：“很多患者都是外地的，我们多加半个小时的班，就可以为患者节省一天的时间”。

她不惜在患者身上花时间，曾有一名糖尿病酮症酸中毒患者，入院时昏迷不醒，皮肤干燥皱缩，随时会因脏器衰竭而死亡。值班大夫发现病情危急，不得已拨通了马教授的电话，而这时已是凌晨两点。马云枝接到电话后立即赶到病房，经认真检查和详细分析后，果断调整了治疗方案，经快速补液积极抢救，患者终于转危为安，而她则一直守在患者床边，不停地观察患者各项生命体征，及时指导抢救工作，天快亮时才回家。

她在工作中的兢兢业业与无私付出换来的是患者送来的数百封表扬信、数十面锦旗及“河南省劳动模范”“河南省师德标兵”“全国巾帼建功标兵”等诸多荣誉称号。

马云枝说：“教书育人和治病救人同样重要。”近20年来，她带教出80多位研究生就是对这句话的认真实践。其中多人已经崭露头角，成为河南省各大医院的业务骨干和学科带头人。她常教导学生对患者要认真做体格检查，分析患者的每一份检查资料，用心去思考每一个细节，抽丝剥茧似的寻找疾病线索。许多在脑病病区进修过的医生回到自己所在医院后，取得了很大成绩，仍念念不忘在脑病病区的这段求学经历，还经常来信、来电话向她汇报工作、表达问候与感激。

马云枝曾任郑州市金水区第九届和第十届人大代表及金水区人大常委会常务委员、河南省第十届政协委员。在此期间，她积极参政议政，参加各项社会活动，开展《郑州市城市环境卫生管理条例》《食品卫生法》等法律法规执行情况的视察工作，从医疗专家的高度和普通百姓的立场去关注社会发展，倾听社情民意，及时搜集整理人民群众关心的热点难点问题，并形成有建设性的议案。

她经常说：“作为省政协委员，我深感自己肩上的责任重大，强烈的责任心促使我把各项工作做好、做实，给党和人民交一份满意的答卷。”

中医讲“大医精诚”，西医有希波克拉底誓言，都是在讲医术至精、医德至诚，为患者谋幸福。而作为一名医生，不管是西医还是中医，马云枝一直在用平日的一言一行践行着这些誓言。在她心里，立竿见影的疗效，认真负责的态度，时刻体谅患者的难处、苦处，让患者早点治好病回家，是作为一名医生的本分。

第三章　精选医案　妙手回春

——医案节选

第一节　马云枝教授治疗缺血性中风经典医案

一、急性期

1. 风痰入络证

风痰入络证是中风病常见证型之一，多因患者过食肥甘厚腻，或嗜酒过度，致使脾失健运，聚湿生痰，痰湿生热，热极生风，风火痰热内盛，窜犯络脉，发为本病。临床以头重昏蒙，痰多而黏，身困乏力，舌苔白腻为征象，发病前常伴有肌肤不仁、手足麻木等不适。

经典医案 1

刘某，女，65 岁，河南睢县人，农民，以"言语不清及右侧肢体麻木无力 2 d"为主诉来诊。患者平素有高血压病史，近期由于过度劳累，2018 年 6 月 8 日正在田间干活时，突然出现右侧肢体麻木无力，遂去当地医院进行诊疗，经查做头颅 CT 提示左侧基底节急性脑梗死，治疗 2 天后病情呈进行性加重，出现失语及右侧肢体瘫痪，于 2018 年 6 月 10 日转来河南中医药大学第一附属医院。追问病史，既往有高血压病史 20 余年，间断应用降压药，血压波动在(160～180)/(80～100)mmHg。查体：轮椅推入，急性病容，精神萎靡，查体不合作，构音不清，右侧鼻唇沟变浅，伸舌向右侧偏斜，双侧咽反射迟钝，右侧上肢近端肌力Ⅱ级，远端肌力Ⅰ级，右下肢肌力Ⅲ级，肌张力降低，腱反射减弱，右侧巴宾斯基征、查多克征阳性；舌质暗紫，苔白腻，脉弦滑。

中医诊断：缺血性中风-中经络。

西医诊断：①急性脑梗死；②高血压 3 级(极高危)。

证属：风痰入络，脉络瘀阻证。

治法：祛风化痰通络。

方宗：化痰通络汤加减。

处方：姜半夏 15 g，白术 15 g，天麻 20 g，陈皮 15 g，炒僵蚕 15 g，蜈蚣 2 条，全蝎 6 g，川牛膝 15 g，

石菖蒲 15 g，远志 15 g，川芎 15 g，葛根 15 g，鸡血藤 12 g，炙甘草 3 g。

二诊：服上方十剂后，症状稳定好转，右侧肢体麻木无力较前减轻，但又出现右侧肩关节酸胀疼痛，影响活动。舌质暗紫，脉弦细滑，在上方基础上加桂枝 12 g，延胡索 15 g，桑枝 20 g，鸡血藤 12 g，以温经散寒，活瘀通络。

三诊：患者诉肩关节疼痛缓解，仍有倦怠乏力，动则汗出现象；马云枝教授察色按脉后指出，患者在这一阶段属于邪气仍在，正气已虚，调整治疗方案，采用补益活血法，方用补阳还五汤加减，服上方 14 服后患者精神状态明显改善，动则汗出现象已明显减轻，继续服用以巩固疗效。

按语：患者为老年女性，五脏俱虚，脾虚为甚，气血生化乏源，致五脏六腑及四肢筋脉失养，发为肢体麻木无力；因痰浊瘀血等病理产物内生，阻滞脉络，发为中风。痰为有形浊邪，阻滞经脉而影响气血运行，血行不畅而出现肢体麻木，甚则半身不遂；肝风内动，挟痰上扰脑窍，头重昏蒙不适，风痰阻滞脑络，则气血运行不畅，出现肢体无力、构音不清等症状。故治以祛风化痰通络，方用化痰通络汤加减，姜半夏燥湿化痰，降逆止呕，天麻平肝息风，而止头眩，两者合用而风痰可除，白术、茯苓为健脾祛湿之要药，可治生痰之源，佐以陈皮健脾理气，则气顺而痰消，加僵蚕、全蝎、蜈蚣、丹参以搜风剔络。该患者同时出现了肩手综合征，因此在用药时加用善于走上肢的桑枝、延胡索、桂枝以通经活血止痛。

经典医案 2

邓某，男，教师，46 岁，河南郑州市新郑市人。于 2013 年 12 月 26 日主因“言语不利伴右侧肢体活动不遂 7 h”来诊。既往有高血压病史 5 年，平素性情急躁，本次于 7 h 前出现言语不利，伴右侧偏瘫，遂来我院。急查头颅 DWI 提示左侧基底节、侧脑室旁、颞岛叶、额叶大面积新鲜梗死灶。查体：血压 160/100 mmHg，轮椅推入诊室，急性病容，神情恍惚，体型偏胖，发音含糊，时有答非所问现象，右侧鼻唇沟变浅，口角低垂，伸舌向右侧偏斜，右侧上肢近端肌力Ⅱ级，远端 0 级，右下肢肌力Ⅲ级，肌张力减低，腱反射减弱，右侧查多克征阳性；舌体胖大，舌质暗紫，苔白腻，脉弦滑。

中医诊断：缺血性中风-中脏腑。

西医诊断：急性脑梗死。

证属：风痰入络，脉络瘀阻证。

治法：祛风化痰，活血通络。

方宗：涤痰汤加减。

处方：姜半夏 15 g，陈皮 15 g，麸炒枳实 15 g，茯苓 15 g，石菖蒲 15 g，姜竹茹 15 g，胆南星 12 g，川芎 12 g，远志 12 g，红花 12 g，党参 12 g，丹参 18 g，水蛭 6 g，炙甘草 6 g。

除此以外，基础治疗，如降压药、降脂药及其针灸常规治疗。

二诊：服上方 10 剂，患者神志渐清，夜间能眠，肢体活动较前稍好转。继服 14 剂，在家人搀扶下能拄杖而行。查体：舌质暗，苔薄白，脉弦细，考虑患者此时痰瘀渐去，神机自明，但正气未复，虚中夹实，痰瘀互结，痹阻脉络。治痰不理脾，非其治也。法以健脾益气，化痰通络。处方：茯苓、黄芪各 18 g，陈皮、赤芍、当归、炒桃仁、石菖蒲各 15 g，川芎 10 g，地龙 12 g，水蛭 6 g，炙甘草 3 g。服药 10 剂后，病情稳定，考虑气虚血瘀依然明显，调整黄芪用量为 40 g，症状继续好转。

按语：患者中年男性，形体肥胖，平素饮食不节，损伤脾胃，致使津液失于输布而生痰浊，上蒙清窍，故患者表现为神志恍惚，脾主四肢肌肉，脾气亏虚则肢体无力，加上患者平素性情急躁，郁怒伤肝，肝主疏泄，若肝气亢逆，疏泄太过，肝风挟痰上扰清窍，则发为中风。方用涤痰汤加减，以荡涤痰浊，宣闭开窍。心藏神，脑为元神之府，心窍开则神明复。方中胆南星、石菖蒲、半夏、竹茹清热化痰开窍，合红花、丹参、地龙、赤芍、川芎、水蛭活血通络，以达祛瘀活血之效；茯苓、陈皮、党参、黄芪健脾化痰、益气通络，旨在扶正祛邪，使邪去正安，气血充盛，脉络畅达。

经典医案 3

岳某，男，43 岁，河南民权人，农民，于 2012 年 3 月 2 日以“左侧肢体活动无力 7 h”入院。既往有高血压病、冠心病及脑梗死病史，本次于发病前 7 h 前因家庭纠纷与邻居发生争执厮打，突然出现左下肢麻木无力，症状呈进行性加重，急转来我院诊治。查体：轮椅推入病房，测血压150/90 mmHg，急性病容，形体偏胖，精神萎靡，伸舌基本居中，左侧鼻唇沟变浅，咽反射减弱，左侧上肢近端肌力 2 级，远端 1 级，下肢肌力 4 级，肌张力增高，双侧巴宾斯基征、查多克征阳性；舌质暗，苔黄腻，脉弦滑。

中医诊断：缺血性中风-中经络。

西医诊断：急性脑梗死。

证属：风痰入络，瘀阻脉络证。

治法：活血化瘀，涤痰开窍。

方宗：化痰通络汤合血府逐瘀汤加减。

处方：姜半夏 15 g，陈皮 15 g，茯苓 18 g，桃仁 10 g，红花 15 g，当归 15 g，川芎 15 g，生地黄 15 g，赤芍 15 g，柴胡 12 g，枳壳 12 g，桔梗 12 g，川牛膝 15 g，炙甘草 3 g，丹参 18 g。

服上方 8 剂后，症状较前改善，因患者形体偏胖，痰湿内盛，结合舌质暗，舌下络脉瘀曲等瘀血现象，为痰瘀互阻标实之证。故上方加姜黄、生山楂、虎杖、乌梢蛇各 15 g，以加强活血化瘀之功，治疗 1 个月后，症状明显好转。

按语：患者为中年男性，平素抽烟嗜酒，损伤脾胃，致水谷精微不化气血，反致痰浊内生，阻于心脉，胸阳不振，气机不畅，而见心前区闷痛不适等症。其年过四十，阴气自半，加上素有高血压病史，肝阴亏虚，肝阳上亢，肝风挟痰浊流窜经络，痹阻脑脉而发病。痰饮均为阴邪，易伤阳气，脾为湿土，喜燥恶湿，赖阳气健运，脾湿得化，痰饮自消，故治应以健脾化瘀开窍为主，方用化痰通络汤合血府逐瘀汤加减。方中半夏化痰降逆，陈皮理气和胃，重用茯苓利水渗湿、健脾和胃，桃仁、红花、当归、川芎、生地黄、赤芍活血化瘀而养血，防纯化瘀之伤正，且川芎上达巅顶、下达血海，通利周身之血脉，桔梗引药上行，使药力达于胸中，合用则可荡涤脑心脉络之瘀血。气为血之帅，肝主疏泄气机，痰瘀阻滞气机则血行不畅，以柴胡、枳壳、赤芍疏肝行气，使气行则血行。病程日久，阴虚血少，心脑失养，以生地黄、当归滋阴凉血，养血活血，使化瘀而不伤正。诸药合用，以达健脾化痰、祛瘀通络之效，奏脑心同治之功。

2. 风阳上扰证

风阳上扰证是中风病中最常见的一种症型，临床以头晕头痛，耳鸣目眩，头重脚轻，舌质红，苔黄，脉弦为征象，多伴有高血压病史，且发病时起病迅速。

经典医案 1

患者梁某，男，69 岁，农民，河南汝阳县人，于 2017 年 3 月 17 日以“头昏脑涨 3 年，加重伴右下肢活动不遂 1 周”为主诉就诊。患者于 3 年来反复出现头部胀痛，多于劳累及情绪刺激时加重，伴视物昏花，二目干涩，倦怠乏力，间断在我院门诊治疗，病情仍反复发作。1 周前田间劳作后出现右下肢活动不遂，在当地医院查头颅 CT 提示：左侧基底节、放射冠区脑梗死，住院治疗 1 周后病情无明显好转，遂转入我院进一步诊疗。既往有高血压、糖尿病病史。查体：慢性病容，精神萎靡，面色潮红，伸舌基本居中，右侧鼻唇沟变浅，双下肢肌力Ⅳ级，肌张力减低，腱反射亢进，双侧巴宾斯基征、查多克征弱阳性；舌质暗，舌体胖大有齿痕，苔白腻，脉弦细。

中医诊断：缺血性中风-中经络。

西医诊断：①脑梗死；②高血压病。

证属：风阳上扰，脉络瘀阻证。

治法：平肝潜阳，祛瘀通络。

方宗：天麻钩藤饮加减。

处方：天麻 20 g，钩藤 20 g，煅石决明 20 g，川芎 15 g，桑寄生 15 g，茯神 20 g，首乌藤 30 g，黄芩 12 g，川牛膝 15 g，杜仲 10 g，益母草 18 g，僵蚕 10 g，全蝎 9 g，炙甘草 3 g。

10 服，每日 1 服，水煎早晚温服。

服上方 10 服后，患者精神状态较前好转，肢体活动较前有力。继续巩固治疗。

按语：患者年逾六旬，五脏俱衰，既往有高血压、糖尿病病史多年。消渴病以阴虚为主，燥热为标，长期耗伤体内阴津，致肝肾阴亏于下，阳亢于上。故选用天麻钩藤饮平肝潜阳，祛瘀通络。天麻钩藤饮是治疗肝阳上亢证中风的常用方，方中天麻、钩藤平肝息风，加石决明之咸寒可使肝阳下潜，并用川牛膝引血下行，使精血下注于肾脏及腰膝，则行动有力；杜仲、桑寄生补益肝肾以治本，肝肾精血充足则筋脉强劲，视物清明；阳亢则易生风化火，加栀子、黄芩以清泄肝火折其亢阳；因病程日久，久病多瘀，用益母草以活血利水而祛邪不留瘀，再加茯神、夜交藤以宁心安神，使神归于心而不散乱于外。全方以平肝潜阳为主，佐以补益肝肾之品以治本，标本兼治而不伤正。

经典医案 2

程某，女，76 岁，既往高血压、糖尿病、冠心病、脑梗死病史 10 余年，本次于 2017 年 3 月 14 日晨起时出现言语不清，伴口角流涎，右侧肢体活动不遂，家属拨打 120 至附近职工医院就诊，查头颅 CT 提示急性脑梗死，住院治疗 3 d，症状仍有加重趋势，遂转至我院治疗，平素多有头晕耳鸣，失眠多梦，大便秘结不适。查体慢性病容，精神萎靡，反应迟钝，构音不清，咽反射减弱，右侧鼻唇沟变浅，伸舌右偏，右上肢近端肌力Ⅱ级，远端肌力Ⅰ级，右下肢肌力Ⅲ级，肌张力稍增高，右侧巴宾斯基征、查多克征阳性，舌质红，苔黄，脉弦细。

中医诊断：缺血性中风-中经络。

西医诊断：急性脑梗死。

证属：风阳上扰证。

治法：平肝潜阳通络法。

方宗：天麻钩藤饮加减。

处方：天麻 20 g，钩藤 20 g，煅石决明 30 g，栀子 9 g，桑寄生 15 g，酒黄芩 9 g，杜仲 15 g，川牛膝 15 g，茯神 30 g，益母草 30 g，麸炒枳实 15 g，姜厚朴 15 g，川木瓜 30 g，白芍 30 g，金钱白花蛇 1 条，炙甘草 3 g。

服用 10 服后，患者头晕耳鸣症状缓解，眠差，上方加首乌藤 30 g，珍珠母 30 g 以滋阴养血，重镇安神，服用 16 服后睡眠较前明显改善，肢体无力不适较前明显减轻。

按语：患者年老体衰、久病多病等诸多因素，致使肝、脾、肾等脏腑亏虚，肾精匮乏不能滋养肝木，则肝阳亢进而引动肝风，上扰清窍，发为本病，治疗上，以平肝潜阳通络为主，方中天麻、钩藤平肝息风，为君药；石决明咸寒体重，功能平肝潜阳，并能除热明目，与君药合用，加强平肝息风之力；川牛膝引血下行，并能活血利水，共为臣药。杜仲补肝肾、强筋骨，桑寄生补益肝肾，两者同用以治本；栀子、黄芩清肝泻火，以折其阳亢；益母草活血利水，有利于平降肝阳；首乌藤、茯神、珍珠母宁心安神，均为佐药。枳实、厚朴行气除痞，泄腑通浊；白芍敛阴柔肝；木瓜平肝舒筋，和胃化湿；金钱白花蛇祛风活血通络；炙甘草调和诸药。诸药合用，共成平肝息风、清热活血、补益肝肾之方药。

经典医案 3

赵某，女，73 岁，河南中牟县人，1 d 前晚上散步时出现右侧肢体活动不遂，伴头晕乏力、口角流涎不适，尚可缓慢行走，约 1 h 后症状加重，急拨打 120 送至我院，查头颅 CT 示急性脑梗死，查体：慢性病容，精神萎靡，伸舌右偏，双侧咽反射消失，右侧上肢近端肌力Ⅲ级，远端Ⅰ级，下肢肌力Ⅳ级，双侧掌颌反射弱阳性，右侧巴宾斯基征阳性、查多克征阳性，头颅 DWI 提示左侧侧脑室旁新鲜梗死；

中医诊断：急性缺血性中风-中经络。

西医诊断：急性脑梗死。

证属：风阳上扰证。

治法：平肝潜阳通络法。

方宗：天麻钩藤饮加减。

处方：钩藤 30 g，天麻 30 g，石决明 30 g，桑寄生 15 g，炒栀子 9 g，黄芩 9 g，杜仲 15 g，川芎 15 g，益母草 30 g，全蝎 10 g，首乌藤 30 g，蜈蚣 2 条，茯神 15 g，炙甘草 3 g。

服用 8 服后头晕乏力不适较前明显改善，肢体无力不适稍有减轻，效不更方，继续服用上方 14 服后右肢体肌力较前明显好转。

按语：患者老年女性，五脏俱虚，肝肾精血亏虚，阴不足而阳有余，阴不制阳，相火妄动，虚风内生，上扰清窍，发为本病。马云枝教授分析病情后指出，本案属本虚标实，而以标实为主，治以平肝潜阳以息风，以天麻钩藤饮为主方治疗，药证相符，故收卓效。方中天麻、钩藤平肝息风，为君药。石决明咸寒体重，既能平肝潜阳，并能清热明目，与天麻合用，加强平肝息风之力，杜仲、桑寄生均有补肝肾、强筋骨之效，两者合用以治本；栀子、黄芩清肝泻火，以折其亢阳；益母草活血利水，有利于平降肝阳；首乌藤、茯神宁心安神，全蝎、蜈蚣有祛风通络之效，川芎活血祛瘀，祛风止痛，炙甘草调和诸药，全方攻补兼施，使阳亢平潜，肾精充养，脉络通畅。

3. 阴虚风动证

本证患者多为老年人，临床以头晕耳鸣，二目干涩，视物昏花，腰膝酸软，舌质暗红，苔白，脉弦细为征象。

经典医案 1

冯某，男，67 岁，农民，河南泌阳县人，既往高血压、糖尿病病史 8 年，平素有抽烟及饮酒嗜好。2018 年 11 月 10 日凌晨 5 点突发左侧肢体活动不遂，遂去当地医院进行诊疗，经查头颅 CT 提示脑梗死，经治疗后病情好转。本次 2018 年 11 月 2 日中午锻炼行走时又出现言语不利及右侧肢体活动不遂，伴麻木不适，饮水返呛，咽干喉燥。视物模糊，双耳轰鸣，转来我院。查体呈慢性病容，精神萎靡，轮椅推入诊室，反应迟钝，右侧鼻唇沟变浅，伸舌向右侧歪斜，左上肢近端肌力 4 级，远端肌力

2 级,掌指关节挛缩,右上肢肌力 2 级,右下肢肌力 3 级,双侧巴宾斯基征阳性,舌暗紫少苔,脉弦细数。头 MRI 提示双侧基底节区及双侧侧脑室旁、胼胝体多发腔隙性脑梗死,左侧丘脑、基底节区新鲜梗死灶。

中医诊断:缺血性中风-中经络。

西医诊断:急性脑梗死。

证属:阴虚风动证。

治法:滋阴潜阳,息风通络。

方宗:杞菊地黄汤合血府逐瘀汤加减。

处方:枸杞子 15 g,菊花 12 g,熟地黄 10 g,山药 15 g,茯苓 15 g,牡丹皮 15 g,山萸肉 15 g,泽泻 12 g,赤芍 15 g,桃仁 10 g,红花 10 g,当归 15 g,全蝎 5 g,僵蚕 10 g,炙甘草 3 g,川芎 15 g。日 1 剂,水煎服。

服药 2 周后,患者诉服药后肢体较前好转,僵硬状态较前减轻,活动幅度较前增大,仍有夜睡差、梦多,守方加珍珠母 30 g、夜交藤 18 g,继服月余,症状明显缓解。

按语:患者为老年男性,既往有高血压、糖尿病病史多年,糖尿病的病机为阴虚为本、燥热为标,加上饮食不节,且有抽烟饮酒嗜好,烟为辛燥之品,可耗伤肝阴,肝阴亏虚,阳无所制,肝阳上亢,挟痰上蒙清窍,发为本病。马云枝教授根据多年临证经验,提出滋水涵木、息风通络法论治中风之阴虚风动证,方选杞菊地黄汤合血府逐瘀汤加减。方中熟地黄、山药、山萸肉、牡丹皮、泽泻、茯苓三补三泻,为补肾养阴之经方;佐枸杞子、菊花清肝平肝;加入白芍可柔筋止痉,天麻、钩藤平肝潜阳,茯神宁心安神,全蝎、僵蚕以搜风剔络,炙甘草调和诸药。患者五脏俱虚,肝肾亏虚为甚,复因肝郁化火扰神更灼阴液,虚火内扰,神失所养,故夜寐不安,多梦易醒,常重用滋阴补血、养心安神的首乌藤、珍珠母各 30 g,既可柔筋息风,又可补血安神,阴血充足则虚风自止。

经典医案 2

患者袁某,男,62 岁,于 2017 年 2 月 7 日以"右下肢无力伴肢体末端麻木不适 1 周"为主诉就诊,患者既往有脑梗死、糖尿病、冠心病及高血压病史。于 2016 年 9 月 6 日中午因与老伴吵架后情绪激动,突然出现言语不利及右侧肢体无力,急送至当地医院检查头颅 CT 提示左侧侧脑室旁,内囊外出血,住院治疗 1 周后病情稳定,但仍有右下肢行走拖沓及肢体末端麻木,双耳轰鸣,健忘乏力,入睡困难,时有饮水呛咳,故来我院,查体慢性病容,精神萎靡,轮椅推入诊室,右侧鼻唇沟变浅,右上肢近端肌力Ⅲ级,远端Ⅱ级,右下肢肌力Ⅳ级,舌质暗紫,苔白腻,脉弦细。辅助检查:头颅 MRI 提示:①左侧侧脑室旁、外囊区出血残腔;②双侧基底节区、左侧丘脑腔隙性脑梗死。

中医诊断:中风-中经络。

西医诊断:①脑出血;②多发性脑梗死。

证属:阴虚风动,脉络瘀阻证。

治法:滋阴潜阳,活血通络。

方宗:麦味地黄汤加减。

处方:太子参 12 g,麦冬 15 g,五味子 6 g,熟地黄 10 g,山药 15 g,山萸肉 15 g,牡丹皮 12 g,泽泻 20 g,茯苓 30 g,木瓜 30 g,陈皮 15 g,黄芪 20 g,炙甘草 3 g。

10 服,水煎服,每日 1 服,分早晚 2 次温服。

二诊：服药 10 服后，患者肢体活动较前有力，肢端麻木较前稍减轻，但夜间仍有入睡困难，调整方药，在上方基础上加首乌藤 30 g，珍珠母 30 g 以平肝潜阳，养血安神，继服 7 服后睡眠较前稍改善，耳鸣及乏力症状减轻，继续巩固治疗。

按语：中风病位在脑，与脏腑阴阳气血密切相关，阴阳失衡，阴虚阳亢，气血上逆于脑则易发中风，马教授认为肝阳上亢与西医学中交感神经兴奋相似，长期高血压病史导致心脑肾受损，结合中医基础理论，心为君主之官，主一身之血脉，心之气血阴阳平衡则脉管通利，血行正常，从而濡养脏腑诸窍，若心气、心血不足，或阴阳失衡，则血行不畅，而成瘀血，阻滞脉络；肾为阴阳之本，内经有言年过四十阴气自半，阴虚则不能敛阳，阳亢则生风上扰，气血随风上逆则脉管破裂出血，则见突然昏扑、半身不遂、口眼㖞斜、言语不利等症。患者以中风为诊断，但基础疾病复杂，长年高血压则心、脑、肾受损，阳亢于上，阴虚于下；多年糖尿病，马教授特别强调糖尿病的中医病机为阴虚为本，燥热为标，所以本病的病机为阴虚阳亢，脉络瘀阻，故治当求本，用麦味地黄汤加减，方中用熟地滋阴补肾、填精益髓，为君药，山茱萸补养肝肾，并能涩精，取肝肾同源之意，山药补益脾肾，三药合用肝脾肾三阴并补，泽泻配茯苓健脾渗湿，以防熟地之滋腻，丹皮清泄虚热，六味合用，三补三泄，配伍麦冬五味子以增强滋阴生津之功，加木瓜以酸甘生津，并能舒筋活络，加陈皮以健脾理气，加黄芪以补卫气固表。

经典医案 3

陈某，男，58 岁，主因"言语不利伴左侧肢体活动不遂 10 月余，加重 2 d"来诊。既往患糖尿病 3 年，未规律服用降糖药物，经常出现心慌汗出、易饥饿现象。追问病史，患者于 2016 年 07 月 04 日上午 10 时活动中突发言语含糊，左侧肢体麻木无力，家属急送当地医院按脑梗死住院治疗，病情好转出院。但遗留左侧肢体活动不遂，2 d 前因劳累后上述症状加重，行走、持物困难，遂慕名前来我院。查体：血压 130/80 mmHg，神志清，精神萎靡，语声低微，发音不清，简单问话对答基本切题，左侧鼻唇沟变浅，伸舌基本居中。左上肢外翻肘、内翻腕，近端肌力Ⅲ级，因肩关节疼痛明显而致上举、旋前旋后动作受限，左手掌指关节挛缩，肌力 0 级，左下肢踝关节过伸位，肌力Ⅳ级，肌张力显著增高，腱反射亢进。左侧偏身痛温觉减退，偏身汗出，皮肤触之发凉潮湿，左上肢肱二头肌、肱三头肌及下肢腓肠肌萎缩明显，双侧巴宾斯基征阳性。伸舌不充分，舌淡红少苔，脉沉细。头颅 CT 示右侧顶叶及左侧基底节区低密度灶。

中医诊断：缺血性中风-中经络。

西医诊断：急性脑梗死。

证属：阴虚风动，脉络瘀阻证。

治法：滋阴息风，养血活血。

方宗：独活寄生汤加减。

处方：独活 15 g，桑寄生 15 g，防风 12 g，细辛 3 g，当归 15 g，川芎 15 g，熟地黄 15 g，白芍 15 g，川牛膝 15 g，党参 9 g，炙甘草 3 g，桑枝 12 g，桂枝 12 g，干姜 9 g，木瓜 30 g，醋延胡索 15 g。

二诊：服药 6 服后，患者左手拇指可做小幅度内收外展动作，左上肢抬举时疼痛减轻，可借助助行器缓慢行走，但大便秘结，自觉左侧肢体畏寒怕风，上方加郁李仁、肉桂、乌梢蛇加强润肠通便，温经通络之功，观察患者有无舌红少苔及血压升高之象。

三诊：服药 8 服后，患者发音已较前清晰，左侧肢体活动欠灵活，大便通畅，舌淡红，脉沉细。方药效显，前方去郁李仁，白芍调整为 30 g，继用以巩固治疗，调理血糖以善后。

按语：患者年过半百，肝肾阴精已虚，加之久病失养，日久不愈，损及真阴，耗伤气血，令阴不足而阳有余，阴不制阳，相火妄动，虚风内生；肝肾阴虚则筋骨失养，而致筋脉骨节屈伸不利。根据舌淡红少苔，脉沉细，辨证属一派肝肾不足，气血亏耗之象，治宜滋补肝肾，补益气血，方用独活寄生汤加减。方中独活祛风散寒，寄生、杜仲、牛膝益肝肾、强筋骨；肢体发凉，桂枝、肉桂、干姜温阳散寒通络；血不养筋，佐当归活血补血，熟地黄滋阴养血，以缓筋脉拘挛。白芍养血敛阴，柔肝止痛，木瓜味酸入肝，长于舒筋活络，二药合用，加强柔肝缓急止痉之功。延胡索、细辛理气通络，散寒止痛。诸药配伍，共奏补益肝肾，化瘀通络之效。

4. 痰热腑实证

经典医案 1

董某，男，69 岁，南阳南召县云阳镇人。2015 年 9 月 19 日以“意识模糊伴言语不清、左侧肢体偏瘫 12 d”为代主诉入院。追问病史，患者于 12 d 前突然出现意识模糊，发音不清，饮水呛咳，左侧肢体无力，当地医院按脑梗死收入院，经过治疗患者症状无明显减轻且逐渐出现发热、咳嗽、咳痰，为进一步诊疗遂来我院。查体：体温 37.7 ℃，脉搏 86 次/min，呼吸 23 次/min，血压 140/80 mmHg，呈谵妄状态，躁动不安，面红目赤，口唇干裂，气粗口臭，咳嗽时作，喉中痰鸣，听诊双肺呼吸音粗，未闻及明显干湿性啰音；双侧瞳孔等大等圆，直径约 3 mm，对光反射存在，双眼向右侧凝视，左侧鼻唇沟变浅，伸舌不充分，舌红，苔黄燥，脉弦滑；双侧咽反射迟钝，左上肢肌力 0 级，左下肢肌力Ⅱ级，肌张力减低，左侧查多克征阳性。头颅 DWI 示：桥脑右份及右侧侧脑室旁、颞叶、额顶叶新鲜梗死灶；头颅 MRA 示左侧大脑前动脉发育异常并局限性狭窄；右侧大脑中动脉起始处以远重度狭窄或闭塞；左侧大脑中动脉重度狭窄；双侧大脑后动脉局限性狭窄。

中医诊断：缺血性中风-中脏腑。

西医诊断：急性脑梗死。

证属：痰热腑实证。

治法：清热化痰，通腑泄浊开窍。

方宗：星蒌承气汤加减。

处方：胆南星 12 g，大黄 6 g，瓜蒌 15 g，麸炒枳实 12 g，厚朴 12 g，浙贝母 12 g，黄芩 12 g，鱼腥草 15 g，炙甘草 3 g。

二诊：服药 5 服后，患者意识逐渐转清，体温降至 36.8 ℃，咳嗽、咳痰之象减轻，有便意，但大便仍未行，故于上方中加芒硝 10 g、川牛膝 10 g 以软坚散结，引气血下行。

三诊：前方继服 3 服，患者大便已排，量多质干，体温正常，情绪稳定，发音较为清晰，咳嗽已止，舌质暗红，舌面干，前方去瓜蒌、鱼腥草、浙贝母，加茯苓 15 g，生地、麦冬各 12 g，以健脾益气、养阴通腑。

四诊：服药 5 服后，患者大便基本正常，已能简短对话，左侧肢体偏瘫，舌面有津，方中去胆南星、大黄，加地龙 10 g，全蝎 9 g，川芎 10 g，桑枝 12 g，独活 15 g，桑寄生 15 g，以增强祛风通络、补益肝肾之功，此后在前方基础上随证调整用药，促使患者肢体功能逐渐恢复。

按语：本案患者属中风急性期中脏腑，脏腑功能失调，气血亢逆于上，气有余便是火，阳亢风动，火灼血炼津为痰，风火痰浊上扰清窍，窍闭神昏；又因火热不得清泄，邪热中阻，气机不畅，肠腑不通。马老师认为此时病机关键为痰热腑实，治当苦寒峻下，化痰通腑，使热邪无以留恋，风痰无力化生，腑气通而神机开利。“肺与大肠相表里”，腑气不通，浊气上逆袭肺，肺失宣降，则咳嗽频作，喉中痰鸣，故全方以星蒌承气汤加减，佐杏仁、鱼腥草、黄芩清解肺热、宣肺止咳，一宣一降，调达气机。待痰热渐消，热灼津伤，气阴亏虚为甚，治宜健脾益气，养阴通络。综观其治，此例中风采取“上病下治”之法，取釜底抽薪之意，引浊气下降，使热有出路，腑实等有形之物从下而出，直折病势，从而使肠腑畅达，气机通利，元神复安。然而通腑一法需“中病即止”，切忌泻下太过，以免耗伤正气。

经典医案 2

张某，男，71 岁，既往高血压病史多年，2013 年 12 月 26 号凌晨 6 点家属发现其跌倒在地，左侧肢体偏瘫，急送当地医院救治，查头颅 CT 提示右侧大脑大面积脑梗死，住院治疗近半月病情虽基本稳定，但肢体偏瘫无好转，为进一步诊疗于 2014 年 1 月 20 号转至我院。查体：测血压 170/100 mmHg，嗜睡，精神萎靡，形体消瘦，慢性病容，臀部及阴囊部片状红疹，左侧鼻唇沟变浅，口角低垂，伸舌左偏，左侧肢体肌力 0 级，肌张力减低，腱反射活跃，左侧病理征阳性。舌暗红，苔黄厚腻，口中有腐臭味，脉弦滑。家属诉患者大便 5 d 未排。头颅 MRA 提示：右侧颈内动脉、右侧大脑前动脉、右侧大脑中动脉均闭塞，双侧大脑后动脉节段性狭窄。血流变提示血黏度偏高，血脂总胆固醇 6.48 mmol/L，低密度脂蛋白 4.23 mmol/L。

中医诊断：急性缺血性中风-中脏腑。

西医诊断：急性脑梗死。

证属：痰热腑实证。

治法：通腑泻浊、化瘀开窍法。

方宗：星蒌承气汤加减。

处方：生大黄 6 g，胆南星 12 g，瓜蒌 15 g，炒枳实 15 g，芒硝（冲）20 g，茯苓 15 g，陈皮 12 g，姜半夏 12 g，生白术 15 g，金钱白花蛇 1 条，川芎 10 g，川牛膝 12 g，生甘草 3 g。

4 服，水煎服，每日 1 服，分早晚 2 次温服。

二诊：服药后患者大便排出，精神状态较前好转，可正确回答简单问话，如是否吃饭、自己的名字等，左侧肢体肌力 Ⅰ 级，余查体基本同前，前方去芒硝，生大黄改为 3 g，继服 3 服，嘱家属勤于翻身叩背，保持臀部及阴囊部皮肤干燥。

三诊：连续调整服药 2 周后，患者病情明显好转，神志清楚，精神萎靡，反应迟钝，但能说出子女的名字、自己的家庭住址等，大便 1～2 d 一行。查体：测血压 150/90 mmHg，左侧肢体肌力 Ⅱ 级，肌张力略增高，腱反射亢进，病理征阳性，舌暗紫，苔薄白腻，脉沉弦，余同前。治疗给予健脾益气，逐瘀通络，方药：补阳还五汤加减。赤芍 15 g，川芎 15 g，当归 15 g，地龙 12 g，黄芪 30 g，桃仁 15 g，红花 15 g，川牛膝 10 g，炒枳实 15 g，厚朴 15 g，金钱白花蛇 1 条，炙甘草 3 g，5 服，日 1 服，水煎服。

按语：患者为老年男性，平素饮食不节，加之长期吸烟饮酒等不良嗜好，烟酒皆为辛燥之品，久之损伤脾胃，煎灼津液而成黏痰，导致痰热内生，壅滞中焦，而腑气不通，气血逆乱，痹阻脑络发为中风，据舌脉辨为痰热腑实之证，治疗取其“上病治下法”，通过通便泻热、因势利导、逐邪下行，从而达到解毒排毒、疏导气机、调节阴阳、开窍醒脑之治疗目的。方选星蒌承气汤，既可畅通腑气，祛瘀达络，敷布气血，又可急下存阴，防止胃肠积滞化热伤阴，加用蛇类制剂加强破血逐瘀通络之功。但泻下之剂应中病即止，不可尽剂，大面积脑梗死属大病重病，本就耗气伤阴，故后以补阳还五汤补气化瘀，以善其后。

经典医案3

张某，男，56岁，主因“左侧肢体瘫痪3 d，加重伴意识障碍6 h”为主诉入院，患者于3 d前凌晨2点起夜时突然出现左侧肢体瘫痪，跌倒在地，家属发现时已出现意识模糊、言语不清，紧急拨打120送至河南省某医院，查头颅磁共振提示：右侧额、颞、顶叶及基底节、右侧丘脑大面积脑梗死，颅脑MRA提示：右侧颈内动脉重度狭窄，右侧大脑中动脉重度狭窄，给予甘露醇、依达拉奉、血栓通等药物治疗后症状改善不明显，且意识模糊较前加重，出现嗜睡现象，为进一步诊疗转至我院，查体：嗜睡状态，压眶反射存在，双侧瞳孔等大等圆，对光反射存在，伸舌及咽反射查体不配合，右侧肢体可见不自主运动，左侧肢体肌力0级，肌张力降低，腱反射减弱，病理征阳性，舌暗红，苔黄厚腻，脉弦滑。

中医诊断：中风-中脏腑。

西医诊断：①急性大面积脑梗死；②颅内动脉闭塞。

证属：痰热腑实，脉络瘀阻证。

治法：化痰通腑，去瘀通络。

方药：星蒌承气汤加减。

处方：瓜蒌15 g，胆南星12 g，茯苓15 g，陈皮15 g，川芎15 g，芒硝10 g，大黄3 g，枳实15 g，姜厚朴15 g，泽泻20 g，川牛膝15 g，炒僵蚕9 g，金钱白花蛇1条，炙甘草3 g。

二诊：服用5服后意识较前转清，大便秘结较前好转，左侧下肢肌力达Ⅰ级，继续按上方服用10服后意识较前改善，但自感乏力而懒于活动，活动后汗出较多，结合其颅脑MRA提示右侧大脑中动脉及颈内动脉闭塞，考虑正气大伤，脉管无气，用补阳还五汤重用黄芪以补益气血，顾护正气，并加入祛风通络之虫药，以促进脑功能恢复，治疗2周后症状较前明显减轻，左侧上肢近端肌力达Ⅱ级，远端0级，下肢肌力Ⅱ级，建议其继续按上方坚持服用以巩固疗效。

按语：患者中年男性，有嗜食烟酒不良嗜好，烟酒皆为辛燥之物，易伤阴液，煎灼津液而成黏痰，痰阻气机，郁而化热，痰热内生，壅滞中焦，腑气不通，浊气不降，气血逆乱，闭阻脑络发为中风，本病属中风急性期中脏腑，脏腑功能失调，气血阴阳失衡，气有余便是火，阳亢风动，夹痰上扰清窍，窍闭神昏；又因火热不得清降，邪阻中焦，耗气伤津，肠腑不通，浊气不降而亢逆于上，辨证为痰热腑实证，治当苦寒峻下，化痰通腑，使热邪无以留恋，风痰无力化生，腑气通而神机开利，故以星蒌承气汤加减，既可畅通腑气，祛瘀化浊，敷布气血，又可急下存阴，防止胃肠积滞化热伤阴，加用蛇类、虫类药物加强破血逐瘀通络之功。但本方为苦寒之剂，应中病即止，大面积脑梗死属大病重病，本就耗气伤阴，根据影像学显示患者头颅大血管已闭塞，马云枝教授认为，气与血相辅相成，血脉无气必停滞为瘀，故用补阳还五汤补重用黄芪以补养正气，加僵蚕、全蝎、白花蛇等虫药以增加搜风剔络之力，该方以攻补兼施为主，意在祛邪而不伤正，正气盛而抗邪于外。

二、恢复期

1. 风痰瘀阻证

风痰瘀阻证是中风恢复期常见的一种证型，临床以口眼㖞斜，舌强语謇，半身不遂，肢体麻木，苔滑腻，舌暗紫，脉弦滑为征象。

经典医案 1

陈某，男，73 岁，既往高血压病、冠心病、糖尿病、慢性支气管炎多年。患者于 2013 年 4 月 9 号突然出现右侧肢体麻木无力、步态不稳，伴言语不利、音调变异、饮水呛咳、复视，急至我院查头颅 DWI 提示脑干新鲜梗死灶，经住院治疗后病情好转出院。2 d 前因情绪波动出现上述症状加重，不能行走，伴头晕耳鸣、情绪失控、烦躁不安、号啕大哭，遂来诊。发病来睡眠差，夜间烦躁不安，入睡困难，大便正常，小便每晚 5 ~6 次。查体：测血压 130/80 mmHg，慢性病容，精神萎靡，反应迟钝，构音障碍，音调变异，与人交流则号啕大哭，查体欠合作。口唇发绀，双肺呼吸音粗糙，未闻及干湿啰音。心率 78 次/min，可闻及早搏。双眼球内收不充分，无眼震，左侧鼻唇沟变浅，伸舌基本居中，咽反射迟钝，右侧肢体肌力 4 级，肌张力正常，腱反射活跃，右侧巴宾斯基征、查多克征阳性，双侧指鼻试验、跟膝径试验欠稳准，右侧肢体痛觉减退。舌暗紫，苔薄黄腻，脉弦滑。

中医诊断：缺血性中风-中经络。

西医诊断：脑干梗死。

证属：痰瘀阻络，肝郁气滞证。

治法：活血化瘀，疏肝理气。

方宗：血府逐瘀汤加减。

处方：当归 20 g，生地黄 15 g，桃仁 12 g，红花 15 g，枳壳 15 g，赤芍 15 g，柴胡 15 g，川芎 15 g，川牛膝 10 g，炙甘草 3 g，珍珠母 30 g，生牡蛎 30 g，金钱白花蛇 1 条，合欢皮 15 g，郁金 12 g。配合针刺百会、四神聪、金精玉液、廉泉、内关、神门、足三里、太冲等穴位开窍安神，通经活络。

二诊：服药 5 服后，患者精神较前改善，基本没有号啕大哭现象，夜睡较前好转，余查体同前。

三诊：继服药 7 服后，肢体麻木无力好转，但仍时有烦躁易怒，情绪不稳，小便频数，舌脉同前，原方去金钱白花蛇，加桑螵蛸 15 g，益智仁 15 g，继服 7 服，患者精神明显好转，无情绪失控现象，小便次数较前减少，每晚 2 ~3 次，夜间能安然入睡，言语较前流利，舌暗紫，苔薄黄，脉弦滑。后门诊间断运用血府逐瘀汤加减巩固治疗，患者病情逐渐趋于好转。

按语：患者老年男性，既往冠心病多年，心气暗耗，无力推动血液在脉管中正常运行，故而脉道不利，血行不畅，痹阻脑窍，发为中风。肝体阴而用阳，血脉瘀阻，肝失所养，则肝主疏泄功能失常，久之肝气郁结，情志不遂，情感失控。瘀血痹阻清窍则言语不利，饮水呛咳。《素问·五脏生成》云：“人卧血归于肝，肝受血而能视，足受血而能步，掌受血而能握，指受血而能摄。”气血运行不畅，筋脉失养，故见肢体麻木无力，行走不能。治以“活血化瘀，疏肝理气”为原则，方选清代著名医家王清任活血调气经典方——血府逐瘀汤，加血肉有情之品的金钱白花蛇以加强活血逐瘀，搜风剔络之功；合欢皮、郁金疏肝解郁、调畅气机；珍珠母、生牡蛎重镇潜阳安神；桑螵蛸、益智仁温肾固精缩尿。诸药合用，共奏调气活血之功。

经典医案 2

患者田某，女，62 岁，以“言语不利、反应迟钝 3 个月”为主诉来诊。患者既往有高血压病史 10 余年，未规律服药及监测血压，于 3 个月前行左侧股骨头置换术后约 48 h 突然出现言语不利，反应迟钝，口角流涎，对答不切题，未予重视，病情进行性加重出现失语，家属急送至当地医院诊治，查头颅 CT 示提示左侧额叶及半卵圆中心多发脑梗死，右侧基底节区软化灶形成，按脑梗死治疗后病情好转出院，但仍有肢体活动不遂，失语不适，为系统诊疗前来我院。查体：BP 160/85 mmHg，R

25 次/min，慢性病容，精神萎靡，体型偏胖，贫血貌，表情淡漠，被动体位，伸舌不能，查体不合作；呼吸急促，鼻翼扇动，口唇发绀，听诊双肺呼吸音粗，未闻及干湿性啰音；心率 102 次/min，律齐；左下肢上端肿胀，皮温较高，咽反射迟钝，右侧上肢近端肌力Ⅱ级，远端 0 级，右下肢肌力Ⅱ级，肌张力减低，腱反射存在，病理反射阳性。

中医诊断：缺血性中风。

西医诊断：脑梗死。

证属：风痰阻络，血行瘀滞证。

治法：健脾化痰开窍，祛风活血通络。

方宗：解语丹加减。

处方：姜半夏 15 g，白术 20 g，天麻 30 g，茯苓 15 g，橘络 6 g，川芎 10 g，炒郁李仁 30 g，丹参 30 g，竹茹 15 g，炒枳实 15 g，胆南星 12 g，瓜蒌 15 g，水蛭 6 g，地龙 12 g，炙甘草 3 g。

10 服，水煎服，每日 1 服，分早晚 2 次温服。

服药后，患者意识清晰，反应灵敏，肢体活动较强明显改善。

按语：马云枝教授认为患者为老年女性，五脏俱虚，加之术后失血，气随血脱，气血亏虚，复因久卧伤气，气虚无力推动血液运行，血脉瘀滞；古语“年过四旬，阴气自半”，肝肾阴虚，阴不制阳，阳亢化风；脾虚阴亏气弱，土壅失运，痰湿内停，风痰瘀血闭阻脑脉发为中风。方中半夏、白术、胆南星、竹茹醒脾化痰；天麻平肝息风，清利脑窍；茯苓渗湿健脾，枳实、郁李仁行气导滞，能通降腑气；橘红理气化痰；川芎、丹参行气活血；瓜蒌宽胸化痰；水蛭、地龙祛风通络；诸药配合，使痰无从生，风无从化，瘀血得去，新血化生。

经典医案 3

陈某，女，59 岁，驻马店平舆县陈刘村人。既往有高血压病史 10 年，未规律服药治疗，高脂血症病史 2 年。以“言语不清伴右侧肢体活动不遂 7 个月”为代主诉入院。查体：神志清楚，精神萎靡，慢性病容，形体偏胖，血压 160/86 mmHg，右侧鼻唇沟变浅，伸舌右偏，舌体胖大，舌质暗紫，苔白腻，脉弦滑；能说出“不知道”“行”等简单字词，左、右手指失认，右上肢近端肌力Ⅰ级，远端肌力 0 级，手指挛缩，右下肢肌力Ⅲ级，肌张力增高，皮肤发凉，右侧巴宾斯基征及掌颌反射阳性；头颅 MRI 示：左侧额叶、顶叶、枕叶、基底节区多发梗死灶；头颅 MRA 示颅内动脉硬化性改变，左侧大脑中动脉局限性狭窄；血脂检查示：甘油三酯 4.35 mmol/L，胆固醇 6.81 mmol/L，低密度脂蛋白 4.53 mmol/L。

中医诊断：缺血性中风。

西医诊断：脑梗死。

证属：痰瘀阻络证。

治法：健脾化痰，活血通络。

方药：化痰通络汤加减。

处方：姜半夏 15 g，白术 15 g，茯苓 30 g，陈皮 15 g，竹茹 15 g，胆南星 15 g，姜黄 9 g，川芎 15 g，牛膝 10 g，蜈蚣 2 条，全蝎 15 g，炒僵蚕 9 g，炙甘草 3 g。

二诊：服上方 7 服，患者发音较前清晰，头重昏沉明显减轻，舌苔较前变薄，但仍感肢体发凉无力，上方加干姜 9 g，桑枝、白芍、木瓜各 30 g 以温经通络，柔筋缓急。

三诊：继服 2 周，患者精神状态好转，肢体活动较前灵活，右上肢近端肌力Ⅲ级，远端肌力Ⅱ级，拇指可做内收、外展动作，舌质暗，苔薄白，原方去胆南星、全蝎，茯苓减量为 15 g 继服。此后以上方加减服用 2 月余，患者能从事一些简单的家务劳动，可与别人进行简短交流，未诉及其他不适。

按语：古有“饮食自倍，脾胃乃伤”之说，患者平素饮食不节，嗜食肥甘厚味，复因安逸少动，损伤脾胃，水湿不化而痰湿内生，痰浊郁久导致血运不畅，留而为瘀，瘀阻经络而发为肢体偏废失用。《杂病源流犀烛·痰饮源流》云：“其为物则流动不测，故其为害，上至巅顶，下至涌泉，随气升降，周身内外皆到，五脏六腑皆有。”因痰邪致病广泛，变幻多端，上蒙清窍，下滞脉络，可见头重如裹，肢体困重。“脾为生痰之源”，祛痰不治脾，非其治也，故在化瘀通络之时着重健脾益气，杜绝生痰之源。马云枝教授取化痰通络汤化裁以标本兼治，重用茯苓 30 g 加强健脾渗湿、利水通络之功；佐白术、姜黄、竹茹、半夏以运脾化痰降浊；痰湿易阻滞气血运行，导致血行不畅，故加“上行头目、中开郁结、下调经水”之川芎活血化瘀，引血下行之牛膝，并酌配全蝎、僵蚕、蜈蚣逐瘀通络，加强化瘀散结之功；久病多虚，筋脉失养而挛急不舒，以芍药木瓜散养血柔筋；寒则收引，合干姜温经通脉。诸药配伍，共奏健脾化痰，涤痰逐瘀之效。

经典医案 4

孙某，男，50 岁，以左侧肢体活动不遂 1 年来诊。追问病史，患者既往高脂血症病史 5 年，并有吸烟、酗酒嗜好。于 1 年前因患脑梗死遗留左侧肢体活动不遂，整日头部昏沉不适，且有发作性头晕伴天旋地转，为进一步诊疗前来我院，发病来睡眠差。查体：BP 140/90 mmHg，慢性病容，形体超重，偏瘫步态，伸舌居中，左上肢明显外翻肘、内翻腕，手指挛缩，局部皮肤发凉。左上肢试图伸展时可见明显震挛。左侧上肢近端肌力Ⅲ级，远端肌力 0 级，下肢肌力Ⅳ级，肌张力增高，腱反射亢进。舌体胖大，舌边有齿痕，舌质暗紫，舌苔黄腻，脉弦滑。颈动脉彩超示：双侧颈总动脉分叉处斑块形成；低密度脂蛋白 3.57 mmol/L。

中医诊断：缺血性中风。

西医诊断：脑梗死。

证属：痰瘀阻络证。

治法：健脾化痰，活血通络。

方宗：化痰通络汤加减。

处方：茯苓 30 g，党参 9 g，白术 12 g，炙甘草 3 g，生山楂 15 g，姜黄 9 g，薏苡仁 30 g，葛根 15 g，川芎 15 g，鸡血藤 30 g，僵蚕 9 g，蜈蚣 2 条。

二诊：患者诉未再出现发作性头晕，头部昏沉明显减轻，但仍感肢体活动无力，舌脉同前，在原方基础上加白芍 15 g、桑枝 15 g、桂枝 6 g、木瓜 30 g。

三诊：患者神色明显好转，肢体活动较前灵活，左上肢远端肌力Ⅱ级，伸展时未见震挛，舌边齿痕消失，舌质暗紫，苔薄白。原方去薏苡仁，茯苓易为 15 g，继服 14 服。后间断以原方加减巩固治疗半年，随访 2 年，患者基本能做一些简单的家务，未诉其他不适。

按语：中医理论认为“饮食自倍，脾胃乃伤”，患者为中年男性，长期饮食不节，加之大量抽烟、酗酒，导致脾胃受损，健运失司，痰浊内生，痰郁日久导致血行不畅，痰瘀互结，脉络痹阻发为本病，中医又有“因于湿，首如裹”之说，痰浊上蒙清窍，故见头部昏沉；治以化痰通络汤健脾化痰，活血通络；重用茯苓 30 g，加强健脾祛湿之功，加山楂、姜黄、薏苡仁以化痰降浊；加川芎、僵蚕、蜈蚣以搜剔脉络瘀血、息风定眩；久病筋脉失样而拘急，故不但要用疏通经络的桑枝、鸡血藤，还要加温经通络的桂枝及养血柔筋的白芍、木瓜。

2. 肝肾亏虚证

该证型多见于老年患者，以患侧肢体活动不遂，肌肉瘦削，患肢僵硬，关节拘急挛缩变形，舌红脉细为征象。

经典医案 1

郭某，男，60 岁，既往糖尿病、高血压病史，本次于 2 个月前突然出现头晕伴步态不稳，当地医院查头颅 CT 无明显异常，按“脑供血不足”进行治疗（具体不详），4 d 后出现头晕加重，伴视物旋转、恶心呕吐，继之出现左侧肢体活动无力、言语不清、饮水呛咳，急查头颅磁共振提示脑干梗死，经治疗2 个月后病情稳定，症状缓解不明显，故转至我院。近半月来，患者出现情感失控，时有强哭、强笑现象，左侧肩关节疼痛，纳眠可，便秘，4～5 d 一行，小便可，舌尖光红无苔，舌根部苔白厚腻，脉弦细。查体：慢性病容，反应迟钝，测血压 180/83 mmHg，计算力差，100－7 仅能运算一步，记忆力差，记不清刚刚吃过的早饭，左侧鼻唇沟变浅，口角左偏，双侧咽反射消失，左侧肢体肌肉萎缩，触之发凉，肌力Ⅲ级，肌张力减低，腱反射活跃，左侧掌颌反射、霍夫曼征、巴宾斯基征阳性。头颅磁共振示：脑桥、左侧丘脑、右侧小脑半球脑梗死；双侧椎动脉、基底动脉、双侧大脑后动脉重度狭窄；彩超提示双侧颈动脉粥样硬化并斑块形成；空腹血糖 6.19 mol/L，糖化血红蛋白 6.8%，甘油三酯 1.81 mol/L。

中医诊断：缺血性中风。

西医诊断：脑干梗死。

证属：肝肾亏虚，血行瘀滞证。

治法：补益肝肾、逐瘀通络。

方宗：独活寄生汤加减。

处方：独活 15 g，桑寄生 15 g，细辛 6 g，当归 12 g，川芎 15 g，熟地黄 15 g，白芍 15 g，茯苓 15 g，杜仲 15 g，川牛膝 10 g，麦冬 12 g，玄参 12 g，僵蚕 9 g，蜈蚣 2 条；配合针刺太冲、三阴交、太溪、昆仑、环跳、合谷、曲池、肩三针等穴位，以补益肝肾、疏通经络。

二诊：服药 7 服后，患者头晕较前减轻，情绪较前平稳，大便 2～3 d 一行，舌暗红，可微见薄苔，余查体同前，前方去枳实、麦冬、茯苓加至 20 g、浮小麦 20 g。

三诊：继服 7 服，患者精神状态较前好转，强哭、强笑现象较之前明显减少，头晕明显减轻，二便正常。查体：100－7＝？可运算 2 步，左上肢肌力Ⅲ级，左下肢肌力Ⅳ级，余查体同前；上方去僵蚕、蜈蚣，加金钱白花蛇 1 条，延胡索 12 g。

四诊：出院后门诊间断调整服药 2 月余，患者病情逐渐好转，头晕明显减轻，无强哭强笑现象，肢体活动较前灵活，生活基本自理。查体：测血压 134/86 mmHg，左侧肢体肌力Ⅳ级，肌张力增高，腱反射亢进，病理征阳性，余查体同前。嘱其坚持服药治疗，预防跌倒，定期复查。

按语：患者既往糖尿病病史多年，其阴虚为本，燥热为标，加之年过四旬，阴气自半，肝肾亏虚，阴不制阳，阳亢化风；脾虚失运，痰浊内生，淤积脉络，血行不畅而停留为瘀，肝风夹痰瘀上扰清窍，闭阻脑脉发为中风。据舌脉辨证属肝肾亏虚，血行瘀滞之证。方选独活寄生汤以补益肝肾，阴虚肠道失润，故而大便干结，加用加玄参、麦冬以滋补阴液，取其“增液行舟”之法；浮小麦除烦宁心；巅顶之上唯风药可到，故加上走头面的僵蚕、蜈蚣既可活血通络，又可祛风定眩。

经典医案2

司某,女,65岁,既往曾患脑梗死、高血压、糖尿病多年,未规律服药治疗。2015年9月25日于暴怒后突发脑梗死入院。入院时患者神志清楚,右眼偏盲,视物模糊,近事记忆力减退,反应迟钝,急躁易怒,口舌歪斜,饮食、夜眠差。查体:BP 160/90 mmHg,右眼视力下降、视野缺损,四肢肌力正常,右侧腱反射亢进,双侧巴宾斯基征阳性,舌暗红,苔薄黄,脉沉弦。头颅MRI示:胼胝体压部左份、左侧颞枕叶、左侧丘脑梗死灶;双侧基底节区、左侧丘脑多发腔隙性脑梗死;头颅MRA示:右侧椎动脉、基底动脉多发狭窄;左侧大脑后动脉重度狭窄或闭塞。

中医诊断:缺血性中风。

西医诊断:脑干梗死。

证属:肝肾亏虚、瘀阻脑络证。

治法:抑肝平木,益肾固本,逐瘀通络。

方药:天麻钩藤饮加减。

处方:天麻、首乌藤、益母草各30 g,钩藤、煅石决明、桑寄生各20 g,杜仲、炒僵蚕各15 g,黄芩、栀子各12 g,川芎10 g,全蝎9 g,炙甘草3 g。

二诊:服药6服后,患者情绪较前平稳,视物模糊、记忆力下降略有改善,但仍有视野缺损,舌质暗,苔薄白,脉弦;药已中病,上方加石菖蒲、远志、蜈蚣2条以逐瘀开窍,醒神益智。

服药10服后,患者视野缺损面积减少,余症皆轻。此后随诊予以补精益髓逐瘀之品,并嘱其调畅情志,节制饮食以善其后。

按语:此例患者素体肝肾阴虚,水不涵木,肝阳上亢,又因怒则气上,暴怒引动肝风,肝阳化火,亢盛于上,风火挟气血上逆阻络闭窍,而发中风。故以天麻钩藤饮清火息风,抑肝平木,佐虫类药全蝎、僵蚕等善走头面,搜剔脉道经隧之瘀血;火盛灼津,炼而为痰,阻滞清窍,则见反应迟钝、记忆力减退,酌加石菖蒲、远志化痰开窍醒神。复诊之时,阳亢得潜,内风得息,阴虚之本渐浮,加之肝开窍于目,阴血不足,脉道瘀滞,目失所养,因此治法上当以滋阴养血,逐瘀开窍为主,以杞菊地黄汤或桃红四物汤加减用之,使阴平阳秘,络瘀得化,药到病除。

经典医案3

曾某,女,76岁,于2014年07月23日以“左侧肢体活动不遂伴麻木、疼痛1月余”为主诉入院。既往有高血压病史10余年,因服药治疗后血压仍不稳定,遂自行停用。自发病以来,患者神志清,右侧肢体持续性疼痛麻木、发凉,状如冰块,遇寒加重,遇热痛减,尤以右下肢为重,足底不能触及任何物体,触之即觉疼痛难忍,身困乏力,倦怠思卧,烦躁不安,睡眠较差,纳呆食少,二便基本正常,体重减轻2~3 kg。查体:BP 156/90 mmHg,舌暗紫,苔黄腻,脉弦细;慢性病容,精神萎靡,神情焦虑,表情痛苦,体型偏瘦,贫血貌,被动体位,查体欠合作;右侧肢体肌力Ⅳ级,肌张力略增高,右侧肢体痛觉过度,以下肢为重,深感觉正常,巴宾斯基征、查多克征阳性;头颅MRI示:左侧丘脑、基底节区梗死;血常规示:红细胞2.53×10^{12}/L,血红蛋白74 g/L。

中医诊断:缺血性中风。

西医诊断:脑干梗死。

证属:肝肾亏虚,脉络瘀阻证。

治法:温补脾肾,活血通络。

方药:金匮肾气汤加减。

处方:制附子 6 g,肉桂 6 g,炙甘草 3 g,煅珍珠母 30 g,熟地 15 g,酒萸肉 12 g,茯苓 15 g,山药 12 g,泽泻 20 g,醋乳香 6 g,醋没药 6 g,金钱白花蛇 1 条。

二诊:服药 8 服后,患者自觉右侧肢体疼痛明显减轻,足底可触及床单及地面,可在家人搀扶下短距离行走,冷感稍缓解,但仍有肢体麻木,不欲进食,上方中去煅珍珠母、制乳香、制没药,加细辛 3 g、干姜 6 g、焦三仙各 15 g。

继服 7 服,患者肢体疼痛、怕冷基本消失,右侧肢体麻木明显缓解,活动基本自如。随访半年,以香砂四君子汤加减以善后,血红蛋白基本恢复正常,情绪开朗,诸症皆除。

按语:患者为古稀之年,脏腑虚衰,久病重病之后,体内元气大伤,加之卧床日久,气血衰耗。元气既虚,必不能达于血管,血管无气,血行迟缓,久而瘀血内停,不通则痛,发为麻木,疼痛;肝肾阴虚,久病阴损及阳,肾阳乃五脏阳气之本,肾阳亏虚不能温煦脾阳,四肢肌肉失于温通,则发为寒凉;治以温补脾肾,逐瘀剔络,方选仲景经方之"金匮肾气汤"加减,方中附子、肉桂、干姜温补脾肾阳气;制乳香、制没药辛散苦泄温通,活血散寒,行气止痛;珍珠母重镇止痛,金钱白花蛇搜风剔络,善除肢体经络瘀滞;佐以细辛少量通达三经,散寒止痛;气虚食少,以焦三仙消积化滞。病后正气大虚,酌以香砂四君子汤益气健脾,使气血化生有源,补而不滞。

3. 气虚血瘀证

气虚血瘀证是中风恢复期最常见的证型,以面色萎黄,偏瘫侧肢体瘦削,倦怠乏力,易出汗,舌质淡或有瘀斑,苔白,脉细涩或细弱为征象。

经典医案 1

李某,男,40 岁,建筑公司业务员,于 2014 年 5 月 14 号活动时出现右侧肢体麻木无力、言语不清,在我院按脑梗死住院治疗后病情好转,但遗留言语謇涩,右侧肢体活动不遂,右手不能进行对指等精细动作,生活处于半自理状态,且情绪不稳,善太息,全身乏力,睡眠较差。查体:测血压 130/86 mmHg,慢性病容,精神一般,偏瘫步态,右侧鼻唇沟略浅,口角下垂,伸舌右偏,右上肢外翻肘、内翻腕,右下肢膝关节外翻,踝关节内翻呈过伸位,不能做背屈动作,右侧肢体肌肉可见明显萎缩,触之皮温较对侧低;右上肢近端肌力Ⅲ级,远端肌力Ⅱ级,下肢肌力Ⅳ级,肌张力略高,腱反射活跃,右侧巴宾斯基征、掌颌反射、霍夫曼征阳性;舌暗紫,苔薄白,脉沉缓。头颅 MRI 示:左侧额叶、基底节区、岛叶、侧脑室旁及右侧顶叶多发脑梗死,局部软化灶形成;头颈部 DSA 示左侧颈动脉闭塞。

中医诊断:缺血性中风。

西医诊断:脑梗死。

证属:气虚血瘀证。

治法:补益气血,温经通络。

方宗:补阳还五汤加减。

处方:黄芪 20 g,赤芍 15 g,川芎 15 g,当归 15 g,地龙 12 g,桃仁 12 g,红花 15 g,桑枝 15 g,桂枝 9 g,柴胡 12 g,郁金 12 g。配合针刺太冲、血海、合谷、内关、八邪等穴位,温灸右侧足三里、曲池穴等局部温通经络。

二诊:服药 7 服后,患者精神状态较前好转,善太息现象减少,但仍右侧肢体发凉,舌脉同前,前方赤芍易为白芍 18 g,加木瓜 18 g,肉桂 9 g,干姜 6 g,附子 6 g。继服 10 服,患者肢体活动较前灵活，吃饭、如厕、穿衣等简单日常活动可独立完成，右上肢近端肌力Ⅳ级，远端肌力Ⅲ级，下肢肌力Ⅴ级，肌张力正常，腱反射活跃，纳可，二便正常。

按语：患者为中年男性，久病体虚，气血暗耗，筋脉失于温养，故见肢体皮肤发凉发紫，且中风后肢体偏瘫，活动受限，不用则废，故见患侧肢体大肉尽脱。根据中医“虚者补之”“寒者热之”，故治疗以补益气血，温经通络为法，方选补阳还五汤加桑枝、桂枝、干姜、肉桂、附子温通经络，加白芍、木瓜养阴柔筋。患者壮年男性，苦于久病不能回归社会，生活压力巨大，久而导致肝气郁结，故而出现情绪波动，加用柴胡、郁金以疏肝理气。

经典医案2

张某，女，71岁，河南郑州市人。以“失语伴右侧肢体瘫痪27 d”入院。既往高血压病20余年，冠心病5年余，脑栓塞病史2年余，于2016年1月14日突发失语伴右侧肢体瘫痪，急送郑州市某医院诊疗，经检查按脑梗死治疗后，病情虽然稳定，但语言及右侧肢体瘫痪无明显改善，夜睡不宁，大便秘结，小便可。查体：慢性病容，精神萎靡，表情淡漠，反应迟钝，被动体位，失语不能，右侧鼻唇沟变浅，咽反射迟钝，心率80次/min，心率绝对不齐，心音强弱不等，脉搏短绌，右侧肢体肌力0级，右侧掌颌反射、巴宾斯基征阳性，舌质暗红，苔薄白，脉结代。辅助检查：彩超示二尖瓣狭窄并轻度关闭不全伴房颤。头颅MRI示左侧中脑大脑脚及中脑左份、左侧侧脑室旁多发脑梗死；右侧半卵圆中心腔隙性脑梗死。

中医诊断：缺血性中风。

西医诊断：脑梗死。

证属：气虚血瘀证。

治法：补益气血，温经通络。

方宗：补阳还五汤加减。

处方：黄芪20 g，炒桃仁12 g，红花15 g，川芎15 g，赤芍15 g，当归15 g，地龙12 g，麸炒枳实15 g，姜厚朴15 g，金钱白花蛇1条，炙甘草3 g。10服，水煎服，日1服，分早晚两次温服，并嘱其家属多给患者翻身拍背。

二诊：患者服上方10剂后，症状明显改善，但仍有情绪低落，查体基本如前。上方加入醋郁金18 g，继服10剂后诸症改善。

按语：《素问·灵兰秘典论》：“心者，君主之官，神明出焉。”指出心主神志，《灵枢》云：“心藏脉，脉舍神”“血者，神气也”指出心主血，上供于脑。脑为髓海，为元神之府，故心血充盈，心气旺盛，血行正常则可上达于脑，否则，心阳不振，心气亏虚甚至衰败，必将导致脑之血供异常，患者年过七旬，五脏俱虚，且素有胸痹，中风病史，久病多虚，心气虚则脑髓失养，患者倦怠乏力、精神萎靡；脾气虚则脾失运化，精血生成不足，脾主肌肉四肢，久病脾虚则患者面色萎黄、肌肉萎缩；患者年老且久病，肝肾亏虚则精血生成不足，脑脉失养，加之久病多瘀，淤血痹阻脑络，则发为中风。治以益气养血，化瘀通络，方选补阳还五汤加减，原方重用生黄芪，补益元气，意在气旺则血行，瘀去络通，为君药，当归活血通络而不伤血，为臣药，赤芍、川芎、桃仁、红花协同当归以活血祛瘀，炙甘草调和诸药，因患者久病卧床，身体虚弱，而地龙性寒，清热平肝，息风止痉，通络除痹，故去地龙，患者久卧，大便秘结，加入枳实、厚朴破气消积，化痰除痞。患者右侧肢体瘫痪，乃经脉痹阻，加入金钱白花蛇祛风通络，本方旨在使气旺血行以治标，祛瘀通络以治本，标本兼顾，且补气而不壅滞，活血又不伤正，合而用之则气旺，瘀消、络通，诸症向愈。

经典医案 3

纪某，女，75 岁，既往有支气管哮喘病史 5 年，半年前因患脑梗死遗留左侧肢体活动不遂，吞咽困难，饮水呛咳，言语蹇涩，生活不能自理。近期家属发现患者出现性格异常，寡言少语，怠惰思卧，饮食量减少，小便失禁，大便秘结；舌暗紫，苔黄腻，脉弦细。查体：BP 130/80 mmHg，精神恍惚，反应迟钝，面容呆板，词不达意，查体欠合作，高枕卧位，张口呼吸，鼻翼扇动，口唇发绀，桶状胸，呼吸节律整齐，深度增加，听诊呼吸音弱，双肺满布哮鸣音；心率 86 次/min，心音低顿，律齐，未闻及额外心音及病理性杂音；右侧鼻唇沟变浅，伸舌基本居中，咽反射迟钝，左侧上肢近端肌力Ⅲ级，远端Ⅱ级，下肢肌力Ⅳ级，肌张力减低，双侧查多克征阳性；血常规示：中性粒细胞比率 93.2%，白细胞数 84.7×10^9/L；胸部 CT 示：慢支、肺气肿；头颅 MRI 示：右侧额叶、颞叶软化灶，右侧丘脑梗死灶，双侧基底节区、侧脑室旁、胼胝体多发腔梗；脑萎缩；双侧大脑中动脉节段性狭窄，远端分支减少；右侧大脑后动脉狭窄，左侧大脑后动脉节段性狭窄。

中医诊断：①缺血性中风；②喘证；③呆证。

证属：气虚血瘀证。

治法：补肺定喘，活血化瘀。

方宗：定喘汤加减。

处方：白果 15 g，麻黄 6 g，款冬花 15 g，姜半夏 12 g，桑白皮 12 g，紫苏子 9 g，黄芩 15 g，杏仁 12 g，地龙 12 g，枳实 15 g，厚朴 15 g，鱼腥草 15 g，陈皮 12 g，黄芪 15 g，炙甘草 3 g。在西医控制血压、吸氧、抗感染等基础上，配以方药。

二诊：服药 5 服，患者精神较前好转，胸闷气喘、呼吸困难较前缓解，平卧位，大便 3 d 一行，余查体同前。前方加乌梢蛇 12 g，蛤蚧 1 对研磨冲服。继服 7 服，患者病情好转，胸闷气喘未再发作，肢体活动较前灵活，可独自拄杖缓慢行走，能简单与人交流，饮食量较前增加，二便基本正常。

按语：中医认为"肺主气，司呼吸""主宣发肃降""肺朝百脉，为相傅之官，主治节"。全身的气血都通过经脉会聚于肺，肺行使相傅之职，助心君以主神明、行血脉；肺主一身之气，人体内气机的升降出入全赖肺的吐故纳新、宣发肃降来维持。肺气虚，呼吸运动失常，则一身之气虚，无力率领血液运行，痹阻血脉发为中风。患者目前处于哮喘发作期，治疗的主要矛盾在于肺，应以补肺平喘，活血化瘀为主，方选定喘汤，加地龙既可以纳气平喘，又可以活血通络；加鱼腥草、陈皮清热化痰以祛标实；加黄芪、蛤蚧以补肺益肾，定喘止嗽；乌梢蛇搜逐瘀血。肺与大肠相表里，腑气不通，则肺失宣降，老年人体质较差，多为虚秘，通便药应选用理气通便的枳壳、厚朴，或润肠通便的火麻仁、郁李仁，而慎用大黄、芒硝等苦寒泻下之品。

第二节　马云枝教授治疗帕金森病经典医案

1. 痰热动风型

经典医案 1

张某，男，52 岁，山东省人，某单位职员，以"肢体震颤，行动迟缓 10 余年，嗅觉减退 8 年"为主诉就诊。追问病史，患者自年轻时即有抽烟饮酒嗜好，每天抽烟超过 20 支，每周与朋友喝酒应酬超过 3 次，每次饮高度白酒 5 两左右。于 10 年前逐渐出现左手抖动，肢体僵硬，未影响日常生活及工作，未介意。近年来症状逐渐加重，除左手震颤明显，波及同侧下肢及对侧肢体。同时，近 2 年来鼻子嗅觉也不灵敏，但其仍勉强坚持工作。几年来先后在山东省多家医院进行诊疗。2019 年在山东某医院按帕金森病进行 DBS 手术，术后症状有所改善。现虽服药美多芭每次 1/2 片，每天 4 次，息宁每次半片，每天 6 次，近半年来症状仍然加重，出现动作缓慢，行走困难，伴头昏脑涨，口苦咽干，夜睡不宁，汗出较多，头部明显，大便 3 d 一行，已严重影响正常生活及工作，痛苦异常。因此慕名来到河南中医药大学第一附属医院进行治疗。来诊时可见其慢性病容，精神较差，面容呆板，步态蹒跚，下颌收缩及双手震颤。行走时双上肢摆动幅度较小，双上肢肌张力增高，舌体胖大，边有齿痕，舌质暗红，苔黄腻，脉弦滑。

中医诊断：颤证。

西医诊断：帕金森病。

证属：痰热动风证。

法宜：清热化痰、息风定颤。

方宗：黄连温胆汤合三仁汤加减。

处方：姜半夏 12 g，姜竹茹 12 g，陈皮 12 g，茯苓 15 g，黄连片 6 g，炙甘草 3 g，煅珍珠母 30 g，麸炒枳实 18 g，姜厚朴 12 g，天麻 12 g，杜仲 15 g，川牛膝 15 g，杏仁 12 g，薏苡仁 12 g，白蔻仁 6 g，14 服，水煎服，每日 1 服，分 2 次温服。

按语：方中半夏、茯苓、竹茹健脾化痰，配以黄连，一则清解体内之郁热，二则制约半夏燥热之性，陈皮、枳实、厚朴梳理气机，使气机条畅，肝气得疏，肝火自灭；珍珠母安神定志，天麻为祛风要药，加牛膝、杜仲以补益肝肾，润肠通便。加杏仁、薏苡仁、白蔻仁使湿邪自小便而去。服药 2 周后症状逐渐改善，并将息宁减量至半片，每天 3 次，配合中药继续服用，巩固疗效。

经典医案 2

李某，男，56 岁，6 年前行结肠癌切除术，5 年前始逐渐出现动作迟缓，肢体僵硬，行动困难，穿衣、进餐、如厕、洗头等日常生活均较前明显减慢，伴情绪不稳，烦躁失眠，汗出明显，大便秘结，夜尿频数。曾在北京天坛医院按帕金森病给予普拉克索及金刚烷胺进行治疗，病情仍呈进行性加重趋势，又出现右侧肢体震颤，吃饭时端碗拿筷子震颤明显，走路拖沓，情绪紧张时加重，目前日常生活也要需家他人帮助。查体：慢性病容，精神萎靡，面部表情缺乏呈面具样容面，头部前倾，慌张步态，起立转侧困难，双上肢摆动幅度减少，肌张力呈增高，右侧肢体呈粗大震颤。

中医诊断：颤证合并郁证。

西医诊断：帕金森病并抑郁症。

证属：胆郁痰扰，痰热动风证。

法宜：清热化痰、息风定颤。

方宗：温胆汤合柴胡舒肝散加减。

处方：姜半夏 12 g，茯苓 15 g，黄连 6 g，竹茹 15 g，牡蛎 30 g，陈皮 15 g，柴胡 12 g，川芎 15 g，香附 15 g，枳壳 15 g，芍药 15 g，炙甘草 3 g，7 服，水煎服，每日 1 服，分 2 次温服。

二诊：患者情绪较前稳定，肢体强直较前好转，可自行缓慢穿衣、进餐，仍有汗出，大便略干，睡眠改善。适当调整处方，继续服药。

按语：马云枝教授指出，患者年近六旬，肾阴亏损，肝之阴血不足，上不能荣脑，外不能灌溉四肢，肌肉筋脉失养，心神不宁；温胆汤方中半夏辛温，燥湿化痰，和胃止呕，为君药。臣以竹茹，取其甘而微寒，清热化痰，除烦止呕。半夏与竹茹相伍，一温一凉，化痰和胃，止呕除烦之功备；陈皮辛苦温，理气行滞，燥湿化痰；枳实辛苦微寒，降气导滞，消痰除痞。陈皮与枳实相合，亦为一温一凉，而理气化痰之力增。佐以茯苓，健脾渗湿，以杜生痰之源；煎加生姜、大枣调和脾胃，且生姜兼制半夏毒性。以甘草为使，调和诸药。胆怯易惊，头眩心悸，心烦不眠，夜多异梦。方中半夏、陈皮、生姜偏温，竹茹、枳实偏凉，温凉兼进，令全方不寒不燥，理气化痰以和胃，胃气和降则胆郁得舒，痰浊得去则胆无邪扰，如是则复其宁谧，诸症自愈。柴胡舒肝散方中以柴胡功善疏肝解郁，用以为君。香附理气疏肝而止痛，川芎活血行气以止痛，二药相合，助柴胡以解肝经之郁滞，并增行气活血止痛之效，共为臣药。陈皮、枳壳理气行滞，芍药、甘草养血柔肝，缓急止痛，均为佐药。甘草调和诸药，为使药。诸药以疏肝理气为主，疏肝之中兼以养肝，理气之中兼以调血和胃。本方证多因素体胆气不足，复由情志不遂，胆失疏泄，气郁生痰，痰浊内扰，胆胃不和所致。胆为清净之府，性喜宁谧而恶烦扰。若胆为邪扰，失其宁谧，则胆怯易惊、心烦不眠、夜多异梦、惊悸不安；胆胃不和，胃失和降，则呕吐痰涎或呃逆、心悸；痰蒙清窍，则可发为眩晕，治宜理气化痰，和胃利胆。肝主疏泄，性喜条达，其经脉布胁肋循少腹。若情志不遂，木失条达，则致肝气郁结，经气不利，故见胁肋疼痛，胸闷，脘腹胀满；肝失疏泄，则情志抑郁易怒，善太息；脉弦为肝郁不舒之征。遵《黄帝内经》“木郁达之”之旨，治宜疏肝理气之法。痰火扰神，故而烦躁不安；风火相煽，肝风内动，导致手足震颤不已，四肢僵硬；阴虚阳亢，阴不潜阳故而失眠多梦；加之平素情绪波动，情志不畅，肝气郁结，肝木乘脾，使脾失健运，聚湿生痰；脾虚则湿重，郁久生热，横窜经络，脏腑经脉失养而肢颤，治疗当以“清热化痰，息风定颤”为主；因痰热交阻，当选黄连、半夏、竹茹等以清热化痰；因阳亢扰神，故选龙骨、牡蛎重镇潜阳安神。

经典医案 3

李某，女，63 岁，患者于 1998 年始出现行动迟缓，病情呈进行性加重，并出现头部及肢体震颤，左侧为重，曾在武汉某医院及北京某医院按“帕金森病”给予美多芭及息宁等进行治疗，病情逐渐进展，近半月来头部及肢体震颤加重，周身无力，曾几次因步态不稳而摔伤，行动缓慢，穿衣、进食、翻身、如厕均感困难，特来我院。发病来，头部昏蒙不适，饮食一般，口干口苦，睡眠差，夜间汗出，大便干结，小便频数。诊时症见：形体偏胖，表情缺乏，倦怠嗜卧，舌质暗紫，苔黄厚腻，脉弦滑。

中医诊断：颤证。

西医诊断：帕金森病。

证属：痰热交阻、风木内动证。

法宜：清热化痰、息风定颤。

方宗：摧肝丸加减。

处方：白术 15 g，黄连 3 g，天麻 20 g，钩藤 20 g，僵蚕 15 g，竹茹 15 g，川牛膝 12 g，葛根 20 g，半夏 12 g，藿香 20 g，佩兰 20 g，薏苡仁 30 g，茯苓 30 g，全蝎 15 g，珍珠母 30 g，炙甘草 3 g。

5 服，水煎服，每日 1 服，分 2 次温服。

二诊：口干苦稍好，睡眠差，大便仍干，原方加枳实 15 g、厚朴 15 g，5 服。

三诊：头身震颤较前稍好，口干苦减轻明显，大便干结较前稍好，睡眠改善不明显，调整厚朴、枳实 30 g，醋龟甲 30 g，白芍 15 g，继服以巩固疗效。

按语：患者老年女性，形体肥胖，中医认为胖人多痰湿，年老体衰，久病体虚，加之平时肆食肥甘厚味，损伤脾胃，脾为后天之本，主运化，脾虚水谷不化精微反而聚湿生痰，痰浊郁久化热，痰热阻于脉络，气血不荣筋脉，筋脉失养，发为行动迟缓，痰热动风发为震颤，痰蒙清窍，发为头蒙不适，热灼津液则口干口苦。方药以白术健脾化痰、黄连泄热，天麻、钩藤、僵蚕平肝潜阳息风，竹茹清热化痰，茯苓、薏苡仁健脾以去生痰之源，二诊：大便干结者随症加枳实、厚朴行气消积，助大便下行。三诊：眠差者以龟甲滋阴潜阳，白芍养肝阴，枳实厚朴通腑气的同时兼有降低交感神经兴奋性，改善睡眠之功。

2. 阴虚风动型

经典医案 1

张某，男性，49 岁，宁夏银川人，电焊工。于 2021 年 2 月 6 日以“进行性头手及肢体震颤 15 年，嗅觉减退 6 年”为主诉就诊。患者于 15 年前逐渐出现头部及右手震颤，紧张及劳累后明显，由于未影响工作和生活，未予治疗。近年来症状逐渐加重，除头部及双手震颤外，双下肢也出现震颤，同时鼻子嗅觉功能也出现了障碍，伴心烦失眠，视力减退，腰背酸胀疼痛，夜尿次数增多，日常生活基本自理，多年来曾多次就诊于宁夏多家医院，按特发性震颤、帕金森综合征、帕金森病进行治疗，由于服用美多芭及森福罗等药物出现胃肠道不适，就自行停药。病情加重，现已影响正常生活及工作，故慕名从宁夏来到河南进行治疗。来诊时可见其慢性病容，神情憔悴，面容呆板，行走头部前倾，双上肢摆动幅度减小，双上肢肌张力增高，舌质暗紫，苔白腻，脉弦细。

中医诊断：颤证并失眠焦虑症。

西医诊断：帕金森病。

证属：阴虚风动证。

法宜：滋补肝肾，镇静安神。

方宗：知柏地黄汤加减。

处方：知母 20 g，黄柏 10 g，熟地黄 20 g，泽泻 15 g，牡丹皮 15 g，茯苓 15 g，酒萸肉 15 g，山药 10 g，炙甘草 3 g，桑螵蛸 15 g，盐益智仁 10 g，天麻 15 g，煅珍珠母 20 g，炒僵蚕 10 g，钩藤 18 g。

患者服上药 10 剂后，症状缓解，夜尿次数明显较少，守上方再进 14 剂，症状明显好转。后又根据患者症状，辨证施治，用药 2 个月后症状基本得以控制。

按语：马云枝教授指出，患者年近 50 岁，患病已达 15 年余，根据病程属帕金森病中晚期。颤证病在筋脉，与肝肾密切相关，患者年近半百，既往有大量饮酒抽烟史，爱交友，喜欢应酬，长此以往，脾胃运化功能受到损害，水谷不能变成精微，反生痰浊积聚体内，导致肝肾气血亏虚，不能濡养筋脉，筋脉失养。肝血不足，肾精失养，五脏亏损，阴不制阳，阳亢风动。辨病属颤证，证属肝肾阴虚，虚风内动，采用滋水涵木法，给知柏地黄汤加减治疗。方中用熟地黄，滋阴补肾，填精益髓，为君药。酒萸肉补养肝肾，并能涩精；山药补益脾阴，亦能固精，共为臣药，三药相配，滋养肝脾肾，称为“三补”。但熟地黄的用量是萸肉与山药两味之和，故以补肾阴为主，补其不足以治本。配伍泽泻利湿泄浊，并防熟地黄之滋腻恋邪；牡丹皮清泄相火，并制山萸肉之温涩；茯苓淡渗脾湿，并助山药之健运。三药为“三泻”，渗湿浊，清虚热，平其偏胜以治标，均为佐药。六味合用，三补三泻，其中补药用量重于“泻药”，是以补为主；肝脾肾三阴并补，以补肾阴为主。知母、黄柏清泻相火；加桑螵蛸、盐益智仁固精缩尿，补肾助阳；加天麻、钩藤平肝风止肢摇；加煅珍珠母、炒僵蚕以重镇安神，祛风解痉。除中药外，马老师还予以小剂量美多芭同时服用，采用中西医结合的方法进行治疗。

经典医案 2

刘某，女，47 岁，河南南阳人，中学教师，以“肢体震颤、动作迟缓，加重伴心烦失眠 7 年余”为主诉就诊。患者 7 年前出现右手震颤，因未影响日常生活及工作，未予重视及治疗。近年来不仅右下肢及左侧肢体也出现震颤，还逐渐出现行动迟缓、动作缓慢，肢体僵硬，翻身困难，影响穿衣吃饭等日常生活，工作无法胜任，先后就诊于北京、河南等多家医院，按帕金森综合征并焦虑抑郁症，给予度洛西汀、丁螺环酮、阿普唑仑片、右佐匹克隆片等药物，因疗效不明显而自行停药。近两年来症状进行性加重，伴入睡困难，情绪不稳，急躁汗出，心慌胸闷，面部潮热，二目干涩，耳鸣轰鸣如蝉，月经量少色暗，故慕名来诊。查体：慢性病容，精神一般，步态慌张，行走头部前倾，双上肢摆动幅度减小，双手可见明显震颤，双上肢肌张力增高，舌体纤颤，舌质暗紫，苔薄黄，脉弦细。

中医诊断：颤证并失眠焦虑症。

西医诊断：帕金森病。

证属：阴虚风动证。

法宜：滋补肝肾，镇静安神。

方宗：知柏地黄汤加减。

处方：知母 20 g，黄柏 10 g，熟地黄 15 g，山药 15 g，酒萸肉 12 g，牡丹皮 10 g，泽泻 10 g，茯苓 15 g，天麻 15 g，炙甘草 3 g，香附 12 g，郁金 10 g，制远志 12 g，石菖蒲 15 g，煅珍珠母 20 g，牡蛎 30 g，浮小麦 18 g，醋鳖甲 20 g，14 服，水煎服，每日 1 服，分 2 次温服。

按语：马云枝教授指出，本案患者年仅 47 岁，但已患病多年，属青年型帕金森病，由于长期受疾病折磨，加之其他因素同时合并焦虑抑郁，导致肝之精血暗耗。内经云：“年过四十，阴气自半”，阴虚指精血或津液的亏虚。一般在正常状态下，阴和阳是相对平衡的，相互制约而协调。阴气亏损，阳气失去制约，就会产生亢盛的病理变化，生理病理性功能亢进，称为“阳亢”。因此，阴虚会引起阳气亢盛，阳亢则能使阴液耗损，两者互为因果。该患者肝肾渐损，精气渐亏，精血暗耗，肝肾阴虚，阴不制阳，阳亢风动，发为本病。辨病属颤证，证属肝肾阴虚，虚风内动证，治以滋补肝肾，息风定颤。方用知柏地黄汤加香附、郁金等疏肝解郁之品，条达情志；加远志、石菖蒲安神益智、开窍豁痰；珍珠母、牡蛎重镇安神，改善睡眠；加天麻平息肝风，止颤治摇；加浮小麦除虚热，止汗；加醋鳖甲滋阴潜阳息风。全方以滋补肾阴以养肝体，肝肾同治，标本兼治。

经典医案 3

加某，女，50 岁，于 2021 年 7 月 14 日以“肢体震颤、行动迟缓 8 年余”从新疆慕名前来就诊。患者近 8 年来逐渐出现肢体震颤、行动迟缓，曾先后在新疆乌鲁木齐市的中、西医院进行诊疗，服用美多芭每次 1/4 片，每天 3 次，由于服药后出现头昏脑涨，恶心呕吐等不适，自行停服美多芭，改服苯海索、森福罗及司来吉兰，病情仍呈进行性加重，现在已经影响穿衣、吃饭、做家务等日常生活，伴情绪不稳，二目干涩，咽干口苦，夜睡不宁，腰酸背痛，夜晚双腿酸胀疼痛，汗出较多，大便秘结，5 d 一行。查体慢性病容，面容呆板，行走缓慢，头部前倾，双上肢摆动幅度减小，右侧手明显震颤，双上肢肌张力增高，右侧鼻唇沟变浅，舌红少苔，脉弦细。

中医诊断：颤证并不寐。

西医诊断:帕金森病。

证属:阴虚风动证。

法宜:滋补肝肾,镇静安神。

方宗:知柏地黄汤加龙骨牡蛎汤加减。

处方:知母 20 g,黄柏 10 g,熟地黄 15 g,山药 15 g,酒萸肉 15 g,牡丹皮 15 g,泽泻 15 g,茯苓 15 g,桂枝 9 g,鳖甲 15 g,茵陈 15 g,川芎 15 g,珍珠母 30 g,牡蛎 30 g,首乌藤 30 g,川木瓜 15 g,炒白芍 20 g,天麻 15 g,炙甘草 6 g。

按语:马云枝教授指出,患者 57 岁女性,以进行性肢体震颤,动作缓慢,情绪不稳,夜睡不宁等为主证,属阴虚风动,扰动心神。中医理论认为"年过四十,阴气自半",女子以肝为先天,以血为本,肝木以调达为舒而恶抑郁,患者因病后肢体震颤、日常生活能力受限,社交范围减少,对此内心不适应从而促发情绪不稳,因病致郁。加之颤证的发病脏腑在肝肾,病机为肝肾亏虚,阴不制阳,则肝阳上亢,肝肾不足为本,阴虚风动为标,治疗以滋补肝肾,息风定颤,佐以宁心安神。知柏地黄汤原方中加桂枝龙骨牡蛎汤以发挥重镇安神,调和营卫之功。方中桂枝汤调和营卫,加龙骨、牡蛎潜震慑纳,使阳能固摄,阴能内守,而达阴平阳秘,精不外泄之功,此不仅仍具有温阳散寒,解肌发表,调和营卫之功,还能重镇安神,收敛固涩。再加珍珠母、首乌藤以重镇养心安神。患者出现下肢酸麻沉胀,属于不宁腿综合征,加用木瓜、白芍以养血柔筋,木瓜性酸味温,归经归肝脾经,有平肝舒筋,缓解疼痛的作用,白芍味甘辛性温,归肝脾肾经,有养血柔筋,对肾虚腰痛,腰肌劳损引起的疼痛作用明显。再加鳖甲、茵陈以滋阴潜阳清虚热等作用。

经典医案 4

患者张某,男,76 岁,既往有高血压病、脑梗死病史,以"行动迟缓、肢体震颤 5 年"为主诉就诊。患者 5 年前渐出现下肢酸困乏力、左下肢震颤、行动迟缓,语声低微,院外诊断为"帕金森病"后给予美多芭片和普拉克索片治疗,症状缓解不明显,震颤渐波及左上肢及右侧肢体,日常家务活动不能胜任,常感耳鸣如蝉,视物昏花,二目干涩,咽干喉燥,夜寐不安,盗汗,大便干结难解,状如羊屎,5 d 一行,因近期症状加重故慕名前来就诊。初诊时证见:精神萎靡,神情焦虑,急躁易怒,形体消瘦,每于凌晨 5 时有烘热汗出现象,头发稀疏花白,表情缺乏,行走时头部前倾,双上肢摆臂连带动作减小,慌张步态,声音低微,齿轮样肌强直,舌瘦小纤颤,暗红少苔,脉沉弦细。

中医诊断:颤证。

西医诊断:帕金森病。

证属:肝肾阴虚,痰瘀阻络证。

法宜:滋肝益肾,息风止颤。

方宗:杞菊地黄汤加减。

处方:熟地 30 g,山茱萸 15 g,山药 15 g,枸杞 20 g,泽泻 12 g,茯苓 30 g,郁李仁 30 g,麻仁 30 g,玄参 12 g,生地黄 15 g,麦冬 12 g,醋龟甲 10 g,生牡蛎 30 g

西药美多芭 125 mg,3 次/d,森福罗 0.125 mg,3 次/d,管理血压等综合治疗。

二诊:治疗半月后,患者精神状态较前好转,大便 3 d 一行,盗汗现象稍减轻。效不更方,去郁李仁、火麻仁,加天麻 15 g 活血除风,酸枣仁 30 g,珍珠粉 3 g(冲服),琥珀粉 2 g(冲服)以养心重镇安神,继服 7 服。1 个月后复诊时患者肢体震颤减轻,肢体活动较前灵活,睡眠改善,情绪稳定,生活基本自理，大便2 d一行，整体状况好转，继续门诊巩固治疗。

按语：马云枝教授审其病机后指出，患者高龄男性，正气虚衰，五脏俱虚，精气渐亏，以肝脾肾亏虚为主。既往有高血压、脑梗死病史，病久耗伤阴精气血，筋脉失养，则虚风内动发为颤证。马教授反复研读中医经典著作认为，《内经》之“诸风掉眩，皆属于肝。诸暴强直，皆属于风”充分说明了风木内动为发病的重要机制。马老师常引经据典的教导我们，“肾者，作强之官，伎巧出焉”，伎巧不出则肢体运动迟缓，动作僵硬，肢体拘急震颤，久则痿弱无力、不能胜步。年老髓海失充则灵机失用，记忆力减退。舌体瘦小、纤颤，舌红无苔，脉弦细皆为一派阴虚之候。故选用“滋水涵木法”代表方杞菊地黄汤加减，诸药合用，肝肾之阴得复，虚风得止，诸症皆除。临证中结合不同兼证随证加减，如筋脉挛急偏重，加川木瓜、伸筋草各30 g以舒筋通脉活络；震颤日久可加白僵蚕、全蝎等虫类药物以加强定颤息风之功。

3. 肝阳上亢型医案

经典医案1

李某，女，76岁，新乡卫辉市人，既往有冠心病病史多年。以进行性运动迟缓，肢体震颤，下肢酸困乏力，伴夜寐不宁，咽干口苦，畏寒怕冷，腹胀便秘，大便燥结，艰涩难下，5 d一行，夜尿频数。现在日常生活基本不能自理。院外按“帕金森病”给予美多芭片每次一片，每天3次口服，症状仍进行性加重，故慕名来诊，查体：家属搀扶患者缓慢步入诊室，精神萎靡，形体消瘦，面部表情呆板，头发稀疏焦枯，双上肢肌张力增高，双手震颤明显，舌红苔黄，舌体纤颤，脉弦滑数。

中医诊断：颤证。

西医诊断：帕金森病。

证属：风阳内动证。

法宜：补益肝肾，息风定颤。

方宗：肾气汤合天麻钩藤饮加减。

处方：桂枝10 g，淡附片6 g，熟地黄15 g，山萸肉15 g，山药15 g，茯苓15 g，丹皮10 g，泽泻10 g，天麻15 g，钩藤15 g，煅石决明20 g，栀子12 g，桑寄生20 g，川牛膝12 g，杜仲15 g，益母草18 g，酒苁蓉20 g，生牡蛎30 g，珍珠母30 g，炒枳实15 g，火麻仁18 g，炙甘草3 g。

二诊：服上方15服后情绪稳定，睡眠改善，大便燥结较前改善。原方加炒白芍15 g、当归15 g、酸枣仁15 g、五味子15 g、醋龟甲15 g加强养血柔肝，敛阴止颤之功。继服15服后肢体震颤、行动迟缓、多汗症状减轻。守上方继服1个月，余症皆有改善。

按语：肾气汤中诸药既有滋补肝肾之阴，又有淡附片、桂枝壮肾中之阳，实为阴中求阳之法，意在阳得阴助而生化无穷。本方意在徐生肾气，而不为速壮肾阳。但在临床用药时，要注意方中附子、桂枝与滋补肝肾之阴的熟地黄、山萸肉用量之比，以体现少火生气的中医理论，合天麻、钩藤、生决明平肝降逆息风为主，桑寄生、炒杜仲滋肝益肾，滋肾以平肝之逆；辅以首乌藤、朱茯神以安神镇静，共奏平肝息风，补益肝肾之功。本证患者耄耋之年，脏腑功能低下，尤以肝脾肾功能亏虚不足为甚，因正虚邪盛，故病程缠绵难愈。因患者合并焦虑、失眠多梦、夜间盗汗、顽固性便秘等症状，马云枝教授指出汗为心之液，汗出过多，日久耗伤心阴致虚热扰及神明，故加用生龙骨、生牡蛎、珍珠母、酸枣仁、五味子以酸甘化阴，敛阴止汗，重镇安神。患者腹胀便秘、大便燥结难下，方中炒枳实、麻仁理气导滞、润肠通便。

经典医案 2

刘某，女，67 岁，患者 1 年前因情绪激动后出现左下肢不自主震颤，就诊于郑州市中医院，诊断为“特发性震颤”，住院治疗（具体不详）症状好转后出院；期间每因情绪激动及劳累后发作，后在郑州按“帕金森病”间断治疗。6 d 前因感冒出现左侧下肢不自主震颤加重，左上肢稍有震颤，行动迟缓，伴倦怠乏力，记忆力减退，遂来我院就诊。诊时证见：面红，表情呆滞，慌张步态，情绪不稳，急躁易怒，舌质暗，苔薄，脉弦细数。

中医诊断：颤证。

西医诊断：帕金森病。

证属：肝血亏虚，风阳内动证。

法宜：平肝潜阳、清火息风。

方宗：天麻钩藤饮加减。

处方：天麻 30 g，钩藤 30 g，煅石决明 20 g，牡蛎 30 g，栀子 12 g，桑寄生 20 g，酒黄芩 12 g，川牛膝 12 g，首乌藤 30 g，茯神 30 g，益母草 30 g，麸炒枳实 15 g，姜厚朴 15 g，木瓜 30 g，白芍 30 g，全蝎12 g，炒僵蚕 15 g，炙甘草 3 g。

5 服，水煎服，每日 1 服，分 2 次温服。并辅以益气复脉针、大株红景天注射液及甲钴胺针静脉滴注。

二诊：患者慢性病容，自动体位，情绪激动及劳累后仍有静止性震颤，全身乏力较前好转，肢体僵硬活动不随，腰背疼痛僵硬，如置钢板，双侧膝关节酸痛，畏寒喜暖，纳眠可，大小便正常。马云枝教授询问患者病情后将中药调整为独活寄生汤加减，处方如下：独活 15 g，桑寄生 20 g，秦艽 15 g，防风 15 g，细辛 3 g，川芎 15 g，当归 15 g，熟地黄 15 g，白芍 30 g，茯苓 15 g，杜仲 15 g，川牛膝 12 g，党参 12 g，麸炒枳实 15 g，姜厚朴 15 g，薏苡仁 30 g，炒僵蚕 15 g，蜈蚣 2 条，全蝎 12 g ，炙甘草 3 g，继服 4 服以探其效。

三诊：服上方后，患者诉震颤、乏力减轻，腰背部疼痛僵硬缓解，纳眠可，二便正常。守上方继续门诊巩固治疗。

按语：患者以左侧肢体静止性震颤为主要表现，既往无特殊病史，辨病为中医颤证之风阳内动证，以育阴潜阳为治则。马云枝教授认为，患者女性，年过六旬，肝脾肾亏虚，肝属厥阴风木之脏，体阴用阳，肝阴亏虚，阴不潜阳，则肝阳亢进而动肝风。肝阳上扰则面红，散于四肢，则肢体颤抖。阴津不足，口舌失其濡养，则口干。肝主条达情志，肝阳上亢，条达失司，故急躁易怒。肝主筋，肝血不足以濡养筋脉则行动迟缓。方药用天麻钩藤饮加减，方中天麻、钩藤平肝息风，为君药；石决明咸寒体重，功能平肝潜阳，并能除热明目，与君药合用，加强平肝息风之力；川牛膝引血下行，并能活血利水，共为臣药。桑寄生补益肝肾以治本；栀子、黄芩清肝泻火，以折其亢阳；益母草合川牛膝活血利水，有利于平降肝阳；首乌藤、茯神宁心安神，均为佐药。枳实、厚朴行气除痞；白芍敛阴柔肝；木瓜平肝舒筋，和胃化湿；僵蚕、全蝎祛风活血通络；炙甘草调和诸药。诸药合用，共成平肝息风、清热活血、补益肝肾之剂。二诊方选独活寄生汤加减，源患者腰背部疼痛僵硬，双膝关节酸痛，故治以祛风湿、止痹痛、益肝肾、补气血。

经典医案 3

袁某，女，62 岁，主因肢体震颤 8 年慕名前来就诊。患者曾于 2010 年因胃穿孔行胃部分切除术。8 年前出现肢体震颤，始未介意，震颤渐波及头项部，振摇不止，可缓慢穿衣、吃饭、洗漱，生活处于半自理状态，伴头晕耳鸣，健忘，两目干涩，咽干喉燥，腰酸腿软，身困乏力，怠惰思卧，情绪不稳。诊时证见：慢性病容，精神萎靡，神情焦虑，体形消瘦，表情缺乏，两颧潮红，毛发花白焦枯，结膜充血，头项部前倾，行动迟缓，头部及肢体可见粗大震颤，饥不欲食，大便干结难解，4 d 一行。舌质暗红，少苔，脉弦细有力。

中医诊断：颤证。

西医诊断：帕金森病。

证属：肝阳化风证。

法宜：平肝息风，定颤通络。

方宗：天麻钩藤饮加减。

处方：天麻 30 g，钩藤 30 g，煅石决明 20 g，益母草 30 g，桑寄生 20 g，酒黄芩 12 g，川牛膝 12 g，栀子 12 g，生龙骨 30 g，生牡蛎 30 g，珍珠母 30 g，醋龟甲 6 g。

二诊：服用上方 7 服后，患者家属诉其情绪稳定，急躁易怒、焦虑不安等现象较前减轻，仍感头晕倦怠乏力，失眠多梦，守上方加白僵蚕 12 g、蜈蚣 2 条、川芎 15 g、粉葛 15 g 息风活血通络，联用补益肝肾的熄风定颤丸，加强扶正固本之功。

三诊：服上方 10 服后，患者肢体震颤幅度稍减小，日常生活如持物、穿衣、系扣等活动较前灵活，两颧潮红、两目干涩、视物昏花改善，效不更方，加炒枳实 30 g、厚朴 30 g 理气化滞，改善全身骨骼肌及胃肠道平滑肌的高张力状态，以天麻钩藤饮为基础方长期服用以巩固疗效。

按语：患者老年女性，发病时处于老年前期，正如《素问・阴阳应象大论》曰："年四十而阴气自半也"，此阶段肝肾亏虚，精血不足，肾亏肝木失养，阴不制阳，风气内动，发为颤证。复因行胃部分切除术，进一步耗伤精血，加速病情进展。中医理论认为，女子以肝为先天，以血为本，因患者素体阴亏、年老体衰、久病等诸多因素终致血虚精亏，肾精匮乏不能滋荣肝木，故阳无所制而风动。天麻钩藤饮为平肝降逆之经典方剂，全方有平肝息风，清热活血，补益肝肾之功。本证患者动风之象尤为明显，根据"急则治其标"的原则，主张从肝论治。因肝为将军之官，喜条达恶抑郁，对于肝阳化风型颤证宜采取疏肝、平肝、镇肝、养肝四法并用，方可标本兼顾，寓通于补。加用生龙骨、生牡蛎、珍珠母等矿石类中药，增强重镇潜阳之功。加白僵蚕、蜈蚣、川芎、粉葛以搜剔脉络死血、通络制颤。

4. 髓海不足，痰瘀阻窍型

经典医案 1

李某，女，71 岁，河南信阳人，中学教师，以"行动迟缓、动作困难 8 年，加重伴幻听幻视、夜间惊恐不安 2 年"为主诉就诊。追问病史，患者 8 年前即出现行动迟缓，动作困难，肢体震颤，同时还有构音不清，饮水呛咳，身困乏力，曾在当地及河南多家医院进行诊疗，2 年前查头颅 MRI 提示脑萎缩、脑白质脱髓鞘，按帕金森综合征、多系统萎缩予以美多芭、多奈哌齐片、乙哌立松片、丁苯酞胶囊等药物，症状有所改善。但近段时间上述症状进行性加重，翻身不能，全身酸痛不适，生活不能自理，除此之外，还出现幻听幻视，疑心家人偷其钱财，或疑心旁人，辱骂自己，情绪不稳，急躁易怒，夜睡不宁，深更半夜时有大喊大叫现象，咽干喉燥，大便秘结，1 周一行，现虽美多芭已加量至每次 1 片，每天 5 次，并加用抗焦虑抑郁药物，如草酸艾司西酞普兰、阿戈美拉汀等，但症状仍未得到改善，患者痛苦异常，故慕名前来就诊。来诊时轮椅推入诊室，面容呆板，反应迟钝，发音含糊，双上肢可见粗大震颤，右手掌指关节挛缩，双上肢肌张力明显增高，舌体纤颤，舌红少苔，脉弦细滑。

中医诊断：①颤证；②痴呆。

西医诊断：①帕金森病；②老年性痴呆。

证属：肾虚髓亏，痰瘀阻窍证。

法宜：补肾填髓，化瘀开窍。

方宗：地黄饮子合柏子养心汤加减。

处方：熟地黄 15 g，山茱萸 15 g，肉苁蓉 15 g，五味子 6 g，茯苓 15 g，麦冬 15 g，石菖蒲 12 g，远志 12 g，桂枝 9 g，川牛膝 15 g，川芎 15 g，炒僵蚕 15 g，麸炒枳实 15 g，酸枣仁 18 g，人参 10 g，柏子仁 18 g，川芎 15 g，当归 15 g，炙甘草 6 g。

按语：马云枝教授指出，该患者曾按焦虑症间断服药 10 年之久，平素操劳过度，常因家庭矛盾或纠纷导致心中忿郁，郁怒忧思太过，脏腑气机失于条畅，故疾病进行性加重。又因年过七旬，五脏俱虚，肝肾渐损，精气渐亏，精气暗耗，肝肾阴虚，阴不制阳，风气内动，患者属于帕金森病晚期并老年痴呆。人至老年，五脏六腑功能下降，肾虚髓亏，脑髓失养，神机失用，反应迟钝，构音不清，答非所问等现象。故根据舌脉证，辨证属肾虚髓亏，痰瘀阻窍证。治疗当补肾益髓治其本，活血开窍，镇惊安神治其标，方选地黄饮子合柏子养心汤加减。方中熟地黄、山茱萸滋补肾阴，肉苁蓉温壮肾阳，麦冬、五味子滋养肺肾，使其金水相生，壮水济火；石菖蒲与远志、茯苓合用，是开窍化痰，交通心肾的常用组合；加桂枝温通经脉，珍珠母、牡蛎重镇安神，平肝潜阳；川牛膝补益肝肾、逐瘀通经、通利关节；加炒僵蚕息风止痉；炒枳实消积除痞，人参、甘草、大枣补脾益气；酸枣仁、柏子仁、五味子补心安神定悸；川芎、当归补血养血兼活血，使诸药补而不滞；诸药合用，肾精得养，痰瘀得消，神明得清。

经典医案 2

王某，男，72 岁，5 年前即出现左下肢震颤、动作笨拙，行动迟缓，渐波及四肢，转身起步困难，穿衣解扣时间延长。2 年前渐出现反应迟钝、幻视、幻听现象，肢体功能活动障碍等症状仍呈加重趋势，双下肢僵硬无力，起身行步均需家人帮助，生活不能自理。发病以来失眠多梦，大便艰涩难下，6 d一行，小便清长量多，每晚多达十数次。诊时症见神情恍惚，毛发焦枯，面色晦暗，不识亲疏，问之不语，表情呆板，形体消瘦，肢体不自主震颤，肌张力增高，齿轮样肌强直，舌体瘦小、纤颤，舌红绛无苔，脉细数。

中医诊断：颤证。

西医诊断：帕金森病。

证属：肾精不足，痰瘀阻络证。

法宜：补肾填髓，祛邪息风。

方宗：地黄饮子加减。

处方：生地黄 18 g，熟地黄 18 g，巴戟天 9 g，山茱萸 9 g，石斛 9 g，肉苁蓉 9 g，熟附片 6 g，五味子 6 g，官桂 6 g，麦冬 6 g，白茯苓 6 g，菖蒲 6 g，远志 6 g，地龙 10 g，蜈蚣 2 条，川芎 10 g。

结合服用西药美多芭、普拉克索片、多奈哌齐片。服用 1 个月后家属代诉患者幻听、幻视现象较前减轻，大便 3 d 一行，小便仍频数量多。

二诊：查体所见：患者可自行缓慢行走，慌张步态，能基本回答简单问题，但反应迟钝，100 以内的加减法可计算两步，舌渐有苔，脉弦滑。守上方去巴戟天、肉苁蓉，加生白术 15 g，珍珠母、生牡蛎各 30 g，安宫牛黄丸每天 1/3 丸。1 个月后复诊，患者精神状态好转，可与家属简单的日常交流，双下肢乏力较前缓解，思维基本合理，舌红有苔，苔薄白腻，脉弦滑，中药加金钱白花蛇 1 条，继续巩固治疗月余，逐渐停用多奈哌齐片，现病情稳定。

按语：马云枝教授反复研读《内经》“男子七八，肝气衰，筋不能动，天癸竭，精少，肾脏衰，形体皆极”之论述，领悟到本案患者古稀之年，五脏俱虚，肾虚髓亏。且久病致痰、火、瘀等毒邪内生，痹阻脑窍，神机失用，故而出现幻听、幻视及不识亲疏现象。《素问·灵兰秘典论》曰：“肾者，作强之官，伎巧出焉。”伎巧不出则肢体运动欠灵活，行动迟缓，动作僵硬。肾精匮乏，精血资生乏源，筋骨失养则肢体拘急震颤，久则痿弱无力、不能胜步。髓海不足，脑失滋养则灵机失用，记忆力减退。舌体瘦小、纤颤，舌红绛无苔，脉细数为精血不足之候。选用地黄饮子取其阴阳双补，化痰开窍，标本兼治，使下元得养，肝肾精血得复，虚风自止，诸症皆除。本方集扶正、祛邪于一体，故可药到病除，旗开得胜。

5. 帕金森病非运动症状经典医案

经典医案 1

李某，男，66 岁，河南驻马店人，以“行动迟缓、肢体震颤 10 余年”为主诉就诊。患者近 10 年来渐出现肢体震颤、行动迟缓，转身起坐困难，持物不稳，现服用美多芭每次半片，每天 6 次，息宁、森福罗和苯海索每次 1 片，每天 3 次，症状仍呈加重趋势，还出现了肢体及头手不停摇动，夜睡不宁，腹胀纳差，夜尿频数，大便秘结。诊时查体：患者形体消瘦，神情憔悴，面部肌肉不时出现肌肉抽动，头手及双腿不时扭动，舌质暗紫，苔腻而干，脉弦细。

中医诊断：颤证。

西医诊断：①帕金森病并异动症；②帕金森病并失眠焦虑症。

证属：阴虚风动证。

法宜：补益肝肾，息风通络。

方宗：独活寄生汤加减。

处方：独活 12 g，桑寄生 15 g，杜仲 15 g，牛膝 15 g，当归 15 g，川芎 15 g，熟地黄 15 g，炒白芍 10 g，党参 15 g，茯苓 15 g，钩藤 15 g，枳实 20 g，珍珠母 30 g，生牡蛎 30 g，僵蚕 10 g，炙甘草 3 g。

按语：异动症乃颤证日久之变证，本案患者老年男性，颤证病史 10 年余，其年高体虚，病久正气消耗太过。因肾主骨生髓，其肝肾亏虚，水不涵木，不能濡养筋脉，虚风内动，上可扰及头目清窍，外可致络脉失养而致头部、肢体震颤、眩晕欲仆、天旋地转等动风之象。复因长期服用抗帕金森病药物，用量大、品种多，但疗效衰减，药物不良反应逐渐显现，出现全身不自主动作增加，头身动摇，严重影响日常生活质量。根据患者病因病机及舌脉证，故以补益肝肾，息风通络，选用独活寄生汤加减。方中独活性温味辛，善下行治血中伏风，桑寄生、杜仲、牛膝有强筋壮骨之用，且寄生兼可祛风除湿，牛膝能活血以通利肢节筋脉；当归、川芎、熟地、白芍养血和血；党参、茯苓、甘草健脾益气，白芍、钩藤，柔肝舒筋息风；枳实行气导滞，促进燥屎下行；珍珠母、生牡蛎镇静安神，潜阳息风；久病入络，僵蚕逐瘀通络，荡涤络脉瘀滞。全方发挥补益肝肾、息风通络之效。

经典医案 2

邵某，女，61 岁，河南商丘人，以“行动迟缓 12 年余，反复跌倒发作 2 年”为主诉就诊。患者近 12 年来渐出现行动迟缓，穿衣、吃饭缓慢，转身、起坐困难，伴头晕耳鸣，腰酸腿软，腰部紧束感，如有绳索捆绑，肢体僵硬，双腿发凉，夜间双腿频繁抽筋，畏寒怕冷，眠浅易醒，每晚睡眠时间不足 4 h，夜尿 5～6 次，大便燥结难下，排便耗时费力。在外院拟诊为帕金森病，给予美多芭每次 3/4 片，每日 4 次，森福罗每次 1 片，每日 3 次，病情逐渐加重，走路时出现往后倒退、站立不稳及反复跌倒及摔跤，使得患者行走时内心恐惧，严重影响日常生活质量。来诊时，患者由家属轮椅推入诊室，左侧面部、额头可见摔伤后引起的片状青紫瘀斑，舌红少苔，脉搏弦细。测坐位血压为 128/75 mmHg，立位血压为 85/56 mmHg。

中医诊断：颤证合并跌倒发作。

西医诊断：①帕金森病；②体位性低血压。

证属：肝肾亏虚证。

法宜：补益肝肾，益气升阳。

方宗：独活寄生汤合补中益气汤加减。

处方：独活 12 g，桑寄生 15 g，当归 15 g，川芎 15 g，熟地黄 15 g，杜仲 15 g，川牛膝 15 g，人参 10 g，黄芪 20 g，白术 15 g，升麻 10 g，柴胡 10 g，炙甘草 6 g。

按语：患者属帕金森病晚期并体位性低血压，以行动迟缓、动作困难及反复跌倒发作为主诉就诊，是晚期帕金森患者常见症状，临床常见由坐位变为立位时，血压降低，出现头晕黑矇，跌倒发作，部分患者会出现晕厥。患者年逾花甲，病程长达 12 年之久，存在脏腑功能亏虚，阴不制阳，虚阳上亢之象；肾为水火之脏，又称水火之宅，内藏元阴元阳，是生命之根，人体生命的原动力。肾司二便，司开合，中老年人出现的尿失禁及夜尿频数均与肾精亏虚，肾与膀胱气化功能失调及脾气虚弱，中气下陷，肾气不固密切相关。《素问·灵兰秘典论》说："肾者，作强之官，伎巧出焉。""作强"，指动作强劲有力；"伎巧"，指精巧灵敏，既含思维伎巧、也指行为伎巧。"作强"偏体力，"伎巧"偏脑能。其年老体虚，肝肾亏虚，伎巧不出则行动迟缓，动作僵硬，姿势难以维持，故时有跌倒发作。患者除了肝肾亏虚证之外，脾胃虚弱，中气不升，清窍失养亦为反复跌倒发作的病机关键。脾胃为气血生化之源，颤证日久必损于脾，土虚则不能载木，中土被伐，脾气散精不利，四肢肌肉失养而肢困乏力；脾不升清，清窍失养则头昏、眩晕、反复跌倒。治疗上以补益肝肾，益气升阳为治则。方中独活寄生汤补益肝肾，气血双补，强筋健骨；补中益气汤之君药黄芪，性味甘微温，补脾益气之中兼有升举阳气之效；辅以人参、白术大补元气，健脾燥湿，以增强黄芪补中益气之功；当归身补血和营；配以柴胡、升麻升举阳气，协助主药以升提下陷之阳气。诸药合用，肝肾精血得补，脾胃升降如常，清阳得升，脑窍得其滋养，则诸证渐消。

经典医案 3

患者张某，男，63 岁，河南商丘人，农民，以"肢体震颤、行动迟缓 6 年余，加重 1 年"为主诉就诊。患者平素体力活动繁重，有冠心病及脑梗死病史。于近年来逐渐出现右手颤动，初期不影响日常生活及劳作，未予治疗，后因症状加重，影响日常生活吃饭穿衣，伴头昏脑涨，腰膝酸软，畏寒怕冷，大便秘结，夜尿频数，二目干涩，视物昏花。先后在当地医院及北京宣武医院进行诊疗，按为帕金森病给予美多芭早、中各 1/2 片，因服药后症状改善不明显就自行停药，症状愈发严重。近段时间大便秘结难下，8～10 d 方能排便一次，伴心烦气躁，坐卧不宁，常自服芦荟胶囊、三黄片、牛黄解毒丸等缓解便秘，依然腹胀难忍，故慕名前来就诊。查体见患者慢性病容，神情憔悴，小步慢行，头部前倾，面容呆板，头发稀疏花白，发音含糊，口角流涎，右上肢粗大样震颤，双上肢肌张力增高，双手握力基本正常，舌暗红，苔黄腻，脉弦细滑。

中医诊断：颤证并便秘。

西医诊断：帕金森病合并便秘。

证属：精亏肠燥证。

法宜：补益肝肾，润肠通腑。

方宗：独活寄生汤合济川煎加减。

处方：独活 15 g，桑寄生 15 g，杜仲 15 g，熟地黄 15 g，当归 15 g，炒白芍 20 g，党参 15 g，茯苓 15 g，酒苁蓉 15 g，川牛膝 15 g，升麻 9 g，泽泻 15 g，枳壳 15 g，淡附片 6 g，芒硝 10 g，炙甘草 6 g。

按语：患者老年男性，年过六旬，其五脏虚损，肝肾亏虚。因颤为风象，拘为筋病，肝主筋而肝病易生风。颤证为老年病，脑为髓海，年老者髓虚脑空，归责于肾，故肝肾亏虚为颤证发病之本。肾精亏虚，则肠道失润；肝气失和，肝气失于条达而肠腑不能通泄；久病伤脾，脾之清阳不升，则胃肠浊阴不降，肠道蠕动排泄之力受损；加之平素经常服用芦荟胶囊、三黄片、牛黄解毒丸等寒凉泻下之药，虽能排出大便，解一时之快，但久服则伤及脾阳，中阳受损，寒从中生，如隆冬水面结冰而致舟楫不行，形成恶性循环，使便秘终成难治性、顽固性，大便燥结状如羊粪，难以治疗。该患者在治疗上首以补肾益肝固其本，润肠通腑去其标。治疗以独活寄生汤合济川煎加减。方中给予独活寄生汤补益肝肾，强筋健骨；济川煎由当归、牛膝、肉苁蓉、泽泻、升麻、枳壳组成，方中肉苁蓉温肾益精，暖腰润肠，当归、牛膝补血润肠通便；枳壳下气宽肠而助通便；泽泻渗利小便而泄肾浊；妙用升麻以升清阳，清阳升则浊阴自降，相反相成，以助通便之效。淡附片温肾助阳，芒硝软坚泻下。诸药合用，既可温肾益精治其本，又能润肠通便以治标，临床疗效明显。

经典验案 4

丁某，女，65 岁，河南漯河人，以“肢体震颤、行动迟缓 18 年，加重 3 个月”，患者于 2001 年 6 月份单位举行拔河比赛，由于用力过大感到劳累，自此以后出现右大趾抖动，逐渐波及四肢及头部，现在她自感行动困难，动作缓慢，日常生活已受影响，除此之外，还经常失眠多梦，心烦意乱，时而急躁易怒，时而情绪低落，夜晚肢体酸胀不适，咽干口苦，听力下降，倦怠乏力，汗出较多，大便秘结。2007 年 7 月于开封某院行外科手术治疗，效果一般，后间断在外院进行诊疗，症状无明显好转。近半年来患者症状加重，头部不自主晃动，夜睡不宁，甚至彻夜不眠，自感痛不欲生，除治疗帕金森病外，还在当地医院按抑郁症进行诊疗，服用劳拉西泮 2 片/次，1 次/d，舍曲林、丁螺环酮 1 片/次，1 次/d，病情仍呈加重趋势。查体：慢性病容，神情憔悴，面容呆板，前倾步态，双上肢摆动幅度减小，头部不自主晃动，头身及双手明显震颤，双上肢肌张力增高，左侧鼻唇沟变浅，舌红少苔，脉细数。

中医诊断：颤证合并郁证。

西医诊断：①帕金森病；②抑郁状态。

证属：阴虚动风，肝郁化火证。

法宜：滋阴息风，疏肝解郁。

方宗：独活寄生汤加减。

处方：枸杞 12 g，菊花 10 g，熟地黄 15 g，山茱萸 12 g，山药 15 g，茯苓 15 g，泽泻 12 g，丹皮 12 g，醋柴胡 15 g、陈皮 12 g、川芎 15 g、醋香附 15 g、合欢皮 30 g、百合 30 g、阿胶（烊化）10 g、栀子 10 g。

按语：马云枝教授指出，焦虑抑郁状态是帕金森病神经精神异常中最常见的症状，是促进帕金森病进展的一个危险因素，也是导致患者生活质量下降的主要原因之一。大多数中晚期帕金森患者常常合并焦虑抑郁，常因患病后肢体震颤、日常生活能力受限，社交活动减少，产生自卑心理，从而促发情绪低落，郁郁寡欢，或急躁易怒，情绪不稳。本例患者老年女性，头手震颤，动作缓慢，情绪不稳等症候，皆属阴虚动风兼肝郁气滞之象。中医理论认为"年过四十，阴气自半……"，女子以肝为先天，以血为本，肝木以调达为舒而恶抑郁，患者因病后肢体震颤、日常生活能力受限，社交范围减少，对此内心不适应从而促发情绪不稳，因病致郁。加之颤证的发病脏腑在肝肾，基本病机是肝肾亏虚；焦虑抑郁是在肝肾不足的基础上并发肝气郁结，是病机的演变或夹杂；病性属本虚标实，肝肾不足为本，肝气郁结，肝郁化火为标，治疗当标本同治，扶正与祛邪兼顾，治疗以滋阴息风固其本，疏肝解郁祛其标，选杞菊地黄汤加柴胡疏肝散标本兼治。患者颤证日久，五脏俱虚，肝肾亏虚为甚，复因肝郁化火扰神更灼阴液，虚火内扰，神失所养，故夜寐不安，多梦易醒，常重用滋阴补血、养心安神的首乌藤 30 g，阿胶 10 g，既可柔筋息风，又可补血安神，阴血充足则虚风自止。再加栀子等清泄相火之品，以泄三焦虚火，改善睡眠。马云枝教授深刻领悟到"见肝之病，知肝传脾，当先实脾"的既病防变理念，长期焦虑抑郁患者，多肝木郁滞，克伐脾土致运化失职，纳谷不香，倦怠懒言，食少腹胀，多重用健脾益气的黄芪、党参、茯苓，且帕金森病患者久病易损及后天之本，故论治颤证合并郁证时宜兼顾脾胃，突出了"息风不忘滋阴，疏肝不忘理脾"的学术思想。

第三节　马云枝教授治疗痴呆经典医案

1. 髓海不足证

经典案例 1

孙某，男，65 岁，既往有高血压、2 型糖尿病史数年，曾反复发生脑梗死 3 次，并于 3 年前逐渐出现记忆力减退，兴趣缺乏，反应迟钝，以近事遗忘为主，如忘记早餐内容、刚说过的话等，但生活基本自理，曾至河南省某医院按"痴呆"予以美金刚治疗后症状无明显改善，且上述症状进行性加重，渐出现性格改变，言语错乱，词不达意，情绪不稳，时有头晕耳鸣，近 1 周常常出现出门忘记回家的路、忘记锁门等现象，伴步态不稳，生活不能自理，故前来我院进行治疗。查体神情呆钝，齿摇发枯，步履蹒跚，反应迟钝，10 以内加减法不能计算，查体欠合作。伸舌基本充分，舌质暗紫，苔薄白，脉沉细。

中医诊断：中风后痴呆。

西医诊断：①痴呆；②高血压病 3 级；③2 型糖尿病。

证属：肾虚髓亏，痰瘀阻窍证。

治法：补肾益髓，化瘀开窍。

方宗：地黄饮子加减。

处方：生地黄 15 g，熟地黄 15 g，酒萸肉 15 g，麦冬 12 g，醋五味子 9 g，干石斛 12 g，酒苁蓉 15 g，盐巴戟天 15 g，当归 15 g，石菖蒲 15 g，远志 12 g，茯苓 15 g，烫水蛭 10 g，炙甘草 10 g。

10 服，水煎服，每日 1 服，分早晚 2 次温服。

二诊：服药 10 服后，患者精神状态较前稍有好转，仍时有情绪不稳，急躁易怒，夜睡较差，每晚不足4 h，舌质暗，苔薄白，脉沉细。在原方基础上去麦冬，加珍珠母30 g、牡蛎30 g。

三诊：按上方10服服用后，患者情绪波动，烦躁不安微有改善，能主动与家属交谈，大便溏泄，舌质暗，苔薄白，脉弦细。上方基础上加炒白术15 g，重用茯苓30 g。继服20服。服药后患者精神好，走路基本平稳，言语错乱现象较前好转，与亲人好友能说笑自如，亦能从事家务劳动，但时有耳鸣、失眠，故上方加磁石20 g，首乌藤30 g善后，以巩固治疗。

按语：凡心有瘀血令人善忘，凡痰迷心窍令人善忘。马云枝教授指出，本病患者年逾古稀，脏腑虚衰，年高阴气自半，肝肾同源，肝肾亏虚，肾精不足，髓无以生，髓海空虚，髓减脑消，则神机失用，加之既往反复多次脑梗死病史，痰瘀痹阻脑窍，结合舌脉之象，故辨证属肾虚髓亏，痰瘀阻窍型痴呆。治疗上采用地黄饮子加化痰通络开窍之品，方中生地黄滋补阴血，熟地黄、酒萸肉滋阴补肾，麦冬、五味子、石斛滋阴固肾。马云枝教授应用肉苁蓉、巴戟天温补阳气以取其阳中求阴之意，远志、石菖蒲乃化痰开窍之要药，二者相须为用，以加强开窍醒神，交通心肾之力。马云枝教授认为痴呆本属正虚，治疗中应注重扶正补虚，对于本虚明显者，常加用血肉有情之品如龟板胶、鹿角胶、鹿茸等少量以助滋补，但应切忌补益力度过大，滋腻碍脾，酿湿生痰，故运用中需顾护脾胃，适当加理气药。脾胃为后天之本，气血生化之源，脾胃虚弱则运化失司，痰浊内生，故常重用茯苓30 g、党参15 g益气健脾以绝生痰之源。本病患者瘀血明显，应用当归活血通络。病久入络，瘀血阻滞，马老师善用蜈蚣、僵蚕、水蛭、全蝎、地龙等虫类药以搜剔荡涤脉络间瘀血痰浊。痴呆患者，肾精不足，阴虚无以制化，阳亢于上，多发夜睡不安，马老师常运用重镇安神之品如珍珠母、牡蛎，亦可加甘涩微苦、入心肝二经的首乌藤以滋补阴血，养心安神；头晕耳鸣明显者，重用磁石聪耳明目、镇惊安神，天麻祛风通络、平肝潜阳；头身困重，食少纳呆，口多涎沫者，常酌减补益滋腻之品，加陈皮、姜半夏、竹茹健脾化湿，亦可应用藿香、佩兰芳香化湿。本方集填精益髓，扶正补虚于一体，药到病除。

经典医案2

付某，男，69岁，以进行性记忆力减退、反应迟钝3年，加重1周为主诉就诊。患者于3年前反复脑梗死后逐渐出现记忆力减退，反应迟钝，以近事记忆减退为主，如忘记早餐内容等，生活基本自理，尚不影响日常生活，曾至河南省某医院诊断为“痴呆”予以美金刚治疗后症状无明显好转，且上述症状进行性加重，渐出现性格改变，言语减少、淡漠等，近1周出现迷路现象，行走不稳，生活不能自理，为系统诊疗遂来我院。来诊时见记忆力减退，神情呆钝，行走不稳，性格改变，缄默，时有迷路现象，腰膝酸软，视物昏花。舌质暗紫，苔薄白，脉沉细。既往有高血压、糖尿病、脑梗死病史。

中医诊断：痴呆。

西医诊断：①痴呆；②脑梗死；③高血压病3级，极高危；④2型糖尿病。

证属：髓海不足证。

治法：补肾益髓，填精养神。

方宗：地黄饮子加减。

处方：生地黄15 g，熟地黄15 g，酒萸肉15 g，麦冬12 g，醋五味子9 g，干石斛12 g，酒苁蓉15 g，盐巴戟天15 g，当归15 g，石菖蒲15 g，远志12 g，茯苓15 g，橘络6 g，烫水蛭10 g，炙甘草3 g。

7服，水煎服。医嘱：家属需多与患者沟通交流，加强陪护，预防丢失、跌伤。

二诊：服药后精神状态较前稍有好转，时有情绪不稳，急躁易怒，舌质暗，苔薄白，脉沉细。在原方基础上去橘络、水蛭，加珍珠母30 g、天麻30 g、钩藤30 g，10服，水煎服。

三诊:按上方服用后患者情绪波动,烦躁不安微有改善,能主动与家属交流,大便溏舌质暗,苔薄白,脉沉。方中去五味子、石斛,加炒白术 15 g,15 服,继用。

按语:马教授指出,《医林改错》中早有记载:"年高无记性者,脑髓渐空。"脑为髓海,元神之府,神机之用。年老体衰,五脏俱虚,年高阴气自半,肝肾同源,肝肾亏虚,肾精不足,髓无以生,髓海空虚,髓减脑消,则神机失用而成痴呆。本案患者老年男性,病程达 3 年之久,精血同源,肾主骨生髓,腰为肾之府,肝受血而能视,精血亏虚则视物昏花,腰膝酸软;脾虚失运,气血生化乏源,气血不足,脑失所养,则见倦怠懒言。方中生地黄滋补阴血,熟地黄、酒萸肉滋阴补肾,麦冬、五味子、石斛滋阴固肾,肉苁蓉、巴戟天温补阳气以阳中求阴,远志、石菖蒲开窍化痰,交通心肾;当归活血养血;茯苓益气健脾安神;橘络、水蛭理气活血通络。炙甘草益气和中,并调和诸药。全方标本同治,收效良好。

经典医案 3

唐某,女,77 岁,主诉:健忘乏力 1 年,加重半年。患者于 1 年前始出现记忆力减退,如常常记不清当天日期,常有丢三落四,幻视幻听,情绪不稳,性格变异,猜疑心重,兴趣减退等现象,曾间断在我院按痴呆进行住院治疗,疗效一般,近半年来无何诱因,患者记忆力减退症状较前加重,故为求进一步诊疗再来我院。发病来情绪不稳,常有丢三落四,幻视幻听现象,纳眠尚可,大小便基本正常。查体:慢性病容,神志清,精神一般,反应稍迟钝,表情淡漠,寡言少语,神经系统检查无异常,舌暗紫,苔面水滑,苔薄白,脉弦细。既往史:腔隙性脑梗死,高血压,糖尿病病史。

中医诊断:①痴呆;②中风病;③消渴病。

西医诊断:①混合性痴呆;②腔隙性脑梗死;③高血压病;④2 型糖尿病。

证属:肾精亏虚,瘀阻脑窍证。

治法:补肾填精,益髓养神。

方宗:地黄饮子加减。

处方:熟地黄 12 g,酒萸肉 12 g,麦冬 12 g,五味子 9 g,石斛 9 g,淡附片 6 g,肉桂 9 g,石菖蒲 9 g,远志 9 g,巴戟天 30 g,薄荷 10 g,川芎 15 g,赤芍 15 g,炙甘草 6 g。

10 服,日 1 服,水煎取 400 mL,分早晚 2 次温服。

二诊:患者健忘较前改善,出现口干舌燥,时有情绪不稳,焦躁,舌暗紫,苔白,苔薄黄,脉弦细。上方熟地黄改为生地黄 12 g、玄参 10 g、黄芩 12 g、柴胡 15 g、合欢皮 15 g,继续服用 10 服。患者病情稳定,余症皆有改善。

按语:痴呆病乃属于本虚标实之证,临床多以虚实夹杂者多见,无论虚实,都能导致髓减脑消,脏腑功能失调,因此临床应用时当辨清虚实。马云枝教授在治疗老年患者时,多认为本病病位主要在脑,与心、肝、脾、肾的生理功能失调密切相关,其发病基础为髓海不足,神机失用,故强调在治疗老年性痴呆时强调"呆必补肾",以补肾填精健脑为主,方多选地黄饮子加减。本病例中为老年女性患者,年龄为 77 岁,从生理方面而言,五脏生理功能减退,肝肾阴虚,或肾中精气亏虚,不能生髓,而脑者髓之海,髓海空虚,则髓减脑消,则神机失用而成痴呆;从病理方面而言,患者年老多病久病,中医认为"久病必虚,久病必瘀,久病及肾",经详细询问病史,患者血糖情况控制不佳,根据现代西医理论,血糖偏高,血液黏稠,流行缓慢,易于积聚而形成瘀血;从其生活习惯而言,患者平素沉默寡言,与外界交流甚少,长期生活过于安逸,脑窍、神机经久废用,易加重上述症状;患者发病病机总属本虚标实，以肾精肾阴亏虚，脑窍神机失用为本，瘀血阻窍为标，故治以补肾填精，益髓养神为主，方选地黄饮子加减。方中熟地、山萸肉滋补肾阴；巴戟温补肾阳；熟附子、肉桂补肾阳且吸纳浮阳；麦冬、石斛、五味子滋阴敛液；石菖蒲、远志交通心肾，开窍化痰；薄荷调和营卫。收效良好。二诊，患者出现口干舌燥，四诊合参，换熟地黄为生地黄以清热凉血，并加入玄参10 g、黄芩12 g以反佐，防止全方燥热，时有情绪不稳，焦躁，加入《神农本草经》："合欢，味甘平。主安五脏，利心志，令人欢乐无忧……生山谷。"柴胡、合欢皮等疏肝理气，效果斐然。

2. 脾肾两虚证

经典案例1

刘某，男，59岁，2011年8月12日以"言语不清及肢体无力3年，健忘半年"为代主诉初诊。患者于3年前患多发腔隙性脑梗死，经治疗后病情稳定，但仍有说话吐字不清，口角流涎，并有左下肢软弱无力，走路不稳。近半年来逐渐出现呆坐少语，疏远同事及朋友，对近事或者放置物品记忆不清，思睡，腹胀便干。平素有烟酒嗜好。查体：血压120/76 mmHg，口唇发绀，舌暗紫，苔白腻，脉沉细涩。慢性病容，精神萎靡，表情呆滞，不能准确说出当时季节及当时日期，100以内的加减法仅能计算2步，左下肢肌力3^+级，肌张力稍低，双侧病理征(+)。查头颅CT示：双侧基底节区及双侧侧脑室体旁多发性腔隙性脑梗死；脑萎缩。

中医诊断：中风后痴呆。

西医诊断：①脑梗死；②痴呆。

证属：肾阴亏虚，痰瘀阻窍证。

治法：滋阴补肾，填精益髓，化痰祛瘀。

方宗：左归丸加减。

处方：熟地黄15 g，山药20 g，龟板15 g，鹿角胶5 g，枸杞12 g，葛根15 g，生白术15 g，菖蒲15 g，远志15 g，辛夷6 g，益智仁20 g，丹参15 g，水蛭6 g，枳实15 g，炒莱菔子20 g，14服，水煎早晚服。

二诊：8月29日，记忆力有所增强，口角流涎减轻，嗜睡减少，大便通畅，左下肢无力较前好转，但仍感软弱，需扶杖而行，舌质暗，舌苔转薄白，脉沉细涩。调整方药为：熟地黄15 g，龟板15 g，鹿角胶5 g，菖蒲15 g，远志15 g，辛夷6 g，葛根15 g，丹参15 g，水蛭6 g，珍珠母30 g，琥珀2 g(研冲)，川牛膝15 g。上方随证加减续服3个月后随诊，患者能主动与他人交往，干家务活，言语有所增加，对周围事物感兴趣，饮食正常。

按语：痴呆归属于中医"健忘、呆病、癫症"范畴，其病位在脑，基本病机为肾精亏虚，痰浊、瘀血内生，上逆于脑、蒙蔽清窍所致。马教授认为本例患者平素嗜好烟酒等辛烈之品，耗伤体内阴津，结合其舌脉象辨证属肾阴亏虚，痰瘀阻络。肾阴亏损、阴血不足，脉道涩滞可致血瘀，而血为气之母，载气而行，血瘀则气行无动力，气为血之帅，气虚无力行血则加剧血瘀，而痰乃津血之变异，血与津液同行脉中，瘀血阻滞，津液输布失常，聚而为痰，正如唐容川所言："须知痰之瘀，痰瘀相互交织成巢，痰瘀蒙闭清窍，气血凝于上，神失所养则智能障碍。"受痰浊、瘀血的侵袭，痰浊瘀血滞留体内，导致人体气血运行失常，水谷精微不能下输于肾而致肾虚。肾虚不能生髓，最终导致或脑髓空虚，或脑髓不纯而见痴呆。马云枝教授认为治疗上应以补肾水、益精髓，涤痰开窍、化瘀通络并进。补肾益髓不仅可以补益脑髓，还可使精气血俱旺，促进活血化痰。同时活血化痰通络可使脑腑得清，所谓"纯者灵"，同时化痰祛瘀也助于肾虚的恢复。诚如前贤陈士铎在《辨证录》中云："治呆无奇法，治痰即治呆。”然痰浊与瘀血往往胶着缠固，终成顽疾，故还应遵循“治痰要治血，血活则痰消”的原则，达到“将化未化之痰，行之归正，已化之痰，攻而去之”的目的。方中重用熟地黄滋肾填精，大补真阴，为君药；山药补脾益阴；龟鹿二胶为血肉有情之品，二胶相合峻补精髓，前者偏于补阴，后者偏于补阳，取“阳中求阴”之义，诚如张介宾所谓：“善补阴者，必于阳中求阴，则阴得阳生而泉源不竭”；菖蒲、远志、辛夷等芳香之品激浊扬清，宣湿化浊，尤认为辛夷开鼻窍，即可开脑窍；丹参、水蛭去瘀生新、化瘀通络；葛根能调整脑血管功能；枸杞子补肾益精，养肝明目；生白术、枳实、莱菔子共助健脾消满，促进胃肠动力之功；因肝肾乙癸同源，肾阴虚则水不涵木，久则肝阳上亢，故二诊加入珍珠母、琥珀镇潜肝阳，阳潜则魂安；加川牛膝补肝肾、强筋骨、引血下行。诸药合用，共奏活血化瘀、涤痰开窍、填精益髓之功效。

经典医案 2

患者巴某，男，76 岁，退休干部，以“言语不清及肢体无力 3 年，健忘半年”为代主诉入院。曾 3 次患脑梗死，近半年来逐渐出现记忆力减退，倦怠思睡，沉默寡言现象，曾在多家医院按脑梗死给予中西药物治疗，效果一般，因近 2 个月来又出现表情呆滞，昏不识人，时昧时清，哭笑无常现象，故来诊。发病来腰膝酸软，形寒肢冷，纳少，流涎，大便 7 d 一行，夜尿多，舌体胖大、舌暗淡，苔白腻，脉沉细弱。查体：血压 130/76 mmHg，舌质暗紫，苔白腻，脉弦。

中医诊断：中风后痴呆。

西医诊断：痴呆。

证属：肾阳亏虚，痰浊阻窍证。

治法：补肾壮阳，涤痰开窍。

方宗：地黄引子加减。

处方：熟地 30 g，山茱萸 15 g，肉苁蓉 20 g，巴戟天 10 g，石菖蒲 10 g，远志 15 g，茯苓 15 g，益智仁 15 g，菟丝子 15 g，桃仁 10 g，水蛭 6 g，枳实 10 g，炒莱菔子 15 g，鸡内金 10 g，陈皮 12 g。

上方随证加减治疗 3 个月后随诊，患者记忆力较前稍改善，能主动与他人交流，可做简单的家务，头晕症状基本缓解，仍有耳鸣但已较轻微，睡眠质量明显改善，饮食正常。

按语：马云枝教授指出，老年高龄患者，肾阳亏虚则脑髓不充，脏腑功能减退则阴阳失调、气血逆乱，致痰浊瘀血内生，上阻脑窍则发本病。治疗应标本兼顾，补肾填精以治本，涤痰化瘀开窍以治标。地黄饮子具有补肾阴肾阳、开窍化痰之效，为治疗肾虚痰浊上蒙清窍之“喑痱”证。方中熟地黄、山茱萸补肾阴，肉苁蓉、巴戟天温肾壮阳，配伍肉桂之辛热以助温阳下元，引火归元，石斛、麦冬、五味子滋养肺肾，石菖蒲、远志、茯苓以化痰开窍、交通心肾，加用益智仁、菟丝子以增强补肾收涩之功，桃仁、水蛭以活血化瘀，使瘀去则络通，枳实、炒莱菔子降脾胃之浊气，陈皮兼有行气之力，使诸药补而不滞，掌握阳气升发生长之道，明晰“阳生阴长，阳杀阴藏”之理，临证察机，方不至于南辕北辙。

经典医案 3

患者翟某，男，78 岁。家属代诉患者 3 年反应迟钝，记忆力减退，行动缓慢，病情呈日渐加重，近半年来逐渐生活不能自理，有时亲人不识，头昏沉，词不达意，语言表达能力下降，平素喜静少动，大便偏干，睡眠差，食纳不佳，舌质淡暗，边有齿痕，苔薄白，脉沉细。患者曾行头颅 CT 示：双侧外侧裂池明显增宽，脑沟变浅，中线结构未见明显偏移，双侧基底节区有腔隙性梗死。

中医诊断：痴呆。

西医诊断：混合型痴呆，脑梗死。

证属：中气不足，脑窍失养。

治法：健脾益气，补肾填髓。

方宗：益气聪明汤。

处方：炙黄芪 20 g，党参 15 g，升麻 6 g，葛根 15 g，白芍 12 g，蔓荆子 12 g，黄柏 10 g，川芎 15 g，丹参 12 g，炙远志 12 g，炙甘草 10 g。

14 服，水煎服，每天 1 服，患者服药后，自觉头部昏沉减轻，家人诉反应较前灵敏，精神佳，记忆力有所改善，生活自理能力较前增强，守方继进 1 个月后，患者病情有较大程度改善，已基本能生活自理，可与他人交谈。

按语：痴呆的病因病机为年老体衰，脑消髓减，神机失用，痰浊瘀血痹阻脑窍，属于本虚标实，临床治疗强调在补肾的同时，亦要注重后天之本的培补，“内伤脾胃，百病由生”，脾胃亏虚，精微物质无以化生，故五脏六腑失去濡养滋润，脑髓失去充养，必致枯竭衰败，髓海不足，《灵枢・海论》：“髓海不足，则脑转耳鸣，胫酸眩冒，目无所见，懈怠安卧。”故健运脾胃为治疗痴呆的重要方法，《素问・阴阳应象大论》说：“清阳出上窍，浊阴走下窍。”健运脾胃的同时，配以升举清阳之品，使脾胃之气上行，濡润头目脑窍，脑窍通利，则耳聪目明，反应轻捷，而痴呆得以减轻甚至解除。益气聪明汤方名即有“视听灵敏、耳聪目明”的意思，运用益气聪明汤使脾胃健旺，化生气血津液，并使精微物质上行，充养脑窍，脾胃气虚，水湿痰浊瘀血阻滞经脉，导致络脉不同，方中加以川芎、丹参之品以通行络脉，使气血津液等物质得以流畅通行全身，远志可安神定志，醒神开窍，全方共用，脾胃得健，脑髓得养，故痴呆得除，临床疗效满意。

3. 痰蒙神窍证

经典案例 1

胡某，男，56 岁，教师，于 2014 年 8 月 5 日主因“右侧肢体活动不遂、言语不清、健忘 1 月余”为主诉入院。患者 1 个月前因在高温的田间劳作时突然出现右侧肢体软弱无力，随即昏倒在地，意识模糊，无肢体抽搐及二便失禁，急至当地县人民医院，经查头颅 CT 示：左侧额叶、颞叶、顶叶、枕叶大面积脑梗死，经治疗后好转出院。现因言语不清、健忘明显故来我院就诊。来诊时见，精神恍惚，表情淡漠，思维迟钝，言语不清，缄默少语，行动迟缓，左右及手指辨别不能，10 以内的加减法计算不能，近期记忆力减退，可识别日常生活物品，但不能准确说出该物品名称，不能完成简单指令性动作，答非所问，舌体胖大、舌质暗紫，苔薄黄腻，脉弦滑。

中医诊断：痴呆。

西医诊断：痴呆，脑梗死恢复期，高血压病。

证属：痰瘀阻络证。

治法：健脾化痰、活血通络、开窍醒脑。

方宗：化痰通络汤加减。

处方：茯苓 20 g，陈皮 12 g，姜半夏 12 g，枳壳 10 g，川芎 10 g，红花 10 g，远志 10 g，石菖蒲 10 g，乌梢蛇 10 g，金钱白花蛇 1 条，炙甘草 10 g。

服用半月后，反应较前灵敏，记忆力有所增强，可计算 10 以内的加减法，左右手指辨别能力改善，步态渐稳，但仍感嗳气腹胀，大便干燥难解，舌苔白厚腻，守上方加厚朴 12 g，枳实 15 g 继服上方，腹胀消失，白腻苔已退，继服健脾养胃、祛痰通络之药数十服以巩固其效。

按语：患者为中年男性，平素嗜酒，酒为湿热之品，最易损伤中焦脾胃，年方 40，饮酒已有 20 年，脾胃既伤，则运化失司，则水谷不化精微，反成痰饮，痰饮上蒙清窍，阻滞脑络，则见健忘等症状；流于经络，则四肢乏力，少气懒言；脾足太阴之脉连舌本，散舌下，痰阻舌根故言语不清。患者年龄尚轻，按脉不虚，故治疗首应化痰通络以治其标，后健脾养胃以图其本，化痰通络汤具有补活血化瘀、开窍化痰之效，为治疗痰浊瘀血上蒙清窍之代表方。方中茯苓、陈皮、半夏健脾化湿，燥湿化痰；配合石菖蒲、远志、以化痰开窍；川芎、红花、乌梢蛇以活血逐瘀；全方共奏化痰开窍通络之效，其后邪实渐化，本虚之象显现，缓则治本，使脾胃得健，而阴霾自消。

经典医案 2

患者郭某，男，65 岁，农民，主因“右肢体活动不遂伴言语不利、反应迟钝 3 月余”为主诉入院。患者 1 个月前因情绪波动（与家属吵架）后突然出现右侧肢体软弱无力，言语不清，当地医院查头颅 CT 示：左侧基底节区脑出血，量约 20 mL。在当地给予脱水降颅压、对症及支持治疗后出血基本吸收，但仍有肢体活动不利及反应迟钝现象，今为进一步治疗故来我院。诊时证见：精神一般，表情淡漠，思维迟钝，言语不清，缄默少语，行动迟缓，舌质红，舌根无苔，中间厚腻，脉弦滑。

中医诊断：痴呆。

西医诊断：①痴呆；②脑出血；③高血压病。

证属：肝风挟痰上蒙清窍证。

治法：平肝潜阳。

方宗：镇肝息风汤合黄连温胆汤加减。

处方：川牛膝 30 g，生龙牡各 30 g，代赭石 20 g，白芍 15 g，玄参 12 g，麦冬 10 g，茵陈 6 g，黄连 6 g，陈皮 12 g，茯苓 15 g，白术 10 g，木香 6 g，珍珠粉 2 g（冲），琥珀粉 2 g（冲），朱砂 0.5 g（冲）。

上方服用 15 服后，患者自觉头脑转清，头晕头痛及耳鸣症状明显好转，后以四君子汤合六味地黄汤加减巩固治疗，病情恢复良好。

按语：患者年老体弱，五脏亏虚，肾阴不足则肾水不能濡养肝木，致肝阴不足。中风后脏腑阴阳失调、气血逆乱，中焦脾胃运化失司则痰浊内生，久则郁而化热，形成痰热之象；肝肾阴虚，则肝阳亢逆而上冲于脑，血液随气奔走于上，气升而不降，夹着痰火上扰清窍则神明失养，发为本病。镇肝息风汤为治疗肝阳上亢的代表方剂，具有镇肝息风，滋阴潜阳的功效；温胆汤具有理气化痰，和胃利胆之功效，为治疗胆郁痰扰证的主方。两方合用则标本兼治，可滋养肝肾之阴、收敛上亢之阳气，消除内盛之痰火。珍珠粉、琥珀粉、朱砂皆具有平肝潜阳、镇静安神之效，联用则疗效更佳，腑以通为顺，加用肉苁蓉、厚朴、郁李仁以润肠通便，使浊气得降，清阳得升故而收效。

经典医案 3

患者刘某，女，74 岁，以“倦怠思睡、反应迟钝 3 年，加重 2 个月”为代主诉初诊。既往患 3 次颞叶、基底节区脑梗死，经治疗后遗留右侧肢体活动不遂，日常生活可基本自理。3 年前无任何诱因出现倦怠思睡，沉默寡言及丢三落四现象，曾在多家医院按脑梗死给予中西药物治疗，效果一般，因近 2 个月来又出现头晕耳鸣，表情呆滞，昏不识人，哭笑无常，记忆力严重减退，有出门忘记关火，不能自行穿衣系扣及外出迷路现象，故来诊。发病以来表情呆钝，智力衰退，伴不思饮食，脘腹胀痛，痞满不适，口多涎沫，头重如裹，腰膝酸软，舌质淡，苔白腻，脉滑。

中医诊断：痴呆。

西医诊断：①脑梗死；②痴呆。

证属：痰湿蒙窍证。

治法：豁痰开窍、健脾化浊。

方宗：涤痰汤合四君子汤加减。

处方：党参 15 g，白术 15 g，茯苓 30 g，陈皮 12 g，薏苡仁 20 g，胆南星 15 g，木香 9 g，郁金 15 g，石菖蒲 12 g，益智仁 20 g，菟丝子 15 g，川牛膝 15 g，桑寄生 15 g 甘草 10 g，上方加减治疗 2 个月余，患者精神状态较前好转，表情呆滞明显减轻，情绪较前平稳，记忆力和计算力有所提高，头晕耳鸣基本消失，无腹胀纳差现象。

继上方服 2 个月，随访患者病情较为稳定，后将上方制作为蜜丸长期间断服用，病情稳定。

按语：本例患者年逾七旬，脏腑亏虚，尤以脾肾亏虚为主，既往多次脑卒中病史，中风后阴阳失调，气血逆乱，脏腑功能失调，脉道不利，复加劳累、饮食、情志失宜，则痰浊等邪气内生，日久蕴结而产生瘀毒、热毒、痰毒等，痰瘀久痹脑窍，蕴结成毒，则败坏脑络、损伤脑髓，而成本病。病性属本虚标实之证，治疗上应标本兼顾，健脾益肾以治本，涤痰化瘀开窍以治标。心脾不足，风邪乘之，痰火闭阻脉络导致，方中胆南星、半夏燥湿祛痰，石菖蒲通心开窍，枳实百病皆由痰作祟，而脾为痰之源，故化痰必先健脾，故治以四君子汤益气健脾，以杜生痰之源，同时给予涤痰汤豁痰利气补虚，加用陈皮、木香以醒脾理气，以防破痰，滋补之药妨碍气机，郁金以加强行气活血之力，石菖蒲以化湿祛痰开窍，薏苡仁淡渗利湿健脾。同时酌加益智仁、菟丝子、川牛膝、桑寄生补肾填髓。全方标本兼顾，效果颇佳。

4. 瘀血内阻证

经典案例 1

丁某，男，75 岁，于 2012 年 9 月 15 日以"情绪异常伴反应迟钝 3 个月"为代主诉初诊。患者平素有高血压病病史 5 年，平时服用尼莫地平片每日 2 片，未规律监测血压。半年前无明显诱因患脑梗死，经治疗后病情稳定，但遗留语言欠流利及左侧肢体活动不利。近 3 个月来渐出现情绪不稳，哭笑无常，反应迟钝，神志时清时朦，言语不清，步履不稳。发病来不思饮食，常有恶心，痰多，大便偏干，小便有时不能自控。头颅 CT 提示：脑梗死、脑萎缩。查体：血压 160/90 mmHg，舌质暗红，苔白腻，脉弦滑。精神萎靡，表情呆钝，目光呆滞，反应迟钝，记忆力减退，判断力与定向力不准确，不能说出自家胡同和现在所在的地方，100 以内的加减法仅能计算出一步。

中医诊断：中风后痴呆。

西医诊断：①痴呆；②脑梗死。

证属：气虚痰瘀，痹阻脑络证。

治法：益气活血，化痰开窍。

方宗：补阳还五汤合温胆汤加减。

处方：黄芪 20 g，当归 15 g，川芎 15 g，赤芍 12 g，地龙 10 g，姜半夏 12 g，胆南星 12 g，竹茹 12 g，天竺黄 15 g，生龙骨、生牡蛎各 30 g，郁金 15 g，石菖蒲 12 g，枳实 15 g，炙甘草 6 g。每日 1 服，水煎服。

二诊：服上方10服后，患者神志较前有好转，舌苔逐渐转薄，已无恶心等不适，食欲较前增强，大便通畅。上方去胆南星、天竺黄，加桃仁10 g，红花15 g加强活血化瘀之功。因患者舌苔厚腻减退，且无腹胀等症状，故黄芪加量至60 g，继服20服，精神状态明显好转，反应较前灵敏，哭笑无常现象减少，言语较前流利。

为巩固疗效，上方水泛为丸，每次3 g，每日3次，继服2个月。2个月后随访未再复发。

按语：该患者年余七旬，素体肝肾亏虚，气血不足，因血为气之母，气为血之帅，气虚无力行血则血流阻滞脉道造成气虚血瘀，血液涩滞阻碍津液正常输布，则痰浊由生。痰浊瘀血交阻，使脏腑化生的气血不能正常荣养精明之府，元神之府失灵，则发为呆病。治疗上应以活血化瘀，补气养血，化痰开窍为治法，故选用补阳还五汤合温胆汤加减。补阳还五汤出自《医林改错》卷下瘫痿论方。方中黄芪大补元气，气为血之帅，气行则血行，使气旺则血行，消瘀而不伤正，为君药。臣以当归尾活血和血，具有化瘀不伤血之妙。川芎、赤芍、桃仁、红花助当归尾活血祛瘀。地龙长于行散走窜，通经活络。石菖蒲、胆南星、天竺黄、枳实理气化痰，开窍醒脑。姜半夏、竹茹和胃止呕。《本草经续》曰："痰，水也，随火而生，龙骨引逆上之火，泛滥之水而归其他，若与牡蛎同用，为治痰之神品。"故马云枝教授认为应重用生龙牡各30 g，且可发挥重镇潜阳安神之功效。诸药合用活血通脉、化痰开窍，使元气得充，痰瘀得化，则元神恢复正常思维活动。随证加减：若脾虚明显，加用人参、白术健脾益气；兼有肝气郁滞者，加郁金、厚朴以行气解郁，豁痰醒神；远志安神益智；痰热明显者加黄芩、竹茹；头晕目眩加天麻除风止眩；失眠多梦加炒枣仁、茯神健脾宁心安神；耳鸣耳聋者加磁石；大便秘结者加郁李仁、火麻仁润肠通便；腰膝酸软明显者，加桑寄生、川牛膝、菟丝子滋补肝肾。

经典医案2

患者张某，男，74岁，主因"外伤后意识障碍"来诊。患者于2012年1月25日被机动车撞伤头部后昏迷不醒，曾在当地医院及我院治疗后神志渐转清，复查头颅CT提示蛛网膜下腔出血吸收，多发性腔梗，但患者时有烦躁及头晕不适，夜间有胡言乱语，气短懒言，遂来诊。查体：舌质暗红，苔薄白，脉弦细。神志清，精神差，神情倦怠，形体消瘦。双肺呼吸音粗，未闻及干湿性啰音，心率72次/min，心音低钝，律齐，各瓣膜听诊区未闻及病理性杂音。神经系统检查：意识清，思维时有错乱，记忆力、计算力减退，夜间时有谵语及幻视，四肢肌力4级，肌张力正常，腱反射存在，右侧病理征阳性。

中医诊断：脑外伤后痴呆。

西医诊断：①脑外伤综合征；②脑梗死；③痴呆。

证属：瘀血阻窍证。

治法：活血化瘀通络。

方宗：通窍活血汤合香砂四君子汤加减。

处方：桃仁9 g，红花12 g，川芎12 g，赤芍12 g，白芷15 g，生姜3片，大枣3枚，木香6 g，砂仁3 g，茯苓15 g，陈皮12 g，党参12 g，白术10 g，炙甘草3 g。

7服，水煎服，每日1服，分早晚2次温服。

二诊：2012年2月1日上方继服2周，2012年2月15日上方加入促智开窍的天麻15 g，益智仁20 g，患者服药2月余，记忆力较前增强，夜间胡言乱语明显减少。

按语：马云枝教授指出，患者为年余七旬，老年男性，五脏功能均亏，本次发病复因外伤后血溢脉外，离经之血瘀阻脑络所致，加之患者脾胃功能虚弱，故选通窍活血汤合四君子汤加减，方中麝香芳香开窍，因其价格昂贵，马教授多用白芷代替，现代药理研究显示白芷具有醒脑开窍、中枢兴奋作用，桃仁、红花、赤芍、川芎行血祛瘀；生姜、大枣调和营卫；因脾胃为后天之本，气血生化之源，脾胃气虚则受纳与健运乏力，四肢肌肉无所禀受则四肢乏力；脾为肺之母，脾胃气虚则肺气先绝，故见气短及语声低微等症，故以四君子汤益气健脾，补后天以充先天。综观全方，活血化瘀养血而不伤血，醒脑开窍而不伤神。马云枝教授认为，在临床应用中可加入全蝎、蜈蚣等虫类药物以加强息内风、通经络的作用；加入三七止新血的同时活血化瘀；加入丹皮加强祛血分之瘀的作用；加入大黄，在通腑气的同时加强活血通络之功；加入黄芪益气通脉，使气旺血行，瘀去络通。

经典医案 3

患者高某，女，73 岁，以“反应迟钝、健忘 4 个月余”来诊，既往患高血压病 3 年，未规律服用降压药物，平素血压控制不详。曾于 2009 年 5 月 2 患侧脑室前角脑梗死，经治疗后遗留言语不利，于 4 个月前无明显诱因出现精神萎靡、反应迟钝、言语重复，记忆力明显减退，常有丢三落四、出门忘记锁门现象，遂至当地医院按“脑梗死”治疗月余后病情稍减轻，近 2 周来出现烦躁不安、强哭强笑，为进一步诊疗遂来我院。查体：神情呆滞，表情淡漠，语声低微，善悲欲哭，神疲乏力，倦怠懒言，舌质暗紫，脉细涩，饮食差，二便基本正常。左侧鼻唇沟变浅，伸舌左偏，左侧巴宾斯基征阳性，左侧查多克征阳性。颈动脉彩超示：双侧颈部动脉粥样硬化并斑块形成。心电图示前侧壁 T 波改变。头颅 MRI 回示多发性基底节、侧脑室旁脑梗死，脑萎缩，脑白质脱髓鞘。头颅 MRA 提示：颅内动脉多发硬化及重度狭窄。

中医诊断：中风后痴呆。

西医诊断：①痴呆；②多发性脑梗死；③高血压病 3 级(极高危)；④冠心病。

证属：瘀血阻络证。

治法：益气化瘀。

方宗：补阳还五汤合归脾汤加减。

处方：黄芪 30 g，当归 15 g，桃仁 15 g，枳壳 12 g，川牛膝 15 g，赤芍 12 g，柴胡 6 g，生地黄 15 g，川芎 12 g，桔梗 6 g，水蛭 10 g，白术 10 g，茯苓 30 g，远志 15 g，葛根 15 g，生龙牡各 30 g，炙甘草 6 g。

以上方为基础方加减治疗月余，患者精神状态较前明显好转，但仍时有强哭，记忆力仍较差。

仍以上方加减服用 2 月余，患者反应较前灵敏，情绪基本稳定，近事记忆较前好转，已可记起吃过的餐，强哭症状未再出现，日常生活的自理能力较前增强。

按语：患者为老年女性，素体虚弱，脾胃受损，健运失司，气血生化乏源，气虚无力推动血行导致血行不畅；中风后阴阳失调，气血逆乱，阻于脑窍发为本病。《灵枢邪客》曰：“心者，五脏六腑之大主也，精神之所舍也。心气虚则悲，实则笑不休，心气不足，则哭笑无常。”临床脑梗死患者常出现强哭强笑症状，中医认为这与心主神志的功能失调有关。此证为本虚标实之证，本虚为心脾亏虚，标实为瘀血阻窍，脑神失养故见健忘、精神萎靡、反应迟钝等症。“脉管无气，必停留为瘀”，本病治疗的关键在益气化瘀。补阳还五汤为治疗瘀血内阻证，具有益气活血通络之功效。归脾汤具有益气补血、健脾养心之功。两方合用则气血生化有源，气旺则血行，既行血分之瘀滞，又解气分之郁结，活血而无耗血之虑，行气又无伤阴之弊，方中黄芪、葛根、柴胡、桔梗皆有升举清阳之效，川牛膝引血下行，升降兼顾，既可升达清阳，又可降泄下行，使气血调和，加用生龙骨、牡蛎以重镇安神。诸药合用，共奏养心益气化瘀之效。

5. 阴虚血瘀证

经典案例

罗某，女，61 岁，以“头昏脑涨伴健忘乏力 4 年余”为主诉来诊。患者既往有高血压病史 4 年余，服用硝苯地平，血压控制在 130/90 mmHg，由于 10 多年来先后照顾 6 个学龄前的孙子及孙女，常年操劳过度，经常出现头昏脑涨，并因子女感情问题受到惊吓，且经常生气，出现头昏脑涨加重，时有视物旋转，恶心呕吐，伴急躁易怒，胁肋胀痛，健忘乏力，经常忘记做过的事情，说过的话，有时出门找不到家，忘记亲属名字，曾在上海某医院查头颅核磁提示双侧海马萎缩（1 级）、多发脑梗死，具体用药名、药量不详，效果欠佳，近 1 个月来上述症状加重，记忆力明显下降，言语障碍，迷路，不识家人，咽干口苦，夜尿频数，为进一步诊疗今来诊。查体：慢性面容，精神萎靡，反应迟钝，左侧鼻唇沟变浅，舌红少津，脉弦细。

中医诊断：痴呆。

西医诊断：老年性痴呆。

证属：肝肾阴虚，肝气郁滞证。

治法：滋阴疏肝。

方宗：一贯煎加减。

处方：北沙参 15 g，麦冬 15 g，当归 15 g，地黄 15 g，枸杞子 15 g，炒川楝子 10 g，炙甘草 3 g，石菖蒲 12 g，醋郁金 12 g，盐益智仁 20 g，制远志 10 g，酒苁蓉 20 g，熟地黄 9 g，百合 20 g，合欢皮 20 g，珍珠母 30 g，藏红曲 3 g。

共 14 剂。用法：水煎服。频次：每日 1 剂，日 2 次。

按语：该患者平素操劳过度，加之“年过四十，阴气自半”，又肝藏血，主疏泄，体阴而用阳，喜条达而恶抑郁，肝肾阴血亏虚，肝体失养，则疏泄失常，肝气郁滞，进而横逆犯胃，故胁肋胀痛、咽干口苦；肝藏血，肾藏精，精血同源，肝阴和肾阴相互滋养，肝肾相生，故肝气久郁，郁久化火，耗伤阴津，阴津暗耗，阴虚津液不能上承，故咽干口燥、舌红少津；阴血亏虚，血脉不充，肾精亦失养，故而见健忘乏力，不识亲属、脉弦细等。肝肾阴血亏虚而肝气不舒，治宜滋阴养血、柔肝解郁。方中重用生地黄滋阴养血、补益肝肾为君，内寓滋水涵木之意。当归、枸杞养血滋阴柔肝；北沙参、麦冬滋养肺胃，养阴生津，意在佐金平木，扶土制木，四药共为臣药。佐以少量川楝子，疏肝泄热，理气止痛，复其条达之性。该药性虽苦寒，但与大量甘寒滋阴养血药相配伍，则无苦燥伤阴之弊。诸药合用，使肝体得养，肝气得舒，则诸症可解。在滋阴养血药中，佐川楝子疏肝理气，补肝与疏肝相结合，以补为主，使肝体得养，而无滋腻碍胃遏滞气机之虞，且无伤及阴血之弊。全方组方严谨，配伍得当，兼顾“肝体阴而用阳”的生理特点，以滋阴疏肝。在上方中再加石菖蒲、益智仁以化痰开窍，补肾固精；醋郁金、制远志以疏肝解郁，安神益智；酒苁蓉、熟地黄补肾阴，益精血；百合、合欢皮、珍珠母以养心重镇安神。

第四节　马云枝教授治疗失眠经典医案

1. 痰热扰神证

经典医案 1

常某，男，54 岁，河南驻马店人，以“失眠多梦 12 年余”为主诉就诊。患者既往从事商品批发销售工作，生意红红火火，每年的收入颇丰，由于爱交友、喜朋友，经常与朋友吃宵夜饮酒至凌晨 2 点左右，生活作息欠规律，因此近 12 年来经常出现失眠多梦，曾间断在医院进行诊疗，按失眠焦虑给予喹硫平、氟伏沙明片等抗焦虑药物，疗效一般。自 2020 年 2 月起，由于新冠疫情肆虐蔓延，商品流通渠道一度受阻，导致原本红火兴隆的生意日趋惨淡萧条，面对这样的状况，他忧思伤神，寝食难安，本来性格外向开朗、爱和朋友交友应酬的他性格变得孤僻悲观，常常一个人坐着发呆，为了缓解压力，常一个人借酒浇愁，每天抽烟 30 支以上，近 2 个月来失眠症状有加重，几乎整夜没有睡意，伴头昏脑涨，心烦意乱，头身困重，情绪不稳，急躁易怒，食欲缺乏，大便黏滞，小便黄赤。查体面色晦暗，愁容满面，唉声叹气，大腹便便，形体超重，体重 110 kg 左右，舌体胖大，舌质暗紫，苔黄厚腻，脉弦滑数。

中医诊断：不寐。

西医诊断：失眠。

证属：痰火扰神证。

法宜：清热化痰，和胃安神。

方宗：黄连温胆汤加味。

处方：黄连 9 g，半夏 12 g，陈皮 15 g，枳实 15 g，竹茹 12 g，苍术 12 g，白术 12 g，炒神曲 15 g，茵陈 12 g，川楝子 10 g，珍珠母 30 g，牡蛎 30 g。

10 服，水煎服，日 1 服，分 2 次温服。

按语：患者年逾五十，平素工作繁忙，加上有一定的经济实力，生意场上熟人多，朋友广，每周聚会时间 2 次以上，导致作息时间不规律，长期熬夜，加上长期大量抽烟，每天抽烟 30 支，长此以往给脾胃增加大量负担，《素问・经脉别论篇》曰：“饮入于胃，游溢精气，上输于脾，脾气散精，上归于肺，通调水道，下输膀胱，水精四布，五经并行。”该患者长期嗜食肥甘厚味，导致脾胃运化功能受损，酿生痰浊，痰湿日久壅遏化热，扰动神魂，发为不寐，即中医所讲“胃不和则卧不安”。而此次就诊因疫情期间生意下滑，情志不遂，肝气郁结，七情内伤，导致失眠加重，更见胸胁胀满，情绪不稳等肝郁气滞之象。又因湿热阻滞中焦，清阳不升，浊阴不降，故见头重昏沉，腑气不通，则大便黏滞；舌体胖大，苔黄厚腻，脉滑数，亦为痰火扰神之象，治以黄连温胆汤加减。方中半夏辛温能于脾中涤痰除垢，痰湿去则脾自健，故有“不眠者以半夏通其阴阳，得卧”之言；竹茹清热化痰，止呕除烦；枳实行气消痰，使痰随气下；陈皮理气燥湿、茯苓健脾渗湿，以杜生痰之源，因实火非清不除，故常加苦寒之黄连，清泻上焦火热及中焦痰火，全方配伍有温凉并进，清胸中之热，去内扰之痰。而且现代的药理研究亦证实了温胆汤具有调节中枢神经、自主神经和内分泌系统的功能，对治疗痰热内扰型失眠有明确疗效。在原方基础上，加苍术芳香化湿，白术、炒神曲等健运脾胃，消食和胃；再加茵陈、川楝子舒发肝气，珍珠母，牡蛎以重镇潜阳安神。

经典医案 2

李某，女，53 岁，以“失眠多梦 20 余年”为主诉就诊。李某的失眠开始于 1994 年。刚产下二胎的她身体虚弱，又因家中变故变得郁郁寡欢、夜不能寐。李某来诊时自述：“我心里事情多，总是感觉心烦意乱，一到晚上就睡不着，最多睡两三个小时。”为了能好好睡上一觉，她曾多次求医，治疗失眠的药物吃了一大堆，收效甚微。其儿子向我们展示了她服用的药物清单，各种镇静催眠药一共 9 种，有镇静催眠的、有抗焦虑抑郁的。20 余年入睡困难的经历使得李某几近崩溃，甚至多次产生了自杀的念头。在朋友介绍下，李阿姨得知马云枝教授在治疗失眠方面经验丰富，帮助很多失眠患者恢复了正常睡眠，便慕名前来。该患者由于长期超量服用安眠药、抗焦虑药等肌松剂药物，她的身体酸软无力，心烦意乱更甚，入睡更加困难。查体可见面色潮红，形体超重，舌体庞大，舌质暗紫，舌苔黄腻，脉弦滑。

中医诊断：不寐。

西医诊断：失眠。

证属：胆郁痰扰证。

法宜：理气化痰、清胆和胃。

方宗：温胆汤加味。

处方：姜半夏 12 g，姜竹茹 15 g，炒枳实 15 g，陈皮 15 g，炙甘草 6 g，茯苓 20 g，牡蛎 30 g，珍珠母 30 g，首乌藤 20 g，醋郁金 20 g，合欢皮 20 g，百合 20 g，醋龟甲 20 g，瓜蒌 15 g。

7 服，水煎服，日 1 服，分 2 次温服。

按语：马云枝教授指出李某的失眠“祸起”抑郁，主要表现为阴虚阳亢、情志向急、痰火扰神，辨证为胆郁痰扰证。在治疗上以理气化痰、清胆和胃为主，方选温胆汤加减。李某按方服药不到 1 周，睡眠时间增加了一倍多。温胆汤为祛痰剂，具有清利胆气的功效，进而能治疗虚烦不眠（即内心烦乱，难以入睡）。方中半夏降逆和胃，燥湿化痰为君。竹茹清热化痰、止呕除烦，枳实行气消痰、使痰随气下为臣；陈皮理气燥湿，茯苓健脾渗湿为佐；百合、合欢皮有开心、舒肝之效，生牡蛎有镇静安神之效，醋龟甲有滋阴潜阳之效。诸药合用，共奏理气化痰，清胆和胃之效。对于李阿姨所服用的 9 种抗焦虑药、安眠药，因其明显出现了药物依赖，此时不能将所有药物立即停掉，易出现“戒断反应”，而应逐步减少药量，直至李阿姨摆脱药物依赖。

经典医案 3

申某，男，31 岁，以“倦怠乏力 3 年”为主诉就诊。2019 年 11 月 15 日中午时分，门诊即将结束的时候，来了一位形体超重的男子。经问诊，患者自诉睡觉较多，于近 3 年来经常感到倦怠乏力，伴头昏沉不适，偶有头痛，注意力不集中，畏寒怕冷，二便基本正常，夜尿频。问其工作及生活作息时间，患者现从事个体小商品经营工作，工作时间可自己支配，故经常熬夜到半夜三更，入睡后有打鼾现象。次日常常睡觉到十点多钟，但白天仍然感到身困乏力，倦怠思卧，头昏脑涨，耳鸣等，并且做事打不起精神，注意力不能集中。自诉曾经有一次白天在骑电动车时因为犯困而撞到路边栏杆上，还有一次开车时睡着，与人发生碰撞，导致车祸。患者对此感到异常苦恼，并且对生活提不起兴趣，做事打不起精神，为此慕名前来就诊。查体可见：慢性病容，精神萎靡，形体超重，语声低沉无力，舌质暗，舌体胖大，苔黄，脉弦滑。

西医诊断：失眠。

证属:痰湿内蕴证。

法宜:健脾化痰。

方宗:温胆汤加味。

处方:半夏 12 g,竹茹 12 g,枳实 12 g,橘皮 18 g,炙甘草 3 g,茯苓 20 g,陈皮 15 g,生姜 3 片,大枣 3 枚。

7 服,水煎服,日 1 服,分 2 次温服。

按语:马云枝教授指出患者中年男性,平素生活作息不规律,活动量不足,患者本身并非嗜睡或者发作性睡病,而是看似睡得多,实则睡的少,根据“久卧伤气”理论,气虚不能运行津液,而致痰湿内停。《清代名医医案精华·不寐》记载:“忧思抑郁,最损心脾……心为君主之官,脾乃后天之本,精因神怯以内陷,神因精伤而无依,以故神扰意乱,竟夕不寐。”认为心脾两虚可致精神不足,而致不寐。加之平素嗜食肥甘厚味,饮食不节,损伤脾胃,脾虚不能运行津液,而致痰浊内生,日久化生痰热。痰浊上扰清空,而致头部昏沉,昏昏欲睡,实则深度睡眠不足。因此予以清热化痰之法,化黏滞之痰,痰化则脑窍得清,精神乃治。方中半夏辛温,有和胃降逆,化痰燥湿之功;竹茹,甘淡微寒,可除烦止呕,化痰清热,和胃清胆;与半夏相配,既可和胃化痰,又可清痰热,令胆气清肃,胃气顺降,则胆胃得和,烦呕自止;枳实行气消痰,使痰随气下,乃治痰须治气,气顺则痰消之理;陈皮理气躁湿;茯苓健脾渗湿,杜绝生痰之源,则湿去痰消;生姜、大枣可培土和中,则水湿无以留聚。炙甘草,甘、平,可益气和中,调和诸药。诸药合用,达清胆和胃、理气化痰、除烦止呕之效。《时方歌括》卷下云:“二陈汤为安胃祛痰之剂,加竹茹以清膈上之虚热,枳实以除三焦之痰壅,热除痰清而胆自宁和。”并嘱其适当加强锻炼,调整生活作息规律,增加与家人的沟通交流,增加生活中的参与度,忌烟酒及辛辣刺激食物。

2. **心脾两虚证**

经典医案 1

张某,女,47 岁,从事个体生意工作,以“失眠多梦 3 年”为主诉就诊。3 年前患者儿子罹患成釉细胞癌不幸去世,对其心理造成极大打击,终日悲伤哭泣,由于过度思念儿子,精神几近到达崩溃的边缘,经常噩梦纷纭,被噩梦惊醒,大声喊叫。近几年情绪稍有好转,但又经常出现失眠多梦,入睡困难,每晚睡眠时间不足 3 h,伴头晕昏沉,身困乏力,腰膝酸软,腹胀纳差,并有长吸一口气为快现象。为摆脱失眠的折磨,曾先后辗转多家医院进行诊疗,并服用舒眠胶囊、盐酸曲唑酮等药物,但症状仍未改善。

中医诊断:不寐。

西医诊断:失眠。

证属:心脾两虚证。

法宜:健脾养心。

方宗:柏子养心汤加味。

处方:黄芪 12 g,人参 10 g,茯神 15 g,茯苓 15 g,柏子仁 15 g,五味子 15 g,川芎 15 g,生姜 6 g,大枣 3 枚,甘草 3 g,醋龟甲 20 g,珍珠母 30 g,牡蛎 30 g,首乌藤 30 g。

10 服,水煎服,日 1 服,分 2 次温服。

按语:本案患者已经 47 岁,因儿子不幸患病去世,常悲伤哭泣,悲则气消,导致心气虚,加之思虑过度，五志过极，伤及心脾，心伤则阴血暗耗，神不守舍，脾伤则生化之源不足，气血津液俱呈亏虚状态，加之近期操劳过度，更使脾胃虚弱，气血暗耗，气血亏虚不能上养于心，神明失藏，则失眠多梦。治疗首当健脾养心，选用柏子养心汤加减。因患者气血亏虚为本，故治疗时取气能生血之意，以人参、黄芪健脾益气生血以治其本，方中黄芪、人参为君，补脾益气。臣以当归补血养心，与黄芪、人参配伍，以培气血不足；茯神、茯苓养心安神，以治神志不宁。佐以柏子仁、五味子补心安神顶悸；川芎调肝和血，且使诸药补而不滞；煎加生姜、大枣更增加益脾和中、调和气血之功。甘草调和诸药，且与参芪为伍，以增强益气之功，用为佐使。诸药配伍，补益气血，养心安神，故以“养心”名方。本方气血并补重在益气；心脾同治，重在养心安神。又因此年龄阶段肝阴精及肝血生理性不足，阴虚于下，阳亢于上，故在原方基础上加咸寒归肝肾经的醋龟甲以滋阴潜阳，补益肝肾；加珍珠母、牡蛎以重镇潜阳安神，再加首乌藤以养心安神。

经典医案 2

郑某，女，40 岁，河南郑州市新郑市人，曾做人流术 3 次。近 5 年来经常失眠多梦，每日需服镇静催眠药方可入睡。近 3 个月来因父母接连生病，奔波劳累，症状加重，每日服安定 3 ~ 4 片仍不能入睡，时有做噩梦现象，伴头晕心悸，神疲倦怠，手足不温，腰膝酸软，纳少便溏，故来诊。查体慢性病容，面色无华，神情憔悴，神经系统检查未见异常，舌质淡，苔薄白，脉沉细。

中医诊断：不寐。

西医诊断：失眠。

证属：心脾两虚，心神失养证。

法宜：补益心脾，养血安神。

方宗：归脾汤加减。

处方：党参 9 g，炒白术 12 g，当归 15 g，黄芪 15 g，远志 15 g，茯神 12 g，木香 12 g，龙眼肉 15 g，苍术 12 g，炒扁豆 12 g，珍珠母 30 g，女贞子 15 g，墨旱莲 15 g。

服药 12 服，患者病情好转，但仍感四肢不温，去苍术、炒扁豆，加干姜 10 g、桂枝 12 g 以温经通脉，继服 10 服，病情痊愈。

按语：马云枝教授认为本案患者多次小产，耗气伤血，素本亏虚，加之家事繁忙，操劳过度，忧思伤脾，暗耗精血，导致脾虚失运，精微不化，气血两虚，心神无从得养，神不归体，寐时过少。心主血，其华在面，血虚不能上荣于面，所以面色无华；生化之源不足，血少气虚，故神疲肢倦，舌质淡，苔薄白，脉沉细等均为气血亏虚之象，故治以补养心脾，以生气血，方选用归脾汤加减，方中党参、黄芪、白术、甘草以补气健脾；当归、龙眼肉滋养营血；茯神、远志宁心安神；木香理气醒脾，补而不滞；本方重在健脾补气，意在生血，使脾旺则气血生化有源。方中加珍珠母 30 g 以重镇安神。腰为肾之府，肾主骨生髓，后天无以充养先天，肾精亏虚，可见腰膝酸软，故添加女贞子、墨旱莲以补益肝肾；脾虚湿盛则见纳少便溏，加苍术、炒扁豆健脾燥湿止泻，标本兼顾，效果显著。

经典医案 3

患者任某，男，50 岁，河南商丘睢县人，农民，患者既往有高血压病、冠心病病史，平素腹胀纳差，于 2 年前在郑州某医院行冠脉支架植入术后经常出现失眠多梦，入睡困难，多梦易醒，甚则辗转反侧，彻夜不寐，每日需服安定 2 ~ 3 片方能入睡，伴头晕耳鸣，视物昏花，心悸胸闷，健忘乏力，腹胀便溏，慕名前来找马云枝教授进行诊疗。查体慢性病容，神情憔悴，面色无华，舌体胖大，舌质淡暗，舌边有齿痕，舌苔薄白，脉沉细。

中医诊断：不寐。

西医诊断：失眠。

证属：心脾两虚证。

法宜：健脾益气，养心安神。

方宗：归脾汤加减。

处方：党参 10 g，黄芪 15 g，当归 15 g，茯神 30 g，炒白术 12 g，丹参 30 g，远志 12 g，首乌藤 30 g，珍珠母 30 g，百合 30 g，炙甘草 3 g

二诊：服用上方 8 服后，患者头晕及身困乏力较前减轻，时有上腹部饱胀不适，方中去党参、珍珠母，加柏子仁 30 g 以养心安神，润肠通便。继服 16 服。

三诊：服药后患者每晚入睡 5～6 小时，舌质淡红，苔薄白，脉沉，巩固治疗 2 周，诸症渐愈。

按语：马云枝教授指出患者为中老年男性，既往有高血压病史，且常感心前区不适，于 2 年前行冠脉支架植入术，加之长期纳食不佳，脾虚失运，精微水谷无力化生气血，气血亏虚，心神失养，则见不寐。结合面色无华，脘痞腹胀，神疲乏力，辨证属一派气血虚少之象。心为君主之官，神明出焉，而水谷之精，得脾运化，浊气归心，奉心化赤，若营血充足则心神清明，夜寐自安。不寐病位在心，但责之于脾，脾胃乃气血化生之源，脾气健旺，运化正常，气血化生有源，上奉于心则神明得养；脾胃虚弱，纳运失宜，则食少倦怠；血虚不能上养于心，神明失藏，则失眠惊悸。考虑患者既往有冠心病，心气亏虚，心脉瘀阻，心主血脉，脾主生血，心为脾之母，母子俱虚，治疗首当健脾养心，选用偏重健脾益气之归脾汤加减。因患者气血亏虚为本，故治疗时取气能生血之意，以党参、黄芪、白术健脾益气生血以治其本；心血不足，心神失养，以茯神益气宁心安神，酸枣仁、柏子仁养血安神，心血亏虚，心脉瘀阻，添加偏走心经之丹参活血行血；心悸不寐，甚则彻夜难眠者，加珍珠母重镇安神。在此特别强调，治疗过程中当注意，有些患者看似体质虚弱，理应补虚为要，但虚不受补，气虚运化失权，补益滋腻碍脾，可致头重昏蒙、发热、纳呆等症，因此治疗中需掌握好用药分寸，以免党参、黄芪等补之失宜。

3. 肝郁气滞证

经典医案 1

李某，女，55 岁，以“失眠多梦伴心烦不适 1 年”为主诉就诊。患者自述近 1 年来经常睡不着觉，有时候甚至彻夜不能入睡，除此之外还经常感到情绪低落，伴心慌胸闷，有长深吸气一次为快的现象，四肢及头部震颤，无明显的畏热怕冷，二便基本正常。因在电视上看到马云枝教授有关失眠的讲座而感触颇深，为此慕名前来就诊。来诊可见其愁容满面，追问病史，原来患者近年来与丈夫长期两地分居，长此以往出现猜忌，夫妻感情不和，争吵日益剧增，时有自杀念头，因此导致长期失眠。查体可见：慢性病容，精神憔悴，眼周发青，舌质暗，苔白腻，脉弦。

中医诊断：不寐。

西医诊断：失眠。

证属：肝郁气滞证。

法宜：疏肝解郁安神。

方宗：越鞠汤加味。

处方：香附 15 g，川芎 15 g，苍术 15 g，栀子 15 g，六神曲 15 g，白术 15 g，姜半夏 12 g，炙甘草 6 g，郁金 15 g，远志 15 g，珍珠母 30 g，牡蛎 30 g，百合 20 g，茯苓 18 g。

7 服，水煎服，日 1 服，分 2 次温服。

按语：马云枝教授指出肝为“刚脏”，五行属木，喜调达而恶抑郁，主疏泄，调畅气机，七情所伤，首先犯肝，肝之疏泄失调，以致魂不能藏于肝，阳气动而不静，神不潜藏而发生不寐。患者为中老年女性，既往有夫妻感情不和争吵的诱因，从而导致情志不遂，肝气郁结，肝郁化火，邪火扰动心神，心神不安而不寐。治疗以疏肝解郁安神为要，中药用越鞠汤加安神之品。方中香附疏肝解郁，以治气郁，为君药。川芎辛香，为血中气药，既可活血祛瘀，以治血郁，又可助香附行气解郁之功，为臣药。栀子清热泻火，以治火郁；苍术燥湿运脾，以治湿郁；神曲消食导滞，以治食郁。三药共为佐药。郁金为气中之血药，善疏肝理气行血，为治疗女子疾患之要药。《清代名医医案精华·不寐》记载：“忧思抑郁，最损心脾……方，茯苓、白术、姜半夏健脾渗湿，杜绝生痰之源，则湿去痰消；百合补血养心安神，远志安神益智，对于失眠良久，睡眠质量差着，常选用重镇安神药如珍珠母、牡蛎等，生牡蛎收涩安神，滋阴潜阳，珍珠母入肝安魂，宜镇潜防其久耗阴血；炙甘草，甘、平，可益气和中，调和诸药，为使药。并嘱患者适当加强锻炼，培养生活中的兴趣爱好，增加与家人的沟通交流，增加生活中的参与度。

经典医案 2

孙某，女，38 岁，河南新乡获嘉县人，平素体健，月经量少，色暗，痛经。患者于 3 年前因夫妻感情不和，经常争吵，出现失眠多梦，常感似睡非睡、似醒非醒，伴情绪低落，多愁善感，疑心重重，经常怀疑别人说自己坏话，时有心慌胸闷，常有深吸气一次为快现象，曾在外院按焦虑症进行治疗，病情稳定。近 1 周来因工作压力较大上述症状加重，并有厌世感，工作效率低下，因在电视上看到马云枝教授有关失眠的讲座感触颇深，故慕名前来诊疗。查体慢性病容，神情憔悴，眼周发青，舌暗红，苔薄黄，脉弦细。

中医诊断：不寐。

西医诊断：失眠。

证属：肝郁气滞证。

法宜：疏肝解郁，清心安神。

方宗：柴胡疏肝散加减。

处方：醋柴胡 15 g，陈皮 12 g，川芎 15 g，醋香附 15 g，炒枳壳 9 g，炒白芍 12 g，茯苓 15 g，党参 6 g，炙甘草 3 g，牡蛎 30 g，茵陈 15 g，合欢皮 20 g，百合 20 g。

二诊：服药 8 服后，患者睡眠较前改善，情绪较前稳定，但仍有思虑过多、做事缺乏耐力和兴趣现象，在上方中加柏子仁 20 g、酸枣仁 20 g 以养心安神。

三诊：服药 10 服后，入睡深度明显改善，全身有力，情绪自制，心境佳，但感时有头晕，颈项部酸困疼痛，上方加葛根 15 g、天麻 15 g 以改善症状。照上方服用 20 服以巩固治疗。

按语：马云枝教授指出肝为“刚脏”，五行属木，喜条达而恶抑郁，主疏泄，调畅气机，七情所伤，首先犯肝，肝失条达，郁久化热，热之渐为火，火热上扰心神则夜寐不安；肝之疏泄失调，以致魂不能藏于肝，阳气动而不静，神不潜藏而发生不寐。本例患者，青中年女性，既往有夫妻感情不和争吵的诱因，根据情绪低落、善太息、疑虑过度等表现，辨证属肝郁气滞型失眠。女子以肝为先天，肝喜调达而恶抑郁，肝木畅达则情志纾解，肝郁气滞则郁久化火，耗伤阴血，而见情绪不稳，头发脱落；肝木横逆犯脾则食欲减退，身困乏力。治疗以疏肝解郁安神为要，用柴胡疏肝散加安神之品。对于失眠良久，睡眠质量差者，常选用重镇安神药如珍珠母、牡蛎等，对于女性患者，肝火伤阴，心血不足，常加补血养心安神药如首乌藤、柏子仁、酸枣仁、百合等；若情志不畅，悲伤欲哭者，用合欢皮解郁安神；伴头晕乏力者，常用天麻、葛根；伴头昏沉不适，项背酸沉者，加蔓荆子、谷精草、牛膝、葛根等。方中茵陈一药，性苦微寒，善行肝胆，为清肝利胆之要药，取其疏肝利胆之功；对于长期失眠焦虑的患者，肝木乘脾，通常纳呆食少，伴有慢性胆囊或胃肠疾患；而有胃疾者，胃不和则卧不安，常伴有失眠焦虑，故在治疗失眠的同时需兼顾脾胃，方中陈皮理气和胃；郁金为气中之血药，善疏肝理气行血，为治疗女子疾患之要药，并辅以益母草、泽兰活血通络。

经典医案 3

唐某，女，45 岁，河南孟津县人，务农，患者于近 5 年来因盖房常与邻居争吵生气后出现入睡困难，多梦易醒，醒后难以入睡，伴头晕头痛，经前胸胁乳房胀痛，急躁易怒，身困乏力，症见神情憔悴，舌暗红，苔薄黄，弦脉细。

中医诊断：不寐。

西医诊断：失眠。

证属：肝郁气滞，化火扰神证。

法宜：疏肝解郁，安神理气。

方宗：柴胡疏肝散加减。

处方：醋柴胡 15 g，白芍 10 g，川芎 12 g，陈皮 12 g，制香附 10 g，枳壳 12 g，丹皮 12 g，牡蛎 30 g，首乌藤 30 g，珍珠母 30 g，黄芩 10 g，炙甘草 3 g。

10 服，水煎服，每日 1 服，分早晚 2 次温服。

二诊：患者自诉睡眠较前改善，情绪较前稳定，头晕头昏减轻，原方再服 15 服，寐安。

按语：肝乃将军之官，禀春木之性，木性本直，喜条达而恶抑郁，由于情志郁怒或精神创伤，肝失疏泄，肝气不舒，郁而气滞，气血运行不畅，欲伸而不达，内扰神志，魂不安藏，暗耗肝血，木中之血上不能润养心神而发不寐。考虑患者常与邻居争吵生气及其胸胁乳房胀痛、急躁易怒及脉弦细，可判断其证属肝郁气滞，加之头晕头痛，舌红苔黄，可见已有化火之征兆，患者常出现情绪急躁易怒，胸胁乳房胀痛；肝阳易亢，阳亢于上出现头晕头痛，肝气易逆，气不循经，则扰神而发不寐。方中醋柴胡、香附、川芎疏肝解郁、理气活血，经曰"肝以散为补"，以柴胡之散以疏肝解郁而补肝之用，以白芍之敛以养阴活血而柔肝之体，二者合用，散敛并收，功在疏肝活血，此外柴胡醋制可引药入肝经，增强疏肝解郁之效。肝郁乘脾，易使中焦壅滞，陈皮疏理中焦气机，肝郁浊气不降，以枳壳理气降逆，丹皮清热凉血除热，黄芩轻清泄热。阳入阴则寐，夜交藤入心肝二经血分，功善引阳入阴，又善养血，适宜用于各种失眠。生牡蛎收涩安神，滋阴潜阳，珍珠母入肝安魂，失眠日久者宜镇潜防其久耗阴血。

4. 阴虚阳亢证

经典医案 1

孙某，女，51 岁，以"失眠多梦 1 年"为主诉就诊。患者近 1 年来由于操劳过度出现失眠多梦，伴头昏脑涨，前胸发痒不适，情绪不稳，烦躁易怒，咽干喉燥，失眠多梦，畏寒肢冷，头发脱落，曾先后在我院呼吸科、消化科进行诊疗，具体用药名量不详，疗效一般，后在手机上看到马云枝教授治疗失眠的报道，特慕名来到马云枝教授处。患者自述最为困扰她的除失眠外就是常常自感胸前发痒不适，各种检查均显示无异常，遍寻良医良方，却仍不明其因，治疗效果也不遂人意；既往患高血压病 2 年。查体慢性病容，精神萎靡，面部散见黄褐斑，舌质暗紫，舌苔腻。

中医诊断：不寐。

西医诊断：失眠。

证属：阴虚阳亢证。

法宜：滋阴潜阳。

方宗：六味地黄汤加味。

处方：熟地 15 g，山药 15 g，酒萸肉 15 g，牡丹皮 15 g，泽泻 15 g，茯苓 20 g，炙甘草 6 g，肉桂 6 g，淡附片 6 g，牡蛎 30 g，煅珍珠母 30 g，首乌藤 30 g，合欢皮 20 g，姜厚朴 15 g。

7 服，水煎服，日 1 服，分 2 次温服。

按语：患者中老年女性，此时正处天癸渐竭，阴虚阳亢之际，阴血不能制约相火，肝阳上亢，肾阴暗耗，阴衰于下，不能上奉于心，阴阳不交，心神不安而致失眠。其常自感前胸发痒不适，但各类检查结果均无明显异常，考虑为神经官能症，因其情志不畅思虑过度导致，故治疗应滋阴降火，宣郁除烦为主，选用六味地黄汤加减。方中重用熟地黄，滋阴补肾，填精益髓。山萸肉补养肝肾，并能涩精；山药补益脾阴，亦能固精。三药相配，滋养肝脾肾，称为“三补”。但熟地黄的用量是山萸肉与山药两味之和，故以补肾阴为主，补其不足以治本。配伍泽泻利湿泄浊，并防熟地黄之滋腻恋邪；牡丹皮清泄相火，并制山萸肉之温涩；茯苓淡渗脾湿，并助山药之健运。三药为“三泻”，渗湿浊，清虚热，平其偏胜以治标，均为佐药。以上六味合用，三补三泻，其中补药用量重于“泻药”，是以补为主；肝脾肾三阴并补，以补肾阴为主，这是本方的配伍特点。再加肉桂以交通心肾，引火归原；患者畏寒肢冷加淡附片温补脾肾；夜睡不安，失眠多梦加牡蛎、煅珍珠母重镇安神，首乌藤、合欢皮养心安神解郁；姜厚朴解郁除烦，改善胸前发痒不适等症状。

经典医案 2

耿某，女，54 岁，以“失眠多梦 2 年”为主诉就诊。患者由于在家中不分昼夜地照顾 4 岁孙子和 3 岁孙女，操劳过度，近 2 年来经常出现出现失眠心烦，每晚睡眠时间不足 4 h，伴双腿发胀，夜晚为重，咽干喉燥，畏寒怕冷，曾在郑州某医院进行诊疗，按不宁腿综合征给予美多芭，每晚 1/4 片，森福罗每晚半片进行治疗，疗效一般，后在报纸上看到马云枝教授治疗失眠的报道，特慕名来诊。患者诉每卧床休息时，双腿不听使唤的乱动，痛苦异常；既往患有 2 型糖尿病 7 年。查体：慢性病容，精神萎靡，眼周发黑，舌质暗紫，苔薄黄，舌边有齿痕，脉弦。

中医诊断：不寐。

西医诊断：失眠。

证属：阴虚阳亢证。

法宜：滋阴补肾，平肝潜阳。

方宗：杞菊地黄汤加味。

处方：生地黄 15 g，山药 15 g，酒萸肉 15 g，茯苓 15 g，淡附片 9 g，泽泻 15 g，牡丹皮 15 g，炙甘草 6 g，牡蛎 30 g，煅珍珠母 30 g，首乌藤 30 g，炒白芍 15 g，木瓜 20 g，枸杞 15 g，菊花 15 g。

7 服，水煎服，日 1 服，分 2 次温服。

按语：患者中老年女性，天癸渐竭，年迈血少，阴亏于前，阳损于后；加之平素照顾幼儿不分昼夜，操劳过度，损耗肝肾阴血，肾阴亏耗，无以滋水涵木，肝血亏虚，调节失度，肾精不能上承于心则心失所养，心神不安而不寐，患者舌暗，苔薄黄，脉弦，皆属肝肾阴虚之征。肝为“罢极之本”，在体合筋，肝血不足，筋脉得不到很好的濡养，则见夜睡双腿不宁。“乙癸同源，肝肾同源”，故治以“滋阴补肾，平肝潜阳”为治则，方用杞菊地黄汤加减，方中枸杞菊花，滋养肝肾以明目，标本兼治。马云枝教授指出熟地改为生地，滋阴与清热并重，酒萸肉补养肝肾，山药补益脾阴，三药相配，滋养肝脾肾，称为“三补”，以补肾阴为主，补其不足以治本。配伍泽泻利湿泄浊，并防地黄之滋腻恋邪；牡丹皮清泄相火，并制酒萸肉之温涩；茯苓淡渗脾湿，并助山药之健运。炒白芍与淡附片，一阴一阳，一寒一热，一收一散，附子助白芍酸收敛阴，滋养阴血；木瓜舒筋活络，缓解双腿筋脉拘挛；珍珠母、牡蛎潜镇安神；首乌藤乃安神之良药，配以甘草调和诸药。

经典医案 3

曹某，女，50 岁，家庭主妇，以“失眠多梦 4 年”为主诉就诊。患者于 2017 年 3 月份因子宫肌瘤行子宫切除术，后又因术后出现阴道瘘而携带尿管排尿 3 个月余，自此以后出现失眠多梦，头昏脑涨，除此之外，还伴有二目干涩，咽干口苦，烘热汗出，反酸烧心，情绪低落，有长吸一口气为快现象，时有心慌不适等症状。先后就诊过多家医院，吃了非常多药物，包括各类镇静催眠药及精神类药物，如艾司唑仑、氯硝西泮、米氮平、解郁丸等，都无显著疗效。患者来诊时，可见其表情神情憔悴，面部散在黄褐斑，毛发焦枯，眼周发黑，观其舌象可见舌质暗紫，苔薄黄，结合脉弦细。

中医诊断：不寐。

西医诊断：失眠。

证属：阴虚阳亢证。

法宜：滋水涵木、滋阴降火。

方宗：知柏地黄汤加味。

处方：知母 20 g，黄柏 9 g，生地黄 15 g，山药 15 g，酒萸肉 15 g，茯苓 15 g，泽泻 15 g，牡丹皮 15 g，炙甘草 6 g，醋龟甲 20 g，葛根 20 g，炒麦芽 18 g，牡蛎 30 g，煅珍珠母 30 g，首乌藤 20 g。

7 服，水煎服，日 1 服，分 2 次温服。

按语：本案患者 46 岁时因子宫切除术后导致不幸造成阴道瘘，携带尿管数月，后又多次进行阴道修复手术，对其造成极大心理负担，导致忧思过度，伤及心脾，心伤则阴血暗耗，神不守舍，脾伤则生化之源不足，气血津液俱呈亏虚状态，加之患者年过 40 岁，阴气自半，故在肝阴精及肝血生理性不足的基础上，肝肾精血更加亏虚，以致阴不制阳，阳亢化风生火，上扰心神而心烦不寐；咽干口燥、二目干涩、潮热汗出、舌质暗紫，苔薄黄，结合脉弦细，一派阴虚阳亢之象。方选知柏地黄汤滋水涵木、滋阴降火，方中熟地、山萸肉、山药滋肾养肝益脾而肝脾肾三阴并补；泽泻、茯苓、丹皮三泻助三补；知母、黄柏滋阴降火，善清虚热。全方补中有泻，通补开合，壮水之主以制阳光，体现“滋水涵木”法。加咸寒归肝肾经的醋龟甲以滋阴潜阳，补益肝肾；加葛根生津止渴，谷精草明目退翳，以改善二目干涩、视物模糊等症状；加珍珠母、牡蛎以重镇潜阳安神，再加首乌藤以养心安神，炒麦芽健脾开胃，疏肝解郁。

经典医案 4

白某，女，64 岁，河南驻马店人，以“失眠多梦伴心烦易怒 5 年，加重 1 个月余”为主诉就诊。患者自述经常睡不着觉甚至彻夜不能入睡，伴心烦易怒，咽干喉燥，有畏热汗出的现象，二便基本正常。问其工作及生活作息时，患者叙述既往从事财会工作，15 年前由于操劳过度加之不幸患上白癜风而精神压力倍增，自此以后经常出现失眠多梦。2020 年 6 月 23 日不慎坐空致右侧髋部肌肉损伤，由于需要卧床制动，加上失眠治疗中断，病情有加重趋势，近来又出现情绪不稳，心烦意乱，胸闷不舒，双腿酸沉不适，常有无处安放感，为此慕名前来找马云枝教授就诊。查体可见：慢性病容，精神憔悴，轮椅推入诊室，舌质暗红，少苔，有裂纹，脉细数。

中医诊断：不寐。

西医诊断：失眠。

证属：气阴两虚证。

法宜：疏肝解郁安神。

方宗：天王补心丹加味。

处方：生地黄 15 g，酸枣仁 30 g，柏子仁 15 g，当归 15 g，人参 6 g，五味子 10 g，茯苓 15 g，远志 15 g，玄参 10 g，丹参 30 g，珍珠母 30 g，牡蛎 30 g，炙甘草 6 g。

7 服，水煎服，日 1 服，分 2 次温服。

按语：患者为老年女性，脏器衰退，加上久病肾阴亏虚，不能上奉于心，水不济火，心火内盛，不能下交于肾，热扰神明，神志不宁因而不寐，心阴不足，心失所养，故心悸失眠，神疲健忘；阴虚生热，虚火内扰，故手足心热，虚烦不眠。根据其有情绪不稳，心烦意乱，胸闷不舒等表现，辨证属于气阴两虚证。治疗以滋阴养血，补心安神为要，方选天王补心丹加减。方中重用生地黄，滋肾水以补阴，水盛则能制火；又入血分以养血，血不燥则津自润；酸枣仁、柏子仁养心安神；当归补血润燥；人参补气且宁心益智；五味子益气敛阴，以助补气生阴之力；茯苓远志养心安神又可交通心肾；玄参滋阴降火，以制虚火上炎；丹参清心活血，使补而不滞，睡眠质量差者，常选用重镇安神药如珍珠母、牡蛎等，生牡蛎收涩安神，滋阴潜阳，珍珠母入肝安魂，宜镇潜防其久耗阴血。炙甘草，甘、平，可益气和中，调和诸药。患者二诊自述服药后症状改善明显，睡眠时间增至 4 ~ 5 h，二诊在原方基础上加麦冬、淡竹叶以滋阴清热除烦。现患者睡眠基本恢复正常。

5. 心肝火旺证

经典医案 1

付某，女，57 岁，河南林州市人，以“失眠心烦 7 年余加重 1 年”为主诉就诊。追问病史，丈夫常年在外地工作，分多聚少，加之自身工作较为繁忙，顾不上照顾家庭和孩子，以致患者自己一人带三个孩子，家庭负担较重，平素经常因家庭琐事争吵不休，最终两人越走越远，感情出现裂痕而分手。因此缘故，患者多年来经常出现失眠心烦，伴咽干口苦，双目干涩，视物模糊，畏寒怕冷，手足心热，并有一过性血压升高现象，曾在我院进行诊疗，间断用镇静催眠药，病情时轻时重。本次因照顾患脑梗死偏瘫住院的母亲，过于劳累，上述症状有加重趋势，除此之外还伴有头昏脑涨，咽干口臭现象，故来我门诊。来诊时，只见患者神情憔悴，愁容满面，舌质暗紫，苔干黄厚腻，脉弦。

中医诊断：不寐。

西医诊断：失眠。

证属:肝郁化火证。

法宜:疏肝清热,健脾和营。

方宗:丹栀逍遥散加味。

处方:醋柴胡 6 g,白芍 15 g,当归 15 g,茯苓 18 g,白术 15 g,丹皮 18 g,栀子 12 g,炙甘草 6 g,制香附 15 g,枳壳 12 g,牡蛎 30 g,首乌藤 30 g,珍珠母 30 g。

7 服,水煎服,日 1 服,分 2 次温服。

按语:患者年逾 57 岁,为中老年女性,此时生理功能属肝阴虚于下,阳亢于上时期,加之肝喜调达而恶抑郁,主疏泄,调畅气机,七情所伤,首先犯肝,患者既往有家庭关系不睦的诱因,情志不遂,肝气郁结,肝郁化火,耗气伤血,邪火扰动心神,心神不安而不寐。故治疗上当先条达肝气,清泻相火,健运脾胃。方选丹栀逍遥散加减。本方用柴胡疏肝解郁,使肝气得以调达,但因柴胡入肝胆经,生发阳气,故用量不易大;白芍敛阴,养血柔肝,与柴胡合用以补养肝血,条达肝气,可使柴胡升散而无耗伤阴血之虞。柴胡与芍药相配,可调肝之阴阳,补肝体而助肝用,血和则肝和,血充则肝柔。当归甘辛苦温,养血和血,白术、茯苓健脾去湿,使运化有权,气血有源,炙甘草益气补中,缓肝之急。佐以少量枳壳理气解郁散结,与柴胡相伍,一升一降,加强舒畅气机之功,共奏升清降浊之效。因患者舌象显示已有热像,故加丹皮、栀子以清热凉血,栀子以泻中焦痰热;牡蛎、珍珠母、首乌藤以重镇通络安神。7 服之后患者自述睡眠较前有所好转,头痛等症状较前改善,守上方再服 7 服以巩固药效,现患者睡眠已基本恢复正常。

经典医案 2

白某,男,34 岁,河南省商丘人,以“失眠多梦 3 个月”为主诉就诊。患者既往从事民间放贷工作,由于平素工作压力较大,加上各种应酬过多,近 3 个月来经常出现失眠多梦,伴头昏脑涨,健忘乏力,怠惰思卧,情绪不宁,急躁易怒,咽干口苦,全身酸困,曾在当地医院及郑州某院进行诊疗,查头颅 MRI 示未见明显异常,按抑郁症予以氢溴酸伏硫西汀、右佐匹克隆等治疗,疗效一般,为进一步诊疗今来我院。查体可见该患者慢性病容,精神一般,舌体暗红,舌边有齿痕,苔白腻,脉沉弦。辨证属不寐病之肝郁化火,痰瘀阻络证。具体药物如下:丹栀逍遥散加减,当归、炒白芍、北柴胡、薄荷、炙甘草、茵陈、牡丹皮、炒栀子、茯苓、白术、合欢皮、百合、珍珠母、醋郁金,共 7 服。二诊:病情较前好转,仍时有头晕不适,出汗较多,夜睡不宁,大便不成形。查体:慢性病容,精神一般,舌质红少苔,舌边尖红,舌体纤颤,脉弦细。

中医诊断:不寐。

西医诊断:失眠。

证属:肝郁化火证。

法宜:清肝泻火,健脾化痰。

方宗:逍遥散加味。

处方:当归 15 g,炒白芍 15 g,北柴胡 6 g,薄荷 6 g,炙甘草 6 g,浮小麦 20 g,牡丹皮 30 g,炒栀子 12 g,茯苓 15 g,白术 15 g,合欢皮 20 g,百合 20 g,珍珠母 30 g,醋郁金 15 g,首乌藤 30 g。

7 服,水煎服,日 1 服,分 2 次温服。

按语:马云枝教授指出患者平素忧郁恼怒太过,肝失条达,肝气郁结,气郁化火,肝阴耗伤,风阳易动,上扰头目,加之平素饮食不节,损伤脾胃,以致健运失司,清阳不升,阴阳失调,发为不寐。肝为藏血之脏,性喜条达而主疏泄,体阴用阳。若七情郁结,肝失条达,或阴血暗耗,或生化之源不足,肝体失养,皆可使肝气横逆,头痛,目眩等证随之而起。肝阳上扰头目,故见头昏脑涨,急躁易怒;脾胃受损,清阳不升,故见健忘,怠惰思卧;肝火内盛,耗伤津液,故口苦咽干;久病损及肝肾,故腰膝酸困。治疗当清肝泻火,健脾化痰通络为主。方中逍遥散为肝郁血虚,脾失健运之证而设。本方柴胡疏肝解郁,使肝气得以调达;当归甘辛苦温,养血和血;白芍酸苦微寒,养血敛阴,柔肝缓急。丹皮、栀子以清热凉血;白术、茯苓健脾去湿,使运化有权,气血有源,炙甘草益气补中,缓肝之急;方中加入薄荷少许,疏散郁遏之气,透达肝经郁热;合欢皮安神解郁;百合、珍珠母镇静安神;醋郁金行气解郁。此方当归、芍药与柴胡同用,补肝体而助肝用,血和则肝和,血充则肝柔。诸药合用,使肝郁得疏,血虚得养,脾弱得复,气血兼顾,体用并调,肝脾同治。二诊患者大便稀溏,当归、白术用量酌减;出汗较多加浮小麦除虚热,止汗;夜睡不宁加首乌藤养心安神,帮助睡眠;三诊患者睡眠情况较前好转,加牡蛎平肝潜阳,巩固治疗睡眠。

经典医案3

王某,男,63岁,河南驻马店人,以“失眠多梦20余年”为主诉就诊。患者既往有高血压、2型糖尿病病史20年余,问及病史其自述既往是名商人,从事金融相关工作,因某次投资失利,被他人骗走钱财大约100万元,精神受到打击,经济受到重创,对其家庭生活亦产生影响,故自此经常出现失眠多梦,以入睡困难为主,伴心烦意乱,情绪不宁,时而急躁易怒,时而情绪低落,除此之外还有健忘乏力,头昏脑涨,时有头痛,不想见人,恐惧怕事,严重时整夜不能入睡,曾在当地医院进行诊疗,按焦虑抑郁予以文拉法辛早1片、喹硫平晚1/4片治疗1年余,病情稍有改善。之后虽然经济条件已改善,但又出现房产纠纷,近几个月来上述症状加重,为此来我院门诊。四诊合参,可见该患者慢性病容,精神萎靡,面容憔悴,心绪不宁,问及前因,每每叹气连连,舌暗紫,苔黄腻,脉弦。

中医诊断:不寐。

西医诊断:失眠。

证属:肝火扰心证。

法宜:疏肝泻火,镇心安神。

方宗:天麻钩藤饮加味。

处方:天麻20 g,钩藤18 g,煅石决明30 g,杜仲15 g,川牛膝20 g,益母草30 g,桑寄生15 g,首乌藤30 g,栀子12 g,黄芩10 g,茯神15 g,炙甘草6 g,珍珠母30 g,琥珀15 g,朱砂10 g。

7服,水煎服,日1服,分2次温服。

二诊:患者服用上方7服后,睡眠有所改善,情绪有所好转,上方去益母草、朱砂加丹参。服药1个月后,患者夜睡安稳,每晚能入睡5~6 h,茯神变茯苓,加川芎、醋龟甲。

按语:患者因损失钱财,日夜思虑过度,神魂不安,情绪不宁,肝郁化火,邪火扰动心神,神不安而发为不寐。加之饮食不节,损伤脾胃,精血精液不能输布头窍及四肢,故见健忘乏力;肝火上扰头目,故见头昏脑涨,头痛不适;因骤失钱财,暴受惊恐,导致心虚胆怯,神魂不安,故见不想见人,恐惧怕事,不能入睡。治疗当选用疏肝泻火,镇心安神之法。方中天麻、钩藤平肝息风,为君药。石决明咸寒质重,功能平肝潜阳,并能除热明目,与君药合用,加强平肝息风之力;川牛膝引血下行,并能活血利水,共为臣药。杜仲、寄生补益肝肾以治本;栀子、黄芩清肝降火,以折其亢阳;益母草合川牛膝活血利水,有利于平降肝阳;首乌藤、茯神宁心安神,均为佐药。再加珍珠母、琥珀、朱砂,以奏镇静安神之效。二诊患者情绪有所改善,去益母草、朱砂加丹参以清心除烦。三诊患者病情已基本稳定,茯神改茯苓,以健运脾胃,再加川芎以清久病瘀血,醋龟甲滋阴潜阳以固疗效,防止复发。

经典医案4

冯某,女,41岁,家庭主妇,以"失眠多梦半年余"为主诉就诊。患者既往有支气管扩张病史3年余,间断咳嗽咯血,由于病情反复,造成压力较大,时常担心自己疾病发展为癌症,导致思虑过度,情绪不宁,心烦意乱,近半年来经常出现失眠多梦,伴胸闷心慌,夜间间断咳嗽咯血,左耳轰鸣,二目干涩,经前乳房胀痛,咽干口苦。患者来诊时,可见其神情憔悴,眼周发青,观其舌象可见舌质暗红,苔白腻,结合脉弦细。

中医诊断:不寐。

西医诊断:失眠。

证属:肝郁化火证。

法宜:清肝泻火。

方宗:丹栀逍遥散加味。

处方:香附15 g,川芎15 g,苍术15 g,栀子15 g,六神曲30 g,白术15 g,姜半夏12 g,炙甘草6 g,郁金15 g,远志15 g,珍珠母30 g,牡蛎30 g,百合30 g,茯苓18 g。

7服,水煎服,日1服,分2次温服。

按语:肝属木,肺属金。本案患者由于长期思虑过度,肝气郁滞,郁而化火,肝火过旺,耗灼伤阴,故出现咳嗽,胸胁疼痛,心烦、口苦、二目干涩,甚或咯血等,此均属肝木化火而加剧肺金病证的变化。故治疗上当以清肝泻火为主,只要清肝火,则肺火自降;疏泄肝气,则肺气肃降,咳嗽自愈。本方既有柴胡疏肝解郁,使肝气得以调达,为君药;当归甘辛苦温,养血和血;白芍酸苦微寒,养血敛阴,柔肝缓急,为臣药。白术、茯苓健脾去湿,使运化有权,气血有源,炙甘草益气补中,缓肝之急,为佐药。用法中加入薄荷少许,疏散郁遏之气,透达肝经郁热;丹皮、栀子清热凉血。再加醋郁金行气解郁、疏肝利胆;制远志安神益智;黄芪、陈皮、党参健脾益气;砂仁温脾开胃行气;防风、姜厚朴降气平喘;百合清肺润燥止咳;醋五味子敛肺滋肾、宁心安神。全方共奏疏肝理气,清肝泻火之功。

6. **心胆气虚证**

经典医案1

平某,女,61岁,河南荥阳市人,以"失眠多梦20年余,加重半年"为主诉就诊。患者平素体健,于20年前因受凉劳累及躲避即将驶来的车辆受惊吓后出现心慌胸闷,夜睡易醒,头晕耳鸣等,未做特殊检查及治疗。近半年来,上述症状加重,常常夜不能寐,惊悸汗出,时有畏寒怕冷,曾于我院查头颅CT无异常,为求进一步诊疗,今来我院。查体慢性病容,精神萎靡,神经系统检查无异常,舌暗紫,苔薄白,脉弦细。

中医诊断:不寐。

西医诊断:失眠。

证属:心虚胆怯证。

法宜:补气健脾、养血安神。

方宗:安神定志丸加减。

处方:党参10 g,茯苓20 g,茯神20 g,制远志12 g,石菖蒲12 g,龙齿20 g,炙甘草3 g,知母10 g,

煅珍珠母 30 g，百合 10 g，首乌藤 30 g，盐益智仁 10 g。

16 服，水煎服，日 1 服，分早晚 2 次温服，配合帕罗西汀盐酸盐片改善睡眠。嘱患者清淡饮食，按时作息，适度运动。

二诊：患者服用上方 16 服，诸症减轻。

按语：人之寤寐皆由心神所控，神安则寐，神不安则不寐。饮食不节、情志失常、劳倦过度等因素，都会导致心神不安、神不守舍，而致不寐。情志，又称为五志，即喜、怒、悲、思、恐。宋朝邵康节《能寐吟》认为各种情志过极俱导致不寐，“大惊不寐，大扰不寐，大病不寐，大喜不寐，大安能寐”。情志为病会引起不同的内脏伤害，如怒伤肝、思伤脾、喜伤心、悲伤肺、恐伤肾。五脏之中尤以“心为君主之官，神明出焉”（《素问 · 灵兰秘典论》），“心者，五脏六腑之主也……故悲哀愁忧则心动，心动则五脏六腑皆摇。”如《灵枢 · 本神》曰：“心怵惕思虑则伤神，神伤则恐惧自失”“脾愁忧而不解则伤意，意伤则悗乱”，患者受惊过度，因惊恐伤肾，肾精亏虚，心失所养，可表现头晕耳鸣，心慌胸闷，惊悸汗出，神志不定，失眠多梦等症状，治以补气健脾，养血安神，方选安神定志丸加减，方中龙齿重镇安神，远志、石菖蒲入心开窍，除痰定惊，茯神养心安神，茯苓、党参健脾益气，原方加入煅珍珠母镇心安神，平肝潜阳，首乌藤引导睡眠，清心安神，百合养心安神，患者畏寒怕冷，加入盐益智仁温补肾阳，知母清热泻火，滋阴润燥，炙甘草调和诸药。

经典医案 2

孙某，女，50 岁，2015 年 3 月 12 日初诊。自诉失眠反复发作 5 年余，稍遇刺激或工作劳累即发，服用安眠片及七叶安神丸等药物虽有疗效，但终不能持久。近 2 个月来患者病情加重，夜眠易醒，醒后难以入睡，易惊心悸，梦多纷纭，每晚睡眠 3 ~ 4 h，烦躁易怒，情绪急躁，神疲乏力，纳差，烘热汗出，腰膝酸软，大便难解，约 3 d 一行，舌质红，苔薄黄，脉细数。

中医诊断：不寐。

西医诊断：失眠。

证属：心胆气虚，虚火扰神证。

法宜：补气健脾、安神定志。

方宗：酸枣仁汤加减。

处方：炒酸枣仁 20 g，茯苓 15 g，川芎 12 g，知母 10 g，枸杞 15 g，首乌藤 15 g，栀子 9 g，龙齿 15 g，麦冬 10 g，炙甘草 3 g，郁金 12 g，柴胡 9 g，熟地 15 g，玄参 12 g。

二诊：连服 7 服后，患者症状有所缓解，睡眠时间延长 2 h 左右，做梦减少，大便正常，继服10 服，临证加减。经随访，目前患者病情稳定。

按语：肝藏血，血舍魂，心主血而藏神，失眠与心肝二脏关系密切，本患者失眠多梦 5 年余，病程较长，长期睡眠不足可暗耗精血，导致心肝血虚，心血虚则心失所养，心神不宁而心悸、心烦；肝血虚则疏泄失调，肝气郁滞而烦躁、易怒；气郁则不能达表而烘热汗出；肝郁乘脾，脾胃之升降失常，运化失权，则见纳差，大便难解；病久及肾，心主神志，为君主之官，肾主封藏，属相火，相火引动君火，肾阴不足，阴虚生内热，虚热内扰，更加重了烦躁不安，治以养阴安神，清热除烦为主，选酸枣仁汤加减。方中添加熟地、枸杞以滋补肝肾，龙齿以养阴镇肝，玄参、麦冬、栀子以滋阴清热，郁金、柴胡以疏肝解郁，全方配伍，有补有泄，符合“夫肝之病，补用酸，助用焦苦，益用甘味之药调之”的特色，一收一散，阴阳合一，主症自愈。马云枝教授指出，肝主藏血，心主藏神，血养心，神安则寐，不安则不寐；而心神之安需要心血濡养，若阴血不足，则心神失养而为病，故无论思虑劳倦、情郁伤肝之失眠，总与阴血亏虚有关。酸枣仁汤出自《金匮要略》，由酸枣仁、茯苓、知母、川芎、甘草组成，具有养血安神、清热除烦的功效，《金匮要略·血痹虚劳病篇》云："虚劳虚烦不得眠，酸枣仁汤主之。"本方中重用酸枣仁，入心肝二经，养血补肝，宁心安神；茯神宁心安神，知母滋阴清热，与酸枣仁相配，共奏安神除烦之效；川芎调气疏肝，与酸枣仁合用，则酸枣仁养血而补心肝之体，川芎可疏达肝气，生甘草清热和中。如此则肝血足、虚热清、阴阳平衡，自能安然入睡矣。临床中可随症加减，偏于阴虚肝旺者，配白芍药、枸杞子、石决明、龙齿、牡蛎滋养肝阴，平肝镇肝。

经典医案 3

张某，女，40 岁，郸城县人。2017 年 10 月，在沈阳一枕头厂打工，在此期间单位一同事上班时，突然从她的后面拍了一下她肩膀，受到了惊吓，从此以后，精神萎靡，面色稍黄，食欲缺乏，工作无精打采，倦怠乏力，失眠多噩梦，惊悸不安。2018 年 1 月患者回到原籍后，上述症状加重，总怀疑身后有人跟踪她，害怕不敢外出，多疑自卑，有时反应迟钝。2018 年 2 月上旬，患者精神恍惚，有时发笑，不爱交流，言语不休，发脾气，幻听幻想，有时四肢抽搦，跟她老公吵架，夜间不睡觉，家人怀疑农村常说的"撞见人"，去沈丘县求医看病，未见效果。2018 年 2 月中旬，去郑州某医院诊治，化验血常规、肝功能皆正常。门诊专家考虑精神障碍性疾病，建议回家后放松心情，多交流，学会倾诉。2 月下旬，患者来河南中医药大学第一附属医院求马云枝教授诊治，经仔细分析患者的病因，考虑该患者在沈阳打工期间，由于同事跟她开玩笑，受到了惊吓所导致。当时患者舌苔胖大，舌两边稍有齿痕，苔薄滑，脉细弱。

中医诊断：不寐。

西医诊断：失眠。

证属：心胆气虚证。

法宜：重镇安神，疏肝健脾，益气养心。

方宗：酸枣仁汤合养心汤加减。

处方：党参 15 g，焦白术 12 g，茯苓 18 g，合欢皮 10 g，姜厚朴 12 g，炒酸枣仁 9 g，陈皮 9 g，柏子仁 9 g，白芍 12 g，当归 12 g，川芎 12 g，制远志 6 g，薄荷 6 g，知母 6 g，炙甘草 6 g。

共 7 服，免煎颗粒制剂，每服分装 2 小盒，每次 1 小盒，分早、晚服用，150 mL 热开水冲化，温服。嘱患者回家后按时服药，并告知家人，要与患者多交流，多使用鼓励和安慰之类的话语。

二诊：患者复诊，面色仍稍黄，言语较少，夜间有虚汗出，但精神状态转佳，未再出现幻听幻想，夜间失眠明显减轻，食欲有所增加，二便正常。患者四肢有时短暂性抽搦，看其舌苔，仍淡白稍胖大，舌边未见齿痕，脉弦细。继续守方，再加上一味生牡蛎 20 g。共 7 服，免煎颗粒制剂，服药用法同前。

三诊：患者两眼炯炯有神，心中甚喜，面色有润色，夜间虚汗明显减轻，食欲正常，睡眠佳，二便正常。观其舌脉，舌淡白，苔薄白，脉弦细。二诊方药基础上去知母、制远志，生牡蛎改为煅牡蛎 30 g，加麻黄根 10 g、浮小麦 30 g。共 10 服，免煎颗粒制剂，服药用法同前。

后经随症治疗 1 个月余，患者精神佳，未再失眠，夜间虚汗止，四肢未再出现抽搐，饮食正常，二便调畅。家人高兴，感谢马云枝教授，目前患者在外地打工。

按语：本验案根据患者所述症状，西医上认为属于癔症性精神疾病所导致的失眠，而中医目前可以参考“心悸”和“不寐”之病。马云枝教授根据患者症状及舌脉，并结合临床经验，该患者由于惊吓所致，她认为属于中医“不寐”中的心胆气虚证。《灵枢·本神》篇有“肝藏血，血舍魂”“心藏脉，脉舍神”及《素问·宣明五气篇》中“心藏神，肝藏魂”，说明如果心血不足，血脉运行不畅，肝的疏泄失常，可以导致心神失养，出现失眠、健忘等精神异常症状，同时，肝血不足，营血亏损，则魂不守舍，又因肝胆相为表里，最终出现惊恐胆怯、失眠多梦、纳差等症状。所以应用酸枣仁汤合养心汤加减治疗心胆气虚证失眠，具有重镇安神，疏肝健脾，益气养心的功效。炒酸枣仁、柏子仁、炙远志、合欢皮可以养心安神以助眠；党参、焦白术补中益气以运化脾胃，佐以陈皮又可以健脾理气；茯苓既可以助脾胃之气又可宁心安神；川芎调气行血，佐以少量薄荷疏肝血之气；当归滋养营血，养血补心；知母清热除烦。生牡蛎偏重镇安神，又可使心阳潜藏于阴，以固涩敛汗，三诊后生牡蛎改为煅牡蛎，并加大剂量，偏重于收敛止汗，也可以安神定志。同时，又加入麻黄根、浮小麦以止自汗和盗汗，又辅以白芍敛心血之阴。炙甘草既补益气、安心悸，又可调和诸药。二方加减合用，能运行气血，补益心脾，镇惊安神，则神魂得养，失眠自愈。

第五节 马云枝教授治疗面瘫经典医案

经典医案 1

代某，男，51 岁，河南省长葛人，以“右侧口眼歪斜 3 个月余”为主诉就诊。患者长期从事个体经营，平素劳心劳力，操劳过度，且饮食不节，缺乏运动锻炼。既往有高血压病、高脂血症、重度脂肪肝、高尿酸血症病史。患者 3 个月前劳累感受风寒后出现右侧口眼歪斜，迎风流泪、刷牙漏水、吃饭塞饭、饮食无味，曾在当地乡镇卫生院给予针灸、膏药治疗后，恢复效果较差，因此慕名来到马云枝教授处就诊。来诊时见其慢性病容，精神萎靡，面色晦暗，表情不自然，形体超重，右侧眉毛、口角低垂，抬眉时右侧额纹变浅，眼裂增宽，右侧眼睑闭合不全，巩膜外露，右侧鼻唇沟变浅。舌体胖大，舌质暗红，苔白腻，脉弦滑。

中医诊断：面瘫后遗症期。

西医诊断：面神经炎。

证属：肝脾亏虚，痰瘀阻滞证。

法宜：益气化痰、逐瘀通络。

方宗：牵正散合化痰通络汤加减。

处方：姜半夏 12 g，陈皮 12 g，茯苓 15 g，枳实 12 g，丹参 12 g，川芎 15 g，红花 15 g，石菖蒲 15 g，远志 15 g，黄芪 15 g，甘草 3 g，僵蚕 10 g，蜈蚣 6 g，细辛 3 g，山楂 12 g。

7 服，水煎服，每日 1 服，分早晚 2 次温服。嘱患者回家后适当热敷患处。

按语：该患者年过五旬，从事个体经营，平素应酬较多，嗜食肥甘，安逸少动，作息不规律，形体超重，同时存在血压、血脂、尿酸代谢紊乱综合征。现面瘫病程已 3 月余，属于疾病后遗症期，神经损伤程度重，治疗难度较大。考虑与其长期不良饮食及生活作息习惯，致使机体正气不足，卫外不固，风寒邪气乘虚而入，邪阻脉络，面部肌肉弛缓不收，故而引起面瘫。马云枝教授指出，面瘫属于神经损伤，而患者早期治疗方案单一，不能有效改善口眼歪斜症状，致使延误最佳治疗时机，痰瘀留而不行，气血运行受阻，面部肌肉经筋失养，病情缠绵难愈。因脾主肌肉，肝主筋，病程日久，正虚邪恋，脾失运化，肝失疏泄，痰瘀互结，筋肉失养。目前病程在3个月以上，邪气留连、正气已虚，属虚中夹实证。舌暗苔白腻，脉弦滑为肝脾亏虚，痰瘀阻滞之象。治疗以益气化痰、逐瘀通络，方选牵正散合化痰通络汤加减。方中姜半夏、陈皮燥湿化痰；茯苓健脾利湿，健脾以杜生痰之源，利湿以助化痰之力；枳实理气化痰消痞，意在治痰先理气，气顺则痰消；丹参、川芎、红花活血行瘀；石菖蒲、远志交通心肾，豁痰开窍，黄芪、甘草补气健脾以增强运化之力，提高机体免疫力；僵蚕、蜈蚣息风止痉，搜剔络脉；细辛通利头面诸窍；山楂活血降脂。配合面部针刺、平衡火罐及红外线照射以内病外治。二诊时患者症状进一步改善，效不更方。三诊时患者湿困脾胃之象显著，故加虎杖、荷叶、炒决明子、白术加强利湿通腑降浊之力。1个月后复诊时患者诸证较前改善，继服玉屏风散为基础方以巩固治疗。

经典医案2

胡某，男，9岁，河南周口人，正值小学三年级，以"右侧口眼歪斜2月余"为主诉就诊。患者自幼体质虚弱，免疫力低下，于2021年1月26日感冒发热后出现右侧口眼歪斜，刷牙漏水、吃饭塞饭、右眼流泪、闭目不紧，曾辗转多家医院诊疗，口眼歪斜症状未见改善，为进一步治疗慕名前来就诊。诊时见其慢性病容，精神一般，面色萎黄，形体超重，右侧额纹变浅，巩膜外露，鼻唇沟变浅，口角低垂，时有面肌抽动，舌质淡，苔薄白，脉弱。

中医诊断：面瘫。

西医诊断：面神经炎。

证属：脾气亏虚、脉络瘀滞证。

法宜：补气健脾，活血化瘀。

方宗：牵正散合玉屏风散加减。

处方：僵蚕10 g，蜈蚣6 g，黄芪20 g，白术10 g，茯苓15 g，防风12 g，天麻15 g，细辛3 g，川芎15 g。

共7服，免煎颗粒制剂，每服分装2小盒，每次1小盒，分早、晚服用，150 mL热开水冲化，温服。嘱患者回家后适当热敷患处。

按语：马云枝教授详细了解病情后指出，患儿9岁，自幼免疫力低下，又缺乏运动锻炼。祖国医学认为，小儿"肝常有余，脾常不足"，脾胃功能不足，气血化生减少，水液停滞体内，聚湿生痰，风邪夹痰浊阻于头面而发生口眼歪斜。患者正气不足是发病的根本，后因感受风邪为诱因。舌质淡，苔薄白，脉弱，为脾气亏虚之象。马云枝教授指出，患者来诊时已发病2个月余，病程已接近后遗症期。因免疫力低下，邪气陷入筋肉之间，气血运行不畅，经脉阻滞，面瘫症状恢复非常缓慢。现治疗2个月余未见明显改善，其心理负担较重，肝气不舒，致痰瘀互结，虚风内生，故时而可见面部肌肉不自主抽动。面瘫因影响患者的面部功能及外观容貌，导致进食塞饭、口角漏水、吐字不清、不能闭目，带来较大的精神负担。对于少年患者，可能影响其生长发育。因此早期综合治疗、积极促进病情恢复，有利于减轻患者心理压力。结合病史及舌象脉象，证属脾气亏虚、脉络瘀滞证。治以益气健脾，化痰息风，方选牵正散合玉屏风散加减。方中僵蚕、蜈蚣息风止痉，荡涤络脉瘀滞；黄芪甘温益气，健脾养胃；白术健脾燥湿，加强益气助运之力；茯苓甘淡，健脾渗湿，苓术相配，则健脾祛湿之功显著；防风祛风固表；天麻息风止痉，平抑肝阳；细辛配川芎，取其"祛风先活血，血行风自灭"之意，川芎善走散，上行头目巅顶，引药上行，细辛通达阳气，两药共用，有祛风活血、通络开窍之功；全方有健脾化痰，息风止痉之功。三诊患者抬眉时额纹略显现，眉毛、口角低垂改善，鼓腮漏气好转。上方加当归、炒白芍补血活血，柔肝除风。经治疗患者口眼歪斜好转，右侧面肌抽动幅度减轻，舌质淡，苔薄白，脉平，以四君子汤为基础方继续院外治疗。马云枝教授认为对于面神经损伤程度严重者，一定要早期、积极地综合治疗，避免出现面肌痉挛、口眼联动、鳄鱼泪症候群等并发症而增加治疗难度。

经典医案 3

秦某，女，31 岁，河南省鹿邑县人，主因"右侧口眼歪斜 45 d"于 2021 年 3 月 10 日由门诊收入我院。患者平素劳累、熬夜及工作压力大，不慎感寒后出现右侧口眼歪斜，伴右侧外耳道内疱疹，味觉减退等，至当地诊断为"亨特综合征"予以输液治疗，效果不佳，后辗转多家医院予以针灸、膏药外敷、输液等就诊，疱疹逐渐好转，但右侧口眼歪斜丝毫无缓解，影响日常生活及工作，经我院检查后诊断为重度面神经炎，中医结合口眼歪斜，右耳间断性耳鸣，情绪急躁，纳眠差，大小便正常，舌质红，苔薄黄，脉滑。

中医诊断：面瘫。

西医诊断：面神经炎。

证属：风痰瘀血闭阻脉络证。

法宜：祛风化痰、活血通络。

方宗：牵正散合玉屏风散加减。

处方：白附子 6 g，炒僵蚕 10 g，蜈蚣 2 条，全蝎 10 g，黄芪 20 g，当归 15 g，白术 12 g，防风 15 g，柴胡 15 g，炒白芍 15 g，川芎 15 g，牡丹皮 15 g，栀子 12 g。

7 服，水煎服，每日 1 服，分 2 次温服。嘱患者回家后适当热敷患处。

二诊：效不更方，继续巩固治疗 2 周，患者右侧口眼可缓慢闭合，进食塞饭减少，舌质暗红，苔薄白，脉弦滑。三诊，中医考虑患者患病日久，久病多虚，方药加川芎茶调散加减以扶正气，加用全蝎、蜈蚣、僵蚕、以化痰通络，因患者左侧面部不自主抽动，加用芍药、木瓜以养血柔筋止痉。继续给予电针、平衡火罐及间断局部穴封治疗，右侧口眼歪斜向愈。

按语：根据患者病因、病机及发病特点，恢复期重点为祛风通络，可酌情加大补气类药物如黄芪，人参取其扶正祛邪、补气活血之功，现代药理研究参类及补气类中药有神经修复之功，临床需巧妙应用。面瘫恢复期马老师善于运用全蝎、僵蚕、蜈蚣，一则以增强活血化瘀之力，二则以搜风剔络，增强祛风之力；并加入黄芪、白术、防风以益气固表，全方散中寓祛邪扶正，使散而不耗，补而不致邪气滞留。三诊时患者面瘫症状明显好转，结合该患者既往有左侧面瘫遗留面肌痉挛，针对面瘫恢复期或后遗症期，根据中医之"治风先治血，血行风自灭"，重用白芍、当归、木瓜、葛根等以养阴柔肝，并用天麻、钩藤、地龙、蜈蚣等息风止痉药，配合针灸双侧太冲穴平肝息风，临床取得显著疗效。马教授极力推崇中药、针刺、拔罐疗法，祛风活血是治疗面瘫之根本，尤其认为中药之扶正类药物加强活血之功，且根据现代药理学研究，补气类中医可以修复神经作用，助病向愈。

经典医案 4

关某，男，31 岁，河南郑州人，2021 年 7 月 17 日初诊，以"左侧口眼歪斜 2 d 就诊"为主诉就诊。患者发病前连续熬夜 3 d，感寒受凉后出现左侧耳后疼痛，随之面瘫，伴咽喉部不适，饮食无味，病情逐渐加重，进一步出现进食夹饭，饮水外漏，鼓腮漏气，影响日常工作而就诊。发病以来饮食一般，睡眠差，二便正常，舌质淡红，苔薄，脉沉。查体可见急性病容，左侧眼睑闭合无力，眼裂增大，左侧额纹、鼻唇沟变浅，伸舌居中，咽反射存在，肢体肌力 5 级，肌张力正常，双侧腱反射存在，病理反射未引出。患者既往体健。

中医诊断：面瘫。

西医诊断：面神经炎。

证属：风热外袭证。

法宜：祛清热解表、祛风通络法。

方宗：银翘散合玉屏风散加减。

处方：白附子 10 g，僵蚕 15 g，全蝎 6 g，白术 15 g，防风 15 g，金银花 20 g，连翘 20 g，蜈蚣 2 条，荆芥 15 g，川芎 12 g，淡豆豉 15 g，桔梗 12 g，柴胡 12 g，芦根 20 g，细辛 3 g，炙甘草 3 g。

5 服，水煎服，日 1 服，早晚温服，并强调一般疗法，嘱其少讲话、忌大笑、多休息，注意保护左眼，可用眼罩、滴眼药水、眼药膏等以防感染，饮食忌食生冷、辛辣刺激食物。

二诊：嘱患者左侧口眼歪斜未再加重，且蹙额左侧额纹稍显现，眼睑闭合较前稍有力，舌脉同前，继续守上方加黄芪 15 g 3 服，嘱患者用手按摩左侧面肌，每日数次，每次 10 min 左右。结合中医外治法，面部游走罐及电针疗法，针刺选穴如下：攒竹、丝竹空、阳白、太阳、鱼腰、颧髎、地仓、颊车、迎香、人中、四白、承浆、合谷、丰隆。手法：平补平泻，连电针为疏密波，留针 30 ~ 40 min，每日 1 次，10 d 为一小疗程。

三诊：患者耳后疼痛缓解，左侧口眼歪斜明显好转，结合舌脉，调整方药如下：白附子 10 g，僵蚕 15 g，全蝎 9 g，炒白术 15 g，防风 15 g，黄芪 30 g，当归 15 g，川芎 12 g，柴胡 12 g，炒白芍 15 g，炙甘草 3 g。

10 服，水煎服，日 1 服，早晚温服，加强面部表情肌功能训练，余治疗方法同前，病情痊愈出院。

按语：马云枝教授认为面瘫病是由于外感风邪夹毒阻滞面部经络而致面部肌肉瘫痪。依据隋代巢元方《诸病源候论》曰："偏风口㖞，是体虚受风，风入于夹口之筋也。足阳明之筋上夹于口，其筋偏虚，而风因乘之，使其筋偏急不调，故令口㖞僻也。"面部是手足三阳经筋特别是阳明经筋散布聚结之处，经筋循形表浅，易感外邪；当机体正气不足，脉络空虚，卫外不固，风邪趁虚入中经络，经气阻滞，血行不畅，经筋失养，致局部肌肉弛缓不收，出现口歪、眼斜；寒邪痹阻经络，入里化热，则表现为舌红苔黄，脉弦数。缘患者青年男性，近日劳累过度，正气不足，脉络空虚，卫外不固，风寒之邪趁虚侵袭面部经络，入里化热，使面部气血运行失调，经气阻滞，筋脉失养，筋肉纵缓不收而发为面瘫。急则治其标，方用金银花、连翘清热解毒；荆芥、薄荷辛凉透表，清利头目；急性期局部疼痛程度不同，选择细辛的量亦有别，此处选用细辛，取其温通三阳之意；全蝎、蜈蚣、炒僵蚕等虫类药善行走而祛风止痉；淡豆豉、淡竹叶、芦根、桔梗则可疏散风热、生津泄热；佐以麸炒白术健脾益气，甘草合营，共奏祛风清热，解毒通络之效。恢复期为正虚邪实之际，加强扶正祛邪之品，临床效果显著，病情迅速痊愈。

第六节 马云枝教授治疗头痛经典医案

1. 肝郁化火证

经典医案 1

刘某，女，35 岁。患者头痛 10 余年，每于情绪变化时发作，发作常迁延 10 余日不能减轻，服西药止痛仅显效一时，伴头眩、心烦、眠差。就诊时神情急躁，面容怫郁、自言心中似有万虑纠缠，意难摒弃，有时闷乱不堪，神若无主，辗转床褥，不得安眠，心烦，舌质淡红。苔薄黄，脉弦。

中医诊断：头痛。

西医诊断：头痛。

证属：肝郁化火证。

法宜：清肝凉血，清热除烦。

方宗：龙胆泻肝汤合栀子豉汤加减。

处方：柴胡 10 g，龙胆草 10 g，蔓荆子 10 g，栀子 10 g，淡豆豉 10 g，当归 15 g，白芍 15 g，丹参 15 g，丹皮 15 g，葛根 15 g，枸杞 15 g，杭菊 15 g，石决明 15 g，甘草 3 g，酸枣仁 12 g。

5 服，水煎服，每日 1 服。

二诊：服前药 3 服后头痛渐减，服 5 服后头已不痛，患者言多年来未有这几日舒畅。因头痛未再发作，心烦，失眠等症状俱有好转。处方：于守前方加夜交藤 30 g，再服 5 服。随访头痛未再发作。

按语：《证治准绳·头痛》曰："头像天，三阳六腑清阳之气皆会于此，三阴五脏精华之血，亦皆注于此，脑为髓之海，诸髓皆属于脑，故上至脑、下至尾骶，皆精髓升降之道路。"故头痛内与五脏六腑血气有关，外与六淫之邪气关系密切，天所发六淫之邪气、人气所变，五脏之气而逆，皆能相害，或蔽覆其清明，或阻经络，或遇气相搏，郁而成热，热则上盛致脉满而胀则头痛。在内为肝郁气滞，郁而化火，或肝肾阴虚，水不涵木，以致肝阳上亢，上扰清窍；或因脾胃虚弱，气血生化乏源，清窍失荣；或因脾失健运，聚湿生痰，痰浊阻络而发病；或因先天禀赋不足，髓海空虚，或因肾阳衰微，清阳不升而发病。本例辨为肝郁化火，扰络而痛。治以清肝凉血，清热除烦。方中柴胡、龙胆草、白芍、丹参、丹皮疏肝、清肝凉血；栀子配淡豆豉，清热除烦；当归补血养血；蔓荆子、杭菊疏散肝经风热；酸枣仁、枸杞补血柔肝。葛根、白芍升津液，舒经脉；石决明潜镇肝亢。是方不用止痛药而除头痛，使 10 余年的头痛得以治愈，妙在方中配以清热除烦的栀子豉汤。此法缘于《伤寒论》记载栀子豉汤治伤寒汗吐下后，虚烦不眠，剧者反复颠倒，心下懊恼。临证发现多数头痛者都有虚烦不眠，懊恼之伴随症状，故而在治疗头痛患者时对症加入栀子、香豉，往往收佳效。

经典医案 2

杨某，女，39 岁，以"两侧太阳穴持续性胀痛，项背僵痛半个月"为主诉来诊。患者自去年来无明显诱因出现眩晕、耳鸣，恶心、呕吐，曾于外院确诊为神经性耳鸣，口服西药治疗，药名及剂量不详，症状略缓解。半个月前因孩子升学考试情绪紧张出现两颞部持续性胀痛，休息后不缓解，伴颈背僵痛，耳中时有轰鸣声，偶有眩晕，恶心，眼前无黑朦，休息后可缓解。自汗，饮食可，睡眠质量差，多梦，大小便调。舌淡红，脉弦数。血压 145/90 mmHg。

中医诊断:头痛。

西医诊断:①头痛;②高血压病Ⅰ级。

证属:肝郁化热,肝阳上亢。

法宜:清上导下,调理肝气。

处方:菊花 20 g,桑叶 20 g,粉葛 20 g,白芷 15 g,藁本 20 g,白茅根 20 g,连翘 15 g,薄荷 10 g,夏枯草 20 g,荷叶 15 g,香附 15 g,乌药 10 g,黄芪 20 g,生地 20 g,磁石 20 g。

7 服,水煎服,每日 1 服,分早晚 2 次温服。

二诊:头痛缓解,后头及左侧仍有间断性胀痛,多汗,不易入睡。脉弦数,舌淡红。处方:原方加升麻 20 g、牛蒡子 20 g、龙骨 30 g、牡蛎 30 g、珍珠母 30 g。3 服,水煎服,每日 2 次。

三诊:头痛基本消失,无失眠、多汗、眩晕、恶心、呕吐等症状。为巩固疗效,又嘱服 3 服。

按语:《内经》云:“诸风掉眩,皆属于肝。”胆经入耳,肝经络胆。肝胆之火上犯巅顶,横乘脾胃,故见眩晕、耳鸣、恶心、呕吐等症。血气久郁于上,发为头痛。阳盛迫津外出则自汗,热扰心神则不寐。头为诸阳之会,位高气清,当以轻剂于之,取火郁发之意也,是马教授治疗头痛的主导思想。用此方意在取清轻之剂易于达头部,桑叶、菊花、薄荷清轻之剂,以疏风清热、清肝明目;连翘、夏枯草清肝泻火、散结止痛;荷叶升发阳气;粉葛解肌退热;白茅根清热利湿,引浊邪从小便而出;从而达到清上导下之目的。白芷、藁本,载诸药上行巅顶;生磁石镇肝潜阳。患者舌淡,故加黄芪补气,生地滋阴。香附、乌药合称青囊丸,用于女性患者处方中能治百病,马云枝教授称之为“拦江网”。《素问·阴阳应象大论》曰:“左右者,阴阳之道路也。”左主升,右主降;左主血,右主气。病在左者为血升不足,在右者多为气降不利。该患者复诊时头痛在左,且舌质淡,为肝血不足,不能升发上荣于面,遂用升麻“举而升之”,则左血上荣。马教授积多年临床之经验发现,血压高者多以后脑疼痛为主,循足太阳膀胱经走行,《素问·五藏生成》曰:“是以头痛巅疾,下虚上实,过在足少阴、巨阳,甚则入肾”。“下虚”,即足少阴肾经及肾的虚衰;“上实”,指足太阳膀胱经经气上逆而为实。足太阳之脉从巅络脑,膀胱与肾相表里,少阴肾虚,不引巨阳之气,故头痛巅疾,经病甚久,则入肾脏。血压高头痛多用牛蒡子,研究表明,牛蒡苷有短暂地降低血压及轻度的利尿、泻下作用,疗效确切。龙骨平肝潜阳,牡蛎潜阳补阴,二药均有收敛固涩作用,故可止汗。珍珠母平潜肝阳,镇惊安神,以助患者入睡。

经典医案 3

田某,女,34 岁。间断偏头痛,伴头昏 1 年余,加重 1 个月。患者自述最近 1 个月,头痛加重,时感抽掣,甚则恶心呕吐,并兼口苦目眩,寐差梦多,腰膝酸楚。舌苔薄黄,脉象细滑。曾服散风活血化瘀等中药,效果不显。血压正常,其他检查亦未见异常。

中医诊断:头痛。

西医诊断:头痛。

证属:肝胆湿热,上冲头目,肝失疏泄,胃失和降。

法宜:泄肝清热,佐以潜镇。

处方:桑叶 10 g,菊花 10 g,细辛 3 g,荆芥 10 g,川芎 10 g,知母 10 g,茯神 12 g,丹参 12 g,牛膝 12 g,黄芩 10 g,磁石 30 g。

6 服,水煎服,每日 1 服,分早晚 2 次温服。

二诊:药后头痛明显好转,但动则头昏,恶心,脉舌如前。此乃肝胆热郁渐平,胃气上逆仍在。原法去荆芥、细辛、磁石,加竹茹、荷叶、法半夏。

处方: 桑叶 10 g,菊花 10 g,川芎 10 g,知母 10 g,茯神 12 g,丹参 12 g,牛膝 12 g,黄芩 10 g,竹茹 10 g,荷叶 10 g,法半夏 10 g,6 服。

三诊:药后头痛已平,头昏恶心仍作,夜眠不实,梦多易醒。此属湿浊中阻,土壅木郁,肝胃不和,当调肝和胃为法。

处方:法半夏 10 g,陈皮 10 g,茯苓 15 g,枳实 10 g,竹茹 10 g,炒苍术 10 g,白芷 10 g,白芍 10 g,菊花 10 g,白蒺藜 12 g,黄芩 10 g,6 服。

四诊:头痛头昏均消,泛恶亦止,夜眠纳食皆可。守原方,再进 4 服,诸症悉除。

按语:本案系肝胆湿热,上扰清空,故偏头痛伴见口苦、目眩、泛恶纳差等症。从病情来看,尚未至阳亢劫阴程度,因此在治疗上先以桑叶、荆芥、川芎、细辛疏邪外达,上清头目;用知母、黄芩、茯神、磁石泄热平肝;久病入络,故佐以丹参、牛膝活血行瘀。药后头痛好转,但胃仍失和,故复诊时在原方中减荆芥、细辛之疏散,磁石之重镇,加入竹茹、荷叶、半夏之和胃降逆。病情逐渐减轻后,终以温胆汤出入,使其肝胆之热得清,胃气得降,清阳得升,而诸症得除。

2. 肝阳上亢证

经典医案 1

李某,女,66 岁。初诊:头痛反复发作近 5 年,头痛以两侧为主,甚及巅顶、眼眶部,发作时伴头晕恶心欲吐,头痛呈胀痛持续性。发作前无明显先兆症状。行颅脑 CT、脑电图、TCD 检查未见异常。头痛发作时,口服盐酸氟桂利嗪胶囊及甲钴胺片对症治疗暂时好转后又复发。就诊时患者面色潮红,神疲乏力,头两侧疼痛,牵及巅顶部,时有头晕、耳鸣,性情烦躁易怒,口干而苦,舌质淡红,脉弦数,苔黄稍腻,脉弦细数。

中医诊断:头痛。

西医诊断:头痛。

证属:肝阳上亢证。

法宜:平肝潜阳。

方宗:头痛方加减。

处方:菊花 12 g,桑叶 12 g,粉葛 12 g,白芷 15 g,蒿本 10 g,白茅根 12 g,连翘 15 g,薄荷 10 g,夏枯草 15 g,荷叶 15 g,黄芪 18 g,生地 15 g,磁石 20 g,升麻 10 g,牛蒡子 10 g,龙骨 20 g。

水煎服,日 1 服。服用该药方半月,诸症尽失。常规追访,头痛至今未发。

按语:中医认为肝为风木之脏,易致内风,其形成机制有四。一是肝阳化风,如情志不遂,气郁化火伤阴,或素有肝肾阴亏,阴不制阳,阳亢日久,亢极化风,风邪上扰,脑窍不利而致;二是热极生风,外感邪热或温热疫毒而致热邪炽盛,伤津耗液,筋脉失养引起风动内窜,脑窍不利所致;三是阴虚风动,多因外感温病邪热,邪热炽盛,燔灼心肝,风火循经上扰,脑窍不利所致;四是血虚生风,内伤杂病,或久病阴血不足,或脾虚生血乏源,或因急、慢性失血,而致营血亏虚,筋脉失养,脑窍失荣所致。头为诸阳之会,三阳经均循行头面,足厥阴肝经循行向上与督脉会与巅顶。胆附于肝,经脉相连,胆经布散于头两侧,并通过督脉影响于头。张锡纯曰:“肝肾充足则自脊上达之,督脉必然流通,督脉者又脑髓神经之所。”经脉之间的联系,构成了头部与肝的密切关系。肝阳逆动,气血逆乱,阴阳不相顺接的状态，极易引起气机失常，扰乱清窍，而致头痛。如《类证治裁》谓："肝阳上冒，震动髓海而致头痛。"肝阳上亢所致头痛，一因气郁日久化火，致阳热有余，升动太过或升而无制，上扰清窍；二因肝（肾）之阴亏虚，或火热之邪灼伤阴血，以致阴虚阳亢，阴不制阳，亢逆之肝阳上扰清窍，遂致头痛发作。马教授认为头为清阳之府，三阳经脉均循行于头面，厥阴肝经与督脉会于巅顶，五脏六腑之阴精、阳气皆上奉于头，故凡经络脏腑之病变皆可发生头痛。因于肝者，盖肝体阴而用阳，内藏相火，若情志不舒，肝气不畅，气机阻滞，或气郁日久化火，循经上扰清窍，又逢素体肝肾阴亏，阴不制阳，以致肝阳升动太过，上扰清窍，导致头痛。平冲降逆之法治疗肝阳头痛是马教授根据多年临床经验总结而成。方以桑叶、菊花、薄荷清轻之剂，以疏风清热、清肝明目；连翘、夏枯草清肝泻火、散结止痛；荷叶升发阳气；粉葛解肌退热；牛蒡子以散结、泄热；上述轻剂与之，取火郁发之意也。白茅根清热利湿，引浊邪从小便而出；从而达到清上导下之功。白芷其气芳香能通九窍，辛散温通，内提清气，可治头面诸疾；且长于止痛。藁本为肝经引经之要药，头痛连脑必用之。生磁石、龙骨平肝潜阳。黄芪补虚益气，生地滋阴生津。诸药合用，可达平冲降逆、调肝之功。

经典医案 2

陆某，男，68 岁。以"发作性头痛 1 周，加重 3 d"为主诉就诊。患者于 1 周前因吹风受凉后出现双侧枕部疼痛不适，呈放射性，每因转头时引发，每日约 10 余次，持续 10 min 左右缓解，尚未影响日常生活，未进行治疗；3 d 前劳累后头痛加重，发作频率较前增加，伴有颈部僵硬，心慌、胸闷，腰膝酸软，口苦，心烦，纳眠可，大便正常，夜尿频数。舌质暗，苔薄黄，脉弦细数。查体：血压150/95 mmHg。深浅感觉无异常，四肢肌力、肌张力正常，双侧腱反射正常，病理征未引出，双侧枕部压痛，转颈试验阳性。既往患高血压病史 2 年余，未规律服药治疗。

中医诊断：头痛。

西医诊断：①头痛；②高血压。

证属：肝阳上亢证。

法宜：平肝潜阳，清火息风。

方宗：天麻钩藤饮加减。

处方：天麻 15 g，钩藤 15 g，煅石决明 20 g，桑寄生 15 g，茯苓 15 g，首乌藤 20 g，炒栀子 10 g，黄芩 9 g，川牛膝 12 g，杜仲 15 g，益母草 15 g，炙甘草 6 g，炒僵蚕 10 g，全蝎 10 g，细辛 3 g。

7 服，水煎服，每日 1 服，分 2 次温服。

二诊：患者诉双侧枕部放射痛较前减轻，胀痛、耳鸣、面红，体位改变可诱发，持续 1 min 左右，颈部僵硬，时有心慌、胸闷，腰膝酸软，夜尿频数，纳眠可，大便正常。舌红，苔黄，脉弦数。中药调整为羚角钩藤汤，具体处方如下：羚羊角粉 1 g，钩藤 20 g，菊花 15 g，桑叶 15 g，盐益智仁 15 g，桑螵蛸 12 g，生地黄 15 g，白芍 15 g，川贝母 3 g，茯苓 30 g，炙甘草 10 g。7 服后，上述症状明显减轻。

三诊：服上药后，患者诉头痛程度明显好转，发作次数较前减少，耳鸣减轻，仍时有心慌、胸闷，腰膝酸软，夜尿频数，纳眠可，大便正常。舌质红，苔白，脉弦。5 服后，上述症状基本消失，随访 3 个月未复发。

按语：患者以双侧枕部放射性疼痛为主要表现，辨病为中医学"头痛"范畴，伴有口苦，心烦，面红，舌质暗红，苔薄黄，脉弦细数，辨证为肝阳头痛，以平肝潜阳、清火息风为治则；脑为髓之海，有赖五脏之精血、六腑之清气濡养，与肝脾肾密切相关。患者男性，年逾七十，肝脾肾亏虚，肝体阴而用阳，内藏魂，为将军之官，肝阴不足，阴阳不相制约，肝阳偏亢，上扰清窍，故头痛、心烦、面红；苔薄黄，脉弦，为肝阳偏亢之征。证属本虚标实，以标实为主，主方应用天麻钩藤饮加减，为平肝息风、清热活血、补益肝肾之剂。二诊方选羚角钩藤汤加减，缘患者阳亢化热，热极生风，头痛且胀，舌红，苔黄，脉弦数，故治以凉肝息风、增液舒筋。何秀山《重订通俗伤寒论》曰："肝藏血而主筋，凡肝风上扬，症必头晕胀痛……故以羚、藤、桑、菊息风定痉为君……但火旺风生，风助火势，最易劫伤血液，尤必佐芍、甘、鲜地酸甘化阴，滋血液以缓肝急……此为凉肝息风，增液舒筋之良方也。"

经典医案 3

李某，男，54 岁，初诊：患者患高血压病 5 年余，近日无明显诱因出现头痛、恶心，经服用西医利尿剂、降压药，血压降至正常，头痛等症仍不缓解来诊。症见：左侧头痛，头晕沉，偶有胸闷、气短，胃脘部不适，偶有隐痛，食纳差，眠差，口中和，二便调，舌淡苔白微腻，脉沉细。

中医诊断：头痛。

西医诊断：头痛。

证属：肝胃虚寒证。

法宜：温中补虚 降逆止痛。

方宗：吴茱萸汤加减。

处方：吴茱萸 6 g，大枣 5 枚，生姜 5 片，党参 10 g，茯苓 30 g。

3 服，水煎服，每日 1 服。

二诊：患者服完 3 服后，头痛消失，头晕沉、胸闷、气短、胃脘部不适较前明显好转，食纳增，眠安，善后调理 1 个月，血压平稳，食纳可，眠安，二便调，无不适。

按语：患者脉沉细、舌淡苔白微腻，口中和，考虑为水饮内停；又见头痛、恶心，《伤寒论》第 243 条云："食谷欲呕，属阳明也，吴茱萸汤主之。"《伤寒论》第 309 条云："少阴病，吐利，手足逆冷，烦躁欲死者，吴茱萸汤主之。"《伤寒论》第 378 条云："干呕、吐涎沫、头痛者，吴茱萸汤主之。"故可判断为寒饮内停之吴茱萸汤证。吴茱萸汤证有胃气虚的表现，故患者胃脘部不适，偶有隐痛，食纳差。再者，吴茱萸汤的病机为寒饮上冲，故患者有头痛、头晕沉、胸闷、气短、眠差的表现。另外，患者舌苔白微腻，考虑患者水湿较重，加用一味茯苓利湿，另外茯苓亦可以安神。《神农本草经》言："茯苓主胸胁逆气，忧恚惊恐，心下结痛，寒热烦满咳逆，口焦舌干，利小便。久服安魂养神，不饥延年。"本案患者头痛经分析判断为寒饮上冲所致，但临床上治疗水饮上冲的方子很多，但为何唯独选用吴茱萸汤呢？如苓桂术甘汤，《伤寒论》第 67 条："伤寒，若吐若下后，心下逆满、气上冲胸、起则头眩、脉沉紧，发汗则动经，身为振振摇者，苓桂术甘汤主之"。《金匮要略·痰饮咳嗽病脉证并治》第 16 条："心下有痰饮，胸胁支满，目眩，苓桂术甘汤主之。"苓桂术甘汤主要治疗水饮上冲导致的"心下逆满、气上冲胸、起则头眩、脉沉紧"。苓桂术甘汤和吴茱萸汤的病位都涉及中焦，但苓桂术甘汤的水饮内停之证较轻，而吴茱萸汤的水饮较重且更偏寒，有严重的头晕沉，往往有恶心、呕吐、头痛等寒饮重症，如条文中曰"食谷欲呕""吐利，手足逆冷，烦躁欲死""干呕、吐涎沫、头痛"等。另外，本案例也不能用苓桂枣甘汤，《伤寒论》第 65 条："发汗后，其人脐下有悸者，欲作奔豚，苓桂枣甘汤主之。"苓桂枣甘汤也可以治疗水饮内停上冲导致的头晕沉、胸闷气短，但此方之水饮部位偏于下焦，多在肚脐以下的小腹部，故条文曰"脐下有悸"，而吴茱萸汤的病位涉及中焦和上焦，且寒饮上冲较严重。

3. 阴虚阳亢证

经典医案 1

王某,女,32 岁,公司职员。以“反复头目胀痛 2 年”为主诉就诊。患者研究生毕业后就职于某公司,工作紧张,竞争激烈,初期尚可胜任。近 2 年或许因心身极度疲劳,反复出现头目胀痛,甚则头痛欲裂,心情烦躁,尤以夜间加班后更为明显。曾到多家医院检查,除血压升高外,血脂、血糖、肝肾功能、脑 CT、眼底等均未见异常。予缬沙坦、酒石酸美托洛尔等药物治疗,血压水平较前降低但症状依然。诊时症见:头目胀痛,甚则头痛欲裂,以两侧太阳穴为主,伴有烦躁易怒,多梦易醒,夜间汗出,精力不济,易生口腔溃疡,纳可,二便调。查体:血压 140/100 mmHg,面色潮红,白睛赤缕,舌质嫩红,苔少,脉细弦寸滑。

中医诊断:头痛。

西医诊断:头痛。

证属:阴虚阳亢、心神。

法宜:育阴补肾、平肝潜阳、宁心安神。

方宗:镇肝息风汤加减。

处方:天麻 10 g,黄芩 15 g,怀牛膝 18 g,炒白芍 20 g,天冬 12 g,玄参 10 g,生龙骨 20 g,生牡蛎 30 g,代赭石 15 g,赤芍 15 g,茵陈 9 g,川楝子 6 g,生麦芽 10 g。

14 服,水煎服,日 1 服,分 2 次温服。并嘱其低盐饮食,保持心情舒畅,适当锻炼身体。

二诊:患者述服上药后头目胀痛明显减轻,已十去其七,性情平和,睡眠改善,汗出减少,降压药仅服酒石酸美托洛尔。测血压 130/90 mmHg,舌质嫩红,苔少,脉细弦。辨证准确,治法合理,药已中的,效不更方。上方去玄参、代赭石,加桑寄生 12 g、炒杜仲 15 g 以增强补益肝肾之力,14 服水煎服用,服法同前。并嘱其可适当配合杞菊地黄丸,按说明服用。患者述近半年来虽依然工作繁忙,经常出差,但服用杞菊地黄丸加间断冲服上方中药颗粒剂,尽量保持良好生活习惯,故而头痛未作,血压平稳,精力充沛。降压药仅维持每天半片酒石酸美托洛尔。复测血压 120/80 mmHg,舌质暗红,苔白,脉细弦。

按语:此案患者年刚而立,创业之初,工作紧张,竞争激烈,致使大脑中枢神经功能紊乱,肾素-血管紧张素-醛固酮系统过度激活,在高血压遗传基因作用下出现了血压升高,头目胀痛,烦躁易怒,多梦易醒等症。中医学认为,年轻人罹患高血压,本于肝肾阴虚的遗传禀赋,复于精神紧张,心身疲劳,阴血暗耗致肝肾阴虚愈甚,水不涵木、阳失潜藏而阴虚阳亢,心神被扰,故而血压升高。正所谓“阳气者,烦劳则张”。肝肾阴虚于下为本,故见精力不济,夜间汗出,口腔溃疡,舌质嫩红,苔少,脉细;阴虚于下,阳失潜藏则肝阳上亢为标,肾阴亏虚,水火不济则心火上炎亦为标。盖肝者,将军之官,功主疏泄,调畅气机。肝肾亏虚,肝阳过用,气机升发太过,甚则“气有余便是火”。故见头目胀痛,甚则头痛欲裂,烦躁易怒,面色潮红,白睛赤缕,舌红,脉弦滑。病属本虚标实,以虚为主。治以育阴补肾、平肝潜阳、宁心安神以标本兼治。张锡纯的镇肝息风汤最具代表性,方中炒白芍养肝阴、平肝阳。天冬滋肾阴、降虚火。玄参益肺阴、润血燥。三药之中白芍量大为首,兼天冬滋肾以养肝,乙癸同治,玄参育阴以清肺,镇制肝木;生龙骨、生牡蛎、代赭石之介石三药,平肝潜阳、镇静安神;怀牛膝量大力专,下潜补益肝肾以扶正,上达引血下行以平肝,兼顾虚实。唯方中茵陈、川楝子、麦芽看似无足轻重,实则“四两拨千斤”。茵陈乃青蒿之嫩者,得初春少阳生发之气,与肝木同气相求，泻肝热兼疏肝郁；川楝子善引肝气下达，又能折其反动之力；麦芽生用善顺肝木之性使不抑郁，兼消食和中，防众药碍胃。方加天麻、黄芩乃常用对药。天麻平肝潜阳、息风止痉，为治眩晕、头痛之要药。黄芩苦寒泄热、善清上焦，二药合用治疗肝阳上亢型高血压每获奇效。之所以加赤芍，是由于血脉瘀阻贯穿于高血压病理变化的全过程，取其活血通脉之功效有助于降低血压、减轻靶器官损害。

经典医案2

王某，女，35岁。患者自诉10年来每于月经前及月经初期头痛，部位为左侧头部、前额连及眉棱骨和巅顶，疼痛性质为胀痛；并伴有眩晕、呕吐等症状，平素情绪烦躁易怒。曾查头颅CT未见异常。平素月经周期规律，经量少，经色黯红，月经期第1天、第2天见大量黑色血块，伴经期腹痛。平素偶有双侧胁肋部胀痛，情绪烦躁易怒，目赤疼痛，口干口苦，大便干燥，舌红，舌两侧苔黄腻，脉弦细。曾查妇科彩超示：子宫水平前位，形态正常，大小约4.7 cm×4.7 cm×4.0 cm，包膜光滑，子宫内膜全层厚度9 mm。附件区：输卵管、卵巢未见明显异常。

中医诊断：经行头痛。

西医诊断：头痛。

证属：阴虚阳亢证。

法宜：平肝清火，调补肝肾。

处方一：赤芍15 g，桂枝9 g，当归20 g，熟地15 g，白芍15 g，白术20 g，枸杞15 g，续断15 g，菟丝子15 g，巴戟天15 g，鸡血藤20 g，甘草6 g，大枣9 g，陈皮6 g，党参15 g，黄芪35 g，茯苓15 g，黄芩9 g，木香9 g，神曲10 g，藿香12 g。

共7服，水煎分服，日1服，分2次温服，于就诊当日开始服用，服至月经前4 d。

处方二：当归15 g，党参15 g，赤芍15 g，川芎10 g，熟地12 g，三棱6 g，莪术9 g，车前子（包煎）10 g，牛膝15 g，益母草20 g，鸡血藤20 g，刘寄奴10 g，桂枝9 g，白术20 g，巴戟天15 g，香附10 g，乌药10 g，黄芪30 g，茯苓15 g，泽泻15 g，黄芩9 g。

共6服，水煎服，日1服，分2次温服，于经前3 d开始服用，服至月经期第3天停药；并嘱患者下次月经后复诊。

二诊：患者服药后月经来潮，本次月经前及月经期头痛、眩晕、呕吐等症状较之前均明显缓解，血块明显减少，经行腹痛较前有所减轻，经量较少无明显变化，大便干燥较前有所好转，舌红，苔薄黄，脉弦细。处方：在原处方基础上加减，减藿香、木香，加柴胡9 g、丹参6 g，共7服，水煎分服，日1服，分2次温服，于月经期第5天开始服用，可连续服至下次月经前4 d；处方二之加减为：减熟地黄、巴戟天，加益母草20 g、黄芩9 g、土鳖虫10 g、醋延胡索15 g、乌药10 g，共6服，水煎服，日1服，分2次温服，于月经前3 d开始服用。

三诊：患者自诉头痛等不适症状消失，月经量明显增多，血块较前减少，随访3个月，经行正常。

按语：本病患者平素情绪烦躁易怒，必致肝气郁滞，肝郁日久则化热化火，而患者平素自感咽干喉燥，夜间盗汗、大便干结，乃阴虚之体质。每于经行血泄之时，阴血下注冲任，肾阴更虚，肝阳愈亢，肝火易随冲气上逆，上扰清窍，故而发为经行头痛。妇人以气血为本，以肝为先天，而妇人最易忿怒抑郁，致使气滞不畅，又因气为血之帅，进而引起血分病变，正如《万氏妇人科·调经章》中所说："女子之性，执拗偏急，忿怒妒忌，以伤肝气，肝为血海，冲任之系。冲任失守，血妄行也。"马云枝教授认为，本病虽常因肝气郁滞化热为因，然实则以肝肾阴亏不足为本。该患者即为阴虚阳亢之本虚标实、虚实夹杂之证:患者素体阴虚,精血亏耗,每于经行血泄之时,则肾阴更虚,风阳上扰清窍,故发为经行头痛,头晕目眩;精血亏虚,冲任不充,故而月经量少;肝气郁滞于内,气机不畅,故而情绪烦躁易怒;阴虚内热,故而口干口苦,大便干燥;舌红,舌两侧苔黄腻,脉弦细,也为阴虚阳亢之征。对于该种证型的经行头痛,马云枝教授认为,首先治疗当分标本缓急,以清火平肝为标,先止头痛,以滋养肝肾、调补气血为本,祛除病因;其次,根据女性月经前后的生理特点不之同,顺应月经周期,经前予以桃红四物汤自拟方加减,清火平肝,引火下行,顺应月经疏导之势;经后予以黄芪桂枝五物汤自拟方加减,补益气血,调养肝肾。本病患者头痛源于肝郁,故而治当以疏肝泄热为第一要务,所用方中重用黄芪、党参、白术及茯苓,以健脾益气,培补先天之本,促使气血化生,更有培土抑木之功;又有当归、川芎、鸡血藤、益母草以活血调经;赤芍以清热凉血;泽泻、车前子以泄肝肾之虚热;加黄芩以增加清热之力;牛膝引火下行;香附疏肝解郁;更有三棱、莪术以行气破血,消积止痛;再加桂枝、巴戟天以温通经脉,活血止痛。全方共奏清肝泻火,凉血降逆之功。本方之中并未特用止头痛之药,而是针对导致头痛之病因——肝郁,着重于疏肝解郁、清肝泄热,肝郁即解,肝热即泄,则头痛自止,而不犯"头痛医头、脚痛医脚"之误。经后期则以调补肝肾、补养气血为本,方中所用黄芪与党参、白术、茯苓相须使用,更能增强益气健脾之功;熟地黄、当归、大枣以补血;而当归与白芍合用为临床上补血养阴、柔肝调经之常用药对;枸杞、续断以滋补肝肾之阴;同时又加巴戟天、菟丝子以补肾中之阳,是因"孤阴不生,独阳不长",故而此法以阳中求阴,更能增强本方以调补肝肾之功;而由于上述诸药多为补益滋腻之品,特加香附、陈皮、神曲、藿香以理气健脾,鸡血藤以活血,以防滋腻有碍于脾胃之运化;黄芩以清热;桂枝以温通经脉;再加甘草以调和诸药。全方共奏益气养血,补肝益肾之功。马教授认为,经行头痛与女性月经周期来潮密切相关,属"月经病"范畴,故在治疗时首先应排除因内科疾病而致的头痛;其次密切结合月经病治疗"经前勿补,经后勿泄"之原则,顺应月经周期,经前、经期针对标实之肝经郁热,以清肝热为主,经后则以补气养血,补益肝肾为要。还应注意的是,由于女子以气血为本,用药时不可过用寒凉或大辛大热之品,以防伤及阴血。同时,注意情志的疏导,保持心态平和,更有利于痊愈。

经典医案 3

刘某,女,45 岁。初诊:头昏头痛,已历数年。时伴耳鸣、目眩,心悸心烦,汗多,夜眠不实,寐多噩梦,全身酸软,疲乏无力,竟至不能站立,久坐亦感难受,二便调和,月经正常,白带颇多,颜面萎黄,形羸气短,舌质红有瘀斑,苔薄白,脉象沉细而滑。曾多方检查未见异常,西医诊断为神经衰弱。

中医诊断:头痛。

西医诊断:神经衰弱。

证属:阴虚阳亢证。

法宜:补益肝肾。

方宗:杞菊地黄丸合左归丸加减。

处方:熟地 15 g,枸杞 12 g,菊花 10 g,菟丝子 10 g,川续断 10 g,怀牛膝 10 g,砂仁 1.5 g,黑芝麻 15 g,茯苓 10 g,白蒺藜 12 g,党参 10 g,白术 10 g。

6 服,水煎服,每日 1 服,分早晚两次温服。

二诊:药后主症减轻,仍喜汗出,白带仍多,守上方出入。

处方:熟地 15 g,枸杞 12 g,菊花 10 g,菟丝子 10 g,怀牛膝 10 g,川续断 10 g,砂仁 1.5 g,茯苓

10 g，白蒺藜 12 g，生龙牡各 30 g，浮小麦 30 g，远志 10 g，6 服。

三诊：药后诸症均减，唯自汗恶风心悸较重，脉舌如前。此为卫阳失固，阴液外泄。当以固摄卫阳为要。

处方：煅龙牡各 30 g，炙黄芪 10 g，糯稻根 12 g，碧桃干 5，白芍 10 g，桂枝 2.5 g，党参 10 g，夜交藤 30 g，当归 10 g，桔梗 5 g，枳壳 6 g，6 服。

四诊：头昏头痛已除，夜眠较前好转，烦悸恶风已罢，但胃中欠舒，汗出较多。当补心脾为法。

处方：黄芪 10 g，党参 10 g，白术 5 g，枸杞子 10 g，煅龙牡各 12 g，川芎 5 g，莫萸 1.5 g，菊花 10 g，白芍 10 g，炒枣仁 10 g，丹参 12 g，6 服。

五诊：汗出已止，夜眠亦安，尚神疲乏力，宗前方加生熟地再进。

处方：黄芪 10 g，党参 10 g，白术 5 g，枸杞子 10 g，煅龙牡各 12 g，川芎 5 g，吴萸 1.5 g，菊花 10 g，白芍 10 g，炒枣仁 10 g，丹参 12 g，生熟地各 15 g，服上方 20 服，症愈。随访 2 个月，未发。

按语：本案头昏头痛，耳鸣目眩，心悸寐差，周身无力，以致发展到站立不稳，纯属肝肾阴虚，虚阳上扰所致。始从补养肝肾入手，用枸杞、熟地、芝麻、菟丝、牛膝、续断以滋养肝肾；以菊花、白蒺藜平肝而清头目；用砂仁以避免熟地腻滞碍胃；并以党参、白术益气健脾。复诊时头痛耳鸣目眩减轻，原方去党参、白术、芝麻，加生龙牡、浮小麦、远志，其重点在于益阴平肝潜阳。再诊时诸症均减，但自汗恶风心悸仍在，此时肝肾虽强，但卫阳已虚，故治用调和气血、固摄营卫之品，终以补心脾、调气血之剂，从而使诸症全消。

4. 气血亏虚证

经典医案 1

马某，女，32 岁。以“间断性头痛 1 个月”为主就诊。患者诉 1 个月前分娩后出现头部隐痛，以前额及两侧头痛为主，每遇劳累及睡眠差时症状发作。近来头痛发作频繁，症状逐渐加重。纳食尚可，睡眠差，倦怠乏力，心烦。舌淡红，苔薄白，脉沉细。

中医诊断：头痛。

西医诊断：头痛。

证属：气血亏虚型证。

法宜：补益气血，和络止痛。

方宗：泰山磐石散加减。

处方：黄芪 15 g，党参 15 g，白术 10 g，炙甘草 15 g，当归 10 g，陈皮 6 g，升麻 6 g，柴胡 12 g，蔓荆子 8 g，川芎 10 g，桂枝 6 g，防风 10 g，白芷 10 g，钩藤 10 g。

7 服，水煎服，日 1 服，分 2 次温服。10 d 后随访，患者诉头痛症状未再发作。

按语：本例患者为分娩后女性，产后头痛属于医学“产后病”范畴，是指妇女产后气血不足或外感风寒，或内伤血络，上扰清阳，清窍失养而致头部疼痛，绵延难愈的病症。属现代医学偏头痛、紧张性头痛等范畴，多发生于小产后，中、青年期发病率较高，往往伴有产后小腹疼痛不适、情绪异常等症状，严重影响产妇的身心健康。随着社会的节奏加快，工作和生活的压力逐渐加大，产后调理不当，导致产后头痛的患者日益增多。《圣济总录 · 产后门》言：“论曰头者、诸阳所聚，产后气血虚损，风邪客搏阳经，注于脑络，不得疏通，故为头痛也。”头为“诸阳之会”“清阳之府”，又为髓海，凡五脏精华之血，六腑清阳之气，皆上注于头。一切内外伤诸疾均可伤及诸阳升发之气，升降失调，郁于清窍，清阳不升，皆能致头痛。产后头痛是因产后失血过多，气血不足，中气虚弱，血不养脑，脑髓空虚，清阳不升，清窍失养，故不荣则头痛。马云枝教授认为，本例患者由于分娩后气血亏虚，清窍失养而发为头痛，治疗应以补益气血为治疗原则，方选补中益气汤加减治疗。补中益气汤出自李东垣《脾胃论》，能"补其中，升其阳"。方中重用黄芪，补中益气、升阳固表为君药；辅以人参、炙甘草、白术益气健脾，助黄芪增强补中益气之功，使后天生化有源，而为臣药；血为气之母，气能生血，气虚则血亏，故用当归养血和营，助参芪以补气生血，配陈皮理气和胃，使诸药补而不滞，共为佐药；并用升麻以升阳明清气，柴胡以升少阳清气，阳升则万物生，清升则浊阴降，而为佐使。诸药合用，具有补中益气、升阳举陷的之功效，使气血虚得补，清气陷能升。本方加蔓荆子、川芎祛风通络止痛，与上药同用，共奏益气养血升清、祛风通络止痛之功效。因证多兼杂，不能一成不变，临床贵在加减变化，灵而活之，不离其证，不失其则，方能曲尽其妙。

经典医案2

项某，女，49岁。初诊巅顶及前额疼痛，已历多年，遇寒加剧，且伴恶心，目眩，自己不能支持，神疲纳差。面色晦暗，唇紫，舌淡质暗，苔薄黄，脉细弱。血压106/84 mmHg，血常规检查正常，神经科及脑电图等检查均未见异常，屡用中西药物治疗效果不显。

中医诊断：头痛。

西医诊断：头痛。

证属：血虚挟瘀证。

法宜：养血、和血，化瘀通络。

方宗：桃红四物汤加减。

处方：当归12 g，川芎10 g，赤白芍各12 g，桃仁10 g，红花10 g，葱白2根，全蝎5 g，细辛3 g，茺蔚子10 g，勾藤12 g，白蒺藜12 g。

二诊：服上方6服后头痛目眩明显减轻，恶心已止，食欲亦增，脉舌如前，守原方去全蝎，加地龙、制南星。处方如下：当归12 g，川芎10 g，赤白芍各12 g，桃仁10 g，红花10 g，葱白2根，细辛3 g，茺蔚子10 g，钩藤12 g，白蒺藜12 g，地龙10 g，6服，水煎服，每日1服，分早晚2次温服。

三诊：头痛已除，近日见咳嗽，咯痰。处方如下：当归10 g，川芎10 g，桃杏仁各10 g，红花10 g，茺蔚子10 g，赤白芍各10 g，蔓荆子10 g，苍术10 g，车前子12 g，6服，水煎服，每日1服，分早晚2次温服。1个月后随访，头痛未发。

按语：本例患者头痛症状反复发作已愈数十年，平素神疲纳差、血压偏低，考虑为素体气血亏虚导致头痛反复发作。因气血亏虚，无以鼓动血液运行，血行不利，经脉瘀阻，因虚致瘀，血虚兼有瘀滞，以致头痛经久不愈，虚实并见。故以养血通络止痛为治疗原则。方中以川芎、桃仁、红花、赤芍活血化瘀；以当归、白芍、茺蔚子、勾藤、白蒺藜养肝血、清利头目，佐葱白、细辛辛香走窜入巅顶；全蝎能通络止痛，药证相合，故首诊服药后头痛症状明显减轻。二诊时因患者诉每每服药觉药味腥膻难闻，恶心频频，故去除腥膻之味的全蝎，改用地龙以达止痉活络之能。守前方以巩固疗效。三诊时患者诉服药后头痛近除，故去其辛香走窜解痉之药，继续用当归、白芍、茺蔚子以养肝补血，川芎、红花、桃仁、赤芍以活血化瘀，蔓荆子以清利头目，因患者痰多咳嗽，加杏仁以宣肺止咳，苍术、车前子以燥湿化痰、去除湿邪。

经典医案3

姜某,女,29岁。初诊:头痛10余年,加重2年。10年前即头痛,近2年加重。刚开始发作时次数较少,后逐渐频繁。近2年每于月经前后、疲劳及休息不好时发作,以两太阳穴附近为剧,有时伴有恶冷、头晕或呕吐。近几天轻微感冒,鼻塞,低热,颈项不适。月经量少,目眶发黑。脉细,舌红苔白略厚。

中医诊断:头痛。

西医诊断:头痛。

证属:肝寒犯胃、营血不足兼外感证。

法宜:温肝暖胃、补血和血兼解表。

方宗:吴茱萸汤、四物汤合桂枝汤化裁。

处方:吴茱萸8 g,党参10 g,熟地10 g,当归10 g,川芎20 g,桂枝10 g,白芍20 g,大枣20枚,炙甘草8 g,生姜9片,葛根15 g,羌活10 g,防风10 g,乌药8 g,黄芩10 g,黄芪20 g。

7服,水煎服,每日1服,分早晚2次温服。

二诊:药后感觉尚好,头痛次数减少,但昨晚曾头部隐痛。睡眠欠佳。脉舌同上。守上方加炙远志6 g。7服,日1服,水煎服。

三诊:诉药后头部较舒适,脉舌同上。守上方加泽泻24 g,桂枝4 g,茯苓10 g,猪苓10 g,白术10 g,龟胶20 g,洋参片5 g,红参片5 g,神曲10 g,地龙10 g。20服,熬膏。

按语:患者两太阳穴附近头痛,头晕、呕吐甚或恶冷,脉细乃肝寒犯胃而成,投吴茱萸汤以温肝暖胃;月经量少、头晕乃营血亏虚所致,投四物汤以养肝血;近几天轻微感冒,鼻塞,低热,后颈项疼痛,乃肝之阴阳两虚反侮于肺所致,投桂枝汤加葛根以祛风解表。川芎入肝以行血中之气,黄芪补气健脾,防风祛风解表以加强桂枝汤解表之功。二诊加炙远志以改善睡眠。三诊时加五苓散以健脾祛湿,脾健则气血调和,制成膏剂以巩固疗效。

经典医案4

杨某,女,41岁。以"经期头痛8年,月经量少2年"为主诉就诊。患者平素月经周期规律,近8年于经期出现头痛、头晕、恶心、呕吐、乏力,需卧床休息。近2年月经量减少,少至以往经量的2/3,量少,色暗,无血块。饮食、睡眠可,大便秘结,小便正常。既往体健,孕3产1,人流2次。查体:面色淡白无华,舌淡暗苔薄白,脉沉弱无力。彩超示:子宫、双附件未见异常。头部CT无异常。

中医诊断:头痛。

西医诊断:头痛。

证属:气血亏虚证。

法宜:益气养血。

方宗:八珍汤加味。

处方:熟地黄20 g,当归20 g,白芍20 g,川芎10 g,党参20 g,茯苓15 g,白术20 g,炙甘草10 g,菟丝子25 g,鹿角霜20 g,鸡血藤20 g,枸杞子20 g,砂仁15 g,姜半夏15 g,竹茹15 g,肉苁蓉20 g

10服,水煎服,日1服,分2次温服。

二诊:患者月经已来潮,量较以往增多,经期头痛减轻,略有头晕,嘱患者于下次月经来潮前继服上方10服至月经来潮后停药。

三诊:患者诉月经来潮,正常月经量,经期头痛、头晕症状消失。继服上方 10 服后随访 3 个月,未见复发。

按语:本例患者为经行头痛,临床一般将经行头痛分为血虚、血瘀、肝火、痰湿 4 个证型。马教授则认为,血虚及血瘀型经行头痛更为多见。血虚型头痛:多在经期或经后,多表现为隐痛,痛势较为缓和,并常伴有头晕,经量减少,色淡,舌淡苔薄白,脉沉弱无力。治以益气养血止痛,方用八珍汤加味。血瘀型头痛:多出现于经前或经期,多表现为胀痛或刺痛,痛势较为剧烈,往往伴有经行不畅,色暗有血块,舌有瘀点,脉弦涩。治以活血化瘀、通络止痛,方用血府逐瘀汤加味。经行头痛随月经周期而变化,根据这一特点,在服药时机上嘱患者经前及经期服药。经治疗,血虚者可以达到气血充盛,气血下注冲任胞宫而为经血,精血上荣以养脑窍,头痛自愈;血瘀者则气血通畅,瘀血随经血而下,脑络通畅而痛自止。本病例为血虚型经行头痛,血虚则血海空虚,脑失所养,遂致头痛;血虚冲任不足,遂致经量减少。正如《张氏医通》所云:“每遇经行头辄痛,此气虚血弱也。经行时阴血下注冲任,髓海失养,以致头痛。”故以益气养血为基本法则,气血充盛,则经行时既有阴血下注冲任,月经之血充盛;又有精血上荣于脑,以养脑窍,经行头痛之疾自除。常用八珍汤加味,药用党参、熟地益气养血滋阴,当归、白芍补血和血,白术补气健脾,茯苓健脾渗湿,川芎活血行气、补而不滞,炙甘草益气和中。诸药合用,共奏益气养血之效,使气旺血充,精血充盛。该患者同时伴腰膝酸软等肾虚症状,故加菟丝子、鹿角霜、鸡血藤、枸杞子以养肝血;滋肾精;加姜半夏、竹茹降逆止呕治疗恶心、呕吐,加肉苁蓉润肠通便。药证相符,即见疗效。

5. 风邪袭络证

经典医案

李某,女,26 岁,以“头痛 10 年余”前来就诊。患者自 10 岁左右出现头痛,曾辗转数家医院进行诊疗,症状时轻时重。自工作以后,ICU 护士工作 5 年左右,由于长期加班、倒班,经常出现头痛不适,伴恶心呕吐、情绪不稳、颈肩部酸沉、胸闷心慌、心烦意乱、食欲减退、夜眠不安,每于月经来潮后明显,持续约 2 d 左右自行缓解。2020 年查头颅 MRI 未见明显异常,由于症状时有反复,严重影响工作,故来诊。舌质淡红,苔薄白,脉浮。

中医诊断:头痛。

西医诊断:紧张性头痛。

证属:风邪袭络证。

方宗:川芎茶调散加减。

处方:川芎 15 g,荆芥 15 g,防风 15 g,细辛 3 g,白芷 12 g,薄荷 8 g,炙甘草 3 g,羌活 12 g,葛根 15 g,蔓荆子 15 g,天麻 15 g,蜈蚣 2 条。

按语:该患者 26 岁,长期工作劳累,体虚易受邪干。风为阳邪,易袭阳位,《素问·太阴阳明论篇》曰:“伤于风者,上先受之。”风邪易侵犯头部。《素问·风论篇》曰:“风者,百病之长也,至其变化乃生他病也。”临证头痛发作无常又与风邪善行数变的特点相一致。风性开泄,为六淫侵犯机体之先导,外邪循经上犯巅顶与风合而为病,清阳不升,气血逆乱导致头痛。气机郁滞,则出现胸闷心慌,心烦意乱,夜眠不安。舌质淡红,苔薄白,脉浮,符合风邪袭络之证。治以疏风活血止痛。《兰室秘藏·头痛》曰:“凡头痛皆风药治之者……高巅之上,唯风可到,故味之薄者,阴中之阳,乃自地升天者也。”马教授治疗头痛重视使用风药,既辨证选方,又辨病选药,结合前人经验加减化裁。故选用川芎茶调散加减，方中川芎为头痛引经药，善治少阳经头痛（头项两侧痛），羌活善治太阳经头痛（后脑、前额痛），白芷、葛根善治阳明经头痛（眉棱、额骨痛），细辛善治少阴经头痛，蔓荆子善治太阳经头痛（后枕及颈项痛）；荆芥上行祛头目之风，薄荷上清头目之风热，防风升散上行，以防风淫之内侵，三药配伍疏散上部风邪；天麻平抑肝阳，祛风通络；蜈蚣通络止痛；甘草和中益气，调和诸药，使升散不致耗气。诸药合用，共奏疏风止痛之功。

第七节　马云枝教授治疗眩晕病经典医案

1. 风痰上扰证

经典医案 1

孟某，女，52 岁，2015 年 4 月 17 日初诊。患者以“发作性头晕 3 个月余，加重 2 天”为主诉入院。近 3 个月来常无诱因出现发作性头晕，伴视物旋转，每次发作持续时间约 1 min，继之出现恶心呕吐，自诉常感倦怠乏力，左侧耳鸣，二目干涩及视物昏花等症状，休息后稍缓解。2 d 前因劳累后上述症状再发。发病后精神萎靡，神情倦怠，头部昏沉，听力下降，夜眠欠佳，饮食减退，大小便正常。诊时证见：面容憔悴，眼周发黑，情绪急躁易怒，无眼震，左耳轰鸣，右耳听力减退，舌体胖大，边有齿痕，舌质暗紫，苔白腻，脉弦滑。头颅 MRI 提示左侧内囊后肢有腔隙性脑梗死，脑白质脱髓鞘。头颅血管提示颅内动脉硬化性改变。

中医诊断：眩晕。

西医诊断：①椎基底动脉供血不足；②脑梗死。

证属：风痰上扰证。

法宜：健脾化痰，行气化瘀。

方宗：半夏白术天麻汤加减。

处方：姜半夏 15 g，白术 15 g，天麻 20 g，茯苓 15 g，陈皮 12 g，川芎 10 g，白僵蚕 15 g，蜈蚣 2 条，全蝎 12 g，牡蛎 30 g，珍珠母 30 g，炙甘草 3 g。

5 服，水煎服，日 1 服。

二诊：患者面色无华，神情倦怠，面容憔悴，自诉发作性头晕症状较前好转，发作频数及发作持续时间均较前减少，视物旋转及恶心呕吐未再发生，仍有耳鸣，二目干涩等症状，上方加枸杞 15 g、山茱萸 15 g、熟地 15 g，5 服，继续观察治疗。

按语：眩晕的病因病机复杂，诸医家有“无风不作眩”“无痰不作眩”“无瘀不作眩”“无虚不作眩”等认识，故以“风、痰、虚、瘀”为主要病机的论述。考虑患者年过五旬，阴气自半，肝肾亏虚，阴不制阳，肝血亏虚，肝风内动，阳亢化风，加之患者平素饮食不佳，脾胃受损，脾主运化，中焦不足，运化无权，聚湿生痰，痰浊内生，风挟痰浊上扰清窍而头晕不适，且脾为后天之本，主升清，脾虚则清阳不升，《灵枢》曰：“上气不足，脑为之不满，耳为之苦鸣，头为之苦倾，目为之眩。”结合舌脉之象，不难鉴别。治疗当以“健脾化痰，行气化瘀”为原则，方选“半夏白术天麻汤”加减。方中重用天麻 20 g，其味甘，性平，归肝经，有息风止痉，平抑肝阳，祛风通络之效，尤长于平肝息风，历来被视为治眩晕之要药。选用半夏、白术、茯苓、陈皮等以健脾化痰，川芎以活血行气，白僵蚕、蜈蚣、全蝎以搜风剔络，牡蛎、珍珠母重镇安神,改善睡眠,全方配伍,标本兼治,补泄兼施。考虑患者年过五十,精亏髓减而头晕耳鸣,二目干涩及视物昏花,故可添加枸杞、熟地、山茱萸以补益肝肾,补血养阴,益精补虚。

经典医案2

刘某,男,42岁,2015年3月5日初诊。平时工作繁忙,应酬较多,性情焦躁,1年前经常出现发作性头晕,伴视物旋转,行走欲倾,始未介意,病情反复发作,持续时间长者数分钟,短者十余秒,影响日常工作及生活。1周来因情绪激动后上述症状再发加重,遂急来我院就诊。发病以来头重如裹,昏蒙不适,口中黏腻,食量减少,夜寐不安,大便黏滞不爽,小便基本正常。查体:慢性病容,精神萎靡,形体超重,未引出明显眼震,转颈试验弱阳性,余神经系统检查未见明显阳性体征。舌体胖大,舌质暗紫,苔薄白腻,脉弦滑。生化检查提示血脂偏高。颈部血管彩超示动脉粥样硬化斑块形成。

中医诊断:眩晕。

西医诊断:椎基底动脉供血不足。

证属:风痰上扰证。

法宜:健脾化痰,除风止眩。

方宗:半夏白术天麻汤加减。

处方:姜半夏12 g,炒白术12 g,天麻20 g,茯苓20 g,生薏苡仁20 g,生山楂20 g,陈皮15 g,醋龟甲12 g,葛根15 g,薄荷15 g,丹参15 g,川芎15 g,首乌藤30 g,炙甘草3 g。

8服,水煎服,日1服。

二诊:上方服用后,患者头重如裹、昏蒙不适、口中黏腻感较前减轻,时有头晕发作,但持续时间缩短,二便基本正常,仍有失眠多梦,注意力不集中。上方中加珍珠粉3 g(冲服)、琥珀粉2 g(冲服),厚朴12 g,继服。三诊:服药10服后,头晕明显改善,自觉神清气爽,身体轻松,纳眠一般。根据患者病情变化,以前方为基础方适当加减以巩固治疗月余,嘱患者适当加强锻炼,注意休息,控制体重。

按语:中医理论认为无痰不作眩,无瘀不作眩,马教授综观患者病情后指出中年男性,胖人多湿,长期思虑劳累,损伤脾胃,致使运化失权,水湿内停,聚久成痰,痰浊内蕴,复因工作应酬较多,饮酒不节,辛辣燥热之物耗气伤阴,炼液成痰,气虚升运不及,不能布散津液,痰饮水湿内生,加之性情急躁,肝阳上亢,阳亢过极化风,肝风扰动清阳,风痰内结,蒙蔽清窍则见头晕反复发作;湿阻中焦,清阳不升则头重昏蒙,结合舌体胖大,舌苔白腻,辨证属痰湿内蕴型眩晕。治以半夏白术天麻汤加减。重用治疗风痰眩晕之要药天麻以平肝息风,清窍止眩;脾为生痰之源,以白术、茯苓健脾利湿,使脾主运化水湿,以绝生痰之源。气能行津,加陈皮理气化痰,使气顺则痰消。湿邪致病,缠绵难愈,加生薏苡仁、山楂加强健脾祛湿之功。现有大量文献研究表明,生薏苡仁、山楂有降低甘油三酯、胆固醇、低密度脂蛋白,改善动脉粥样硬化等作用。痰阻日久,瘀血停滞,加丹参、川芎以行气祛瘀,使津随气行,水湿无以化生。诸药配伍,使痰湿得解,清阳得升,头晕自止。

经典医案3

李某,女,64岁,退休。2015年1月4日初诊。患者反复发作眩晕6年,现突发头晕目眩,耳鸣,视物旋转,恶心呕吐反复半月余,经西药西比灵、敏使朗等治疗未见好转,食纳不佳,舌体胖大,舌质淡,苔白腻、脉弦滑。

中医诊断:眩晕。

西医诊断:椎基底动脉供血不足。

证属:脾失健运、风痰上扰清窍。

法宜:健脾化痰息风。

方宗:半夏白术天麻汤加减。

处方:天麻 10 g,姜半夏 12 g,炒白术 45 g,茯苓 12 g,橘红 12 g,生龙牡(各)30 g,石菖蒲 12 g,天南星 12 g,甘草 3 g。

8 服,水煎服,日 1 服。

二诊:药后头晕已明显减轻,视物旋转消失,仍有精神不佳,胸闷欲呕,纳呆腹胀,口吐清水痰涎,苔白腻,脉弦滑。证属脾虚痰阻,清阳不升。治宜健脾化痰。

处方:苍白术(各)12 g,茯苓 12 g,陈皮 12 g,姜半夏 12 g,胆南星 15 g,石菖蒲 10 g,炙甘草 3 g。7 服,水煎服,日 1 服。药后头晕已除,诸症悉减。

按语:马教授指出眩晕的发生虽有内因与外因之分,虚证与实证之别,但以内因为主,虚证多见。眩晕发作,或因人体在风、火、痰、湿等内外邪气影响下,引起体内火动风生,挟痰浊上逆而扰清窍;或因痰浊中阻,致清阳不升;或因脾气亏虚,清阳不展;或因脾肾亏损,肾精不足,髓减脑消。但均可从脾论治。头作为"清阳之府""诸阳之会",须得到轻清阳气的充养方能发挥其正常功能,李东垣在《脾胃论·天地阴阳生杀之理在升降浮沉之间论》言:"盖胃为水谷之海,饮食入胃,而精气先输脾归肺,上行春夏之令,以滋养周身,乃清气为天者也。升已而下输膀胱,行秋冬之令,为传化糟粕转味而出,乃浊阴为地者也。"认为脾胃是脏腑精气升降运动的枢纽。故脾胃主运化、司升降功能正常方能使水谷清气充沛而"清阳出上窍",痰浊不生。因此,若"脾胃之气既伤,而元气亦不能充,而诸病之所由生也"。故脾之运化功能正常则气血化生有源,元气充足,清阳上升,脑髓得充。故治疗眩晕可从脾论治。结合四诊和参,辨证为脾失健运、风痰上扰清窍,治宜健脾化痰息风,选用半夏白术天麻汤加减。

2. 肝阳上亢证

经典医案 1

常某,女,66 岁,首诊:2016 年 4 月 16 日。主诉:头晕 1 周。既往有脑梗死、高脂血症、高血压病、糖尿病、冠心病病史。患者 1 周前劳累后出现头晕昏沉不适伴右侧额颞部闷痛,伴倦怠乏力,无耳鸣及听力下降、恶心呕吐、视物旋转、言语不利及四肢不遂等症状,经休息后稍缓解,情绪不稳时诱发加重,慕名前来我院就诊。入院症见:神情倦怠,头晕乏力,精神一般,慢性面容。查体:左侧侧巴宾斯基征、查多克征阳性。辅助检查:糖化血红蛋白 11.3%,彩超提示脂肪肝,双侧颈部动脉硬化并斑块形成。

中医诊断:眩晕。

西医诊断:①椎基底动脉供血不足;②脑梗死;③高血压病;④糖尿病;⑤冠心病。

证属:肝阳上亢证。

法宜:平肝息风,补益肝肾。

方宗:天麻钩藤饮加减。

处方:天麻 20 g,钩藤 20 g,石决明 20 g,炒栀子 6 g,黄芩 12 g,桑寄生 15 g,川牛膝 10 g,杜仲

15 g,首乌藤 30 g,茯神 20 g,川芎 12 g,僵蚕 15 g,蜈蚣 2 条,全蝎 15 g,炙甘草 3 g。

4 服,水煎服,日 1 服。

二诊:服上方 4 服,患者头晕症状明显减轻,治则改为滋阴补肾 养阴生津,方用杞菊地黄丸加减,药物如下:枸杞 15 g,菊花 15 g,地黄 15 g,山药 15 g,山茱萸 15 g,泽泻 20 g,茯苓 15 g,丹皮15 g,玉竹 15 g,天花粉 15 g,麦冬 15 g,玄参 12 g,僵蚕 15 g,蜈蚣 2 条,全蝎 15 g,炙甘草 3 g,4 服,水煎服,日 1 服。

服药 4 服后,头晕头沉症状基本消失。

按语:肝乃风木之脏,其性主升主动,患者年过四旬,阴气自半,若肝肾阴亏,水不涵木,阴不维阳,阳亢于上;或情志不遂,肝火暴升,上扰头目,发为眩晕;患者有消渴病史,消渴病机为阴津亏损,燥热偏盛,以阴虚为本,燥热为标。患者肝肾阴亏,阴虚火旺,消灼津液,则见二目干涩,咽干喉燥,夜寐多梦,腰膝酸软,小便频数等症。一诊方选天麻钩藤饮加减,天麻、钩藤平肝息风,煅石决明平肝潜阳、清热明目,与天麻钩藤合用,加强平肝息风之功,川牛膝活血利水并引血下行,杜仲、桑寄生补肝肾以治本,栀子、黄芩清肝泻火,首乌藤、茯苓健脾宁心安神,炒僵蚕、蜈蚣、全蝎均能祛风止痉,其中蜈蚣、全蝎长于通络,僵蚕且能化痰,川芎活血化瘀以达祛风之目的,炙甘草调和药性。二诊方选杞菊地黄汤加减,方中熟地黄、枸杞子滋阴补肾,填精益髓,山茱萸补肝肾并能涩精,山药补脾阴,固肾,玄参助熟地黄滋阴壮水,以清虚火,兼利咽喉,泽泻利湿泄浊,减熟地黄之滋腻,茯苓利水渗湿,健脾宁心,丹皮清泄虚热,玉竹、天花粉、麦冬养阴清热,菊花清利头目,炒僵蚕、蜈蚣、全蝎均能祛风止痉,其中蜈蚣、全蝎长于通络,炙甘草调和诸药。

经典医案 2

刘某,女,87 岁,初诊:2016 年 7 月 11 日,主诉:头晕不适 1 月余。既往有高血压病史。1 月余前出现发作性头晕,伴二目干涩,双耳轰鸣,视物昏花,未治疗。现上述症状加重,为进一步诊疗,慕名前来我院。入院症见:精神萎靡,表情疲惫,咽干口苦,急躁易怒,双手及头部颤动,身困乏力,倦怠思卧。查体:血压 136/60 mmHg,构音不清,双耳听力下降,右耳明显,反应迟钝,查体欠合作,舌质紫暗,苔黄腻,脉弦细数。

中医诊断:眩晕。

西医诊断:①椎基底动脉供血不足;②痴呆。

证属:风阳上扰证。

法宜:滋阴补肾,养阴生津。

方宗:杞菊地黄丸加减。

处方:钩藤 10 g,天麻 12 g,石决明 15 g,桑寄生 10 g,茯神 20 g,首乌藤 15 g,黄芩 10 g,川牛膝 10 g,杜仲 10 g,益母草 15 g,炙甘草 3 g,川芎 6 g。

8 服,日 1 服,取 400 mL 水煎服,分早晚 2 次温服。

按语:患者老年女性,年龄 87 岁,以头晕不适为主诉,根据中医症状学辨病归属于“眩晕病”范畴,辨证属于“阴虚阳亢型”。马云枝教授认为第一,从老年人生理方面而言,年老者五脏阴阳气血俱虚,阴精阴液亏虚,肾者先天之本也,因此老年人肾阴肾精亏虚为基础;第二,肝藏血,肾藏精,精血同源,则肝肾同源,肾精肾阴亏虚,则肝阴肝血不足,阴不制阳,易致肝阳上亢,因此结合舌脉,本例患者辨证属于阴虚阳亢。脑为元神之府,为髓海,肾精亏虚,则肾髓生化不足,髓海不充,脑窍失养；另外阴虚日久，阳气偏亢于上，上扰脑窍，故发为头晕不适，肝藏血，开窍于目，“五脏六腑之精气皆上注于目”“肝受血而能视”，二目失于濡润，因此二目干涩、视物昏花；患者津液亏虚，津液不能上承于口，故发为口干咽燥；肝阴不足，阴不制阳，阳亢化风，肝风内动，则肢体颤动；患者既往多病、久病、年老，因此表现出神情憔悴、精神萎靡、倦怠乏力等一系列虚证表现。综上，则治以滋阴潜阳、平肝息风，方选天麻钩藤饮加减，方中天麻、钩藤平肝息风。石决明咸寒质重，功能平肝潜阳，与君药合用，加强平肝息风之力；川牛膝活血利水。杜仲、桑寄生补益肝肾以治本；黄芩清肝降火，以折其阳亢；益母草合川牛膝活血，有利于平降肝阳；首乌藤、茯神宁心安神。患者头晕，因此马云枝教授认为“无虚不做眩”“无瘀不做眩”，考虑患者久病多病，体虚、体内瘀血聚集，善于加入上达巅顶，“血中之气药”川芎，以增强活血化瘀之力。

经典医案 3

患者张某，男，49 岁，以头部昏沉不适伴后背烧灼感 6 年为主诉，患者于 6 年前因血压偏高，自行服用硝苯地平片后血压降至正常，但随后出现头部昏沉不适，伴有情绪不稳，视物模糊，时有后背部烧灼感，曾在许昌市某医院按焦虑抑郁状态给予黛力新及舍曲林治疗，效果不佳，随后辗转各地寻求中医治疗，不尽如意，今慕名前来找马教授诊治，症见患者精神萎靡，慢性病容，食欲较差，舌质暗紫，苔白腻，脉弦细。既往史：高血压病史 6 年。

中医诊断：眩晕。

西医诊断：①椎基底动脉供血不足；②高血压。

证属：肝阳上亢证。

法宜：疏肝理气，平肝潜阳，活血通络。

方宗：天麻钩藤饮加减。

处方：天麻 12 g，钩藤 10 g，石决明 30 g，杜仲 10 g，川牛膝 10 g，桑寄生 10 g，黄芩 10 g，益母草 15 g，茯神 20 g，首乌藤 15 g，川芎 12 g，甘草 3 g。

10 服，每日 1 服，水冲服，分早晚服。

按语：《素问 · 至真要大论》云：“诸风掉眩，皆属于肝。肝主疏泄，主藏血，开窍于目，体阴而用阳。”马云枝教授细查病史，结合四诊，认为患者主因病久不愈，情志不舒，肝气郁结，郁而化热化火，肝阳偏亢，上扰清窍，故见头部昏沉不适，血压升高，及情绪不稳，肝木乘脾土则见食欲不佳；肝气郁结化热化火，损伤阴液，《灵枢 · 邪客》云：“阴虚故目不暝，故可见视物模糊；阳气蒸腾于上，又有背为阳腹为阴之说，两阳相合故时有后背部烧灼感。”中医四诊合参，辨证为肝阳上亢证，应用天麻钩藤饮加减，因患者脾胃虚弱，去栀子以减轻寒凉之性，另气为血之帅，肝郁气滞则血行不畅，川芎为血中之气药，故加川芎以活血行气，并配伍西药黛力新稳定患者情绪，综合治疗以达疏肝理气，平抑肝阳，活血通络之效果。

3. 瘀血阻络证

经典医案 1

王某，男，71 岁。以“发作性头晕 3 d”为主诉就诊，3 d 前无诱因出现头晕，伴有恶心，全身乏力，步态不稳，无视物旋转，耳鸣、头痛及四肢不遂和言语不利，向右转颈时加重，休息半小时后缓解，为系统治疗，前来我院。查体：患者精神不振，面色晦暗，表情痛苦，食欲减退，睡眠欠佳，舌质暗红，苔薄白，脉沉迟。既往史：患者有冠心病病史，先后行心脏支架植入术 2 次，高脂血症、原发性高血压病史。辅助检查:磁共振示脑内未见新鲜梗死灶;颈椎椎间盘突出;颅内动脉硬化性改变,右侧椎动脉未见显示,左侧椎基底动脉走行迂曲。心脏彩超示左心房增大,心尖部室壁瘤。心电图示窦性心动过缓,陈旧性前间壁心肌梗死。

中医诊断:①眩晕;②胸痹。

西医诊断:①椎基底动脉供血不足;②冠心病。

证属:气虚血瘀证。

法宜:益气养血,活血通络。

方宗:生脉饮合血府逐瘀汤加减。

处方:党参 15 g,麦冬 12 g,醋五味子 6 g,当归 15 g,生地 15 g,炒桃仁 12 g,红花 12 g,赤芍 15 g,炒枳壳 10 g,柴胡 12 g,川芎 15 g,桔梗 10 g,川牛膝 15 g,炙甘草 3 g。

5 服,每日 1 服,水煎服,分早晚服。

二诊:头晕发作频率降低,症状较之前减轻,舌质暗红,苔薄白,脉沉缓。以前方为基础,去生脉饮加全蝎 12 g,穿山甲(鳖甲代)8 g。7 服,每日 1 服,水煎服。三诊:头晕基本未再发作,全身乏力症状明显好转,但近几日有感到心前区憋闷不适,在前方基础上加桂枝 6 g。7 服,每日 1 服,水煎服。

按语:马云枝教授注重"脏腑辨证",患者虽病位在脑,但与五脏皆有联系。肾主骨生髓,脑为髓之窍,肾与脑通过经脉相通,二者可相互补充、相互影响;脾胃为后天之本,气血生化之源,脾胃损伤则气血亏虚,脑失濡养而神机失用;肝主藏血,主疏泄,疏泄失职则影响脑之功能;肺主一身之气,而气为血之帅,能推动血液运行,气虚则血行不畅,则脑失气血之濡养;心为君主之官,主血脉,心气充沛,心阴与心阳协调,则推动全身血液运行,以濡养形体官窍。纵观五脏,心与脑关系密切,且患者平素劳累过度,易耗伤心阴心阳,故用"心脑同治"法,以血府逐瘀汤活血行气兼去瘀,加生脉饮以益心气养心血。生脉饮中之党参善补心气,和麦冬、五味子可谓酸甘生阴;血府逐瘀汤中之桃仁、红花最善活血去瘀,加四物汤以补血活血,所谓攻补兼施,另四逆散善宽胸行气,配桔梗牛膝,一升一降,调和全身气机。心为阳中之阳,心脉痹阻,除活血化瘀外当加桂枝以温通心脉;所谓虫药善搜风剔络,故用全蝎以祛风通络和穿山甲以活血消瘀,则瘀血自破,全身气机条畅,心气充沛,气血充盈,气血调和则诸症自愈。

经典医案 2

李某,男,64 岁,初诊:2015 年 04 月 27 日,主诉:发作性头晕心慌胸闷气短 3 个月,加重伴全身乏力 1 周。患者于 3 个月前因劳累后出现头晕,伴心悸胸闷气短,呈发作性,每次持续时间为数分钟至数小时,长短不等。上述症状逐渐加重,劳累饱餐情绪激动后容易诱发,夜间不能平卧,咳嗽咯痰,痰黏不易咯出。曾在当地医院按肺心病、心力衰竭治疗,具体名量不详,治疗后病情逐渐稳定好转后出院,近 1 周来上述症状再次发作,动则胸闷气喘,坐位休息后稍有缓解,伴周身乏力,呼吸困难,鼻翼扇动,纳差,严重影响日常生活,为进一步诊疗,慕名前来我院门诊。拟以"椎基底动脉供血不足,心功能不全心衰Ⅲ度"收入病房。发病来,患者神志清,精神萎靡,高枕卧位,呼吸急促,鼻翼扇动,反应迟钝,头晕,心慌胸闷气短,呼吸困难,咳嗽咯痰,痰黏不易咯出,全身乏力,少气懒言,饮食欠佳,大便基本正常,小便频数。查体:体型偏胖,急性面容,表情痛苦,高枕卧位,鼻翼扇动,口唇发绀,颈静脉怒张,胸式呼吸呼吸较促,呼吸节律整齐,肋间隙增宽,桶状胸,肺部叩诊浊音,双肺听诊呼吸音减弱，可闻及散在哨笛音，双肺底少量湿啰音，心率92次/min，心律不齐，心音低钝，心音强弱不等。双下肢凹陷性水肿。神经系统检查：计算力、记忆力、理解力下降，四肢肌力肌张力基本正常，左侧查多克征可疑阳性，右侧查多克征弱阳性，舌暗，苔白，脉结代。既往史：冠心病（心律失常）、原发性高血压病史。

中医诊断：①眩晕；②喘证；③心悸。

西医诊断：①椎基底动脉供血不足；②心力衰竭；③冠心病。

证属：痰浊内蕴，水饮凌心犯肺型。

法宜：止咳平喘，宣肺化痰。

方宗：定喘汤合葶苈大枣泻肺汤加减。

处方：白果15 g，麻黄6 g，款冬花15 g，姜半夏12 g，桑白皮15 g，紫苏子15 g，黄芩12 g，苦杏仁15 g，地龙12 g，川贝母12 g，葶苈子15 g。4服，日1服，水煎分早晚2次温服。

二诊：服药后，头晕心慌胸闷、喘息较前缓解，咳嗽咳痰较前减少，守上方加入全蝎10 g、蜈蚣2条、僵蚕15 g，10服，日1服，水煎分早晚2次温服。

按语：马云枝教授认为，中医遣方用药时要特别注意，强调"用药如用兵"，中医治病不应以头痛治头，脚痛医脚，应根据具体问题具体分析，同一种疾病，发生于不同之人，则会有不同的临床表现，同一种疾病在同一个人身上，则会有不同的发展阶段，因此要讲究辨证论治，除了患者主诉以外的主要痛苦症状外，还要特别重视患者的伴随症状，根据伴随症状确立相应的证型，中医特别强调要讲究天时、地利、人和，治疗应因时而异、因人而异，讲究同病异治和异病同治。本例患者头晕沉不适3个月余，此次发病以心慌、胸闷气短及咳嗽咳痰为急症，中医认为"急则治其标，缓则治其本"的原则，患者标实之证较为突出，根据患者痰清色白，结合舌暗，苔白，脉结代，故辨证属于痰浊内蕴，水饮凌心犯肺型喘证，治疗应以止咳平喘，宣肺化痰，方选定喘汤合葶苈大枣泻肺汤加减。源于患者老年男性，年龄64岁，既往平素心之阳气亏虚。第一，根据五脏生理关系言，心主血脉，肺朝百脉，主治节；心为君主之官，为五脏六腑之大主，肺为相傅之官而主治节。"肺与心皆居膈上，位高近君，犹之宰辅"，心为君主，肺为辅相，它是心君主之官意志的贯彻者、执行者和体现者，即人体各脏腑组织之所以依着一定的规律活动，有赖于肺协助心来治理和调节。肺朝百脉，助心行血，辅助心脏，推动和调节全身血液的运行；心气亏虚，则君主失职，五脏六腑则乱于下。肺失治节，一方面因肺主气司呼吸，肺失治节则不能调节正常的呼吸节律及深度，致使呼吸困难，胸闷气短，而肺失治节导致肺气之宣发肃降功能失调，肺气上逆，则为咳逆，另一方面肺失治节则肺之通调水道之功能下降，水聚而为痰，故见咳痰现象。第二，就阴阳属性而言，心肺同居于胸，居于上焦，因肺主气司呼吸，故肺属阳中之阳，心主血脉，属阳中之阴，阴阳同处一源，相互交感互藏，相互转化，故心肺关系密切，心气亏虚，影响肺之生理功能。第三，就五行关系而言，五行之中，心属火，肺属金，火克金，如心气亏虚，则肺金反侮心火，肺气相对亢生，肺气上逆，发为咳嗽、喘息。故本例患者属于本虚标实之证，本虚为心气亏虚为本，瘀血、痰湿阻滞为本，病位在于心脑、肺，应以治肺为急。故选用定喘汤合葶苈大枣泻肺汤为主，以葶苈大枣泻肺汤泻肺逐水，中医考虑为肺通调水道功能下降，不主张使用强心、利尿之剂；肺部有感染征象，可适当选取抗生素类药物以抗感染治疗。二诊中患者咳嗽咳痰、喘息较前减轻，为进一步巩固治疗，再在原方的基础上，兼顾患者头晕，中医认为"无风不做眩"，加入全蝎、蜈蚣、僵蚕上行走头面，以搜风剔络，活血化瘀。三诊中患者咳嗽咳痰现象缓解，故中药调整为以治疗本证为主，补心气，活血化瘀，选用血府逐瘀汤加减，服药后患者头晕不适减轻，心慌、胸闷气短及咳嗽咳痰现象缓解。

经典医案 3

郑某，男，38 岁，河南郑州人，主诉：头晕痛不适 2 年余。患者于 4 年前因精神刺激经常出现失眠多梦，常常噩梦纷纭，伴头部昏沉，情绪不稳，曾查头颅核磁无异常，腰椎核磁提示腰椎间盘突出，间断在我院门诊治疗后，病情一度好转，今日因劳累症状再发，晨起时口苦泛酸，为进一步诊疗今再来诊。查体：慢性病容，精神一般，形体超重，测血压 144/96 mmHg，神经系统检查无异常，舌体胖大，舌质暗紫，苔薄白。

中医诊断：眩晕。

西医诊断：椎基底动脉供血不足。

证属：痰淤内阻，心虚胆怯证。

法宜：活血祛瘀，祛风通络。

方宗：身痛逐瘀汤加减。

处方：秦艽 15 g，川芎 15 g，桃仁 12 g，红花 12 g，羌活 12 g，没药 12 g，当归 15 g，五灵脂 6 g，地龙 10 g，炙甘草 3 g，川牛膝 15 g，延胡索 15 g。

10 服，水煎服，日 1 服，早晚温服。

按语：眩晕最早见于《内经》，称之为“眩冒”。其病理变化，不外虚实两端，风、火、痰、瘀是其常见病理因素。其病位在脑窍，与肝脾肾密切相关。临床应辨别标本虚实及相关脏腑，临证施治。马云枝教授指出：眩晕的治疗原则是补虚泄实，调整阴阳。虚者当滋养肝肾，补益气血，填精生髓。实证当平肝潜阳，清肝泻火，化痰逐瘀。马教授指出：结合患者症状、体征，舌脉等，辨证属“痰瘀内阻证”。从脏腑辨证，本病病位在头窍，病变脏腑涉及肝脾肾三脏；从八纲辨证，本病总属本虚标实之证。本证多见于跌仆外伤或外邪侵袭，病程较久，瘀阻脑窍而致眩晕。脉为“血府”，脉管乃“壅遏营气，令无所避”，若各种外伤，如跌打损伤、金刃手术创伤，致使脉管破损而出血，成为离经之血；或感外邪，血得寒则凝，致使血液瘀滞于体内而为瘀血。“气为血之帅”“血瘀必兼气滞”，瘀血不去，新血不生，阻滞气机，影响血脉运行，脑为神明之府，脑府之灵机运行不畅，脑络不通，脑窍失养，神机失用，则头晕头痛，健忘乏力，精神不振；结合舌脉，皆为瘀血阻窍之征。治当活血行气，祛风通络，方中秦艽、羌活、地龙通络宣痹，桃仁、红花、川芎活血行血化瘀，兼清郁热；气能帅血，以没药、五灵脂行气血，以当归补血活血，于活血中补血，化瘀不伤血；牛膝引血下行，使瘀血从下而去。若兼见神疲乏力，少气自汗等症，加入黄芪、党参延胡索活血行气，祛风通络；若畏寒肢冷，感寒加重，可加附子、肉桂温经活血。

4. 阴虚阳亢证

经典医案 1

光某，女，67 岁，2014 年 11 月 16 日初诊。既往有高血压、脑梗死病史数年。患者于 2 个月前因情绪激动后出现发作性头晕，伴天旋地转，恶心呕吐，双耳轰鸣，随体位转换诱发或加重，因在当地医院治疗效果不佳遂来我院。平素多梦易醒，二目干涩，咽干口苦，二便正常。查体：慢性病容，神情倦怠，无明显眼震，听力减退，右侧鼻唇沟变浅，伸舌居中，舌暗紫，苔薄黄，脉弦细。头颅 MRI 提示左侧放射冠区腔隙性脑梗死。

中医诊断:眩晕。

西医诊断:椎基底动脉供血不足。

证属:阴虚阳亢,脉络瘀阻型。

法宜:平肝潜阳,息风通络。

方宗:天麻钩藤饮加减。

处方:天麻 15 g,煅石决明 15 g,杜仲 12 g,川牛膝 10 g,黄芩 6 g,首乌藤 12 g,茯神 15 g,益母草 15 g,钩藤 15 g,桑寄生 15 g,炙甘草 3 g,川芎 15 g,炒僵蚕 9 g。

10 服,水煎温服,日 1 服。

二诊:服药 10 服后,头晕较前发作次数减少,咽干口苦、夜寐不佳稍有改善,舌暗紫,苔薄白,脉弦细。上方去黄芩,加葛根 15 g,茯神调为 20 g,以助健脾安神、活血通络。

三诊:服药 8 服后,头晕减轻,仍感耳鸣较重,方中去益母草、僵蚕,加丹参 20 g、磁石 30 g,继服 14 服后头晕明显改善,纳眠可。并以上方为基础方随病情变化适当调整,合理调控血压,随访半年后患者情况良好,无明显不适。

按语:马云枝教授临证分析认为,患者素有高血压病史,本属肝阳上亢,加之女子七七天癸耗竭,肝肾阴亏,肝木失养,阴不制阳,阳亢化风,风阳内动,上扰脑窍,发为眩晕;肾气通于耳,肾精虚衰,髓海失养,则见耳鸣、听力下降;肝气通于目,精血同源,阴血不足,目失濡养,则见视物昏花,二目干涩;肝阳上亢,化火伤阴,煎灼津液,则见咽干口苦;肝肾阴虚,阴衰阳盛,阴阳失交,则见夜寐不安。复因中风病久,久病入络,兼有瘀血阻滞之象,故方选天麻钩藤饮以平肝潜阳、清火息风,加丹参、川芎、炒僵蚕之品以行气化瘀息风。肝肾阴虚为本,以杜仲、桑寄生滋补肝肾治其本;阴不制阳,阳亢化风为其标,以天麻、钩藤、石决明平肝潜阳息风祛其标;肝阳上犯脑窍,气血逆乱,佐以牛膝引血下行,兼有活血化瘀、补益肝肾之功;病久入络,瘀血内停,非虫类之品无以达,加用僵蚕以加强搜剔络脉瘀滞之力。肾开窍于耳,肾精充盛则双耳聪慧,故加磁石聪耳明目;耳鸣日久,入血伤络,因丹参一味,功胜四物,故以丹参活血祛瘀,使瘀血得去,新血得生,耳目得养。大量研究结果证实,中药葛根提取物葛根素有扩张血管,增加脑血流量,改善脑代谢,抑制血小板聚集,改善脑循环等作用,常辅用葛根治疗高血压伴头晕者。治疗的同时需积极控制基础病,调控血压平稳,尤其对于有既往脑梗死这一危险因素的患者,更应该注意日常预防调护,防止疾病复发。

经典医案 2

王某,女,48 岁,主诉:头昏蒙不适 4 年余。患者 4 年前因操劳过度出现头昏不适,伴倦怠乏力、胸闷气短、视物模糊、二目干涩、心烦急躁,曾在郑州市某医院按脑供血不足进行治疗,用药药名、药量不详,疗效一般,为进一步治疗特来我院。血压 125/85 mmHg,慢性面容,神情憔悴,左侧鼻唇沟变浅,舌紫暗,舌边尖红,苔白腻,脉弦滑数。

中医诊断:眩晕。

西医诊断:椎基底动脉供血不足。

证属:阴虚阳亢证。

法宜:滋阴潜阳。

方宗:杞菊地黄丸加减。

处方:菊花 12 g,枸杞子 10 g,生地 10 g,山药 10 g,酒萸肉 12 g,牡丹皮 12 g,泽泻 10 g,茯苓

10 g,炙甘草 3 g,浮小麦 20 g,牡蛎 30 g,谷精草 10 g。

8 服,水煎服,每日 1 服,分 2 次服。

按语:患者四十又八,《内经》云:"女子七七任脉虚,太冲脉衰少,天癸竭,地道不通,故形坏而无子也。"天癸为肾中精气充盈所化生,天癸竭,则肾中精气不充,肾为水脏,肾水枯竭,肝肾同源,肾水无以滋养肝木,肝木枯,木枯易生火生风,风火上扰清窍,故头昏蒙不适,急躁易怒,气能行津,津可化气,阴津不足,则气不足,故而倦怠乏力,肝开窍于目,肝阴虚无以养目,故二目干涩,视物模糊,治疗时应标本兼治,滋阴潜阳,方用杞菊地黄丸。地黄丸为肾家之主剂,盖肾水枯,则肝木不荣;木不荣,则枯木生心火。故用生地以滋肾,用泽泻以去肾家之邪,则地黄成滋肾之功。肾所恶者土也,脾家有湿热,则能克肾水,故用山药补脾,用茯苓以去脾家之湿,则山药成补脾之功。木枯则耗水,以山茱萸敛火以润肝;火炽亦能枯水,以牡丹皮泻心火而补心。水足则火不妄起,且下降与肾交,而补肾之功愈成矣。此即难经东方实,西方虚,泄南方,补北方之义;又素问亢害承制之道也。枸杞子为滋补肝肾之良药,菊花、谷精草养肝明目以治其标,浮小麦敛汗安神,牡蛎重镇潜阳安神,神安则阴得养,诸药合用,可使阴得滋润,阳得平潜,精神得安。

经典医案 3

赵某,女,73 岁,以"头晕耳鸣 2 月余"为主诉就诊。既往有高血压病病史。近 2 个月来常感头昏沉不适,头重如裹,伴心悸健忘、乏力,咽干口燥,视物昏花,双耳轰鸣,烘热汗出,曾做头颅 CT 无明显异常。查体:测血压 165/90 mmHg,慢性病容,精神萎靡,步入病房,形体超重,眼睑浮肿,双下肢指凹性水肿,神经系统检查无阳性体征发现。舌体胖大,舌质紫暗,苔白腻,脉弦细。

中医诊断:眩晕。

西医诊断:①椎基底动脉供血不足;②高血压。

证属:阴虚阳亢,脉络瘀阻证。

法宜:平肝潜阳,滋养肝肾。

方宗:天麻钩藤饮加减。

处方:钩藤 10 g,天麻 12 g,煅石决明 30 g,桑寄生 10 g,首乌藤 15 g,黄芩 10 g,川牛膝 10 g,杜仲 10 g,益母草 30 g,炙甘草 3 g,川芎 12 g,茯苓 20 g,泽泻 30 g。

10 服,日 1 服,水煎取汁 400 mL,分早晚 2 次温服。

中成药予以养血清脑颗粒养血平肝、活血通络,冠心舒通胶囊活血化瘀、通经活络、行气止痛。2016 年 5 月 30 日,患者头沉不适、乏力及双下肢至凹性水肿等均较前好转,测血压 125/70 mmHg,舌质暗,苔薄白腻,脉弦细。上方泽泻用量减少至 20 g。

按语:眩晕以头晕、眼花为主症的一类病症的总称,眩即眼花,晕是头晕。其轻者闭目可止,重者如做车船,旋转不定,不能站立,或伴有恶心、呕吐、汗出、面色苍白等症。《素问》认为:"诸风掉眩,皆属于肝。"《内经》有云:"年过四十,而阴气自半。"该患者年过七十,平素忧思郁怒,气机郁滞,化火伤肝阴,且年老肾精素亏,水不涵木,肝阴不足,肝阳失潜,致使阳亢于上,加之形体肥胖,肥人多痰湿,痰湿内阻,气血运行不畅,淤滞于内。本病病位在清窍,与肝、脾、肾密切相关。眩晕的病性以虚者居多,张景岳谓:"虚者居其八九。"如本患者阴虚为本,阳亢为标。《临证指南医案》:"经云诸风掉眩,皆属于肝,头为六阳之首,耳目口鼻皆系清空之窍,所思眩晕者,非外来之邪,乃肝胆之风阳上冒耳,甚至有昏厥跌仆之虞。"肝阴不足,阳亢于上,化火生风,肝风内动,上饶头目,则眩晕;肝阳亢逆，气血上冲，则耳鸣；心悸健忘乃阴虚心神失养；舌体胖大，舌质紫暗，苔白腻，脉弦细为阴虚阳亢、脉络瘀阻之象。该患者除常见的头晕主症外，还有心悸健忘、乏力，咽干口燥，视物昏花，双耳轰鸣，烘热汗出等兼证，舌脉可见舌体胖大，舌质紫暗，苔白腻，脉弦细，故中医辨证属阴虚阳亢、脉络瘀阻证。以天麻钩藤饮平肝潜阳、滋养肝肾为主要治则，方中天麻、钩藤平肝息风，为君药。石决明咸寒质重，功能平肝潜阳，并能除热明目，与君药合用，加强平肝息风之力；杜仲、寄生补益肝肾以治本；马云枝教授重视牛膝用量，她通过常年用药经验认为牛膝 10 g 以滋补肝肾为主，以助杜仲、寄生补益肝肾之力；黄芩清肝降火，以折其阳亢；益母草活血利水，有利于平降肝阳；首乌藤宁心安神；泽泻利水渗湿，改茯神为茯苓以增强利水渗湿之功；川芎活血化瘀、改善循环；炙甘草调和诸药。纵观全方，共成平肝息风，清热活血，补益肝肾，利水渗湿之剂。二诊中患者病情稳定，双下肢水肿减轻，故减少泽泻用量，以减少利水渗湿之功。

5. 肾虚髓亏证

经典医案 1

方某，女，80 岁，2015 年 6 月 4 日初诊，患者既往有糖尿病，高血压，脑梗死病史。患者于 1 年前始出现头昏不清，健忘乏力，时有丢三落四，出门忘落锁现象，常忘记刚说过的话及刚做过的事，无走失迷路，平素伴二目干涩，视物昏花，耳鸣及腰其酸软等现象，家属诉其性格逐渐偏执、固执，间断在我院门诊治疗，病情尚稳定。半个月前无诱因上述症状加重，并出现双下肢软弱无力，步态不稳，拖曳等，为进一步诊疗，故来我院。发病以来，患者神志尚清，神情倦怠，反应迟钝，面部表情缺乏，思维尚合理，查体尚合作，对答基本切题，睡眠差，食欲尚可，大便干结，小便基本正常。查体：头发花白干枯，全身散在老年斑，记忆力、计算力、听力减退，理解力稍差，100−7 能计算到第三步，双侧瞳孔等大等圆，对光反射存在，右侧鼻唇沟变浅，口角低垂，伸舌基本居中，心肺听诊未见异常，双上肢肌力 $Ⅴ^-$ 级，双下肢肌力 $Ⅳ^+$ 级，肌张力基本正常，腱反射存在，轻瘫试验阳性，右侧巴宾斯基征、查多克征弱阳性，脑膜刺激征阴性。头颅双侧小脑半球、脑桥、左侧额颞枕叶及双侧基底节、丘脑多发脑梗死，双侧海马体积缩小，双侧侧脑室旁、放射冠区脑白质脱髓鞘。

中医诊断：①眩晕；②痴呆。

西医诊断：①后循环缺血；②血管性痴呆。

证属：肾虚髓亏，痰瘀阻窍证。

法宜：补益肝肾，健脾化痰通络。

方宗：地黄饮子加减。

处方：酒萸肉 15 g，石斛 12 g，麦冬 12 g，五味子 12 g，石菖蒲 12 g，远志 12 g，茯苓 15 g，肉苁蓉 15 g，薄荷 15 g，丹参 15 g，巴戟天 15 g，枳实 12 g，白僵蚕 15 g，全蝎 15 g，川芎 10 g，炙甘草 3 g。

5 服，水煎服，日 1 服。

6 月 9 日：患者神志清，精神尚可，反应迟钝，思维尚合理，自诉头晕不适现象较前明显改善，双下肢较前有力，但有时健忘，睡眠尚可，饮食一般，大小便基本正常，上方继续服用 4 服，观察治疗。

6 月 13 日：患者自诉整体情况较前明显改善，头晕、健忘、耳鸣等现象均较前好转，程度明显减轻，但仍时有双下肢无力现象，调整中药，选方“独活寄生汤”加减，杜仲 15 g，川牛膝 15 g，秦艽 15 g，防风 15 g，细辛 3 g，当归 15 g，白芍 15 g，党参 12 g，熟地 15 g，独活 15 g，桑寄生 20 g，茯苓 15 g，枳实 12 g，白僵蚕 15 g，蜈蚣 2 条，全蝎 15 g，炙甘草 3 g，5 服，水煎服，日 1 服。

按语：马云枝教授指出，本病病位在脑，病变脏腑涉及肝脾肾三脏，总属本虚标实之证，以本虚为主。患者为耄耋之年，年老体弱，肝肾亏虚，肝藏血，主筋脉，肾藏精，主骨，精血同源，肝肾同源，肝肾亏虚，精血乏源，先天之本不足，脑为髓海，精明之府，依赖于肝肾精血及脾之精微物质的濡养，若髓海不足，则脑转耳鸣，胫酸眩冒，神机失用而健忘乏力；发为血之余，气血亏虚而头发干枯花白；脾主四肢肌肉，主运化水液及精微物质，为后天之本，气血化生之源。考虑患者平素饮食不节，中焦气机不畅，脾失健运，聚湿生痰，痰浊内生，气血化生乏源，筋脉、骨节、肌肉失荣而加重肢体无力，清阳不升，脑窍失荣而加重头晕，痰瘀互阻，阻滞脑窍而发病，故治疗时当以补虚为主，选滋补肝肾之地黄饮子加减，添加白僵蚕、全蝎以搜风通络，丹参以活血化瘀，茯苓健脾化痰，上达巅顶，下达血海之川芎以行气活血，枳实以缓解大便干结，全方配伍，使补而不滞。考虑患者肝肾亏虚，气血不足，筋骨失荣，脚弱腿软，亦可选方“独活寄生汤”加减。

经典医案 2

高某，女，62 岁。近 2 年来常因劳累后出现头晕沉不适，时有头部隐痛，伴倦怠乏力，二目干涩，视物昏花，咽干喉燥，影响日常工作和活动，为进一步治疗，遂慕名前来我院就诊。既往慢性乙型肝炎病史。查体：神情憔悴，转颈试验弱阳性，舌红少苔，脉沉细。头颅 MRI 提示脑白质脱髓鞘，脑动脉硬化。

中医诊断：眩晕。

西医诊断：后循环缺血。

证属：肝肾阴虚证。

法宜：滋水涵木，息风通络。

方宗：杞菊地黄汤加减。

处方：枸杞子 12 g，菊花 12 g，熟地黄 12 g，山药 15 g，酒萸肉 12 g，丹皮 12 g，茯苓 15 g，泽泻 12 g，醋龟甲 15 g，川芎 12 g，天麻 15 g，炒僵蚕 15 g，全蝎 10 g，茵陈 20 g，白花蛇舌草 10 g。

8 服，早晚温服。

二诊：服药后头部晕沉减轻，头晕发作次数较前减少，头痛未再发作，诉及口中黏腻，纳食不佳，大便基本正常。故方中加砂仁 12 g、藿香 15 g 以健脾燥湿。

三诊：按上方服用 10 服后，患者头晕症状明显好转，视物昏花、二目干涩现象仍存在，考虑为肝肾阴虚之象，故上方继用月余以巩固治疗。

按语：眩晕一病，虚证多见，以肝肾阴虚或阴虚阳亢，阳亢化风为主，责之于肝肾。患者年近六旬，年过四十，阴气自半，肝肾阴虚，加之平素劳累、思虑过度，扰动心神，使心血暗耗，阴血不足，则阴不制阳，肝阳上亢，故而发为眩晕，加之有二目干涩、视物昏花之象，辨证以阴虚为甚。治疗当采用滋水涵木法，方选杞菊地黄汤加减，方中枸杞子、熟地、酒萸肉补益肝肾，菊花清肝明目，丹皮滋阴清热，山药补益脾胃，生化气血，滋补药壅滞气机，以泽泻淡渗利湿，以防补益药浊腻壅滞。阴虚较重者，加醋龟甲以滋阴潜阳；头晕明显者，加川芎、天麻、葛根祛风通络，平肝潜阳。本例患者病情相对较轻，但如反复发作，需考虑中风先兆，正所谓眩晕之渐可为中风也。故方中加用全蝎、僵蚕以活血通络止痉；加之患者为乙肝病毒携带者，病毒多为热毒之证，易耗伤气阴，壅遏气机，因此加用茵陈疏肝理气，清热利湿，金钱白花蛇清热解毒。但该药性寒凉，量大久用易伤脾胃，故治疗中应适可而止，同时辅以顾护脾胃之品如茯苓、白术等；兼有口中黏滞，纳差者，加砂仁、厚朴健脾燥湿，理气化痰。

经典医案 3

杨某，女，50 岁，主诉：发作性头晕 4 年余。患者于 4 年来常在情绪激动或劳累后出现发作性头晕，伴胸部满闷，胁肋胀痛，善太息，口苦咽干及烦躁失眠等现象，遇情志不遂时容易诱发或加重，平素纳呆乏力，二便基本正常。查体：精神萎靡，神情倦怠，舌淡红、苔薄黄，脉弦数。

中医诊断：眩晕。

西医诊断：后循环缺血。

证属：肝郁化火，上扰清窍证。

法宜：清肝泻火息风。

方宗：天麻钩藤汤加减。

处方：牡丹皮 10 g，天麻 10 g，栀子 12 g，当归 12 g，白术 12 g，夏枯草 12 g，柴胡 9 g，白芍 9 g，茯苓 15 g，钩藤（后下）15 g，夜交藤 30 g，炙甘草 3 g。

7 服，每日 1 服，水煎服。连用 7 服后，头晕、口苦咽干、烦躁明显减轻，但仍时有两胁作痛，神疲食少，舌淡、苔薄白，脉弦细。证属肝脾不调。治宜疏肝健脾。药用：柴胡、当归各 12 g，黄芩、白芍各 9 g，党参、苍白术、陈皮、枳壳各 15 g，桂枝、升麻各 6 g，炙甘草 3 g。7 服，水煎服。服药后眩晕已止，余症均减轻。

按语：眩晕病机复杂，发病过程中，各种病因病机，可以相互影响，相互转化，形成虚实夹杂之证候；或肝风痰火上蒙清窍，阻滞经络，而形成中风；或突发气机逆乱，清窍暂闭或失养，而引起晕厥。马老本着“谨守病机，各司其属，疏其血气，令其调达，而致和平”的精神，上述治法临证之时亦非单独应用，而是相互配合，相互补充，或一法为主，多法联用，同时从情志，饮食起居等方面综合调理。用药上酸甘化阴以柔肝、咸寒之品以滋肾、甘平之品以息风，少用风药以达邪，尊古而不泥古。论治眩晕病，从肝论治兼顾脾肾，不忘气血痰瘀，用药灵活，立足整体调节机体阴阳平衡，使肝阴得养，肝阳得敛，阴平阳秘，眩晕可愈。此患者平素情绪不稳，肝气郁结，气郁不得疏泄，情志失宜，久则郁怒伤肝，郁而化热，上扰清窍，使肝阴暗耗，风阳升动，上扰清窍发为眩晕，治疗时宜清肝泻火息风为原则。

第八节　马云枝教授治疗疑难杂症经典医案

经典医案 1

崔某，女，50 岁，商场清洁工，以“面部肌肉跳动 7 d”为主诉就诊。患者先后两次离异，自己家带孩子长大成人，加上平素承包百货商场卫生工作，工作较为劳累，7 d 前进餐时出现面部肌肉跳动，伴心烦意乱，遂去郑州市某医院进行诊疗，查头颅 CT 提示双侧基底节脑梗死，肌电图未见明显异常，诊断不明，予以活血化瘀，营养神经等药物，疗效欠佳，遂来我院。患者来诊时，可见其神情憔悴，咧嘴时面部肌肉不自主跳动，观其舌象可见舌质暗红，苔薄白，脉弦细。

中医诊断：风痱。

西医诊断：面肌痉挛。

证属：肝郁气滞证。

法宜:疏肝解郁。

方宗:柴胡疏肝散加味。

处方:柴胡 10 g,白芍 15 g,当归 12 g,白术 15 g,茯苓 15 g,炙甘草 6 g,枳壳 6 g,丹皮 15 g,栀子 12 g,牡蛎 30 g,珍珠母 30 g,炒僵蚕 10 g,蝉蜕 10 g,炒蒺藜 15 g,郁金 15 g,牛膝 15 g。

10 服,水煎服,日 1 服,分 2 次温服。

按语:马云枝教授指出,该患者由于平素情志不遂,肝气郁结不舒,加之工作较为劳累,饮食长期不规律,肝木乘脾,以致脾胃功能受损,气血津液不能濡养肌肤,发为本病。治疗当以疏肝为主,本方用柴胡疏肝解郁,使肝气得以条达,但因柴胡入肝胆经,生发阳气,故用量不易大;白芍敛阴,养血柔肝,与柴胡合用以补养肝血,条达肝气,可使柴胡升散而无耗伤阴血之虞。柴胡与芍药相配,可调肝之阴阳,补肝体而助肝用,血和则肝和,血充则肝柔。当归甘辛苦温,养血和血,白术、茯苓健脾去湿,使运化有权,气血有源,炙甘草益气补中,缓肝之急。佐以少量枳壳理气解郁散结,与柴胡相伍,一升一降,加强舒畅气机之功,共奏升清降浊之效。因患者舌象显示已有热象,故加丹皮、栀子以清热凉血,栀子以泻中焦痰热;牡蛎、珍珠母以重镇通络安神,再加炒僵蚕、蝉蜕息风止痉;炒蒺藜平肝、解郁、祛风;郁金、牛膝行气解郁、活血化瘀;全方以疏肝为主,辅以活血化瘀,息风止痉等治法。患者服用上方 7 d 后,症状明显好转,面部肌肉跳动频率较前减少,在原方基础上再加防风、黄芪以奏益气固表之功。

经典医案 2

刘某,男,62 岁,河南商丘人,以“反复挤眼、闭眼动作伴头皮发紧 2 年余”为主诉就诊。患者既往从事送货工作,每天早晨 6 点钟骑电动车往返送货,由于长期起早贪黑送货,过度劳累,2 年来常于情绪波动时出现挤眼、闭眼动作,开始未介意,后症状逐渐加重,挤眼发作时必须用手推上眼睑及面部的肌肉方能使眼睛睁开,以至于不能工作,并且影响日常生活及走路,由于症状发作频繁,所以经常出现摔倒现象。除此之外,还伴头昏脑涨,头皮发紧,双眼干涩疼痛,自述双眼像灌了水一样难受,这使他痛苦异常。曾先后在郑州某医院进行诊疗,查头颅 MRI 未见明显异常,按神经官能症予以甲钴胺等药物,疗效较差,故来我院。患者来诊时,可见其表情痛苦,面部不时做挤眼闭眼动作,不能自制,舌体纤颤,舌质暗紫,苔薄黄,脉弦。

中医诊断:风痱。

西医诊断:面肌痉挛。

证属:肝郁气滞证。

法宜:疏肝解郁。

方宗:柴胡疏肝散加味。

处方:柴胡 10 g,白芍 15 g,当归 12 g,白术 15 g,茯苓 15 g,炙甘草 6 g,枳壳 6 g,丹皮 15 g,栀子 12 g,牡蛎 30 g,珍珠母 30 g,炒僵蚕 10 g,蝉蜕 10 g,炒蒺藜 15 g,郁金 15 g,牛膝 15 g。

10 服,水煎服,日 1 服,分 2 次温服。

按语:马云枝教授指出,该患者年逾六旬,由于年老肾亏,加之长期操劳过度,饮食失调,损伤脾胃,脾胃运化水谷精微功能减弱,肝肾之阴精亏虚,导致肝脉失养,肝阴亏虚,阴不潜阳,肝阳暴亢,化燥生风,肝风内动,发为本病。又因肝脾在调整全身气机中起着极其重要的作用,肝脾失调,气机升降失常,致使局部气机不畅,从而出现头昏脑涨、头皮发紧、二目胀痛等症。治以平肝息风为主,佐以清热安神、补益肝肾之法。方中天麻、钩藤平肝息风。石决明咸寒质重，功能平肝潜阳，并能除热明目，加强平肝息风之力；川牛膝引血下行，并能活血利水。杜仲、寄生补益肝肾以治本；栀子、黄芩清肝降火，以折其亢阳；益母草合川牛膝活血利水，有利于平降肝阳；首乌藤宁心安神。再加川芎活血祛瘀、行气开郁、祛风止痛；厚朴、茯苓健脾理气；菊花平肝明目；薄荷疏肝理气、清利头目；醋郁金理气解郁。诸药合用，共成平肝息风，清热活血，补益肝肾之剂。患者服药半月后症状明显改善，后又据证调方服用 2 月，现患者症状已基本消失。

经典医案 3

马某，女，24 岁，以“发作性意识丧失伴双手抽动 2 周内 2 次”为主诉就诊。患者近来工作较为劳累，加之熬夜加班，于 2020 年 5 月 23 日早上 10 时许正在就餐时，突然出现意识丧失伴双手抽动，持续时间为 10 min 左右，自行恢复，后拨打 120 至当地医院进行诊疗，经检查头颅检查无异常，动态脑电图无异常，于 5 月 25 日再发作一次。平素性情急躁，心烦失眠，有长吸一口气为快现象，口苦咽干，大便秘结。为缓解症状，特慕名前来马云枝教授处。马云枝教授观其舌红，苔黄腻，察其脉弦滑。

中医诊断：痫病。

西医诊断：症状性癫痫。

证属：肝郁化火证。

法宜：疏肝泻火，化痰息风。

方宗：丹栀逍遥散加味。

处方：当归 15 g，炒白芍 15 g，北柴胡 12 g，薄荷 6 g，炙甘草 6 g，炒神曲 15 g，牡丹皮 15 g，炒栀子 12 g，茯苓 15 g，砂仁 15 g，麸炒白术 15 g，蝉蜕 6 g，炒僵蚕 10 g，陈皮 12 g。

10 服，水煎服，日 1 服，分 2 次温服。

按语：癫痫在中医学中称为“痫病”，多因先天或后天因素造成脏腑功能失调，阴阳失衡而致气机逆乱，风火痰瘀等邪闭塞清窍而发病，其基本病机为气机逆乱，元神失控。金代张从正在《儒门事亲》中主张“肝经有热”导致痫病，此患者平素性情急躁，且有长吸一口气为快现象，可知其发病为肝郁化火，肝经有热所致，故治疗当以疏肝泻火，化痰息风为主，方选丹栀逍遥散加减。本方既有柴胡疏肝解郁，使肝气得以条达；当归甘辛苦温，养血和血；白芍酸苦微寒，养血敛阴，柔肝缓急。白术、茯苓健脾去湿，使运化有权，气血有源，炙甘草益气补中，缓肝之急。用法中加入薄荷少许，疏散郁遏之气，透达肝经郁热，加丹皮、栀子以清热凉血。当归、芍药与柴胡同用，补肝体而助肝用，血和则肝和，血充则肝柔。诸药合用，使肝郁得疏，血虚得养，脾弱得复，气血兼顾，体用并调，肝脾同治。炒神曲、砂仁、陈皮和胃理气、健脾，蝉蜕、僵蚕息风止痉。

附图：

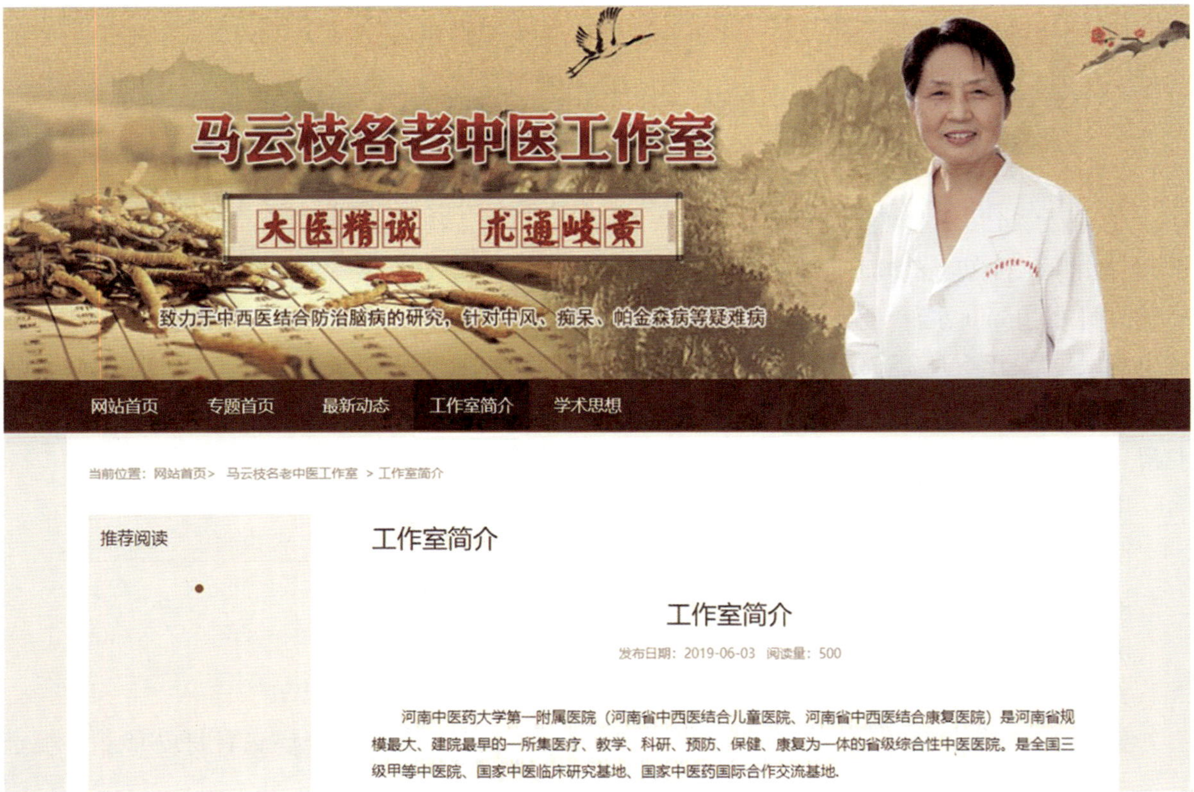

马云枝名老中医工作室网站页面截图

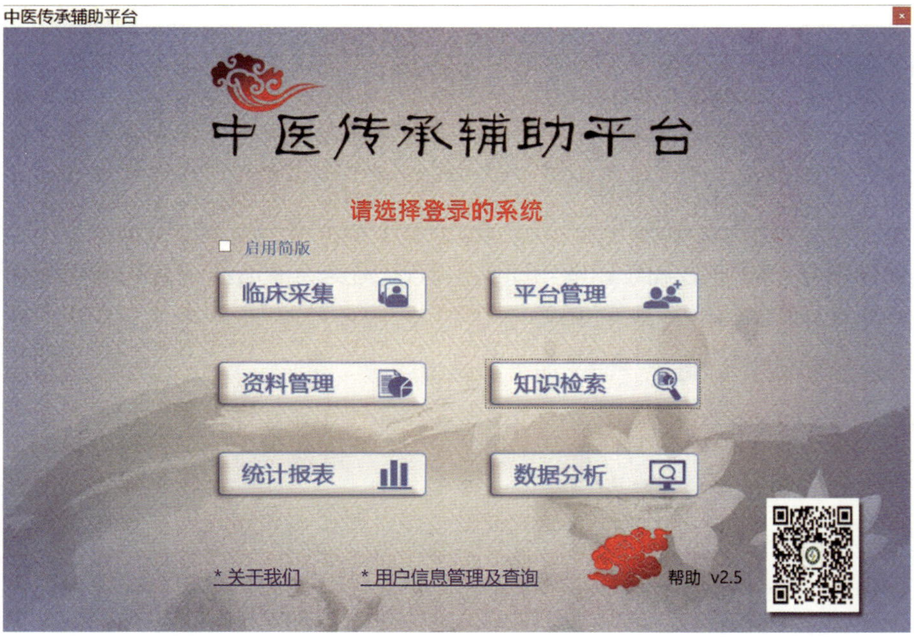

全国名老中医药专家传承工作室信息网络平台页面截图

第四章　防病治病　普济众生

——科普活动

“上工求其萌芽”，马云枝教授认为中风、帕金森病、痴呆、头痛、失眠等脑病科多发病、常见病的预防大于治疗。从古至今，在祖国医学发展的几千年的历史长河中，诸多医家对疾病“防重于治、未病先防”的理念，从不同角度进行了研究和阐发，使其在祖国医学发展历史中逐渐发展和丰满。

早在《黄帝内经》诸多篇章中就提出了疾病防治理念，其内涵为“未病先防，已病早治，既病防变”，如《素问·四气调神论》中提出：“圣人不治已病治未病，不治已乱治未乱，此之谓也。夫病已成而后药之，乱已成而后治之，譬犹渴而穿井，斗而铸锥，不亦晚乎”，《灵枢·逆顺》也明确提出：“上工，刺其未生者也；其次，刺其未盛者也；其次，刺其已衰者也。……故曰：上工治未病，不治已病，此之谓也”，《素问·八正神明论篇》曰：“上工救其萌芽……下工治其已成，救其已败”以及“早遏其路”，还有《素问·刺热篇》说：“病虽未发，见赤色者刺之，名曰治未病。”在疾病尚未发生但已出现某些先兆或处于萌芽状态时，我们应采取措施，防微杜渐，从而防止疾病的发生。

汉代张仲景的《金匮要略·脏腑经络先后病脉证第一》中记载，体现预防疾病的思想，最广为人知的是“夫治未病者，见肝之病，知肝传脾，当先实脾”，描述疾病发生、传变的规律，这是在“已病”情况下，更深层次意义上的“未病”，强调预防未病的思想。《伤寒论》将疾病防变的思想渗透于《伤寒论》辨证论治中，如阳明腑实证创三承气汤，实为急下存阴之法；伤寒之三阳证，多为实证、热证，当阳热亢盛或过汗伤津后，须及时存阴制阳。并提出在治“已病”的同时，需尽早采取有效的措施阻断其传变发展，以防止出现并发疾病。

唐代的医家对疾病防治的思想进行了传承和发展。唐代孙思邈在《千金要方》卷一中提出：“古之善为医者，上医医国，中医医人，下医医病。又曰上医听声，中医察色，下医诊脉。又曰上医医未病之病，中医医欲病之病，下医医已病之病。”说明上医之治贵在早期诊断，救治未病之先。

金元时代，各大医家进一步丰富了疾病预防的思想。刘完素的防治理念在《素问病机气宜保命集·中风论》中有所反映：“盖祸患之机，藏于细微，非常人之豫见，及其至也。虽智者不能善其后……故中风者，具有先兆之证，凡人如觉大拇指及次指麻木不仁、手足不用或肌肉蠕动者，3 年内必有大风之至。……先服祛风涤热之剂，辛凉之药，治内外之邪，是以圣人治未病，不治已病。”又曰“善治者，治皮毛”是止于萌芽也。他强调治疗中风应识得先兆之征，病前先服，早服预防之药，初成者获愈，止病于萌芽。张从正提出：“无病不可盲目药补，治病当论药攻”及“若未病之前，从予奉养之法，亦复不生病，纵有微疾，虽不服药可也。”李东垣提出治未病始终要重视脾胃的调养以扶助正气，抵御邪气。“饮食失节，起居失宜，妄作劳役，形气俱伤，故病而后药之，是治其已病也。”朱丹溪亦在《丹溪心法·不治已病治未病》开章名义，第一句就提出：“与其救疗于有疾之后，不若摄养于无疾之先，盖疾成而后药者，徒劳而已。是故已病而不治，所以为医家之法；未病而先治，所以明摄生之理。夫如是则思患而预防之者，何患之有哉？此圣人不治已病治未病之意。”强调了疾病早期防治的重要性。他还对于中风的预防用药非常重视，提出用愈风汤可防止中风倒仆的发生，如“初觉风动，服此不致倒仆”，天麻、牛膝、玄参、杜仲、附子、羌活、川归、生地相为表里，为治未病之圣药，若已病者更宜常服。朱丹溪论中风之预防，注意到治病于未发之前，比如他最先观察到的“眩晕者，中风之渐也”的规律对后世中风病的预防影响巨大。

明清时代，疾病防治的思想在诸位医家的论述和发展下得以兴盛。著名医家徐灵胎在其主要论著《医学源流论·防微论》中，着重阐述了要“病从浅治”的中医治病思想。曰：“病之始生，浅则易治，久则深入，则难治。”并在其著作《医学源流论·用药如用兵论》中阐释为：“是故传经之邪，而先夺其未至，则所以断敌之要道也；横暴之疾，而急保其未病，则所以守我只岩疆也。挟宿食而病者，先除其食，则敌之资粮已焚；合旧疾而发者，必防其并，则敌之内应既绝。”文中所谓的“先夺”“断敌”“急保”“焚敌之资粮”“绝敌之内应”更是把未病截断扭转，拦截病邪深入，扭转病势，退邪复正的治病思想发挥得淋漓尽致。清代叶天士治疗温病提出“先安未受邪之地”的理论，清末王士雄对霍乱时行的“守险”防患措施，能有效防止某些疾病的传变和发展，达到“未病先防”的目的。上述论述旨在告诫我们，治病的上策是高度重视“病前状态”的存在，尤其是要在病象未充分显露的隐潜阶段，及时发现并给予必要的调摄和治疗，使“病前状态”向健康方向转化以控制发病。

中医防病的理论弘扬于近现代，著名中医学家方药中教授在《辨证论治研究七讲》一书中，对辨证论治模式提出了新的观点，即辨证论治七步简化为五步，其中第五步即是治未病，他认为治未病是中医对疾病治疗的最高原则，治未病的关键就是“发于机先”，治于未病之先。姜春华教授在临床实践中总结出“截断扭转”的防治思想，主张截病于初，患者要早期就诊，医生早期诊断和早用有效方药。邓铁涛教授提出“上工治未病是一个重要的指导思想，包括未病先防，已病早治，重点在于防病”。

新中国成立初期，毛泽东同志强调公共卫生思想全民参与，主张预防为主。他提出了医疗卫生事业要“面向工农兵、预防为主、团结中西医、卫生工作与群众运动相结合”的指导方针，确定了公共卫生体系建设的发展方向。他号召全国人民开展“以移风易俗、改造世界的伟大气概大搞卫生运动”，重点在于预防疾病，包括预防免疫注射，整治环境卫生，消灭传播疾病的昆虫等，大力开展“除四害”运动。毛泽东同志还针对学生的健康问题做出批示，提出“发展体育运动、增强人民体质”，主张对于没有严重疾病的人，提倡经常到户外活动，锻炼身体，增进健康，预防疾病。

党的十八大以来，以习近平同志为核心的党中央开始把“发展中医药”上升为国家战略。在国务院发布的《“健康中国 2030”规划纲要》中指出“共建共享、全民健康”是建设健康中国的战略主题，并且提出以人民健康为中心，预防为主，中西医并重。又专门指出要充分发挥中医药优势，发展中医防病治病服务，实施人民健康工程。

马云枝教授身体力行，积极参与医学知识及常见危重疾病防治知识的推广普及，把医学知识送到千家万户，以提高全民医疗素质水平和预防疾病能力。多年来，她先后在《河南日报》《郑州晚报》《大河报》《大河健康报》《河南商报》《河南医药卫生报》《工人日报》《中国医药学报》等报刊发表科普文章近100篇，几十万字。她多次应邀在河南省广播电台《名医在线》栏目、河南省电视台新闻频道《天天养生》栏目、河南卫视《危机大调查》栏目、郑州市电视台《科学养生》栏目、郑州人民广播电台《名医堂》、中原网、大河新健康融媒体平台、名医在线网、映象网、搜狐网等进行帕金森病、痴呆、中风、头痛、失眠、眩晕等脑病的科普知识讲座100多场次，听众多达十万人次。她还在百忙中挤出时间，深入到河南省各地市县基层医院和机关、厂矿、学校、社区进行普及和推广有关脑病的防治知识。她还通过撰写科普文章和举办科普讲座，提高了全民的健康素质水平，受到广大患者、读者和听众的赞誉和好评。

第一节 关于中风的防治

据统计，中国现有脑卒中患者1 300万人，每年新发病患者200多万人，70%～80%的脑卒中患者因残疾不能独立生活，40%的脑卒中患者出现重度残疾，给国家、社会、家庭带来了沉重的负担，耗费了大量的人力、物力和财力。

作为中西医结合的著名脑病专家，马云枝教授十分重视对中风的预防。她多次在广播、电视等媒体发表文章、开设讲座，进行关于中风的医学知识的普及推广。

1. 重视小中风，防患脑卒中的震前预报

2018年4月19日，大河健康报记者常辉就中风先兆症的防治问题，对马云枝教授进行了专题访谈，刊登了题为《注意三个"四" 避免小中风》的文章。她特别强调要重视小中风的预警作用。

中风病往往起病急骤，病情较重，甚则危及生命，在发病之前，常有头晕、头痛、肢体麻木、肢体无力等先兆。因此，重视先兆的观察，并积极进行治疗，是预防中风发生的关键。马云枝教授认为，欲病之时治其先，当病即起而未发生时，常有先兆，此时急当治之以制其发病之先。很多疾病，病虽未作，其机已蕴藏于内，蓄势待发。内既有变，外必有现，故详细审察，必会发现一些征兆，如抓住此机会及早治疗，即可防患于未然。她指出：小卒中是指短暂的、局部的脑血流供应不足，引起其相应的功能障碍，每次发作持续数分钟至数小时，可反复发作，但一般24 h内完全恢复，不留有任何神经功能缺失的一类疾病，中医又叫"中风先兆症"，即老百姓所说的"小中风"。由于临床症状相对较轻，持续时间短暂，部分症状在数秒、数分钟或24 h内可以恢复，于是，一般人很难察觉是中风先兆，特别是一些年纪较轻者，更不予以重视，因而导致病情由轻到重、由重转危。对此，应及时采取措施，积极治疗，否则多数患者症状反复发作，最终发展为真正的脑中风。个别患者甚至危及了生命，贻误了抢救治疗的最佳时机。

小中风预警警示作用不容忽视。小中风发作，意味着中风近在咫尺之间，已经是"万事俱备，只待时日"了。"据调查研究表明，小中风发生后，50%的患者5年之内至少发生一次脑梗死。如果诊断或治疗不当，其中20%脑梗死发生在小中风发作之后的90 d之内。也就是说七成以上的小中风患者会发生中风，而且往往先后临近。对于有高血压、糖尿病、冠心病等基础疾病的中老年患者，疾病的发生率明显高于一般正常人。然而对于年轻人来讲，其发生小中风的病因不外乎是血管一过性的痉挛收缩，可能发作一次就不再发作，也可能会出现中风。因此，患者如果出现小中风症状，应及时就诊，高度重视。"马云枝教授解释说。

2. **早期识别小中风**

小中风发作的特点和具体的表现是什么呢？马云枝教授说，患者在发病前数天、数小时，个别患者也可以在1个月内会反复出现一些征象，又叫症状的刻板性或可复性，常见的临床表现如下。①视力异常。如一过性失明、一过性黑矇、复视、彩视、视物变形（圆看扁）等。之所以会反映在眼部，是因为眼底的血管是脑动脉的延续，一些严重的视力异常症状很可能是由脑血管病造成。②听力异常。如听力下降、耳鸣、耳聋等。③情绪异常。如急躁易怒。④行为异常。如持物落地、打人毁物、流口水、走路不稳甚至出现反复摔倒现象等。⑤认知和性格异常。如记忆力、智力减退、一过性意识丧失、性格也一反常态，突然变得沉默寡言，表情淡漠，行动迟缓或多语易躁等。⑥肢体麻木无力。如拇指、示指的麻木不仁或单侧肢体无力，肢体乏力可能会表现为拿东西拿不起来，或者拿起来后总是突然掉落。⑦语言异常。如言语艰涩不流利、言语不能，都是值得引起注意的危险信号。此时要高度重视，及时就医，进行相关检查，如血脂、血糖、血液流变学、红细胞沉降率、同型半胱氨酸、颈动脉血管彩超、心电图、经颅多普勒等检查，此外还需要行头颅CT扫描、MRI、MRA等。

3. **积极控制危险因素，远离中风威胁**

在日常的生活中，想要预防脑卒中，必须认识脑卒中的危险因素，并加以干预，方能减少致病条件。脑卒中的发病因素有很多，大致可分为两大类：一类是可控制的危险因素，如高血压、脂血症、糖尿病、眼底动脉硬化、心脏病、短暂性脑缺血发作、血液病与血液流变学异常、吸烟、嗜酒、药物滥用、肥胖和久坐不动的生活习惯；另一类是不能控制的危险因素，如年龄、性别、种族、地理环境、遗传因素等。识别可控制的危险因素尤其重要，其主要包括以下几点。

（1）高血压：是脑卒中最常见的危险因素。国内外研究都证实积极控制高血压可以降低脑卒中的发生率。舒张压每下降5～6 mmHg，脑卒中危险性下降约42%。也有研究发现老年人单独控制收缩压，可以将脑卒中的发生减少1/3。但高血压常常会被人们忽视，部分高血压都处于“无症状”情况。所以应定期监测血压波动情况、合理控制血压。

（2）心脏病：许多心脏病包括心肌梗死、房颤等，都是引起脑卒中的重要原因。积极预防和治疗这些心脏病，可以降低脑卒中的发生率。目前最常见的治疗方法包括口服抗血小板聚集药、抗凝治疗，都证明可以有效地预防脑卒中的发生。

（3）糖尿病：糖尿病不仅可以诱导和加速动脉粥样硬化，还可通过多个途径使血栓、栓塞的危险性增加。积极控制血糖水平，可减少动脉粥样硬化发生和发展，减少脑卒中的发病率。

（4）颈动脉粥样硬化：颈动脉粥样硬化可造成颈动脉管腔狭窄，容易引起微栓子脱落而导致脑卒中。临床上用多普勒超声检查能很准确地早期发现颈动脉狭窄和动脉粥样硬化斑块，及早进行治疗，对预防脑卒中是很必要的。

（5）不良生活方式：吸烟是脑卒中的独立危险因素，吸烟多的人比不吸烟者脑卒中危险性增加2倍。吸烟还可以增加血液的凝聚性、血液黏稠度、纤维蛋白原水平，增强血小板的聚集性，以及增高血压，增加了脑卒中发生概率。长期饮酒可引起高血压、高凝状态、心律不齐，进而增加脑卒中的风险。

（6）血脂增高：特别是饱和脂肪酸，容易导致动脉硬化，是脑卒中的重要危险因素。应避免摄入过多的脂肪，饮食摄入的胆固醇应不超过总热量的10%。

（7）盐的摄入：摄入盐过多与高血压有关，减少盐的摄入可以明显降低血压，同时降低脑卒中的死亡率。

（8）缺乏体育锻炼：有规律的体育锻炼可降低冠心病的危险性，降低血压，防治肥胖和糖尿病。但老年人应注意自身个体化情况，应强调有规律地锻炼，以适度为宜。

上述脑卒中的危险因素是最常见的，但也是可以防治的。重视危险因素的管理可降低脑卒中的发生率。马云枝教授经常讲授惨痛的实例告知我们积极控制危险因素的必要性。

年已75岁的张大爷身体发福，体重超过150 kg，有高血压病史多年。自2016年以来，他的疾病已经复发了3次。但日常生活中的张大爷过得很“潇洒”，慢病缠身却依旧我行我素，平常用药不规律，也很少进行血压测量及血糖指标的监测。本次发病的临床症状是失语和右侧肢体瘫痪，检查结果显示为急性左侧脑梗死。目前，老人的症状基本稳定，失语症状有所改善，右腿可以抬起来，但仍站不起来。

同样因中风复发住院的还有70多岁的程大娘。程大娘自知身患高血压、糖尿病。首次中风发作治疗出院后，未遵医嘱服药，血压、血糖升高才想起来吃药。一旦有所降低，便擅自停药。除此之外，程大娘并没有养成良好的饮食习惯，认为基础疾病光吃药就足够了。程大娘这次入院已经是第3次脑中风发作了，神经系统检查发现程大娘的上肢肌力为零级。

4. 小中风的治疗

出现了小中风怎么办？马云枝教授告诫大家，应正确对待小中风，及时就医治疗方法如下。

（1）积极控制基础疾病，详细询问病史，既往有无高血压、糖尿病、心脏病、动脉粥样硬化等病史，合并高血压患者在考虑年龄、基础血压、平时用药、可耐受性、脑动脉无严重狭窄的情况下，降压目标一般为140/90 mmHg以下，低密度脂蛋白水平下降幅度达到30%～50%，伴有大动脉易损斑块、冠心病、糖尿病等多种危险因素的应控制在1.8 mmol/L左右。血糖控制在合适的范围内。

（2）积极药物治疗，改善脑循环、扩张脑血管、抗血小板聚集，活血化瘀、调脂稳定斑块等，监测生命体征。

（3）手术或介入治疗，常包括颈动脉内膜切除术和血管成形术，对于有或无症状，单侧的重度狭窄达到70%或经药物治疗无效者可考虑。

（4）保证患者休息，避免情绪激动及劳累，建立健康的生活方式。

5. 中医治疗中风需辨证论治

马云枝教授将中风按照急性期、恢复期和后遗症期进行分期，不是分期的证型也有所不同。马教授认为不能“百人一方、千人一药”，要根据不同兼症来加减药物。简要介绍如下。

（1）急性期的治疗

1）痰热腑实证

症状：神昏谵语，气粗口臭，腹部胀满，舌暗紫，苔黄厚腻，脉弦滑等。

治疗：通腑泄浊开窍；方选星蒌承气汤加减。

2）痰火上扰证

症状：神志昏聩，发热，半身不遂，面红目赤，躁扰不宁，气促口臭，大便秘结，小便失禁，舌绛紫，苔燥裂，脉弦滑而数等。

治疗：清热解毒开窍；方选凉开三宝、安宫牛黄丸鼻饲或醒脑静静脉滴注。

3）水瘀互结证

症状：嗜睡，昏睡甚至昏迷，意识模糊，精神萎靡，反应迟钝，神志昏聩，烦躁不安，头晕头痛，偏瘫，失语，口舌歪斜，口角流涎，二便失禁。

治疗：利水通络开窍；方选猪苓汤加减。

（2）恢复期与后遗症期的治疗

1）气虚血瘀证

症状：偏瘫，偏身麻木，身困乏力，气虚懒言，舌暗淡，苔薄白。

治疗：补益气血，活血通络法；方选补阳还五汤加减。

2）痰瘀阻络型

症状：超重，头部昏沉，头重如裹，下肢困重、如灌铅状，腹胀纳差，大便不爽，舌体胖大，舌边有齿痕，舌质暗紫，苔白腻等。

治疗：健脾化痰，活血通络；方选化痰通络汤加减。

3）肝肾阴虚证

症状：肢体挛急，活动不遂，头晕耳鸣，腰膝酸软，失眠多梦，潮热盗汗，舌红少苔，脉弦细等。

治疗：补益肝肾，化瘀通络；方选独活寄生汤加减。

马云枝教授表示，临床上中风后合并焦虑、抑郁的患者超过半数，身心折磨引起肝郁气滞，可加入合欢皮、百合等，达到疏肝解郁、养血安神的功效。合并便秘的患者，可酌情加入郁李仁、火麻仁、芒硝、厚朴、枳实等以通腑行气、润肠通便。合并失眠的患者，可酌情加龙骨、牡蛎、酸枣仁等以镇静安神。

6. 中风先兆警示实例

2018 年 9 月 4 日大河健康报记者王嘉译又以《眼前突然“黑一下”，当心“小中风”为身体亮“黄牌”》为题，就中风先兆症的常见临床表现结合患者实例，采访了马云枝教授。她简要谈了以下几点。

（1）置之不理，“小中风”也会带来“大麻烦”：不少人认为小中风症状消失了就好了，无须进行干预。发生“小中风”后，若患者及家人能够引起重视，早期介入诊断、及时治疗，便可以有效预防中风的发生。

63 岁老李是个“老糖友”，形体超重，而且血压不稳定，慢病缠身，但他却依然我行我素，平时服用降糖药、降压药不规律，也很少进行血压、血糖的监测。除此之外，老李极爱吃肥肉，蔬菜水果吃得少，运动量也比较小。近日，老李在吃饭时突然出现头痛、眩晕，喝水时右侧嘴角漏水、讲话时流口水，右手竟连筷子也拿不住。数分钟之后，上述症状自行缓解。这些都未引起老李与家人的注意。不到 1 周，上述症状再次发作。这次发作时间持续 15 min 左右，老李和家人意识到事情的严重性，立即上医院进行检查。头颅 CT 检查提示，老李的脑部出现少量出血。

（2）中风的不典型症状需要警惕：马云枝教授表示，不是所有中风患者的临床表现都那么典型，有很大一部分患者会出现一些不典型症状。这些症状容易被本人甚至是医生所忽视，漏诊、误诊的现象时有发生，导致病情由轻到重、由重转危，脑出血量也由少到多。

47 岁的王某在城里当教师。今年三夏大忙时节回家帮助收麦子，他又累又热，出汗过多，又未及时喝水，之后突然栽倒在地，说不出话来。经当地医院检查，被诊断为急性大面积脑梗死，这种疾病的发病率约占缺血性脑血管病的 10%，是指两条动脉供血区之间边缘带部位出现缺血性损害。

尽管治疗及时，但由于病变部位特殊，影响了医学解剖上的运动语言区，患者仍然出现发音不清，行走困难，自此告别了三尺讲台。

68 岁的姜大娘身体状况素来良好，借着假期时间跟着女儿们出去旅游了半个月。回来之后，姜大娘身子越发全身乏力不想动，食欲也明显减退。一开始女儿们以为老人家上了年纪容易劳累，便没太在意。没过两天，姜大娘竟就出现了失语和肢体偏瘫。到医院检查发现，右上肢肌力为 0 级，颅脑 CT 检查后诊断为脑出血。由于出血量不算太多，临床表现也不太典型。

2019 年 2 月 7 日，大河健康报记者王嘉译就节日期间如何预防心脑血管疾病的发生采访了马云枝教授。马教授分析说，春节举家团圆，家中老人看到孩子们回来，自然十分高兴。脑血管疾病很容易受到情绪的影响，加上过节期间免不了外出就餐，吃得过于油腻、分量过多、饮酒过量也是常有之事。这些看似不经意的小细节，都可能成为脑血管病发作的“导火索”。

7. 脑梗死呈“青轻化”、椎基底动脉化趋势，不良习惯成诱因

近年来，我国中风发病呈现年轻化趋势。大河健康报记者王嘉译、实习生韩明雪对马云枝教授进行采访，2019 年 1 月 15 日在“慢病栏目”刊登了一篇题为《脑梗死呈青轻化趋势，不良习惯成诱因》的专访文章。

传统观念认为，脑中风是老年人常患的疾病。可现在越来越多年轻人患上中风。中青年为什么会被“老年病”缠身呢？据马教授介绍，脑梗死呈现“青轻化”的趋势。“青”是指发患者群中的中青年人数量增多，年龄较轻。后面的“轻”指的是起病症状相对较轻。之所以发病年轻化，除了和高血压动脉硬化、糖尿病及高脂血症有关外，不良的生活习惯也难辞其咎。工作过于劳累、精神压力过大、酗酒、暴饮暴食、长期熬夜等，都有可能成为发病的诱因。马云枝教授用多个临床实例告诫大家，中青年人也要改变观念，重视中风的风险。

28 岁的小李突然出现头痛、眩晕、难以站立，在朋友的搀扶下，来到河南中医药大学第一附属医院脑病科。当时正在坐诊的脑病科主任马云枝教授，看到患者脸色煞白、呕吐不止，立刻对患者进行了体格检查。发现该患者并不是由梅尼埃病、耳石症等疾病导致的眩晕。患者还出现了眼球上下震颤的体征。进一步进行影像学检查后，小李被确诊为小脑出血。幸好救治及时，否则后果不堪设想。小李很疑惑，自己年纪轻轻的，怎么会突发小脑出血呢？原来，小李既往患有高血压，由于平常工作较忙，不用药也不看医生，造成血压忽高忽低。为了多挣钱给家里盖新房，他家所开的小餐饮店，既要做小吃，又要搞外卖，经常加班加点，忙到凌晨三四点钟。发病那天，由于过度劳累，患者血压突然增高，出现剧烈头痛及呕吐，造成行走困难。经检查诊断为小脑出血。幸运的是，小李经过积极的抢救治疗，病情稳定，但是至今走路仍受影响。

28 岁的小赵怎么也没想到，年纪轻轻的自己竟然患了脑中风。据了解，小赵是一名厨师，体型偏胖，工作时间为每天的下午三点到第二天凌晨三点。最近几日，小赵时常感到头昏脑涨、伴四肢乏力，且步态不稳，但没有引起他的重视。某日突然出现头晕恶心，言语不清伴右侧肢体瘫痪。小赵立即在家人的陪同下来到了河南中医药大学第一附属医院找到马教授。经检查诊断为急性脑梗死。幸运的是，因就诊及时，小赵在接受治疗后恢复良好，目前已顺利出院。

36 岁的饶先生也未能逃过脑中风的“魔爪”。饶先生是一名地质勘测员，长期在野外工作，作息时间不规律，工作强度相对较大。近日突发脑出血，入院接受治疗。马云枝教授说，饶先生的父亲曾是高血压患者，饶先生几年前就发现自己的血压增高。但是，他没有去看医生进行治疗。除此之外,他还有抽烟提神、喝酒解闷的习惯。这些因素都和脑出血有密切的关系。

46岁的孙先生患高血压多年,日常应酬多,嗜好抽烟,并不把身体健康放在心上。近日,孙先生突然出现剧烈呕吐,突发旋转性眩晕,很快进入昏迷状态。送往医院后,被诊断为脑干大量出血。经马云枝教授治疗,孙先生算是保住了性命。但因不良生活习惯、入院不及时,孙先生落下了眼球上下震颤、无法独立行走的后遗症。

流行病学调查显示,除了"青轻化"外,脑梗死还呈现出椎基底动脉化的趋势。发病以后循环供血的部位为主,小脑、脑干、枕叶和部分丘脑发生梗死的患者越来越多。马云枝教授表示,提起脑梗死,不少人会想到突然昏厥、口角歪斜、半身不遂、言语障碍、智力障碍等症状。由于病变血管不同,大脑后循环脑梗死的常见症状与上述症状不同,会出现发作性眩晕、恶心呕吐、失明、耳聋、喝水呛咳、吞咽困难、声音嘶哑、面舌瘫、眼肌麻痹引起的复视、眼球上下或左右震颤、躯干共济失调、走路歪斜等症状。由于后循环脑梗死症状不典型,患者先后就诊于眼科、耳鼻喉科,常常辗转数家医院、跑错科室,延误治疗的现象经常发生,导致病情加重,错过最佳的治疗时机,影响病情的恢复。

72岁的田大爷有10多年高血压、2型糖尿病病史,近日出现了复视。他在家人的陪伴下,前往附近医院的眼科就诊。治疗一段时间后症状并没有得到改善。后来又辗转就诊于几家大医院的眼科,症状不但没有好转,反而出现了口眼歪斜、右侧肢体软弱无力,行走困难。经人介绍,田大爷找到马教授。马教授根据临床经验,以及患者的症状,考虑患上脑中风,可能是脑干出了问题。经核磁共振检查,果然如此,报告提示出现左侧中脑、脑桥梗死灶。田大爷这才住进了脑病科,经过治疗后症状逐渐好转。但因为数次跑错科室,治疗不及时,目前视物重影症状改善不明显,日常以黑布遮挡左眼才能看清物体。

8. 气温骤降、中风高发,年轻人频发老年病

寒冬腊月,天气乍寒乍暖,气温十分不稳定。在1周内,最高气温和最低气温可到5~6 ℃的差别。这样忽冷忽热的天气,对老年人极为不利。大河健康报记者王嘉译于2018年12月10号上午来到河南中医药大学第一附属医院脑病二区采访了马云枝教授。同日一篇题为《气温骤降、中风高发,年轻人频发老年病》的专访文章刊登在大河健康报慢病专栏。记者在跟随该院脑病二区主任、全国名中医马云枝教授查房的过程中发现,脑中风患者主要表现为以下症状:眩晕、单瘫、偏瘫、面舌瘫、视力异常、面部失认、言语混乱、打人毁物、性情大变、理解障碍、步态不稳等。值得一提的是,在出现这些症状的患者中,不仅有老年人,还有不少年轻人。

马教授谈道,随着大雪节气的到来,气温骤降,脑中风发患者数有增加趋势。气温的降低会激发血管的"自我保护机制"——血管通过收缩减少散热,以维持体温的恒定。再加上冬天外出、运动量减少,导致血流速度减慢,自然而然容易形成血栓。此时,如果再有一些过度劳累、不良生活习惯(如抽烟、喝酒、过食油腻等)及基础疾病等因素作为导火索,脑中风便"不请自来"。

9. 注重平时的预防调护

马云枝教授认为,平时预防是远离中风威胁的重要方法,日常生活的方方面面都要加以重视。主要有以下几点。

(1)及时治疗可能引起中风的疾病和危险因素,如动脉硬化、糖尿病、冠心病、高脂血症、高黏血症、肥胖病等。高血压是发生中风最危险的因素,也是预防中风的一个中心环节,应有效地控制血压,坚持长期服药,并长期观察血压变化情况,以便及时处理。做好二级预防,但长期服用西药会对胃肠系统、肝肾功能等造成损害，例如很多人吃阿司匹林肠溶片来预防心脑血管意外，但是我们知道，阿司匹林有提高胃肠道出血风险的问题存在，所以有胃溃疡等出血性疾病的人不能吃，因此提倡中西医结合治疗，辨证论治，以达到增效减毒，事半功倍的效果。

（2）重视中风的先兆征象，如头晕、头痛、肢体麻木、昏沉嗜睡、性格反常。一旦小中风发作，应及时到医院诊治。

（3）消除中风的诱发因素，如情绪波动、过度疲劳、用力过猛等。要注意心理预防，保持精神愉快，情绪稳定。提倡健康生活方式，规律的生活作息，保持大便通畅，避免因用力排便而使血压急剧升高，引发脑血管病。

（4）饮食要有合理结构，以低盐、低脂肪、低胆固醇为宜，适当多食豆制品、蔬菜和水果，戒除吸烟、酗酒等不良习惯。每周至少吃 3 次鱼，尤其是富含脂肪酸的鱼类，或者服用深海鱼油。脂肪酸能够调节血液的状态，使血液较不容易形成凝块，进而防止脑梗死。

（5）户外活动（特别是老年人）应注意保暖。应在室内逐步适应环境温度，调节室内空调温度，不宜过高，避免从较高温度的环境突然转移到温度较低的室外。

此外，中风患者还要注意平时外出时多加小心，防止跌倒；起床、低头系鞋带等日常生活动作要缓慢；洗澡时间不宜过长等。

第二节　关于帕金森病的防治

帕金森病是世界疑难疾病，为仅次于肿瘤、心脑血管病之后中老年人的第三大杀手，发病主要与年龄老化、遗传、环境因素有关。数据显示，我国目前帕金森病患者超过 270 万人次，每年新发患者 10 万人次以上。随着我国人口老龄化加剧，帕金森病的患病率逐年增加。约半数患者在 5 ~ 8 年后生活不能自理，给社会及家庭带来沉重的负担。为了让更多的人更全面地了解、认识帕金森病，从而更好地关心帕金森病患者，掌握帕金森病的防治方法，马云枝教授一直通过多种途径如报纸、电台、电视台、义诊、社区宣传等宣讲抗帕金森病的相关知识。

1. 正确认识帕金森病症状

帕金森病症状多样，表现程度亦不同，经常会被误诊、漏诊。由于广大百姓及基层医院医生对此病认识不足，很多患者被误诊和漏诊，农村地区这种现象更多。一些患者被误诊为强直性脊柱炎、颈椎综合征、脊髓压迫症、老年性痴呆等。个别患者还进行了手术治疗，给患者带来了不必要的痛苦和经济损失，加速了病情发展。2018 年 7 月大河健康报就帕金森病的识别，专访了马云枝教授，发表了一篇题为《出现这四大症状，当心帕金森病》的文章。

马云枝教授指出，世界卫生组织专家预测，到 2030 年，中国帕金森病患者将达到 500 万，占全球总数的 57%，早期识别尤其重要。典型的帕金森病有四大症状，第一大症状是抖动，包括头抖、手抖、脚抖等。需要注意的是，甲状腺功能亢进、焦虑症等也可以引起抖动，但是这些患者的抖动是细微的抖动，帕金森病患者的抖动是一种粗大的抖动，典型的患者示指和拇指往往呈现磋丸样动作。第二大症状是强直。帕金森病患者的面部表情和正常人是不一样的，帕金森病患者面部呆板，这是面部肌肉强直的表现。第三大症状是运动减少。不仅是面部强直，帕金森病患者肢体运动也会受到影响，帕金森病患者走的时候会有一个特殊的姿势，叫作前冲步态，转身的时候非常缓慢，而且帕金森病患者起床、穿衣、行走、进餐、如厕等动作都比较缓慢。第四大症状是自主神经功能失调。如无缘无故地出汗，顽固性、难治性便秘等。到门诊就诊的帕金森病患者，大部分患者这四大症状都存在，有时还叠加，一些其他的症状，如焦虑、抑郁、失眠等，甚至从影像上还可以看到有脑梗死等表现。

帕金森目前病因不明，认为与以下几种因素有关：①家族遗传倾向；②井水中毒；③近期受过外伤或者进行过大手术；④强烈的精神刺激；⑤老化因素等。

马云枝教授在临床上发现不少患者到了帕金森病中晚期才就诊，耽误了控制病情的最佳时机，使患者本人及其家属的生活质量大大降低。因此，她特别提醒，如果中老年人在生活中出现运动或其他方面的症状，有可能是帕金森病的早期信号，应及时找专科医生进行诊治。

2. 帕金森病非运动症状同样重要

帕金森病仅仅是手抖吗？非运动症状易忽视。就这一问题，大河报记者林辉对马教授进行了专访，于2016年8月30日刊登了一篇题为《帕金森病不仅仅是手抖》的文章。

马云枝教授指出，帕金森病的临床症状主要为运动症状和非运动症状，其中前者包括静止性震颤、运动迟缓、肌肉强直、姿势平衡障碍等；后者包括精神症状（抑郁、焦虑、认知障碍、幻觉、淡漠、睡眠障碍）、自主神经症状（便秘、体位性低血压、多汗、性功能障碍、排尿障碍、流涎）及感觉障碍（麻木、疼痛、痉挛、不宁腿综合征、嗅觉障碍）。非运动症状会在运动症状出现前2～5年发生，若能及时发现，早期诊断及干预，可有效延缓病情的发展。有些患者最大的困扰并不只是来源于运动症状，不是颤，不是抖，而是由此带来的烦躁、失眠、顽固性便秘、出汗、直立型低血压等非运动症状。有的患者，上个厕所要准备一下午；有的患者，10 d不大便，便秘严重就焦虑，焦虑就会加重震颤，形成恶性循环。治疗帕金森病的“金药物”美多芭，主要是改善帕金森病的运动症状。随着用药时间延长，会出现疗效减退、不良反应增多、患者不能耐受而被迫停药等现象。中药联合西药治疗，不仅能减轻运动症状，更能很好地改善便秘、睡眠障碍、低血压等非运动症状，且可减少西药用量、减少不良反应。中药有着西药不可替代的优势。

马云枝教授强调，全社会应加强对帕金森病的全面认识，临床医生要重视帕金森病的非运动症状诊疗，积极对患者的非运动症状进行全面筛查，评估病情，制定出适合患者的个性化治疗方案，以提高老年人晚年生活质量。

3. 帕金森治疗原则：细水长流　不求全效

2014年11月大河健康报记者常辉就帕金森病的治疗，专访了马云枝教授，发表了一篇题为《帕金森治疗原则：细水长流 不求全效》的文章。

她在文章中提出，目前帕金森病在治疗方面存在两个误区：一是没有引起高度重视，二是没有及时治疗。还有个别患者，为了快速缓解症状，服用西药量比较大，以致一些患者过早出现了不良反应。

研究表明，帕金森自然病程为8～14年，是一种慢性进行性疾病。因此治疗帕金森病需要长期服药，从低剂量开始，用药原则是细水长流、不求全效。所谓的细水长流，就是从低剂量开始用药，就像投石问路一样，效果不理想，再适当增加剂量，直到症状缓解并稳定。在疾病的早期，不要为了达到全效而联合用多种药物，结果疗效未提高，还出现了明显的不良反应。

马云枝教授告诫患者，帕金森病是慢性进展性疾病，需长期服药，坚持治疗。如果在治疗过程中，为了追求快速见效而盲目擅自增加药量，虽短期内治疗症状改善，但几年后会面临无药可用的尴尬境地。

4. 不求全效，抗帕要打持久战，中医药显效高

2018 年 5 月 14 日在大河健康报刊登的《不求全效，抗帕要打持久战》一文中，马教授说帕金森病的治疗应遵循循证医学的证据，也应强调个体化特点，不同患者的用药选择，需综合考虑个体的疾病特点、严重程度、发病年龄、就业状况、个人意愿、经济承受能力、有无认知障碍及药物可能带来的不良反应等因素。总之，临床应遵循帕金森病的用药原则，“细水长流、不求全效、滴定量开始”的理念，坚持“尽可能以小剂量达到满意临床效果”。还指出，“抗帕”的过程就像在打一场“持久战”，患者不能操之过急。一味追求疗效，只会加重心理负担，带来严重的不良反应。

中医药治疗帕金森病优势明显，常分为以下 5 种证型。①肝肾阴虚型：除了常见的“四大症”，帕金森病患者还会出现木讷呆板、二目干涩、咽干喉燥、站立困难、腰酸乏力、视物昏花等症状。治疗应以“滋补肝肾，息风定颤”为治则，方用杞菊地黄汤加减。②痰浊内蕴型：中医认为胖人多痰湿，脾性喜燥恶湿，痰湿困脾，则脾气不健。脾主四肢肌肉，脾气亏虚则行动迟缓、四肢困重、上抬无力。治疗应以“健脾化痰，除湿止颤”为治则，方用半夏白术天麻汤加减。③肝阳上亢型：这类患者震颤幅度较大，尤其是受到情绪刺激后，且伴随头晕目眩、两耳轰鸣、面红目赤、烦怒急躁、夜寐不安、咽干口苦等症状。治疗应以镇肝息风、舒筋止颤为原则，可选天麻钩藤饮或镇肝息风汤加减化裁。④痰热动风型；这类患者震颤严重，不能提重物，头昏沉如戴帽状，身困乏力，双下肢犹如灌铅状，目眩，胸闷纳呆，口苦口黏。治疗应以清化热痰、健脾息风为主，可用黄连温胆汤加减。⑤气血亏虚型：这类患者多病程较长，以高龄男性居多。耄耋之年，五脏俱虚，因摄入不足、久病慢性失血，致脾虚胃弱、气血亏虚。表现为步履艰难、肢体摇动、畏寒怕冷（总是穿得很厚还不暖和）、气怯声低、心悸健忘，多合并老年痴呆。用八珍汤（人参、白术、白茯苓、当归、川芎、白芍药、熟地黄、甘草）补益气血、健运脾胃。根据患者体质状况、气血亏虚程度来决定具体用量。

5. 中医药治疗、身心调养同样重要

围绕帕金森非运动症状及治疗要点，大河健康报记者王嘉译于 2018 年 1 月 8 日再次采访了马云枝教授，以《帕金森不光是手抖，这些问题同样很重要》为题发表在大河健康报上。马教授在这篇文章中谈到以下几个问题。

（1）帕金森病非运动症状同样棘手。不少患者常因失眠、抑郁、焦虑、记忆力减退、便秘、出汗、反复跌倒发作、直立性低血压等症状前来就诊。这些非运动症状会增加帕金森病患者的残疾风险，给患者的日常生活带来诸多困扰。临床容易被忽视。针对这种现象，在治疗上宜中西并用，发挥中医辨证论治的优势。患病早期单纯运用中药治疗，可减轻帕金森病非运动症状，延缓应用西药的时间；疾病中晚期宜采用中西医结合治疗，可起增效减毒作用。

（2）由于帕金森病患者胃肠道平滑肌蠕动缓慢，多存在顽固性便秘，少则 7 ~ 8 d，长则十多天没有大便排出。不少患者大便燥结，状如羊粪，感到腹胀难忍，食欲减退，烦躁不安，影响休息和睡眠。在治疗上采用“提壶揭盖法”“润肠通便法”治疗帕金森病伴顽固性便秘。排便是人体排出废物的主要途径，若几日未排便，肠道毒素中大量的硫化氢、亚硝酸等 20 余种有害物质经血脑屏障吸收入脑，时间一久有发生帕金森病合并痴呆的可能。在临床治疗中多采用增液行舟法和开宣肺气法。

78 岁的郑大爷患帕金森病已经 7 年,左上肢震颤严重,平时起床、翻身、穿衣、大小便都需要家人协助完成。多年来常常出现排便困难,总是感到小腹胀满不适,虽有便意,但难以排出,有时甚至 10 d 都无法排便。对这种情况,马教授常用增液行舟法,临床常用增液承气汤加减治疗,患者便秘得到明显缓解。患者在服用 1 个多月后,便秘情况较以前明显改善,睡眠也有所好转,日常活动可以独自缓慢完成。

(3)走出误区,身心兼治。她认为,要重视帕金森病患者的心理治疗,家人的关心、体贴、理解对病情恢复非常有益。除了日常生活的照料,也要培养患者的兴趣爱好,比如看书、读报、绘画、种花草、听广播、散步,适当参加一些社交活动,这些都对患者的康复十分有益。马教授说,除了重视患者心理疏导,合理的饮食习惯同样重要。帕金森病患者往往合并自主神经功能紊乱,消化功能减退,胃肠蠕动乏力、痉挛,出现便秘及皮肤油脂分泌过多等症状。因此,在日常饮食中应多食富含纤维素和易消化的食物,多吃新鲜蔬菜、水果等。

第三节　关于面瘫的防治

面瘫是以面部表情肌群运动功能障碍为主要特征的一种常见病。主要表现为患侧面部表情肌瘫痪、额纹消失或变浅、不能皱额蹙眉、眼裂不能闭合或者闭合不全、口角歪斜、面部迟钝或麻木、舌前 2/3 味觉缺失、唾液分泌障碍、泪腺分泌障碍等,也可伴有耳鸣、耳聋或头晕。此外,还可并发角膜感染、面肌挛缩、瘫痪肌的联带动作、面肌痉挛等。该病的治疗多予以皮质类固醇激素、抗病毒药物、营养神经、补充 B 族维生素等药物。药物治疗效果不佳者,还可以采用面神经减压术、外科手术。部分重症患者可能会遗留重度面部不对称,严重影响患者的生活质量。

针对这种现象,马云枝教授在下基层支医送教时,对该病的防治举行了普及推广讲座。为了让更多群众了解面瘫的成因,避免本病的发生,马教授着重讲了以下几点。

1. 得了面瘫远离三大误区,需早期识别

大河报 2015 年 01 月 19 日刊登了题为《得了面瘫远离三大误区》的文章。在这篇文章中,马教授首先指出,面瘫是神经内科的常见病、多发病,面瘫属于中风范畴,风邪直中,侵袭面部经络,导致口眼歪斜等症状,不同于脑血管疾病导致的偏瘫、失语、言语不利等症状,面瘫发作与面神经受损关系密切。不受年龄和性别的限制,多见于 20 ~ 40 岁人群。

该病一年四季散发,其中青年人为高发人群。由于冬春季气候寒冷,患面瘫的人数较多,而在炎热夏季,面瘫的发病率也不少见。患有糖尿病、高脂血症、高血压等慢性病患者,更容易患上面瘫。

马教授说,中医理论认为:“风为百病之长。”面瘫多由感受风寒,以及自身免疫力下降所引起,大多始于感冒。疾病初起时常常表现为头痛、鼻塞、流泪及病侧耳朵后部的疼痛。继而出现刷牙漏水,进餐时面部一侧塞饭,鼓腮漏气等现象。在发病早期往往未能引起患者重视,还有不少患者去诊所贴张膏药了事。这样一来,就延误了病情,致使很多重症患者遗留口眼歪斜,面部肌肉抽动等症状。对此,马教授提醒面瘫患者要注意以下几点。①当面部活动有异样时(如不能进行抬眉、闭眼、鼓嘴等面部动作),要立即去医院看医生。②尽管该病不像患了脑中风那样出现失语、偏瘫,影响日常生活，但也要引起高度重视。③该病初起，面瘫患者宜少说话，忌大笑，避风寒，多休息。

2. 辨证分型、分期而治，中医综合治疗面瘫颇有疗效

从中医角度来看，正气亏虚是面瘫发病的前提，风邪是面瘫发病的先导。马云枝教授行医四十余载，充分发挥中医学的优势，以分期辨证论治为基础治疗周围性面瘫，取得了良好的效果。她表示，中医在治疗面瘫方面颇有疗效，讲究内外合治，本着疏通经络气血的原则，根据面瘫发病特点，将其治疗分为三期。

（1）急性期，以清热通络为主：急性期是指发病时间不超过两周，起病迅速、风邪入侵、入里化热，侵犯面部经络，造成患者面部肌肉麻痹不协调。常见症状有口眼歪斜、闭目不全、迎风流泪、刷牙漏水、吃饭塞饭、牙痛、发热头痛、咽喉肿痛、耳郭疱疹、目赤心烦等，治疗以清热解毒通络为主，根据证型常用药物如下：薄荷 12 g、荆芥 12 g、淡竹叶 10 g、牛蒡子 15 g、桔梗 6 g、僵蚕 15 g、蝉蜕 9 g、全蝎 6 g、炙甘草 3 g、白附子 15 g、秦艽 15 g、板蓝根 15 g、忍冬藤 30 g。

处于该时期的患者应少说话、忌大笑，以免频繁牵扯面部肌肉、刺激面部神经、加重组织水肿。有鼻泪管外翻或患侧有眼部感染的患者，应遵循医嘱使用眼药水治疗。另外，患者还应多注意日常防护，戴眼镜、口罩，以防寒风，避免感染。忌用冷水洗脸、忌吹风，以免风寒之邪再次入侵加重病情。忌食辛辣刺激之品，注意营养调护，多食富含 B 族维生素的食物以促进神经恢复。

（2）恢复期，以疏风通络为佳：恢复期是指面瘫发作在 2 周到 3 个月之间，此期为治疗关键期，应采取内治、外治相结合的方式。内治法以疏风通络为主，常用药物有：川芎 15 g、当归 15 g、熟地 15 g、赤芍 15 g、蜈蚣 1 条、白附子 15 g、忍冬藤 30 g、秦艽 15 g、炙甘草 3 g。外治法为平衡火罐、针灸刺激等。

除此之外，面瘫恢复期的患者在治疗时可自己按揉面部的攒竹、太阳、颊车、下关、人中、地仓等穴位，配合局部热敷以温通血脉、散寒逐瘀。与此同时，适当进行患侧面部抬眉、闭目、耸鼻、示齿、鼓腮和嘟嘴等功能锻炼，使神经传导恢复、加强肌肉收缩，促进患者肌肉功能恢复。

（3）后遗症期，以养血通络为宜：后遗症期的患者往往发病时间已经超过 3 个月，这些患者因为种种原因未能在面瘫发作之初接受恰当、系统的治疗，错过了最佳恢复时机。马云枝教授表示，这类患者由于患病久、神经损伤较重，在治疗过程中切不可操之过急，应调整好心态，如若得到恰当的治疗，大部分可基本恢复。

由于后遗症期的患者除了有口眼歪斜等典型面瘫症状外，还时常伴有口角或眼、颜面部肌肉不自主跳动、抽动、牵拉等症状。因此，在治疗时应强调养血除风、柔筋止痉，以养血通络法为主，常用药物有天麻 15 g、当归 15 g、石决明 12 g、钩藤 20 g、川芎 15 g、熟地 15 g、蜈蚣 2 条、珍珠母 30 g、牡蛎 30 g、僵蚕 15 g、全蝎 6 g。

面瘫症状因患者体质、病因不同而表现各异，在服用中药的基础上可采用针刺、膏药贴敷、红外线疗法、电针疗法等综合治疗，往往收效佳。此外还应注意患者发病后应注意防护，可戴眼镜、眼罩，以避免感染，必要时应用滴眼液；忌用冷水洗脸，忌吹风，可戴口罩，以免风寒之邪再次入侵加重病情；忌大笑、大声说话，以免频繁牵扯面部肌肉，刺激面部神经，加重组织水肿；忌食辛辣刺激之品，注意营养调护，多食富含 B 族维生素的食物；加强体质锻炼，提高机体免疫力。恢复期可每天进行患侧面部抬眉、闭目、耸鼻、示齿、鼓腮和嘟嘴等功能锻炼，使神经传导恢复和加强肌肉收缩促进患者肌肉功能恢复。

3. 发病时间越久，面瘫越难恢复，实例来讲解

面瘫是临床常见的多发病，每个季节均有发病。本病可见于任何年龄。重症面瘫患者，几乎等于毁容，患者及家庭工作受到很大影响。这个疾病虽然不像中风那样会引起患者偏瘫和失语，甚至死亡，但是所造成的口眼歪斜及面部肌肉跳动的后遗症，也给患者造成极大的痛苦。延误时间越久，越难恢复。

29 岁的李先生是一名销售人员，平时工作忙碌、应酬不断。2 个月前李先生由于过度疲劳，再加上不慎受凉，风邪入侵，第二天早起刷牙时嘴巴轻微“漏水”，左眼闭合不全、口眼歪斜，吃饭时又发现有明显塞饭现象。然而这一切并未引起李先生的重视，他在网络上查到贴膏药可以治疗面瘫，便前往当地诊所买了几贴膏药进行贴敷，认为这样便可痊愈。贴了 2 个月，李先生的面瘫症状不但未能缓解，反而逐渐加重。“当他找到我的时候，神情焦虑不已，皱眉、闭眼、示齿、鼓腮、吹口哨等动作的完成度极差。”马云枝教授说。李先生单用贴膏药进行贴敷很难奏效，应及时看医生，采取正确的治疗方法。否则，一旦进入后遗症期，恢复起来时间更长、难度更大。

据马云枝教授介绍，很多年轻人患上面瘫后并不在意，认为病情轻微，不会影响到日常的生活和工作，未能及时前往医院治疗，依旧坚持上班、开车，希望疾病自愈，还有一部分人仅仅依靠贴敷膏药等外治的方式进行治疗。实际上，中医认为面瘫为内外合邪，虽然轻型面瘫有自愈的可能性，但单纯采取外部治疗的方式并不能达到治愈的效果，规范治疗还是极有必要的。

2021 年 7 月 11 日健康荟刊登了题为《面瘫 3 个多月，还有救吗？国家名老中医：这个名方对症，别用错了》的文章。文中提到，轻度面瘫患者，通过适当休息，规范治疗，基本可达到临床自愈；中度面瘫患者，需要接受正规治疗，亦可达到基本治愈；重度面瘫患者，由于其神经损害程度较重，或早期治疗不当，部分患者一味盲目地贴膏药，致使留下不同程度的后期症，存在面神经萎缩、周围组织粘连。马云枝教授指出，面瘫属于面神经损伤，在药物治疗的同时，一般治疗也很重要，如急性期避风寒，多休息，少说话，忌大笑，戒烟酒，忌食辛辣油腻食物，避免用眼疲劳，保持眼部清洁。

51 岁男性患者，以右侧口眼歪斜 3 个月余来诊。长期从事个体经营，平素劳心劳力，操劳过度，且饮食不节，缺乏运动锻炼。既往有原发性高血压、高脂血症、重度脂肪肝、高尿酸血症病史。患者 3 个月前劳累感受风寒后出现右侧口眼歪斜，迎风流泪、刷牙漏水、吃饭塞饭、饮食无味，曾在当地乡镇卫生院给予针灸、膏药治疗，恢复效果较差，因此慕名来到马云枝教授处就诊。来诊时见其慢性病容，精神萎靡，面色晦暗，表情不自然，形体超重，右侧眉毛、口角低垂，抬眉时右侧额纹变浅，眼裂增宽，右侧眼睑闭合不全，巩膜外露，右侧鼻唇沟变浅。舌体胖大，舌质暗红，苔白腻，脉弦滑。

马云枝教授详细询问病情后发现，该患者年过五旬，从事个体经营，平素应酬较多，嗜食肥甘，安逸少动，作息不规律，形体超重，同时存在血压、血脂、尿酸代谢紊乱综合征。面瘫病程已 3 个月余，处于疾病后遗症期，神经损伤程度重，治疗难度较大。考虑与其长期不良饮食及生活作息习惯，致使机体正气不足，卫外不固，风寒邪气乘虚而入，邪阻脉络，面部肌肉弛缓不收，故而引起面瘫。

马云枝教授指出，面瘫属于神经损伤，而患者早期治疗方案单一，不能有效改善口眼歪斜症状，致使延误最佳治疗时机，痰瘀留而不行，气血运行受阻，面部肌肉经筋失养，病情缠绵难愈。因脾主肌肉，肝主筋，病程日久，正虚邪恋，脾失运化，肝失疏泄，痰瘀互结，筋肉失养。目前病程在 3 个月以上，邪气留恋、正气已虚，属虚中夹实证。舌暗苔白腻，脉弦滑为肝脾亏虚，痰瘀阻滞之象。治疗以益气化痰、逐瘀通络，方选牵正散合化痰通络汤加减。方中姜半夏、陈皮燥湿化痰；茯苓健脾利湿，健脾以杜生痰之源,利湿以助化痰之力;枳实理气化痰消痞,意在治痰先理气,气顺则痰消;丹参、川芎、红花活血行瘀;石菖蒲、远志交通心肾,豁痰开窍,黄芪、甘草补气健脾以增强运化之力,提高机体免疫力;僵蚕、蜈蚣息风止痉,搜剔络脉;细辛通利头面诸窍;山楂活血降脂。配合面部针刺、平衡火罐及红外线照射以内病外治。患者病情逐渐好转,治疗过程中患者湿困脾胃之象显著,加虎杖、荷叶、炒决明子、白术加强利湿通腑降浊之力。1 个月后复诊时,患者诸证较前改善,继服玉屏风散为基础方以巩固治疗。

4. 当心空调吹出面瘫,贪凉饮冷还要谨慎

赤日炎炎的夏季,也是面瘫的高发季节。为了防止面瘫的发生,大河报 2018 年 06 月 19 日刊登了马教授的一篇题为《夏季空调吹出面瘫,贪凉还要谨慎》的文章。

夏季,面瘫多是由吹空调引起的,大家“贪凉”时也要谨慎。该文指出,“风为百病之长”,面瘫多由风吹、受凉,自身免疫力下降引起,大多始于感冒,表现为头痛、鼻塞、流泪及耳后部疼痛,严重时会出现刷牙时嘴巴一侧流水,进餐时面部一侧夹饭。“因此,应避免不当乘凉以预防面瘫。”马云枝教授说:“出大汗、洗浴后,千万不要站在走廊、风道、开放的阳台上乘凉,更不要用风扇、空调直吹面部。开车、乘车时,不要把窗户开小缝直吹,这样风的速度更快,威胁更大。睡眠时,不要挨着敞开的门、窗。另外,要多运动,增强体质,抵御外邪侵袭。”

面瘫发病前并非毫无征象。马云枝教授说,一般患者会有耳后发麻、嘴角发麻、舌头前半部发麻等情况,此时患者应及时就医。

5. 预防面瘫有妙方

如何预防面瘫呢,2018 年 7 月 7 日大河健康报记者李晓龙就该问题采访了马云枝教授,并撰文《全国名中医马云枝:夏季爱做这些事,当心面瘫找上门》发表在大河健康报。文中指出,引起面瘫原因有很多,那么如何预防面瘫呢?

(1)日常生活中,应避免空调、电扇直吹身体,感到有点凉了就要调整风向或关掉电器。遇到大风和寒冷的天气,出门时要轻拍、轻按面部、耳后、颈部的一些重要穴位,增加自己的御寒能力。

(2)饮食方面:饮食均衡,多吃水果、蔬菜等高纤维食物,多吃鸡蛋、大豆等高蛋白质食品,注意饮食清淡,可进行适量的运动。忌烟酒,戒辛辣、咖啡等刺激性食物。

(3)要以乐观平和的精神状态面对工作和生活,减轻心理压力,避免过度劳累。如果面部出现麻木等不适,应该及早就医。

第四节　关于失眠的防治

失眠是以频繁而持续的入睡困难和(或)睡眠维持困难并导致睡眠感不满意为特征的睡眠障碍。流行病学显示,成人失眠症状的年患病率为 33% ~50%,失眠障碍患病率为 10% ~15%,目前我国失眠患者大约有 3 亿。随着人们生活节奏的加快、压力的增加,导致失眠发生率更是越来越高,严重的患者影响日常生活,导致焦虑、抑郁发生,产生恶性循环。

针对这一现状,马云枝教授看在眼里,急在心中,多次接受媒体记者采访和在广播电视上举办预防知识讲座。她经过精心研究并结合丰富的临床经验总结出,失眠可能表现出其他的躯体疾病或精神心理疾病。所以要先找出病因再针对性治疗，找对“病根”才是关键。在她接诊的患者中，多以顽固性失眠为主，不同的人群发病原因不一：青年人要面对多方面的压力如升学、买房、工作、晋升等导致入睡困难，寝夜难眠；而老年人因功能衰减，多伴有高血压、脑出血、脑梗死、帕金森病、颅内占位等，原有的基础病本身就会对睡眠造成极大影响。长期失眠会导致机体免疫力下降，记忆力衰退，工作效率低下，心烦气躁，持续失眠还可导致肥胖、糖尿病、高血压，甚至心脏病等。因失眠病机复杂，病势缠绵，在治疗上应结合患者的年龄、基础病史等综合考虑。

1. 睡眠无小事　超六成的成年人存在睡眠问题

在3月21日“世界睡眠日”即将来临之际，马云枝教授从中医治疗的角度漫谈失眠问题，提醒人们关注睡眠节律，拥有健康睡眠。2019年2月26日，大河健康报记者王嘉译、实习生韩明雪，再次以主标题为《睡眠无小事　超六成的成年人存在睡眠问题》采访了马教授。

文中指出，全球睡眠状况及睡眠认知最新调查数据显示，全球成年人中，超过六成（61%）存在某种影响睡眠的医学问题。至于我国的睡眠情况，《2018中国睡眠指数报告》中指出，90后年轻人的睡眠质量显然受到了诸多因素的干扰，普遍“睡不够”，且睡眠质量堪忧。很多患者认为，失眠并非疾病，常常自购助眠安神类药物，也有患者依靠安定助眠。尽管服药初期见效较快，但该类药物具有耐药性，越吃量越大。“曾有患者每天吃8片安定，最多同时服用4种药物才能入睡”，马云枝教授说。

失眠主要分为急性失眠和慢性失眠两大类。急性失眠的持续时间通常不超过3个月，患者大多是被突发情况所刺激，导致情绪的大起大落，或是由工作、学习压力过大等原因所致。一般来说，急性失眠会随着诱发因素的缓和而痊愈，患者可以在医生的指导下，采取药物或非药物治疗的方式缓解失眠症状。

但是，失眠大军中慢性失眠的人群则更为庞大。慢性失眠又称顽固难治型失眠，病因复杂。患者常见表现为入睡难、易早醒，睡眠时间短、睡眠质量差等。长此以往，这些问题会使身体倍感疲惫、头昏脑涨、神情恍惚、注意力难以集中、情绪低落、焦虑、抑郁，还会出现脱发、色斑、面色无华及一些胃肠问题等。

马云枝教授建议，失眠持续3个月以上者，应尽早前往医院进行全面诊断，根据不同病因、病情对症治疗。

2. 阴阳失衡、气血不和致失眠，中医治失眠优势突显

中医认为，失眠通常由阴阳失衡、气血不和引起。马云枝教授根据多年的临证经验指出，针对不同的病机与表现，可分为以下5种类型，列举实例介绍如下。

（1）心肝火旺型

陈先生是一名出租车司机，与妻子轮流上岗。妻子负责白天出车，陈先生通常会在下午六点接班，一直开车到凌晨四点。近两个月内，陈先生时常感到头昏脑涨、夜不能寐、胸口灼热、口干舌燥、目赤耳鸣，且情绪暴躁易怒，常与人发生争吵，白天的休息时间也无法入睡。长期的疲劳让陈先生难以忍受，来到医院就诊。马云枝教授辨证为不寐，证属心肝火旺证，治以疏肝清心，泻热安神，选用龙胆泻肝汤加减。服用16服方药后，陈先生夜晚能顺利入睡，胸口已无烧灼感，头痛耳鸣减轻，其他症状也被悉数根治。

马教授指出，不良的生活习惯以及长期的劳累状态，容易导致人体阴阳失调，从而诱发失眠。

对于司机来说,失眠后疲劳驾驶,从而发生交通事故的案例数不胜数;对于从事高空作业的工人来说,失眠导致注意力不集中,稍不留神便可能面临着生命危险,无论从事哪种职业,拥有良好睡眠的重要性不言而喻。

(2)气血亏虚型

40 多岁的冯先生是一名商人,从事建筑行业多年,由于行业竞争激烈,心理负担过重,操劳过度、昼思夜想、作息不规律、难以入睡已成常态,严重时每晚需服用 3 片安定片才能入睡。近日,冯先生头部昏沉、神疲乏力、怠惰思卧,甚至还出现头皮发痒,头发成斑块状脱落的现象。前往医院就诊,马云枝教授详细询问、查体后,指出该患者证属气血亏虚型,治以益气健脾,养心安神,选用归脾汤加减治疗。

马教授在方中加入生牡蛎、生龙骨,不仅起到了安神镇静的作用,还有育阴潜阳的功效,大枣、生姜调和脾胃,以资化源,全方益气补血、健脾养心、镇静安神之效。

(3)心虚胆怯型

30 多年来,70 岁的黄大爷一直失眠多梦,夜深时常有惊恐发作,发作时大喊大叫、拳打脚踢。近 1 个月来上述症状反复出现,同时伴有头晕耳鸣、心慌胸闷、惊悸汗出。来医院就诊时,马云枝教授根据患者病情,问其年轻时是否当过兵,这让患者百思不得其解。

“怒伤肝、思伤脾、喜伤心、悲伤肺、恐伤肾”,马云枝教授解释说。根据患者的外形及发作时的症状,可知患者年轻时受到过惊吓,且对其影响深刻,故问之。黄大爷点了点头,说自己年轻时曾服兵役,处于一级战备状态 30 余天,精神高度紧张。马教授根据患者症状辨证为心虚胆怯型,治以益气镇惊,安神定志。按药方服药后,黄大爷的症状明显改善,后来他的老伴说:“他能睡好了,惊恐发作的症状已经完全消失了”。

(4)阴虚阳亢型　女子以肝为先天之本。《内经》论述:“女子五七(35 岁)发始坠、面始焦,七七(49 岁)天癸(月经)竭。”女子七七,即为 49 岁,正值女性更年期的阶段,这一阶段的失眠也应该引起足够的重视。

50 岁的赵女士近两年来逐渐出现入睡困难、多梦易醒的现象,一开始她并未在意,之后因症状逐渐加重,就诊于当地医院,药物治疗效果不佳。近段时间还出现了眼睛干涩、手足心热、乳房胀痛等症状,脸上还长了不少黄褐斑,头发焦枯且大量脱落。从外表看起来,比她的实际年龄老了十几岁。经诊断,赵女士属阴虚阳亢型失眠。在治疗上,以“滋阴潜阳,镇心安神”为原则,方用“知柏地黄汤”加减。赵女士服药 1 周后,症状便有所减轻。连续服药 1 个月后,每晚睡眠约 8 h,其他症状也不复存在了。

马云枝教授表示,阴虚阳亢型失眠常见于更年期女性。这个阶段的女性身体通常开始走下坡路。这个时期不能简单地抑阳,而是要把阴补上去。建议此类患者生活中应减少食用火锅、麻辣烫、花椒等温阳食物,应畅情志、适当锻炼。

(5)肝郁气滞型

40 岁的李女士失眠好几年了,多次治疗无果,整天感到头昏脑涨、神疲乏力,月经延期、失调。伴有血块及小腹坠痛、胁肋胀痛、食欲减退、上腹饱胀。经彩超检查,李女士还出现了乳腺结节和甲状腺结节。

在马云枝教授的耐心询问下,李女士哭诉道:自己以前做服装生意,辛苦奔波几十年,好不容易积攒下来一些钱，几年前一个亲戚借走她40万，始终拖着不还，几次要款未果，最后因争执不断，反目成仇，失去了联系。李女士从此郁闷不已。

经诊断，马云枝教授按“郁证”治疗，辨证属于“肝郁气滞，心神不宁证”。患者由于心情抑郁、操劳过度，气滞日久则为气结。因此患者被检出乳腺、甲状腺结节。中医以整体观念为基本治则，诸症皆因肝郁所致。因此，在治疗上，以疏肝为主，肝气疏畅，则诸症可愈。果然，患者遵医嘱，服药7服后复诊，症状较以前明显减轻。

“来门诊治疗失眠的患者中，大多数一开始并不在意，失眠太久影响了正常生活才来看病。长期的睡眠不足，不仅会对身心造成损害，还可能会引起其他病。因此，关注睡眠质量刻不容缓”，马云枝教授提醒道。

3. 中医治失眠，不只是疏肝、安神那么简单，应辨证论治

2016年5月20日马云枝教授接受大河报记者常辉的采访，以《中医治失眠　不只是疏肝、安神那么简单》为标题发表专访文章，刊登在大河健康报第五版。在该文中马教授提醒：出现睡不着、早醒等睡眠问题超过1个月，就要治疗。但每个人体质、疾病证型不同，单纯疏肝、安神效果未必好。

目前，睡眠障碍的人越来越多，失眠的人从青春期的女性，到职场白领；从企业高管，到疾病缠身的老年人。有些人常常自购镇静安眠药，或养血安神类及疏肝解郁类的中成药进行服用，对失眠的治疗效果却不是很好。很多失眠并不是肝郁气滞引起的，也不是单纯的安神或疏肝就能解决。即使是用安神的药，也分益气安神、化郁安神、养血安神好几类。个别患者由于彻夜不眠，每晚服用安定4～8片。长期服用安定类药物，会出现耐药及肝肾功能的损伤。长期失眠也会出现头昏脑涨，神疲乏力，注意力不集中，情绪不稳，急躁易怒，食欲减退，口腔溃疡，便秘等多种疾病。失眠的病因病机复杂，总属阳不入阴，阳气过盛，阴阳失和、气血逆乱，调整阴阳气血是改善失眠的主要治法。在治疗上，采取辨证施治，方证结合，对症下药，缓解症状。

马云枝教授针对不同原因、不同年龄、不同性别引起的失眠，提出了不同的治疗方案。例如，对以抑郁引起的失眠，以疏肝解郁，行气安神为主；对更年期女性的失眠，以滋补肝肾，镇心安神为主；对年轻人因思虑劳倦过度引起的失眠，以疏畅气机，健脾养血为主；而对由慢性病，如中风、帕金森等病引起的失眠，则要加强基础病的治疗，标本兼治，中西并用。同时她还强调，治疗顽固性失眠，不能单纯依靠药物，还应从环境、心理、睡眠习惯、作息习惯、体育锻炼等方面调整，方能起到事半功倍的效果。

4. 调整阴阳气血改善失眠，各年龄人群侧重各不同

大河健康报记者刘晓莲在2017年3月10日，再次以《调整阴阳气血，即可改善失眠》为题目，对马教授论治失眠的经验进行了采访报道。

该文指出，长期失眠会导致机体免疫力下降，工作效率低下，心烦气躁，内分泌紊乱、血压升高等问题。

长期慢性失眠会给患者的身心带来了痛苦和折磨。一位来自南阳的患者由于长期失眠，苦不堪言，慕名前来找马教授进行诊治。他这样说道：“我每天睡觉非常难，整天不想活，真想让老伴哪一天用棍子把我打晕，能让我好好睡上一觉。”

有一位周口的57岁的张女士，在子女的陪同下专程找到马云枝教授就诊。当时，患者精神萎靡，神情呆滞，反应迟钝。家人说，她的母亲几年来经常晚上自言自语，暗自伤神，悲伤落泪。后逐渐发展为情绪低落，不愿出家门，不愿和熟人说话。后来连扫地、做饭也不会了。家人多次带她去当地医院就诊，均按老年痴呆进行治疗，几乎无效。几年来，她病情越来越重，每天坐在家里自言自语，不知道自己去吃饭。马教授认真进行检查后，发现这位患者与老年痴呆患者表现不同。张女士的眼神充满忧伤，而且在家人介绍病情时，她还出现落泪。通过进一步询问得知，张女士的老伴在5年前因患癌症去世，造成她极度悲伤。3年前，她9岁的孙女也因骨肉瘤离世。老伴的离去造成的阴阳两隔，孙女死亡带来的巨大打击，使张女士悲痛不已。那段时间她整日不吃不喝，不说不动。当儿子介绍这些情况的时候，张女士依然在默默流泪。经过检查，马教授判断，张女士不是患上了老年痴呆，而是接踵而来的打击造成的失眠并重度抑郁。治疗以健脾疏肝解郁，镇静安神法，给予越鞠汤与柴胡疏肝汤加减治疗。调整2个月后，患者病情大有改善。

一名54岁的女患者，以“口咽分泌物增多1年”为主诉就诊。患者10年前有抑郁症病史，曾在某省级医院治疗后病情稳定，1年前因与丈夫关系不睦，情绪波动较大，经常出现咽部异物感，咳之不出，吐之不下，未予重视。后逐渐出现咽部咳痰，痰量较多，口腔唾液分泌较多，咳唾频繁，自觉口齿发凉，口苦失眠，影响生活，痛苦万分。她慕名找到马云枝教授就诊。刻下见：慢性病容，表情痛苦，神情焦虑，精神萎靡，舌质暗红，苔白腻，脉弦滑。经检查，中医诊断为郁病，辨证为痰气交阻。马云枝教授以“理气开郁、化痰散结”为治则，方用“四逆散合半夏厚朴汤加减”。考虑该患者为中年女性，因平素与丈夫关系不睦，郁怒伤肝，肝气郁结，横逆侮脾，导致脾失健运，水液运化无力，留而化痰，痰气交阻于咽部，故见咽部异物感，咳之不出，吐之不下，辨证为痰气交阻。《古今医统大全·郁证门》曰：“郁为七情不舒，遂成郁结。既郁之久，变病多端。”故临床表现多样。《医方论·越鞠丸》曰：“凡郁病必先气病。气得疏通，郁之何有？”故对于实证，首当理气开郁，并根据是否有血瘀、痰结、湿滞、食积等，分别采用活血、祛痰、化湿、消食等法。本患者气郁并痰结，故治疗理气开郁、化痰散结为主，方选四逆散合半夏厚朴汤加减。经过治疗，失眠明显改善。

马教授说，失眠不只眷顾中老年人，近年来青年人由于面临升学、就业、工作、婚姻等方面的压力，失眠的人数不断增多。

20多岁的小陈，由于对现有工作不太满意，频繁调整工作。近一段时间经常感到头昏脑涨，出现注意力不集中，心神散乱，无精打采等症状。后来又出现失眠心烦、性情急躁及焦虑不安等症状。先后就诊于五六家医院的心血管科、心理科等，做头颅CT、多普勒、心电图检查等检查，均显示正常。按神经官能症进行治疗，病情未见好转。来到河南中医药大学第一附属医院脑病医院找到马云枝教授，已经是第七家医院了。

马教授又列举了一个失眠的典型病例。

王女士面临着常人难以想象的压力，她一直与父母同住，尚未婚嫁。面对家中长辈们的不断催问，王女士内心压抑、窝火。久而久之，婚恋问题成了她心中无法拔除的一根刺。由于心理负担过重，王女士陷入了夜夜失眠的状态，严重时每晚需要服用数片安眠药才能入睡。因为睡眠不足，王女士时常感到体力不支，注意力也难以集中，并因此辞掉了工作回家休养。近日，王女士因头昏脑涨、口苦咽干、乳房胀痛等症状，来院就诊。马云枝教授看到她面容憔悴，年纪轻轻竟头发花白。当被问起每天晚上的睡眠时间时，王女士痛苦地说：“我的生活早已没有白天和晚上了……”

原来，尚未谈婚论嫁的她早已对生活失去了信心，赋闲在家之后，以往的作息规律被打破，一日三餐的时间也比较混乱。经查体，马云枝教授辨证本病例属肝郁化火型，并强调对于此类患者要注重疏肝调肝，方用"丹栀逍遥散加减"，患者经过服药，睡眠明显改善。

这类患者，青年人较多。往往是思虑劳倦过度，情志不畅，气机郁结，郁而化火，火邪伤阴，血不养神，造成失眠。对此马教授采取了疏肝理气法，用柴胡疏肝散加减，药用柴胡、陈皮、枳壳、香附、白芍、川芎、龙骨、牡蛎、珍珠母等加减治疗，症状明显得到缓解。同时马云枝教授建议，除了遵医嘱按时服药外，还应讲求生物节律，固定作息时间，按时起床、吃饭等。太过宽松的作息，不利于失眠的治疗。除此之外，还应重新拾起生活的勇气，给自己制定目标，避免无事可做、心境低落，从而加重病情。

马云枝教授谈到，许多慢性疾病由于身体的不适，疾病的折磨，失眠的发生率很高。据统计，帕金森、中风患者40% ~60%伴有失眠和不同程度的焦虑、抑郁。

有一位商丘的67岁的王大妈，患帕金森病好几年了。因为疾病引起肢体震颤，肌肉强直，走不成路，生活自理能力差，吃喝拉撒都需要家人帮助，生活上的种种不便使王大妈情绪低落，夜睡不安，不愿见亲戚朋友。曾一度产生过自杀念头，多次对自己的子女说："我不想活了。"

这类患者，疾病给他们带来的无助无望使他们承受着巨大的心理压力。在治疗原发病的同时，适当加用镇静安神药，常用知柏地黄汤或柏子养心汤加减治疗，效果尤佳。

5. 特殊人群应注意，更年期女性易失眠

马云枝教授在接受记者采访时，详细阐述了更年期女性失眠的特点。更年期是50岁左右女性必经的一个正常生理阶段。在这个特殊的阶段，她们大多都会有卵巢早衰、月经紊乱、心烦不宁、潮热盗汗、情绪低落、注意力不集中、口干、手足心热、失眠等症状。其中，失眠让很多女性朋友感觉十分困扰。

近三四年来，入睡困难、翻来覆去睡不着，几乎是50岁的赵女士每晚面临的情况。她一般不到深夜12点很难入睡。入睡后易醒，醒后难以入睡。每晚睡眠时间不足3 h，情绪不稳定，烦躁易怒，甚至听到爱人讲话即心烦。

几年来，赵女士反复辗转于很多医院，间断口服镇静催眠、抗焦虑、抗抑郁、抗精神类药物，虽短时间内有效果，但疗效不持久。最近，赵女士找到了马云枝教授，经过一段时间的中医药治疗后，失眠的症状明显改善了许多。

"赵女士出现的这种现象即是老百姓口中的'更年期综合征'。"马云枝教授说，更年期是指女性从生殖期过渡到非生殖期的年龄阶段。这一时期是女性生理变化最大的一段时间，其持续时间很长，可长达15 ~20年。更年期可分为几个阶段，早期通常始于35 ~45岁，更年期晚期是指绝经后的整个10年左右。一般将40 ~60岁定为更年期。

更年期失眠的病因复杂，至今尚无证据证明其与某一种原因绝对相关。马云枝教授说，其中，探讨最多的便是与性激素改变的关系。但关于更年期失眠症与性激素变化相关性的各类研究结果不一致，可能还需要具有创新性的实验设计和分析方法来解决这一问题。失眠症本就是一个复杂的、难以定论的睡眠疾病，生理变化、情感认知、应激反应等都在失眠的发病中发挥作用，而这些因素又需要内环境稳态和昼夜节律来调节。

"西医常常给予镇静催眠、抗焦虑、抗抑郁、抗精神类药物，但长期持续用药会产生耐受性和成瘾性，突然停药则可出现戒断症状。而中医药治疗失眠有其独特的优势。"马云枝教授说，中医治疗失眠症以临床辨证论治为主，并对失眠症恢复期给予养生指导，促进心身健康的恢复。中医药通过调整人体脏腑气血阴阳的功能，常能明显改善睡眠状况，且不引起药物依赖及医源性疾患，因而越来越受到人们的重视。

马云枝教授同时提醒更年期女性，平时要多参加各种活动，如老同学聚会等，要多与家人、朋友聊天，不要凡事藏在内心深处。另一方面，家人也要更懂得关心步入更年期的女性，多点理解、体谅、关心、鼓励，少一点抱怨。此外，可以尝试睡前揉按太冲穴、足临泣，有清泄心、肝之火，从而起到辅助睡眠的效果。

6. 健康生活方式，远离失眠困扰

2019 年 8 月 28 日《大河报》大河客户端记者林辉、通讯员魏佳琳对马云枝教授进行了专访。马教授通过因生活习惯不良导致的失眠案例，提醒我们注意健康生活方式，远离失眠困扰。

36 岁的陈先生，8 年前因工作压力大和生活作息时间不规律，反复失眠，入睡困难。醒后难以入睡，严重时彻夜难眠。服用药物后，勉强能睡三四个小时。最近，因生意变化，他失眠更严重了。找到马云枝教授就诊前一周，总共服用了 50 片镇静催眠药，依然没有解决失眠问题。马云枝教授认真听取病情，详细检查体格、观舌把脉后，认为陈先生平常工作较为劳累，生活作息缺乏规律。加之抽烟、饮酒等不良嗜好，造成火盛伤阴，脾胃损伤，从而出现了心火上炎，肝阳上亢，扰乱心神，夜不能寐。马教授开了具有养心安神，补血滋阴的柏子养心汤及黄连阿胶汤加减治疗，服药 7 d 后症状明显好转。二诊时，患者睡眠状况明显好转。

“随着生活节奏加快，失眠的年轻人越来越多，其中的主要原因包括高强度的学习、工作压力和不良的生活习惯。”马云枝教授说，对此类失眠患者治疗上给予“滋阴养心，镇静安神”，虚实同治，补泻兼施，可获良效。此外，患者还要多休息，避免劳累，调整生活作息规律，尽量减少晚上应酬，适量服用养心阴的食物，补益心阴有助于睡眠。

第五节　关于头痛的防治

头痛在综合类医院神经内科门诊就诊者中约占 50%。随着生活和工作节奏的加快，近年来，我国居民中头痛的发病率呈逐年上升趋势。患者自觉头部如前额、太阳穴处、顶枕部甚至全头痛，可发生于多种急、慢性疾病过程中，也常见于各个年龄段的人群。其病因复杂，医治棘手。患者常因头痛发作频繁、症状难以缓解，导致学习、工作效率下降，严重影响生活质量。以往大家都认为头痛就是颅内出了问题，但头颅 CT、MRI 等检查结果未见明显异常。

1. 正确认识头痛

马教授常年坚持门诊坐诊，深知头痛患者之多和痛苦之深。她于 2016 年 11 月 1 日接受了《大河健康报》记者常辉的专访，发表《“头痛医头”可不行　对因+对症效果才会好》为题目的科普文章，通过对不同年龄段头痛的案例进行讲述，以期提高广大患者对头痛的重视及防治。

马教授提出，“头痛”确实是件让人头疼的事儿。为什么呢？第一，很多疾病的症状中都能找到它，感冒发热头痛，血压高了头痛；第二，头痛的体征少、症状多。很多患者除了头痛没有其他症状，但头痛的性质有跳痛、重压痛、紧箍痛、胀痛、刺痛等不同。因此，诊断的难度也大，治疗效果往往也不理想。很多患者，特别是老年患者，头痛绵延多年，久治不愈。马教授认为，这是因为有些没有找到病因,有些则是对症治疗没有选对药。头痛只是症状,疾病可能在肝、在肾,可能是阳虚,也可能是阳亢。只有针对病因和病症用药,才能取得好的疗效。

2. 不同人群头痛,中医辨证有区别,中药治疗有奇效

(1)老人头痛因阳虚,需要补肾

有位刘先生住郑州市新郑市,来找马云枝教授就诊的时候已经是82岁高龄。据他说,他血压一直不高,但头痛的毛病已经有很多年了。他的症状很特别,是“凉痛”,就是头痛的时候有一丝丝凉气渗入头皮的感觉,而且疼痛剧烈,发作的时候眼睛都睁不开。为此,刘先生看了很多医生,吃了很多药,但是效果都不理想,他的性情也变得越来越烦躁。

马云枝教授首先推测,刘先生阳气不足,因为这是八旬老人都会遇到的情况。她在问诊中验证了这一点:老人有怕冷、尿频、小便清长等阳气不足的症状。于是,马云枝教授用“上病治下法”,用“肾气汤”加减来调整肾阳不足,针对“凉”的症状,用温里药调理。治疗一段时间后,老人头痛持续的时间缩短了,程度也减轻了。“我给他用了补益肾气的药,加了除风之要药天麻,中医认为,头痛是有头风,还加了平肝潜阳的谷精草,既对病因,又对病症,见效快,还能除根。”马云枝教授说。

(2)更年期女性头痛、失眠,需要养肝

王女士是单位的工作骨干,但47岁就落下了神经性头痛的毛病。每次发作,头痛的位置都不固定,然而每年体检都显示一切正常,也没有其他症状。马教授诊断后发现,王女士年纪轻轻就出现了“老年斑”。于是问她:“你是不是睡眠不好?”王女士立刻说:“是的,不是早醒就是睡不着,经常这样。”马云枝告诉她,头痛与头晕、失眠是“姐妹病”,三者经常会一起出现,睡眠不好,就会引起代谢紊乱,继而会容易长斑。

马教授告诉记者:中年女性,特别是工作比较烦劳的女性,很容易引动肝风,头痛发作。这种没有固定部位的神经性头痛,多数与情绪有关。特别是王女士这种,说自己现在是“一点就着”的状态,就是阴亏于下、阳亢于上、肝阳上亢的表现。人体水与火是平衡的,如果水火失济,火压不下去,就要消耗更多的水。所以我们需要采用“滋水涵木”的方法,一方面,可以用六味地黄丸来滋补亏虚,另一方面,对于这种特别爱发火的患者,要用“镇潜法”。更具体一点说,就是“重镇潜阳止痛法”,使其水火相济,也就是压住火,止住痛,然后再慢慢滋阴,滋肾水以养肝木,标本兼治。

(3)产后头痛,要气血双补　马云枝教授在门诊遇到了越来越多产后头痛的女性。“我生完第二个孩子开始,头痛绵绵,特别是劳累以后或者阴雨天会加重。”一场秋雨过后,一位患者来就诊,如是说。

马教授说,我们把产后头痛称为“产后风”或“头风”,一般是气虚、血虚、血瘀引起的。现在高龄产妇多了,高龄本来就已经气血亏虚,身体底子薄。再加上生产会加重血虚,有些产后又失于调养、睡眠不足等,头痛的毛病就落下了。另外,反复流产也会加重血虚。这类患者往往会有倦怠乏力、头晕头痛(贫血症状)、面无血色、舌苔白等表现。对于这样的患者,马教授采用的是“养血除风止痛法”。比如血虚生风的患者,用“四物汤”加减;血瘀的患者,用“桃仁四物汤”加减;对于贫血严重的女性,用补气养血的“归脾汤”。总之,只要根据症状找到病因,调理一段时间,气血补上去了,头痛就会消失。

3. 注意灵活运用头痛引经药、巧用虫类药

马云枝教授总结多年的头痛临证经验提出,治疗头痛可灵活运用头痛引经药、虫类药物,并撰写文章发表在2021年1月6日医药卫生网,文章论述如下。

引经，又称“引经报使”，是指某些药物能带引其他药物直达病所而起向导作用，是在归经理论的基础上，通过长期临床实践总结出的一种用药经验。归经理论始于《黄帝内经》，直到汉代张仲景时根据头痛辨证的不同进行分经用药，为归经理论的形成奠定了基础；金元时期，张元素发明了药物“引经报使”之说，最终形成了归经理论。

《黄帝内经·灵枢》记载：“十二经脉，三百六十五络，其气血皆上于面而走空窍。”五脏六腑通过经络与头相连，五脏六腑之病，常通过经络波及于头，而致头痛。而头处上位，药力难及，非引经药而难达病所，而药性各有经络所归。因此，笔者认为，论治头痛必须分经而治，巧妙将引经药运用到偏头痛的临床治疗中，能提高用药的准确性，增加病所的有效药量，从而提高疗效。

《丹溪心法·头痛》记载：“头痛须用川芎，如不愈各加引经药。太阳川芎，阳明白芷，少阳柴胡，太阴苍术，少阴细辛，厥阴吴茱萸。如肥人头痛，是湿痰，宜半夏、苍术。如瘦人，是热，宜酒制黄芩、防风。”在辨证论治的基础上，头痛的部位和经络加以引经药，可以提高疗效。因此，头的前额部连及眉棱骨是足阳明胃经的循行路线，这个部位出现疼痛，表明邪气在阳明经或胃，可在药方中加入对阳明经有突出作用的白芷、葛根、知母；头的两侧太阳穴位置是足少阳胆经的巡行路线，这个部位出现疼痛，表明邪气在少阳经或胆，可加入柴胡、川芎、黄芩作引经药；头的后枕部以及颈项部位置是足太阳膀胱经的巡行路线，这个部位出现疼痛，表明邪气在太阳经或膀胱经，可加入羌活、防风、川芎、蔓荆子、葛根作引经药；头的顶部位置是足厥阴肝经的巡行路线，这个部位出现疼痛，表明邪气在厥阴经或肝，可加入吴茱萸、藁本、防风作引经药；牙齿部位是足少阴肾经的循行路线，故出现头痛连及牙齿，表明邪气在少阴经或肾，可加入细辛作引经药。

同时，选用引经药时可不受限于药物本身的性味，只要运用恰当，就可以起到提高疗效作用。如属热证之头痛者，可在寒凉药物组方基础上，根据引经的需要用热性之品；选用引经药如阳邪上扰之头痛，在清降方剂中，仍可根据引经的需要而配用有升提作用的引经药，而不必虑其升提之性。

近年来，随着瘀血病机得到各医家的认可，虫类药越来越多被应用于消散积聚于脑窍的瘀血，成为医家选药组方的热点。头痛缠绵，病久不愈，久病入络入血，易致瘀，治疗时在主方基础上，加用僵蚕、地龙、全蝎、蜈蚣、地鳖虫、蝉衣等虫类药，疗效显著，此类药物可入汤剂煎服或研末冲服，是治疗头痛病的有效药物。虫类药是动物药的一部分。《本草问答》记载：“动物之攻利，尤甚于植物，以其动物之本性能行，而又具有攻性。”虫类药具有息风止痉、活血通络、去瘀生新止痛等功效，配伍使用对头痛有很好的临床疗效。

笔者认为，大凡痛证，皆因经络受邪、瘀滞不通所致，头痛一症更不例外。“不通者，即为患”。其多因风踞脉络，兼有痰瘀，非单纯草木之品所能去之，必借虫类搜剔钻透，方能使络畅风散，邪去正复。虫类药为血肉有情之品，形胜于气，走窜善行，无处不到，性猛而效捷。处方常用全蝎、僵蚕、地龙、蜈蚣。四虫均入肝经，既能平肝息风，又能清热镇痛；全蝎、蜈蚣更能搜风通络以治顽症。

《医学衷中参西录》记载：“全蝎、蜈蚣，走窜之力最速，内而脏腑，外而经络，凡气血凝聚之处皆能解开之。”四味相伍，共奏搜风驱邪、通络止痛之功。风去络通，百脉畅利，脑络顺达，其痛自愈。对于头痛久发不愈或痛势较剧者，根据“久痛入络”的观点，常应用天麻止痉散（天麻、全蝎、蜈蚣、僵蚕），取其“钻锥搜剔”之义，疏风通络而止痛。另外，因虫类药多有低毒，应用时应注意其用法、用量，以免伤正。

4. 平时爱头痛，突然加重要警惕

2017 年 12 月 13 日《大河健康报》发表了一篇记者采访马教授的文章，标题是《年轻人，平时爱头痛,突然加重要警惕》。文中谈到一些关于头痛的实例。

不久前,马教授的门诊送来一个急诊患者,患者只有二十多岁,是一家百货公司的营业员。据送她来的同事讲,她平时就经常说自己头痛,但不是很严重,大家包括她自己在内都没有很在意。今天上班时,她突然说自己头痛剧烈,像炸裂一样,同事赶快把她送到了医院,据查,是动脉瘤破裂出血。

马教授说,她之前也遇到过一名进修的年轻医生,很年轻,有一天正上着班,突然就倒下了。一查,是血管畸形引起的蛛网膜下腔出血。

对于二三十岁就出现头痛的人,马教授建议,如果突然加重,或者疼痛时间延长,或者伴随有眼睛疼、恶心、呕吐、视物模糊等症状时,一定要特别引起警惕,这可能是急重症。马教授又说,很多疾病,比如先天的血管畸形、脑瘤、脑脓肿、脑膜炎等都会引起头痛。这种其他疾病引起的头痛称为“继发性头痛”,包括高血压等慢性病引起的头痛。这些疾病的鉴别、诊断要正确且及时。有些甚至危及生命,对患者的警觉性、对医生的经验和水平都是考验。

第六节　关于中药制剂研发及推广应用

中医药多以多途径、多靶点发挥治疗作用,相比于传统的单靶点合成药物,现代中药具有作用全面、来源丰富等优点,在防治脑病方面具有明显的优势与前景。因此,寻找和研发有效防治脑病的中药复方,改善患者的生活质量、减轻社会负担具有重要意义。马云枝教授多年来除重视对多发病、危重病防治知识的普及外,还十分重视对中医新药的研发及推广,为我国中医药事业发展做出了重大贡献。

2015 年 10 月 27 日《大河健康报》记者常辉就“基于古方,总结临床,做适合现代人的新中药”采访了马云枝教授,并写成专访,刊登在大河健康报。在这篇文章中马云枝教授谈道:“中医药剂,也要古今贯通、中西结合。多年来我带领的团队研制出来的药剂,都是在前人经典药方的基础上,根据我们的临床经验总结出来的。并通过了大量现代实验室的药理、毒理和临床试验,证明是较安全、有效的。”其全文内容如下。

1. 缺血性中风患者多气血亏虚,研制益气活血,化瘀通路的“通脉舒络胶囊”

中风有较高的致残率,其中相当一部分是重度残疾,生活完全不能自理。马云枝是个喜欢总结、钻研的人。通过近 40 年的临床经验,她发现,缺血性脑中风的患者中,气血亏虚型占的比例较高。马云枝教授说“中医药对中风病的防治具有显著的优势。根据《内经》‘气为血之帅’的理论,制定了益气活血法。并通过不断总结临床经验,筛选有效的方药,研制出具有补气活血作用的通脉舒络胶囊。能降低气虚血淤型中风患者的神经功能缺损,提高患者的日常生活能力。”

“通脉舒络胶囊”在 20 世纪 90 年代即被郑州市卫生局批准作为院内制剂生产应用,取得了良好疗效,使不少中风患者摆脱了偏瘫、失语。1995 年“通脉舒络胶囊治疗缺血性中风临床与实验研究”中标河南省科技攻关项目。1998 年该课题获河南省科技进步二等奖。随后,针对该药物的新研究课题获 2012 年河南省科技进步二等奖,河南省教育厅科技进步一等奖。

2. 血管性痴呆患者多肾虚髓亏,研制补肾填髓、化瘀开窍的“复智胶囊”

随着我国老龄化进程的加剧,大家越来越重视痴呆这种疾病。分为老年痴呆和血管性痴呆两种类型。临床发现不少中风患者会发生痴呆。

“痴呆病位在脑，与心、肝、脾、肾的功能失调有关，以肾精亏虚为本，痰瘀阻滞、毒邪内生为标。随着年龄增长，五脏俱虚，脑髓空虚致使络脉不通，气血运行失常，产生的瘀血、痰浊阻滞络脉，化生火毒，损伤脑髓，导致中风。中风后各种病理因素相互作用，加重病情，终致神机失用，发为痴呆。”马教授精辟地分析痴呆的病理和病因。

马云枝教授指出，肾精亏虚的患者多表现为丢三落四，不识亲疏，迷路走失，神情呆钝，词不达意。或哭笑无常，或喃喃自语，或终日无语。头晕耳鸣，怠惰思卧，腰酸骨软，步态蹒跚。或伴不思饮食，脘腹胀痛，痞满不适，口多涎沫。头重如裹，舌质暗淡，苔厚腻，脉沉涩。“复智胶囊”以补肾填髓、化瘀开窍为主要原理，标本兼治，既治疗中风，也治疗痴呆。

1998 年复智胶囊被郑州市卫生局批准为院内制剂，2002 年获河南省科技进步二等奖。2005 年相关课题中标河南省科技攻关项目，并于 2007 年获河南省科技进步二等奖。2009 年相关课题中标河南省科技创新人才计划项目。

3. 帕金森患者多肝肾亏虚，研制补益肝肾，育阴息风的“熄风定颤丸”

马云枝教授说：“如果说中风是主干道出了问题，帕金森病就是辅道出了问题，如果不及早治疗，帕金森病患者 8～15 年就会致残，带给患者的压力是致命的。”

对于帕金森病患者来说，最大的困扰并不只是来源于运动症状，而是由此带来的烦躁、失眠、顽固性便秘、出汗、直立型低血压等非运动症状。很多帕金森病的患者有不同程度的抑郁、焦虑症状。作为治疗帕金森病的“金药物”美多芭，主要改善的是帕金森病的运动症状。而且随用药时间延长，出现疗效衰减、不良反应增多，患者不能耐受而被迫停药等现象。马教授进一步分析说。

作为河南中医药大学中西医结合帕金森病研究所所长，马云枝深切感到患者迫切需要一种能有效缓解症状、延缓病程发展的药物。她从多年临床中发现，近一半的帕金森病患者属于肝肾亏虚型。中医认为，肾水不能滋养肝木，虚风内动，导致肢体震颤。所以，需要滋肾补肝，滋水涵木，才能除风。马云枝根据中医理论探究帕金森病理，提出肝肾亏虚为本、痰瘀阻滞为标的病机特点。经过多年的不懈努力，研制出了治疗帕金森病的新药——熄风定颤丸。

熄风定颤丸已在河南中医药大学第一附属医院生产应用近 20 年，与西药联合应用可提高临床疗效，降低西药毒副反应，并能延缓病情进展、显著提高患者生存质量。同时不仅可缓解肢体震颤，而且对习惯性便秘、出汗、失眠焦虑、体位性低血压等帕金森病非运动症状疗效确切。

1999 年“熄风定颤丸与美多芭联用治疗帕金森病临床与机理研究”中标河南省科技厅科技攻关项目。该课题于 2005 年获河南省科技进步二等奖。2008 年“帕金森病分期综合治疗方案优化研究”在国家中医药行业专项重大招标中中标。它标志着我省帕金森病研究水平走在了全国前列。

不经一番寒彻骨，怎得梅花扑鼻香！

悬壶济世真美善，救死扶伤为苍生！

四十多年来，马云枝教授坚韧不拔，砥砺奋进，孜孜以求，在各级领导、同仁的支持和帮助下，在病友的信赖下，在帕金森、中风、痴呆、头痛、头晕、失眠、面瘫等疑难病的防治方面做了大量的工作，救治了大量的患者，积累了丰富的经验。她通过大力宣传推广普及医学基础知识和危重病的预防知识，提高了广大人民群众的防病治病意识和医疗健康素质，把大爱和福音洒向了千家万户。

附：科普宣传

——爱心真挚连千里　医德崇高惠万家

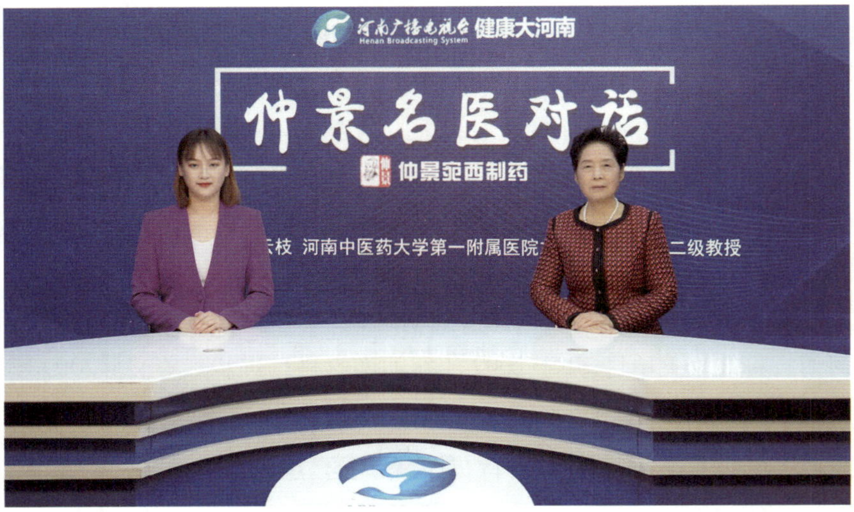

2021 年 11 月 19 日马云枝教授参加河南广播电视台健康大河南《仲景名医对话栏目》

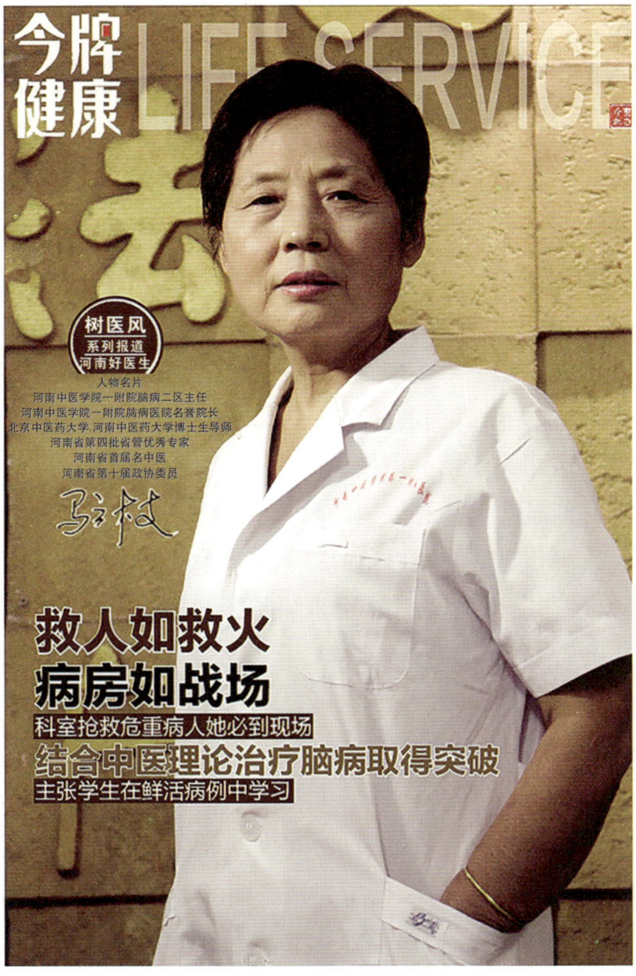

马云枝教授接受《今牌健康杂志》专访

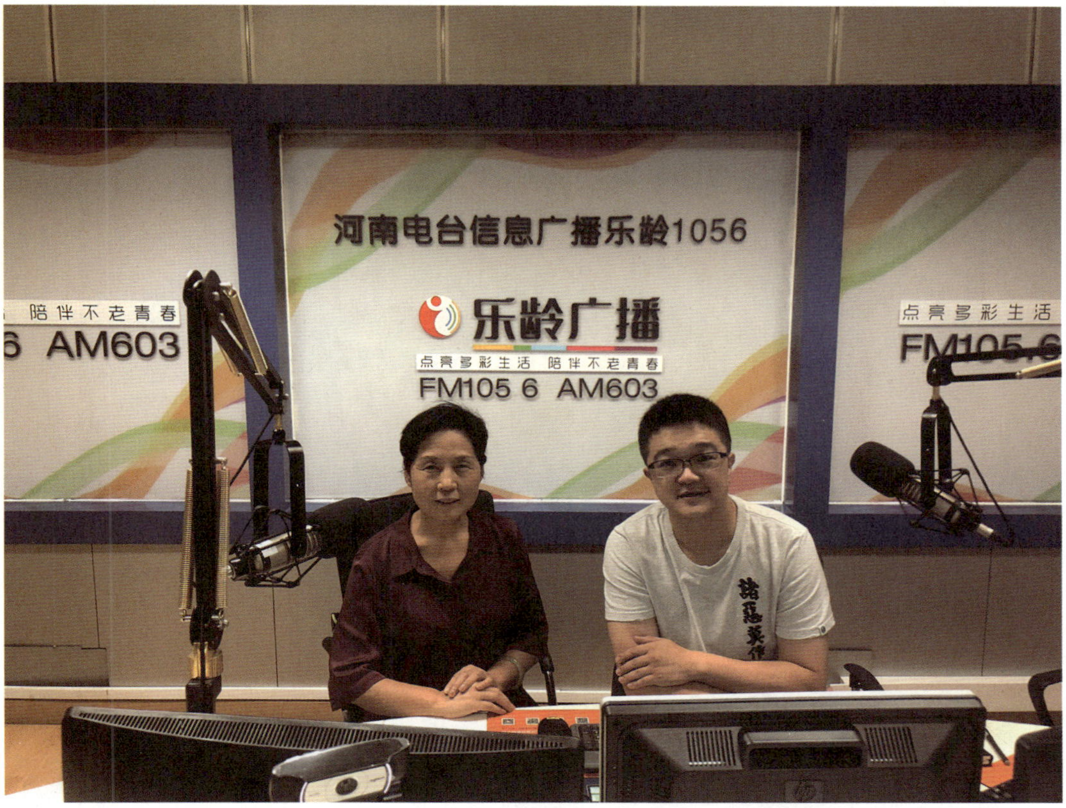

2018 年 8 月 31 日参加河南电台信息《广播乐龄》1056 节目

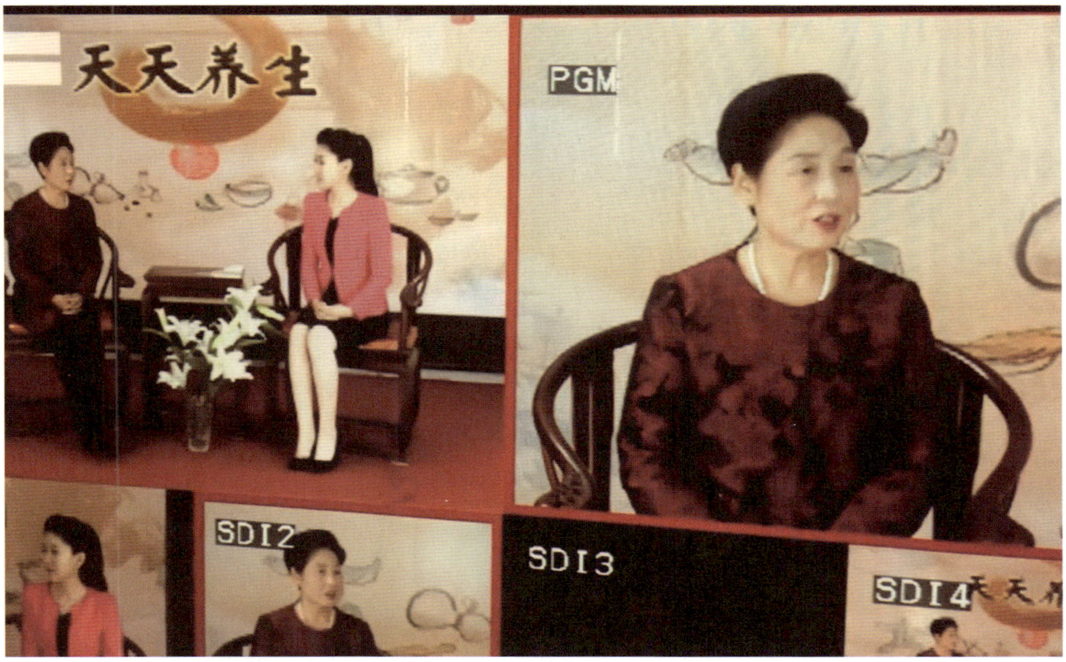

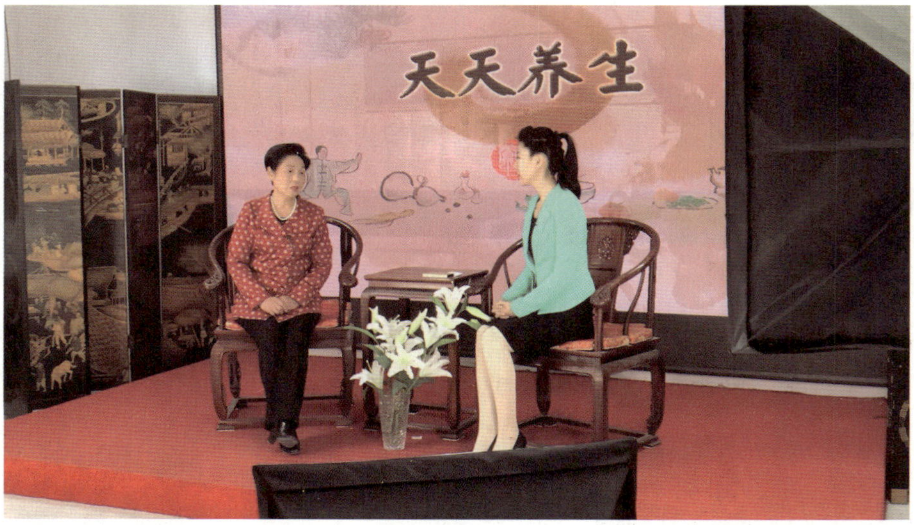

河南电视台《天天养生》栏目讲中风防治

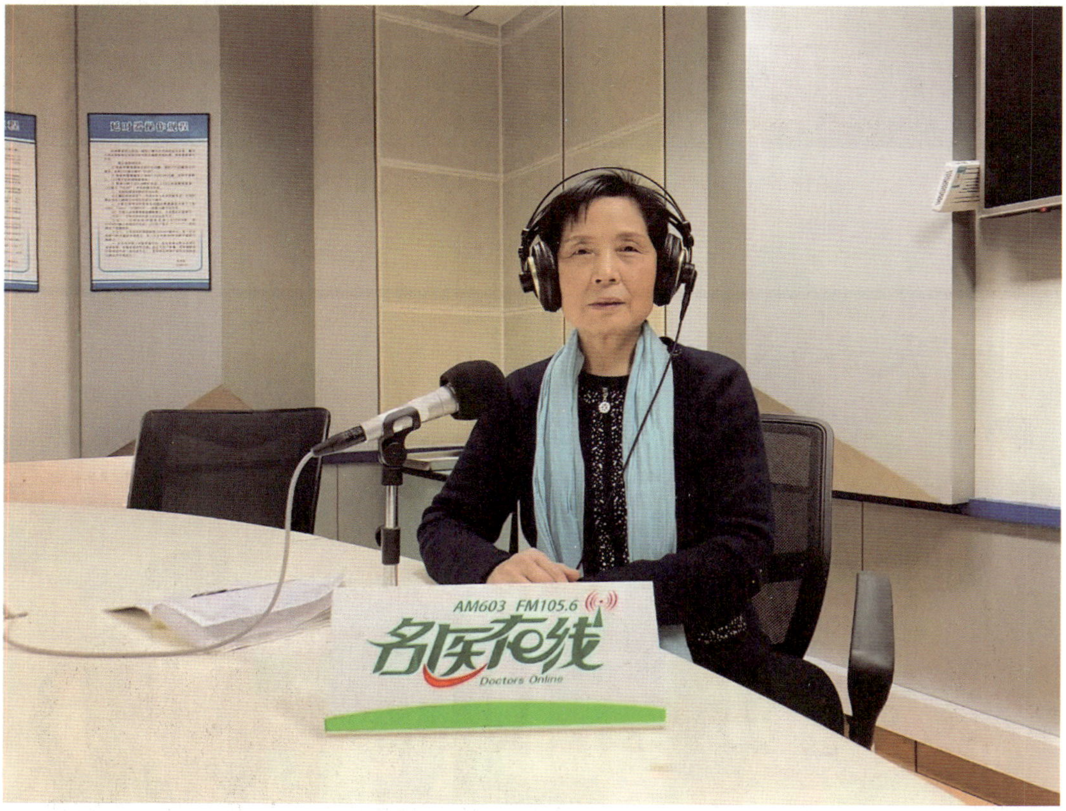

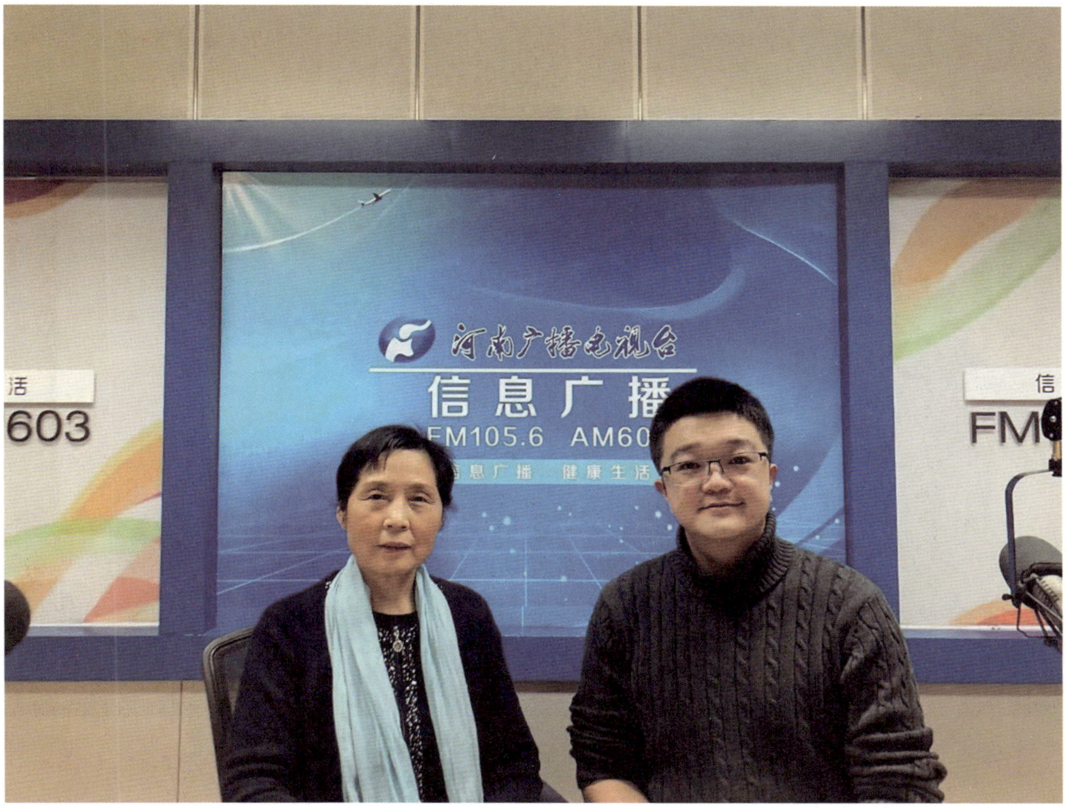

河南广播电视台名医在线科普宣传

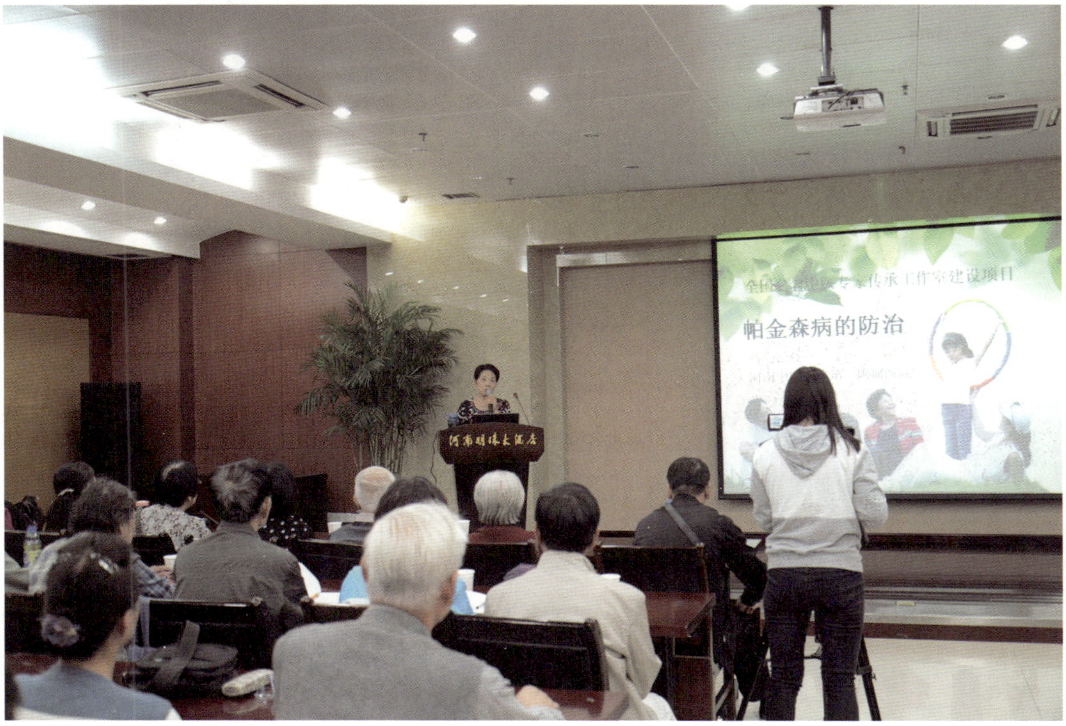

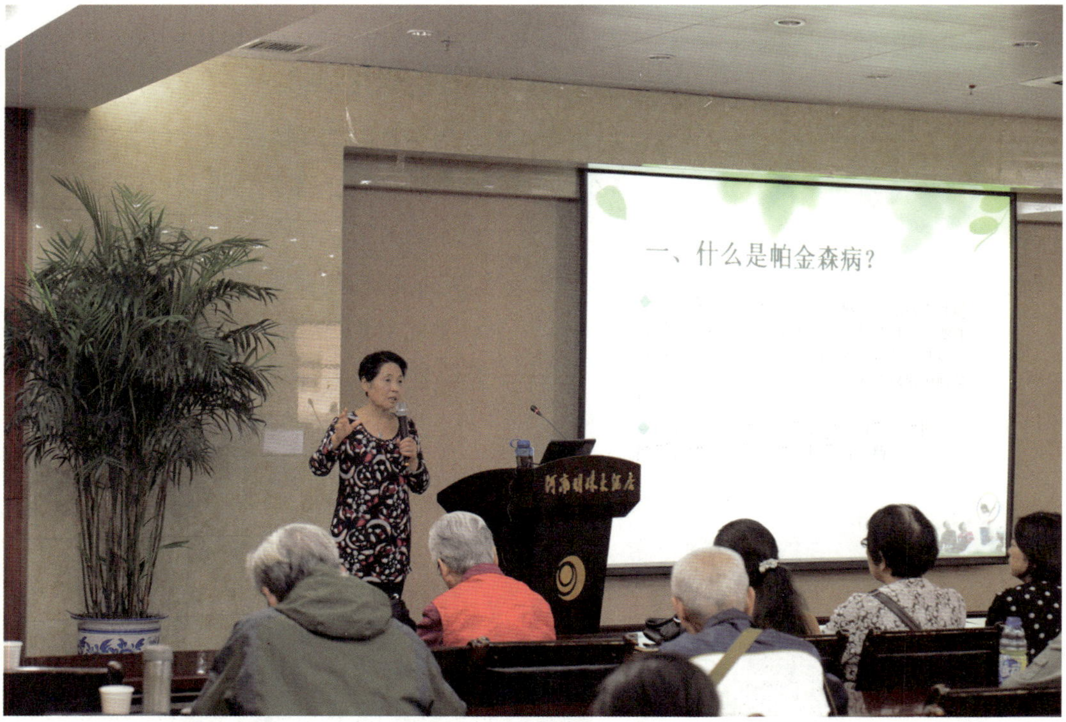

义诊现场,答疑解惑,惠及百姓

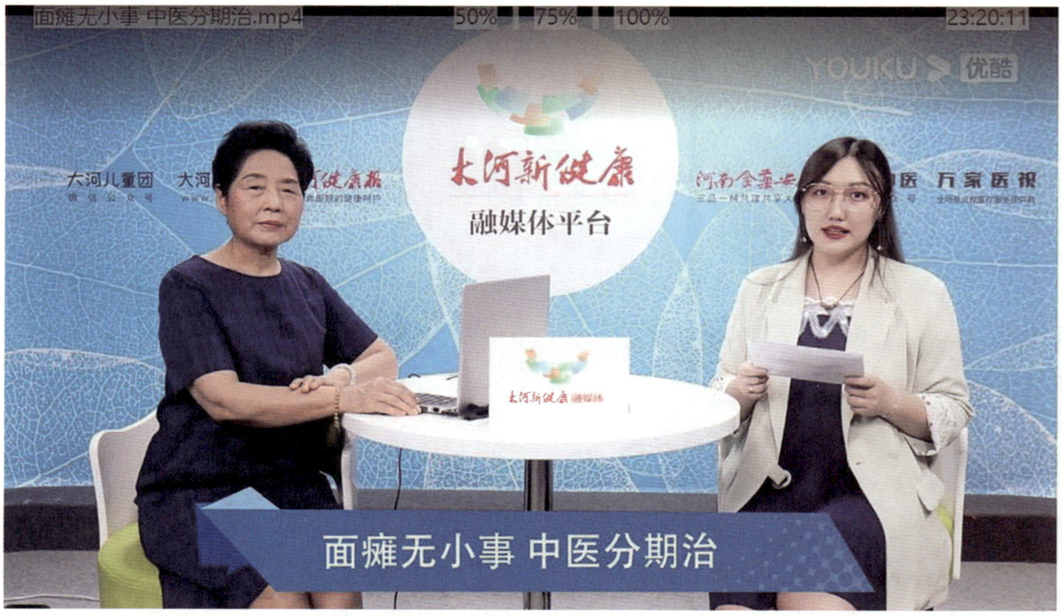

2020 年 7 月 27 日在大河新健康融媒体平台讲述“面瘫无小事　中医分期治”

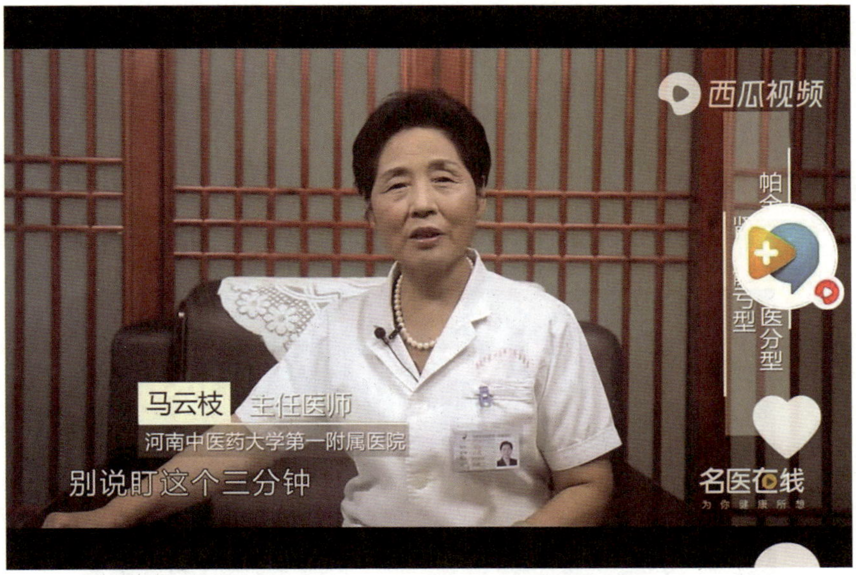

通过《名医在线》栏目进行科普教育

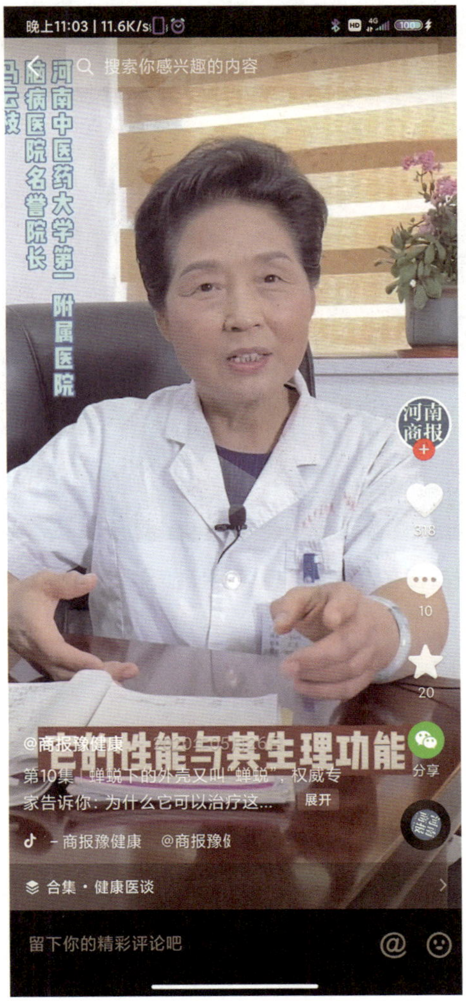

马云枝教授在视频软件上进行脑病科普教育

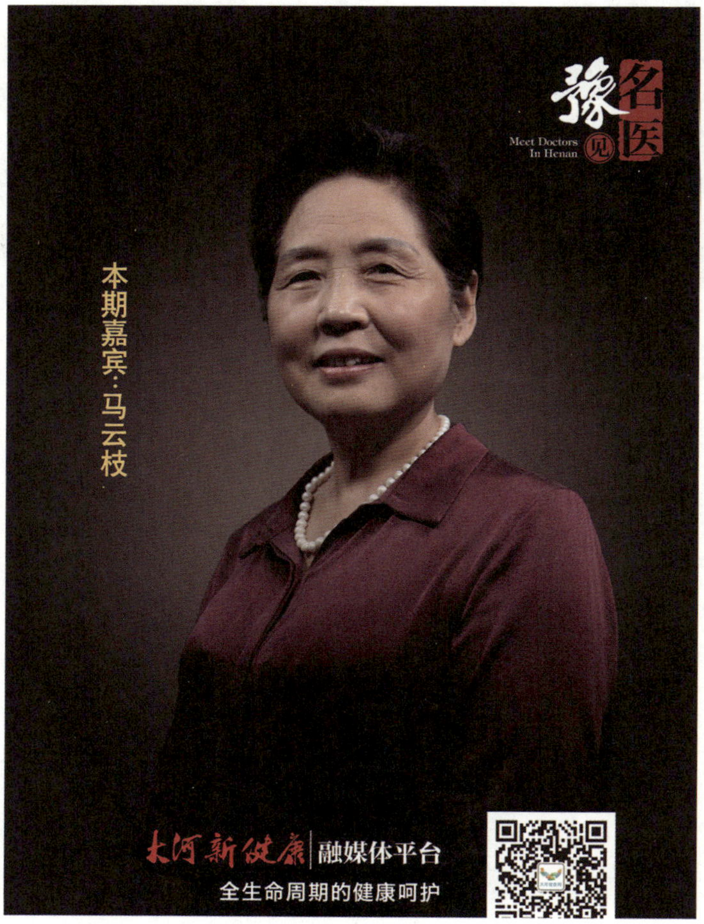

马云枝教授在大河新健康《豫见名医》栏目进行科普教育

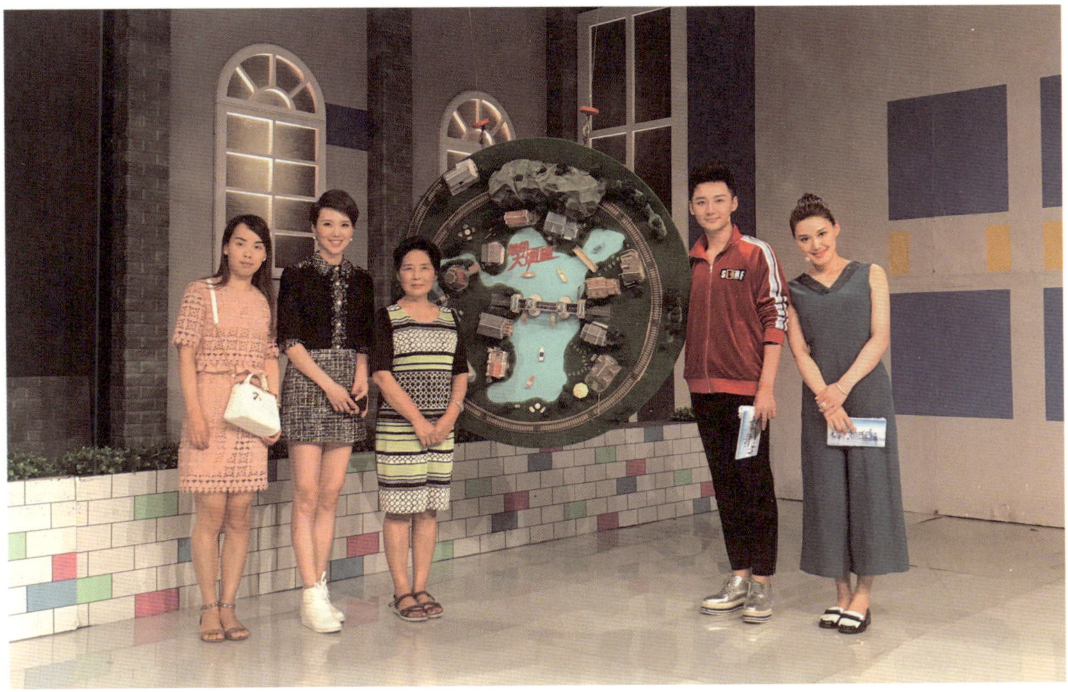

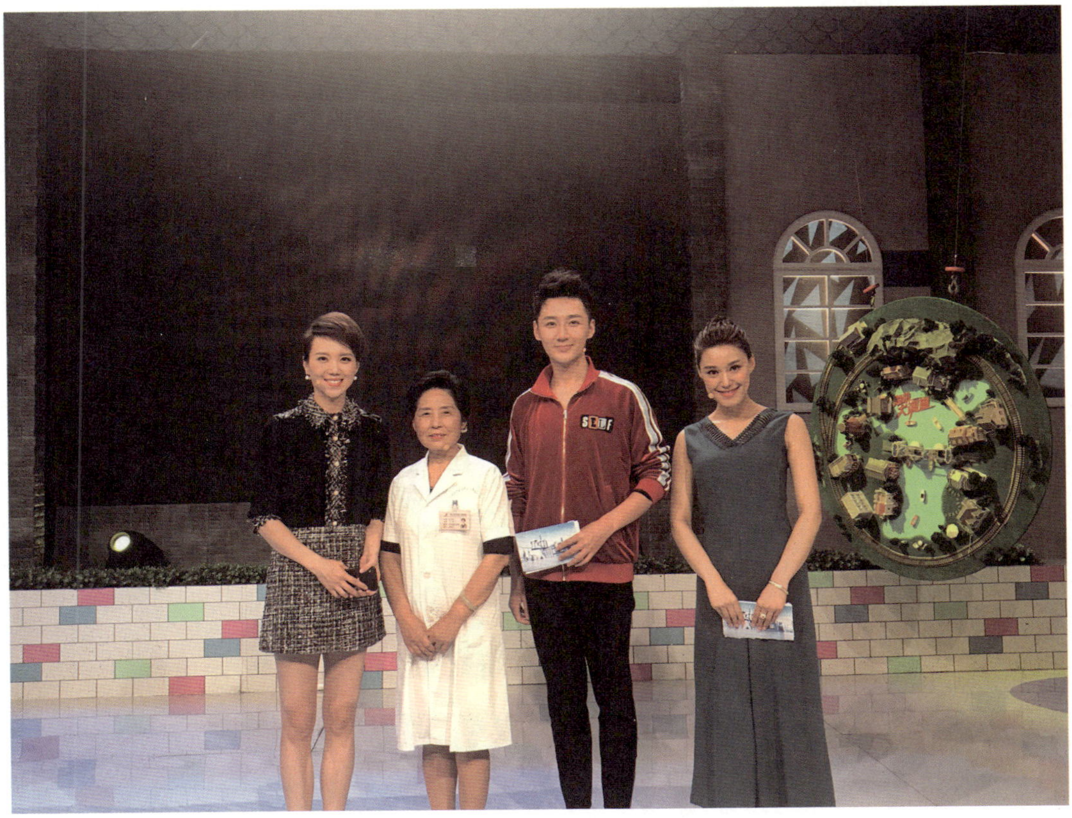

2018 年 7 月 25 日与河南电视台危机大调查栏目组人员合影

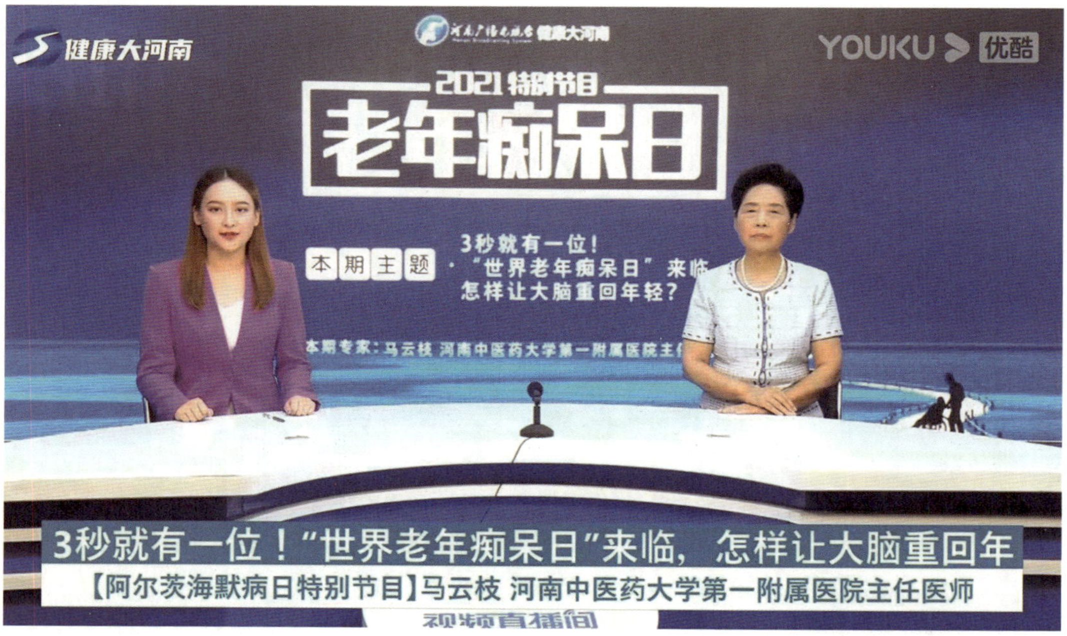

2021 年 9 月 21 日马云枝教授在《健康大河南》栏目进行老年痴呆病的科普教育

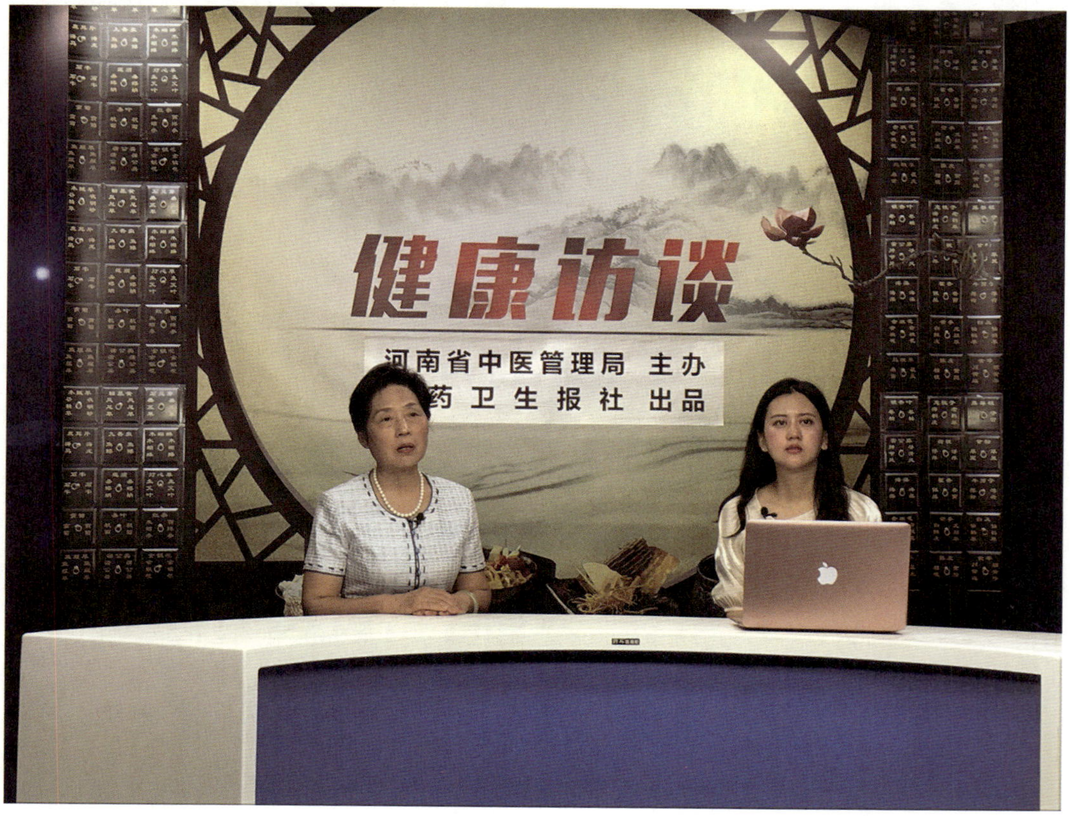

参加河南省中医管理局主办《健康访谈》栏目

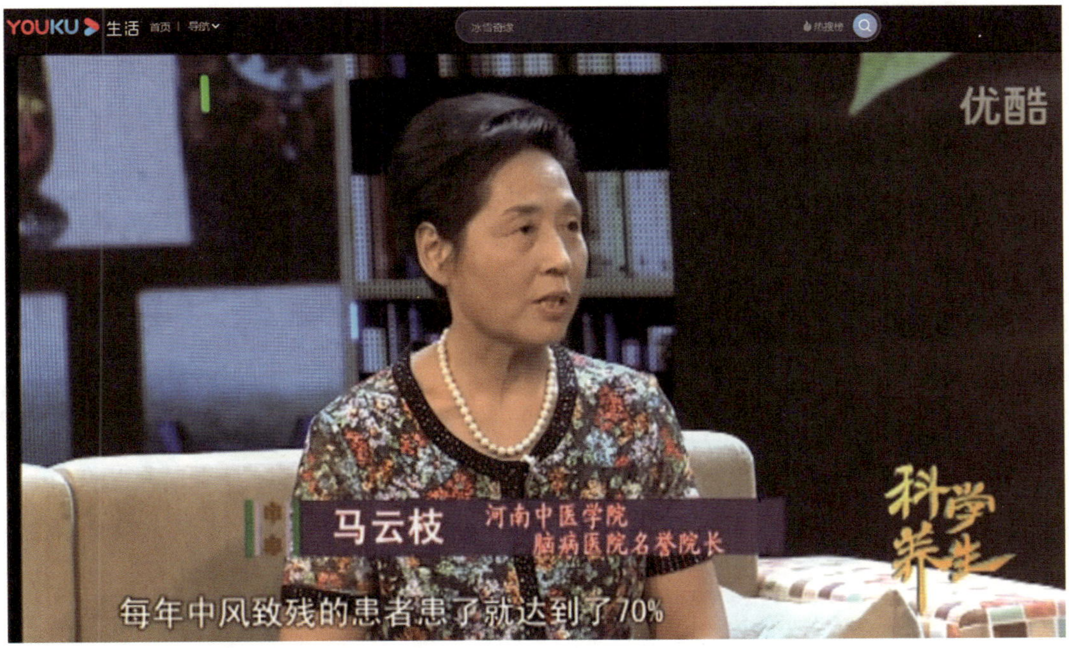

郑州电视台《科学养生》特邀马云枝教授讲解关于中风及失眠的知识

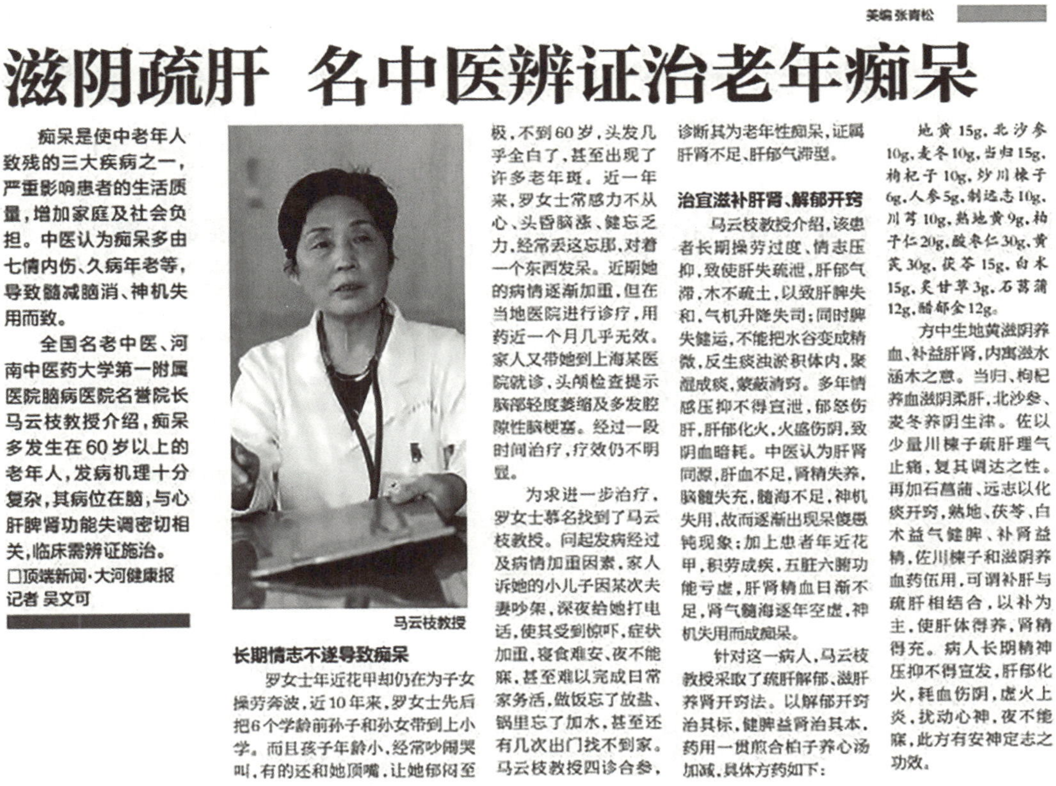

美编 张青松

滋阴疏肝　名中医辨证治老年痴呆

痴呆是使中老年人致残的三大疾病之一，严重影响患者的生活质量，增加家庭及社会负担。中医认为痴呆多由七情内伤、久病年老等，导致髓减脑消、神机失用而致。

全国名老中医、河南中医药大学第一附属医院脑病医院名誉院长马云枝教授介绍，痴呆多发生在60岁以上的老年人，发病机理十分复杂，其病位在脑，与心肝脾肾功能失调密切相关，临床需辨证施治。

□顶端新闻·大河健康报记者 吴文可

马云枝教授

长期情志不遂导致痴呆

罗女士年近花甲却仍在为子女操劳奔波，近10年来，罗女士先后把6个学龄前孙子和孙女带到上小学。而且孩子年龄小，经常吵闹哭叫，有的还和她顶嘴，让她郁闷至极，不到60岁，头发几乎全白了，甚至出现了许多老年斑。近一年来，罗女士常感力不从心、头昏脑涨、健忘乏力，经常丢这忘那，对着一个东西发呆。近期她的病情逐渐加重，但在当地医院进行诊疗，用药近一个月几乎无效。家人又带她到上海某医院就诊，头颅检查提示脑部轻度萎缩及多发腔隙性脑梗塞。经过一段时间治疗，疗效仍不明显。

为求进一步治疗，罗女士慕名找到了马云枝教授。问起发病经过及病情加重因素，家人诉她的小儿子因某次夫妻吵架，深夜给她打电话，使其受到惊吓，症状加重，寝食难安、夜不能寐，甚至难以完成日常家务活，做饭忘了放盐、锅里忘了加水，甚至还有几次出门找不到家。马云枝教授四诊合参，诊断其为老年性痴呆，证属肝肾不足、肝郁气滞型。

治宜滋补肝肾、解郁开窍

马云枝教授介绍，该患者长期操劳过度、情志压抑，致使肝失疏泄，肝郁气滞，木不疏土，以致肝脾失和、气机升降失司；同时脾失健运，不能把水谷变成精微，反生痰浊淤积体内，聚湿成痰，蒙蔽清窍。多年情感压抑不得宣泄，郁怒伤肝，肝郁化火，火盛伤阴，致阴血暗耗。中医认为肝肾同源，肝血不足，肾精失养，脑髓失充，髓海不足，神机失用，故而逐渐出现呆傻愚钝现象；加上患者年近花甲，积劳成疾，五脏六腑功能亏虚，肝肾精血日渐不足，肾气髓海逐年空虚，神机失用而成痴呆。

针对这一病人，马云枝教授采取了疏肝解郁、滋肝养肾开窍法。以解郁开窍治其标，健脾益肾治其本，药用一贯煎合柏子养心汤加减，具体方药如下：

地黄15g，北沙参10g，麦冬10g，当归15g，枸杞子10g，炒川楝子6g，人参5g，制远志10g，川芎10g，熟地黄9g，柏子仁20g，酸枣仁30g，黄芪30g，茯苓15g，白术15g，炙甘草3g，石菖蒲12g，醋郁金12g。

方中生地黄滋阴养血、补益肝肾，内寓滋水涵木之意。当归、枸杞养血滋阴柔肝，北沙参、麦冬养阴生津。佐以少量川楝子疏肝理气止痛，复其调达之性。再加石菖蒲、远志以化痰开窍，熟地、茯苓、白术益气健脾、补肾益精，佐川楝子和滋阴养血药伍用，可调补肝与疏肝相结合，以补为主，使肝体得养，肾精得充。病人长期精神压抑不得宣发，肝郁化火，耗血伤阴，虚火上炎，扰动心神，夜不能寐，此方有安神定志之功效。

马云枝教授报纸科普节选1

A14 中医

大河健康报

2021年10月19日 星期二

责编 吴文可 邮箱 1185172997@qq.com

电话 0371-65795613

美编 张青松

2021河南脑病大会暨脑病名医学术传承论坛成功举办

传名老中医经验 育高端中医人才

10月16日，2021河南脑病大会暨第四届中原脑病论坛国医名师学术经验传承讲习班开幕式在郑州成功举行。

该活动是由河南中医药大学第一附属医院组织创办的中医脑病学术交流平台，从2017年起，已连续举办了三届，受到社会各界好评。

□顶端新闻·大河健康报
记者 梁露露

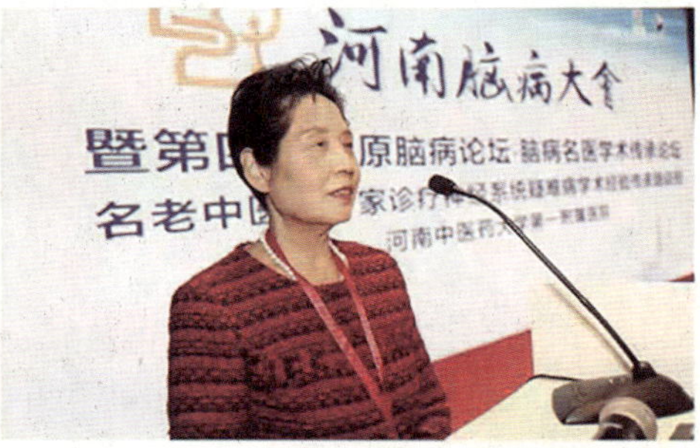

马云枝教授在大会现场

群英荟萃
聚焦脑病学术传承论坛

本届大会设置了传承创新发展高峰论坛、卒中和脑健康管理论坛、脑病名医学术传承论坛、神经介入论坛、眩晕医学论坛、睡眠障碍论坛、神经感染与免疫论坛、神经变性病论坛、综合介入论坛、神经重症与神经外科论坛、护理论坛、帕金森论坛、头痛病论坛、吞咽障碍康复论坛等14个论坛。

其中，脑病名医学术传承论坛邀请到国医大师唐祖宣、河南中医药大学第一附属医院马云枝教授、北京中医药大学第二附属医院刘金民教授、北京中医药大学第一附属医院邹忆怀教授、陕西中医药大学附属医院闫咏梅教授等多位知名专家。

国医大师唐祖宣在会上分享了《中医药抗疫回顾与思想》的专题讲座。唐祖宣认为，中医药在新冠肺炎疫情的防控和患者的救治上大有作为，它可以缩短患者的治疗时间，提高患者的治愈率，降低重症患者死亡率。

唐祖宣还在现场分享了行医60多年中经历的3次与疫情做斗争的经验，特别是抗击新冠肺炎过程中的心得体会，并向大家展示预防新冠肺炎的处方。

名家齐聚
经验分享精彩纷呈

脑病名医学术传承论坛坛主马云枝教授在会上分享《运用“和法”辨治失眠之体会》。

她表示，“和法”是中医治则治法理论体系中最具特色的治疗方法之一，针对虚实错杂、寒热错杂、表里错杂等阴阳错杂病机而设，即通过和解或调和的方法，使半表半里之邪，或脏腑、阴阳、表里失和之证得以解除的一种治法。通过和法的调和作用，使人体正气和外界邪气之间取得某种和平，也使人体各个脏腑在功能运转上达到某种和谐。

45岁的李女士因常年独自照顾三个孩子，并因家庭琐事常与丈夫发生争吵，加之自身工作繁忙，导致其失眠10余年。先后在郑州数家医院按焦虑抑郁症治疗后效果不佳，痛苦异常。最终，李女士找到马云枝教授。依据“望闻问切”四诊合参，马云枝教授诊断其为肝郁化火型失眠，治以清肝泻火法。方选丹栀逍遥散加半夏厚朴汤。

丹栀逍遥散清肝泻火、疏肝健脾，再加半夏化痰散结、降逆和胃；加厚朴下气除满，助半夏散结降逆；加生姜和胃且制半夏之毒；紫苏叶行气舒肝，助厚朴行气宽胸，宣通郁结之气。辛苦合用，辛以行气散结，苦以燥湿降逆，使郁气得疏、痰涎得化，则痰气郁结之梅核气及癥瘕积聚自除。经过一段时间中药调治，李女士目前睡眠基本恢复正常。

此外，河南省中医院王松龄教授分享了运用经方治疗痉病的临证经验；河南中医药大学第一附属医院王新志教授在会上进行了《仲景目中的“黄芪人”及“黄芪家族”》的专题讲座；驻马店市中医院吕哲教授在现场分享了眩晕的临床辨证论治体会……

本次大会通过设立多层次、多种类的学术交流论坛，推动脑病名老中医经验的继承和创新，更好地集成中医药宝贵财富，助力中医药高层次人才培养，推动我省脑病专业的学术发展，促进我省中医药学术水平的提高。

打造新模式 助推新发展

河南中医药大学第三附属医院肛肠病医院揭牌

□通讯员 孙璐

10月15日，河南省肛肠专科联盟高层论坛暨河南中医药大学第三附属医院肛肠病医院揭牌仪式成功举办。

会上，河南省卫生健康委员会监察专员、二级巡视员张健峰，河南中医药大学党委副书记张小平，河南省卫生健康委员会中医处处长姬淅伟，中华中医药学会肛肠分会会长、辽宁中医药大学附属医院院长于永铎，河南中医药大学第三附属医院党委书记周运峰、院长张大伟共同为肛肠病医院进行揭牌。

张健峰指出，河南中医药大学第三附属医院肛肠病医院成立，既是对总书记对中医药事业传承创新发展殷殷嘱托的深刻践行，也是助力中医药强省建设的一大举措，同时也对肛肠病医院提出了要求，希望肛肠病医院以内涵建设为抓手，切实提升服务水平，为人民群众提供更好、更优质的医疗服务，在新的起点上，做出新的成绩，为河南中医药强省建设和健康中国建设作出新贡献。

张小平说，河南中医药大学第三附属医院肛肠病医院的成立，既是省卫健委对医院工作的认可，更是激励和鞭策，希望肛肠病医院在新的发展平台上能够再接再厉，持续推进特色发展，更好地为广大人民群众提供优质的医疗服务。

周运峰表示，河南中医药大学第三附属医院肛肠病医院将按照河南省肛肠区域中心建设及重点专科建设项目要求，建设好肛肠病医院，打造一个独具特色的院中院新模式、新思路，使肛肠病医院成为临床医疗的领跑者、科学研究的领先者，全方位培养和用好人才，奋力推动中医肛肠事业再上新台阶，为人民群众的身心健康提供更加有力的保障与服务。

揭牌仪式后，河南中医药大学第三附属医院随即举办肛肠专科联盟高层论坛，针对肛肠病治疗领域的注射技术、套扎技术手术进行直播演示和学术探讨；对河南中医药大学第三附属医院肛肠病医院揭牌后，整合、优化、合理配置肛肠专科医疗资源的服务模式进行了介绍。

南阳市医圣祠更名为张仲景博物院

□顶端新闻·大河健康报
记者 曹聪 通讯员 崔松涛

近日，南阳市委编办下发文件，将南阳市医圣祠（张仲景博物馆）更名为张仲景博物院，机构规格由正科级提升为正处级，属市政府直属事业单位，由南阳市中医药发展局代管。核定编制38名，经费实行财政全额拨款，为公益一类事业单位。

成立南阳张仲景博物院是南阳市以实际行动贯彻落实习总书记视察南阳市对中医药工作重要指示的具体体现，也是南阳市在国家中医药综合改革试验区建设中又一创新举措。

南阳是医圣张仲景故里，为了进一步传承弘扬仲景文化，南阳市委、市政府自2020年7月起实施了医圣祠文化园建设项目，医圣祠面积大幅扩大，其职能任务也发生了转变。

为此，南阳市委、市政府决定在医圣祠（张仲景博物馆）的基础上成立张仲景博物院。此举有利于推进医圣祠文化园项目建设，进一步发挥医圣故里仲景文化优势，推进打造集文物保护、收藏展览、文化交流、中医诊疗、研学体验、观光旅游等功能为一体的中医文旅综合体。

根据张仲景博物院“三定”方案，其主要职责是医圣祠文物保护、修缮及研究，负责南阳中医药文物收集、陈展、文旅管理及运营等工作，承担宣传弘扬仲景文化，举办仲景经方教育、学术培训、学术交流、涉外活动、中医药健康教育及中医诊疗活动等任务。

大河健康报 中医药学刊
2021年4月9日 星期五
责编 曹聪 邮箱 751566021@qq.com
电话 0371-65798708
美编 张青松
A05
中医

悲痛过度致失眠 应健脾养心

人的一生约有1/3的时间是在睡眠中度过的，但好的睡眠对部分人群来说却是可望不可即的。据《2020中国睡眠指数报告》数据显示，2019年有36.1%的人经常失眠。

全国名老中医、河南中医药大学第一附属医院脑病医院名誉院长马云枝教授介绍，入睡困难、过早起床、睡眠时间不足，其实都是失眠的表现。造成失眠的因素有很多，除了身体本身的疾病外，大多数人失眠都跟情绪有关。

□记者 吴文可 实习生 赵爽

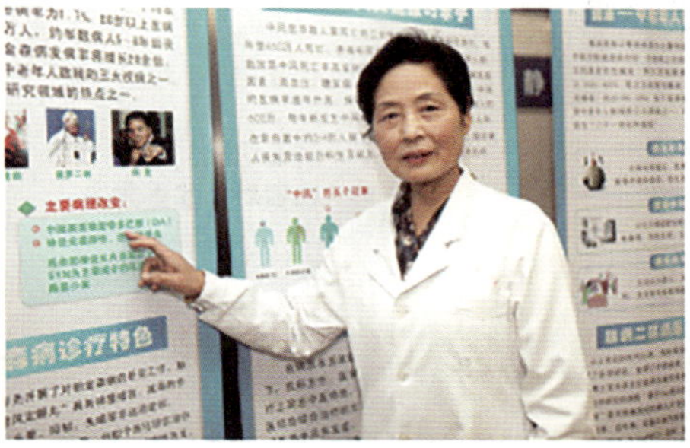

悲痛过度
女子失眠多年

年近五十的王女士已经失眠多梦6年了。6年前，她年仅21岁的儿子因罹患癌症不幸去世，王女士的心理遭受了极大打击，精神几近崩溃，终日以泪洗面，经常被噩梦惊醒甚至大声喊叫。近来情绪虽然稍有好转，但失眠多梦更加严重，每晚睡眠时间不足3小时，还出现了头晕昏沉、身困乏力、腰膝酸软、腹胀纳差的症状。

为摆脱失眠的折磨，王女士辗转多家医院进行诊疗，并在医生的指导下服用了舒眠胶囊、盐酸曲唑酮等药物，但失眠并未得到明显改善。后来，王女士在家人的陪伴下找到了马云枝教授。

马云枝教授告诉记者，王女士仍未从悲痛中走出来，一问病因，她悲伤哭泣不能自制。经过安慰和沟通，马云枝教授得知，王女士还因为要照顾幼小的外孙，存在操劳过度的情况。

"患者就诊时，黑眼圈十分明显，头发焦枯，整个人看起来无精打采、憔悴不堪。"马云枝教授说。随后观其舌象可见舌质淡、苔薄黄，脉弦细。根据患者病情，结合查体及脉象，马云枝教授判断她属于不寐病，辨证为心脾两虚证。

悲痛过度致失眠
应健脾养心

马云枝教授指出，情志致病可通过扰乱气机而影响脏腑功能，过激的情志活动可耗损脏腑的气血，从而引起脏腑功能异常。正如中医所讲："怒则气上，喜则气缓，悲则气消，恐则气下，惊则气乱，思则气结。"该患者年近半百，此时正处于"阴虚于下，阳亢于上"的年龄，其因儿子不幸患病去世，悲伤思念过度，五志过极，扰乱气机，耗伤气血，损及五脏，其中尤以心脾为甚。心伤则阴血暗耗，神不守舍；脾伤则生化之源不足，气血津液俱呈亏虚状态，加之近期操劳过度，更使气血暗耗，气血亏虚不能上养于心，神明失藏，则失眠多梦。因此治疗首当健脾养心，选用柏子养心汤加减。

具体用药为：人参、黄芪、当归、茯神、茯苓、柏子仁、川芎、五味子、甘草、生姜、大枣、醋龟甲、珍珠母、牡蛎、首乌藤。

方中黄芪、人参为君，健脾益气生血以治其本。当归为臣，补血养心，与黄芪、人参配伍，以培气血不足。茯神、茯苓养心安神，以治神志不宁，并佐以柏子仁、五味子补心安神。川芎调肝活血，且使诸药补而不滞。煎加生姜、大枣更增加益脾和中、调和气血之功。甘草调和诸药，且与参芪为伍，以增强益气之功，用为佐使。

马云枝教授认为，因患者的年龄处于肝阴精及肝血生理性不足的阶段，阴虚于下、阳亢于上，故在原方基础上加咸寒归肝肾经的醋龟甲以滋阴潜阳，补益肝肾；加珍珠母、牡蛎以重镇潜阳安神，再加首乌藤以养心安神。

王女士按方服药，用药一段时间后症状明显改善。马云枝叮嘱其继续服用中药巩固疗效，并适度锻炼，参加社交活动，调畅情志，现王女士的睡眠已基本恢复正常。

马云枝教授报纸科普节选3

酷暑贪凉 当心面瘫

□顶端新闻·大河健康报
记者 吴文可

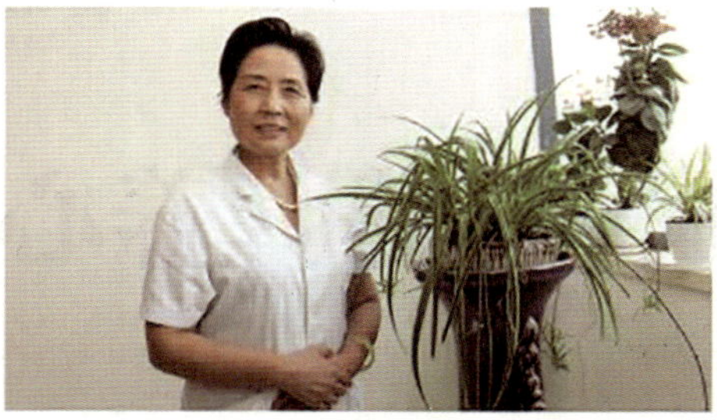

“面瘫脸”现在常被用于形容演员演技欠佳，但面瘫作为一种面神经损伤疾病，虽然不会引起病人偏瘫和失语，但是所造成的口眼歪斜及面部肌肉跳动的后遗症，让患者非常痛苦，特别是对于年轻的面瘫患者来说，几乎等于毁容，对病人及家庭、工作有很大影响。

全国名老中医、河南中医药大学第一附属医院脑病医院名誉院长马云枝教授介绍，面瘫是临床常见多发病，可见于任何年龄，且每个季节均有发病，但以冬春季节和炎热的夏天发病率最高。“患者由于失眠、过度疲劳、情绪波动等因素导致机体免疫力下降，加上夏季昼夜温差大、空调使用不当、运动出汗后凉风侵袭等因素，易致使面瘫发作。”马云枝教授提醒。

男子操劳过度 感受风寒后面瘫发作

代先生是河南长葛人，平时饮食没有规律，很少有休息的时间，也很少运动。这些不良的生活习惯，让51岁的他被高血压、高血脂、重度脂肪肝、高尿酸血症等疾病缠身。

不久前，代先生忙碌一天后回到家中，因天气炎热便打开空调、电扇对着自己猛吹，一觉醒来，他却发现自己右侧面部出现了口眼歪斜，而且迎风流泪、刷牙漏水、吃饭塞饭、饮食无味。代先生随后到当地乡镇卫生院就诊，治疗后，恢复效果较差，让代先生十分痛苦。

后经亲友介绍，代先生慕名来到马云枝教授处就诊。马云枝教授通过查体及问诊后判断，代先生是因为有长期不良饮食及生活作息习惯，导致机体正气不足，卫外不固，风寒邪气乘虚而入，邪阻脉络，面部肌肉弛缓不收，最终引起的面瘫。

马云枝表示，根据患者的病情、病程及发病年龄，辨病与辨证相结合，面瘫可以分为急性期、恢复期和后遗症期。代先生面瘫病程较久，属于疾病后遗症期，神经损伤程度重，治疗难度较大。

辨证论治 患者病情改善颇多

马云枝认为，患者病程较长，邪气流连、正气已虚，属虚中夹实证。加之查体时发现其舌暗苔白腻，脉弦滑，为肝脾亏虚、痰瘀阻滞之象，故治疗应益气化痰、逐瘀通络，方选牵正散合化痰通络汤加减。

具体方药为：姜半夏、陈皮、茯苓、枳实、丹参、川芎、红花、石菖蒲、远志、黄芪、甘草、僵蚕、蜈蚣、细辛、山楂。

方中姜半夏、陈皮燥湿化痰；茯苓健脾利湿；枳实理气化痰消痞；丹参、川芎、红花活血散瘀；石菖蒲、远志交通心肾、豁痰开窍；黄芪、甘草补气健脾以增强运化之力，提高机体免疫力；僵蚕、蜈蚣熄风止痉，搜剔络脉；细辛通利头面诸窍；山楂活血降脂。

同时配合面部针刺、平衡火罐及红外线照射以内病外治。复诊时患者症状大有改善。

马云枝提醒，酷暑炎热，不少人由于贪凉饮冷，不慎感受外寒以致患上面瘫，一定要提高警惕。此外，面瘫属于面神经损伤，治疗难度较大，在药物治疗的同时，一般治疗也很重要，如急性期要避风寒，多休息，少说话，忌大笑，戒烟酒，忌食辛辣油腻食物，避免用眼过度，要保持眼部清洁。

马云枝教授报纸科普节选 4

第五章　攻坚克难　勇攀高峰

——科研之路

第一节　概　述

革命导师马克思说："在科学上面，没有平坦的道路可走。只有在崎岖小路的攀登上，不畏艰险的人，才有希望达到光辉的峰顶。"

让我们来回顾一下马云枝教授怎样从一个基层医院的普通西医，四十年如一日，坚持立足临床实践，锐意开拓创新，带领她的学术团队，一次又一次向顽疾难症发起冲锋，攻克一个又一个堡垒，翻越一座又一座高山，蓄积实力，获得一次又一次胜利，终于攀上中西医结合神经科医学科研的险峰，领略到医学科研的无限风光！

早在青少年时代上学读书时，马云枝教授就勤奋学习，刻苦钻研，善于思考，养成了勤学好问、孜孜不倦、积极探索的科研精神，对任何学习难题都要探个究竟。她对每门课程、每本教材都会逐字逐句阅读，直到融会贯通。有不清楚、不明白的地方，她都会刨根问底，究其原因，从不放过一个问题，忽略任何一个细节。久而久之，她就养成了缜密细致的思维方式，她严谨的科研思路和不断创新的科研方法，为以后从事医学科研奠定了良好的基础。

从医四十多年的过程中，马云枝教授无时无刻不在想着治病救人，悬壶济世。尤其是在睢县基层医院工作的8年中，物质严重匮乏，医学手段落后，器材简陋短缺，好多患者因为没有好的医疗方法，没有对症治病的药物，都白白失去了救治的机会。秉承悬壶济世、治病救人高度责任心的马云枝教授看在眼里，痛在心里。在辛苦繁忙的临床工作之余，她每天都在思索、探求救治顽疾难症的良方妙药。她在临床上探索到一些医疗的新思路，新方法，虽然许多都能得到很好的治疗效果，但也仅仅局限在自己亲自医治的患者。怎样才能广泛地推广应用，让更多的医者认可和应用？怎样才能让更多的患者减轻痛苦，收获健康？这些问题一直萦绕在马云枝教授心头，久久不能散去。

1987年调入河南中医学院第一附属医院后，马云枝有了施展才华的新天地、新平台。为了能更好地把自己探索的新思路、新方法提升并转化为科技成果，让天下的患者受益，日思夜盼的机会终于来了。第一个良机是1991年，她有幸参加了卫生部举办的西学中培训班，使她打下了坚实的中医药学理论基础。第二个更好的机会是，1997年，马云枝教授前往北京中医药大学东直门医院进修学习，专攻脑血管疾病。我国著名脑病专家、中国工程院院士王永炎教授亲自给她传授了很多治疗脑病顽症的思路和成功体会。在王院士的启发和激励下，马云枝教授心头豁然开朗，深藏在她心底多年的问题终于有了答案：要想尽最大力量帮助更多患者解决顽疾难症，就得做科学研究，拿出确凿的数据，来证明自己的新方法、新思路切实有效，令人信服。只有这样，才能惠及天下苍生，造福后世。与此同时，马云枝又拜全国著名病理学家、北京中医药大学脑病研究室主任黄启福教授为师，学习病理分析，为她此后从事医学科研打下了更加坚实的理论基础。

再加上马云枝教授思路清晰，视野开阔，她涉猎的研究都能有很好的建树。因为研究伊始就找准了研究方向，她认为中医药的研究一定要扬长避短，要选择西医治疗效果差，或者没有可靠方法而又能突出中医特色的领域。每每遇到合适的选题，她都会锲而不舍，即使再难再苦再累，她都不会动摇、放弃。

多年来，马云枝教授在中西医结合临床、科研、教学等方面，兢兢业业，刻苦钻研，进行了许多大胆的探索和创新，致力于中西医结合防治脑病的防治研究，如在防治中风、痴呆、帕金森病、面瘫、失眠等诸多疾病方面潜心研究，达到了临床治疗手段多样化，方药序列化，形成了自己的学术思想和理论观点，攻克了许多疑难病症。率先开展从毒损脑络理论研究防治血管性痴呆，研制出了治疗痴呆的复智胶囊、治疗帕金森病的熄风定颤丸、治疗中风病的通脉舒络胶囊、治疗面瘫的牵正膏等。对经方或研制的本院制剂进行药物、药理、药效的研究分析，以及对神经系统疾病的中西医研究进展、中西医结合诊疗神经系统疾病的新方法，神经系统疑难杂症病因病机及防治思路进行探索分析等。马云枝教授说："中医药制剂也要古为今用，古今贯通，中西结合。我带领的团队研制出来的药剂，都是建立在前人经典药方的基础上，参考西医有关理论，根据我们的临床经验总结出来的。并且通过了大量现代实验室的药理、毒理和临床试验，分期证明是较安全、有效的。"

马云枝教授带领她的学术团队，取得了令人瞩目的学术成就。获河南省科技进步奖 24 项，发表论文 300 多篇，出版《中西医结合瘫痪病学》《实用脑卒中康复学》《中西医结合帕金森病诊疗学》等专著 10 部。其中，《中西医结合瘫痪病学》一书，由王永炎、陈可冀两位院士亲自作序，高度评价该书"汇中西医学之通要，纳著名医家之精粹，内容翔实，重点突出，是中西医结合方面的新成就，反映了中西医结合治疗瘫痪病的新水平"。

马云枝教授承担国家级科研课题 4 项，国家 863 计划"缺血性中风早期康复与避免复发中医方案研究"、"十一五"科技支撑计划"抑郁症的中医辨证治疗方案及疗效评价研究"及中医药行业专项"帕金森病分期综合治疗方案优化研究"课题各 2 项。她承担省科技攻关课题 12 项，河南省科技创新人才计划项目 1 项，指导承担国家中医药管理局全国名老中医药专家传承工作室建设项目 1 个，河南省中医药青苗人才培养项目，获河南省科技进步奖 24 项。

第二节　中风的防治研究

中风是世界三大高死亡率疾病之一，也是最常见的致残因素。随着人们生活水平的改善和老龄化社会进程的加快，中风已成为严重威胁人类健康的常见病、多发病。我国目前有 700 万的中风患者，且以每年 8.7% 的速度持续增长，其中缺血性中风占所有中风类型的 70% ~80%，其发病率高、致残率高、死亡率高、治愈率低，对个人、家庭和社会带来了沉重的负担。近年来国家非常重视中风病的防治工作，且投入了大量的人力、物力和财力，但是中风的发病率依然在攀升。

从医四十多年来，作为脑病专家的马云枝教授收治过太多的中风患者，亲眼看见许多患者因疾病遗留的偏瘫、失语、失明、痴呆等功能障碍，严重影响患者的行为能力，大多患者生活都得依赖家人的照顾。这是摆在全世界医学界面前的一大难题，当然也是摆在我国医学界面前的一大难题。

勇于开拓进取的马云枝教授迎难而上，带领团队开始对脑血管病发起艰苦攻关。从中风的病因病机、辨证论治、理法方药等多个方面进行了研究和探讨。经过长期临床实践，研读大量的医学经典，探索出治疗中风病系列方药，如益气通络汤、祛痰通络汤、镇肝通络汤等。丰富和发展了中风病的治疗方法，提高中风患者的治愈率、好转率。

一、中风急性期的临床研究

传统观念认为中医药“救缓不救急”，但马云枝教授通过大量的临床观察发现，正确的辨证施治下，中医药治缓也可治急。她在临证治疗时发现，急性脑梗死、脑出血治疗过程中，加用中药可明显改善患者的神经功能缺损症状。

急性脑梗死属中医“中风病” 范畴，发病部位在脑，发病原因主要为虚、火、风、痰、气、血。发病初期为中经络渐致发展为中脏腑之变。中风病的急性期是指发病后两周以内，脏腑类最长病期可至 1 个月。中医理论认为脑为元神之府，脑窍以清灵通利为贵，一旦急性脑梗死后，脑络瘀阻，血不利则为水，水津不行，凝结为痰，外渗为饮，瘀血、痰饮、水浊壅塞络道，渐成瘀水互结颅内的病理变化。而痰瘀互阻是中风病急证的主要病机。并且在其病机演变过程中产生内生毒邪、颅脑水瘀、毒损脑络的病机损害。

中医理论认为人体存在有形之水和无形之水，有形之痰和无形之痰；有形之瘀和无形之瘀。这些方面在脑梗死急性期体现得尤为充分。古人由于受客观条件限制，无法认识人体更深层的病理生理变化，只能从外部体征也就是从宏观角度见微知著来推测人体内部的变化。当今我们借助先进的检查设备已经能对脑梗死急性期颅内细微结构的变化有比较深入的认识，以往无形之水、瘀已变得有形可见，因此发展中医颅脑的微观辨证，丰富治疗方法，进而指导治疗用药显得尤为必要。

利水通络法是基于中西医结合理论，从辨病与辨证、宏观辨证与微观辨证、动态辨证与动态治疗方面的有机结合。利水通络属中医治疗大法“八法”之“消法”范畴，即通过消散之法，使积聚于颅脑之水、痰、瘀实邪逐渐消散以排出体外，从而达到脑络通畅、气血周流、神有所主。

利水通络法主要针对的是急重型脑梗死。脑水肿颅高压期起始于脑梗死发病 6 ~ 12 h 以后，3 ~5 d 达高峰，按闭塞血管和梗死灶大小可持续 2 ~4 周，严重的脑水肿，如不及时处理，可并发脑疝，使脑干及丘脑下部受压而危及生命，直至死亡。因此，合理的管理颅内压是脑梗死治疗的重要方面。现代医学针对脑梗死急性期的治疗主要是溶栓和脱水利尿剂的应用。早期溶栓是减少病死率、致残率、提高治疗效果的重要手段，但由于溶栓的条件所限及造成出血等不良反应，事实上，仅约 2% 的脑梗死患者适宜溶栓治疗。脱水利尿剂虽然效果较好，但存在明显的不良反应，诸如电解质紊乱、肾功能损害、急性左心衰竭、急性肺水肿、脑水肿反跳等。经现代临床对比研究，中医中药在此方面有一定的优势，虽然起效缓慢，但作用持久，并且无明显不良反应。

瘀水交阻为脑梗死急性期关键病理环节，瘀血与水饮两者互为影响，形成恶性循环。“其水不去，势必久瘀之血亦尽化为水矣”。根据祖国医学“血水相关”理论，活血可促进利水，利水有益于活血。活血能消除脑络瘀血、经络隧道阻塞，改善脑血液循环，使经络疏通，气血周流，脑髓、肢节、肌肤得以荣养，并可防止病理转变，截断痰饮、水浊化生之源；利水可通利三焦，调达气血，使瘀有出路，促进瘀血病理产物潜消缓化，假小便之道排出体外。临床上尽早应用活血利水法可以截断病理上的恶性循环，终止病势，促进气血畅通。利水通络法组方用药由活血化瘀通络药物或具有活血利水双重作用的药物及利水排浊、化痰通络之品相伍而成。利水药可以发挥淡渗利尿作用使水浊假小便而出。

经过反复的临床验证，马云枝教授研制出利水通络冲剂。该药主要由水蛭、益母草、泽泻、川芎、泽兰、茯苓、地龙、冰片、大黄等药物组成。其中水蛭、地龙具有破血逐瘀、通经利水之功。益母草性善走散，有活血通经、祛瘀生新之力，性滑而利，有行水消肿之效。二者相须为用，加强活血利水作用，是为主药。泽泻甘寒，利水渗湿，泽兰味苦辛，性微温，活血调经、祛瘀消痈、利水消肿。茯苓味甘淡，性平，利水消肿渗湿，健脾宁心。川芎辛散温通，既能活血，又能行气，为“血中气药”，故善治血瘀气滞病证。大黄具有活血利水双重作用，既可以活血祛瘀，又可以攻积导滞，使水饮从大便而出，上药合用，共为臣药，能协助君药加强行血逐瘀、利水解毒、化痰通络之力。冰片芳香走窜，主入心经，为开窍要药。在本方中，取其化痰开窍及引领诸药上达于脑，是为佐使药。全方配伍，共奏活血逐瘀、利水通络、化痰开窍、通腑降浊之功。现代研究表明活血利水法具有扩张脑血管，除黏解聚，缓解血管痉挛，降低毛细血管通透性，改善微循环和血氧供应，降压利尿，增加机体代谢产物排泄，控制感染，促进病灶溶解吸收。

该方药通过 100 例的临床观察发现，对急性脑梗死患者，在西药抢救治疗同时加上活血利水冲剂，可促使昏迷患者的清醒，为很多重症患者赢得了良好的救治时机，增加了患者的治愈率、好转率。为进一步明确利水通络法在急性期脑梗死患者的临床疗效和作用靶点，在国家和有关政府部门的资助下，2004 年课题“利水通络冲剂对急性脑梗死患者 IL-8 和 TNF-α 影响的研究”中标河南省杰出人才创新基金。纳排病例均按全国第四次脑血管病学术会议制定的《各类脑血管疾病诊断要点》筛选了 2004 年 6 月至 2005 年 6 月期间在河南中医药大学第一附属医院住院的符合中、西诊断标准的脑梗死急性期患者 120 例，将其随机分为治疗组、对照组各 90 例。对照组单用西医常规治疗，治疗组用利水通络冲剂加西医常规治疗。分别治疗 14 d 后，进行疗效评定，以观察治疗前后的临床疗效及神经功能缺损情况。结果表明，利水通络冲剂组，能有效降低神经功能缺损评分，疗效优于对照组；头颅 CT 发现可以缩小梗死灶周围缺血半暗带，减少脑组织梗死面积，起到脑神经保护作用。

现代医学研究表明，急性脑梗死脑缺血发生后，脑细胞神经末梢释放的兴奋性神经递质发生转运和再摄取障碍，引起一系列的神经兴奋毒效应。缺血脑组织不仅在能量衰竭后导致脑损害，而且在恢复供血后，还可继续产生脑损害数小时至数天，即所谓缺血脑组织再灌注损伤。已知许多因子可以造成再灌注损伤，包括自由基、细胞内 Ca^{2+} 超载、兴奋性神经递质毒效应、炎性损害和膜磷脂代谢障碍等环节。但活性氧或氧自由基的大量产生，是直接或间接地导致再灌注损伤的主要原因。脑梗死后脑缺血部位存在中心坏死区和缺血周边半暗带，随着缺血的程度加重和缺血的时间延长，中心坏死区逐渐扩大，缺血半暗带区逐渐缩小。脑水肿和血液循环障碍是急性期两大主要病理环节。脑水肿常可使缺血、缺氧恶化，而局部脑血流的减少又可促使脑水肿进一步加重。

中医药通过多靶点、多环节发挥治疗作用,明确其作用机制尤为重要。除了临床观察外,她还带领团队探讨了利水通络合剂治疗急性脑梗死的作用靶点,对入组的患者治疗 14 d 后,检测患者血液流变学及血清中 IL-8 和 TNF-α 的变化,观察利水通络合剂对血液流变学及炎症因子的影响。结果提示,利水通络冲剂通过阻断 TNF-α、IL-8 的表达,减轻血管内皮的炎症反应;通过对抗内源性和外源性 TNF-α、IL-8 的作用,减轻其对缺血性脑损伤的毒性,缓解缺血大脑半球的水肿;加速缺血区毒性物质的排泄,减轻神经毒素的危害;降低全血比高切度、全血比低切黏度、血浆比黏度、纤维蛋白原,选择性扩张脑血管,增加缺血区血流量,改善缺血区脑组织血液循环,从而减轻脑水肿。

通过近 3 年的研究工作,2006 年课题"利水通络冲剂治疗急性脑梗死的临床与实验研究"获河南省科技进步二等奖、河南省教育厅科技进步一等奖。围绕这一课题发表学术论文 4 篇。

二、脑中风恢复期的临床研究

脑中风具有很高的致残率,据不完全统计,发生中风后致残率可达 70%,其中约有 40% 患者为重度致残,若按照每位患者需要 2 ~ 3 名护理人员,给患者身心带来了极大痛苦,给家庭、社会带来了巨大的经济负担。

马云枝教授通过多年的临床观察发现,缺血性中风气虚血瘀型占比极大。缺血性中风乃瘀阻脉络、窍闭致气血不通,气虚是血瘀的条件,且瘀血内阻,新血不生,血少不能化气,进而加重气虚,形成恶性循环。气虚血瘀是缺血性中风的主要病机。益气活血是治疗本病的基本方法。她反复研读了古人对中风的论述,如王清任《医林改错》中的"元气既虚,必不能达于血管,血管无气,必停留为瘀"的论述;又根据《内经》"气为血之帅"的理论,领悟到提高活血化瘀疗效的关键在于补气,制定了益气活血法。又通过不断总结临床经验,遍访名家,反复推敲处方君臣佐使,在名医大师的指导下,筛选有效方药,研制出具有益气活血、化瘀通络功能的治疗中风的药物——通络愈瘫胶囊,现更名通脉舒络胶囊。

通脉舒络胶囊的药物组成包括黄芪、当归、川芎、丹参、水蛭、红花、郁金、赤芍等。方中黄芪味甘性微温,入上焦,能补气,兼能升气,善温胸中下陷,使宗气有源,而通调血脉,流行经络,且无碍于壅滞,使经络通畅,血脉调和,脏腑、经络、肌肉得以滋养,气血调和,百病不生。入中焦,则补益中土,温养脾胃,使气血化生有源,气足血旺,上可营养清窍,中可濡养脏腑,下可滋养肢体关节,使身体强健,轻劲多力,肌肉壮实,精血充足。入下焦,则温养命门,使元气得充,阴阳调和。在本方中以黄芪一味药补益一身之气,而且用量最大,重用黄芪补气益血以养筋脉,使气旺以促血行,祛瘀则不伤正,并助诸药之力为君药故为君药。川芎、当归共为臣药,活血化瘀以治其标。其中,当归甘、辛温,入肝、心、脾经,功效:补血和血,润肠止痛。当归,其味甘而重,故能补血,其气轻而辛,故能行血,补中有动,行中有补,诚血中之气药,亦血中之圣药,益营养血,补气生精,安五脏,强形体,益神志,凡有形虚损之病,无所不宜,佐之以攻则通。其能行血,补中有动,行中有补,诚血中之气药,亦血中之圣药,故能养营养血,补气生精,安五脏,强形体,益神志,凡有形虚损之病,无所不宜。川芎味苦辛性温,入肝、脾、三焦经,为"血中之气药",其气善走窜而无阴凝黏滞之态,上行头目,下调经水,中开郁结,为血中气药。能行气开郁、活血止痛。与黄芪相配,可温中气而通行肝脾,同归、芍相伍,可以生血脉而贯通营阴。赤芍味苦性平入肝、脾经,具有"通顺血脉,缓中,散恶血,逐贼血,去水气"之功,与当归配伍,养血活血,助川芎行气活血。丹参味苦微寒,功同四物,有祛瘀生新之妙,能生新血去宿血，为活血化瘀之要药。水蛭咸、苦、平，小毒，归肝经，善入血分，具有破血、逐瘀通经的作用。红花辛、温，入心肝经，有活血通经、去瘀止痛的作用。郁金味辛苦性寒，为纯阳之品，其性轻扬上行，入心及包络，兼入肺经，可凉心热，散肝郁，行滞气，破瘀血，而不损正气；亦能生新血，开神窍。五药共为佐使。诸药合用，寓活血通络于甘温行气之中。气贯经脉、血遇气推，再借活血辛散之性，使瘀血消散，血脉流畅，经脉得通，偏瘫自愈，共奏益气养血、活血化瘀之效。

在 1995 年 9 月，课题"通络愈瘫胶囊治疗缺血性中风的临床与实验研究"被河南省教育厅进行立项资助。自 1995—1997 年历经 3 年，完成制备工艺、质量标准检测、药理毒理学研究和临床观察。实验研究发现，该药有较好的稳定性，能明显延长实验动物的凝血时间，降低血小板聚集。通络愈瘫胶囊可增加脑血流量，促进机体代谢及血管内皮细胞再生、降低血液黏度、改善微循环、抑制动脉硬化斑块形成、显著增加动脉血流量等作用，无明显的毒副作用。通过临床研究发现，通络愈瘫胶囊治疗缺血性中风证属气虚血瘀型患者疗效确切，能明显提高患者的神经功能缺损评分，改善其临床症状，且无明显不良反应。

课题于 1997 年顺利通过专家鉴定，1998 年 9 月获河南省教育厅科技进步二等奖，1998 年 10 月获河南省科技进步三等奖。

基于上述研究，1997 年郑州市化工医药管理局批准通络愈瘫胶囊作为院内制剂在临床应用。2004 年经河南省食品药品监督管理局注册批准（批件号：2004Z01468）生产应用于临床至今。

为了进一步探讨通络愈瘫胶囊的作用机制，2004 年"通络愈瘫胶囊对缺血性中风气虚血瘀型患者 TXB2/6-Keto-PGF1α、TNF-α 的影响"再次中标河南省教育厅科技攻关项目。本研究包括临床观察及实验研究两部分。

（1）临床观察部分：将 2004 年 12 月至 2005 年 5 月期间在河南中医学院第一附属医院脑病门诊及住院的患者，符合中西医诊断标准的 180 例患者进行入组观察，随机分为治疗组 90 例，对照组 90 例。治疗组、对照组两组中重症病例均采用基础治疗，卧床休息，保持安静，维持水与电解质、酸碱平衡以及一般支持疗法；对心功能不全的患者给予强心、利尿治疗；若合并感染者给予有效抗生素；血压过高者给予降压治疗。不用类似试验药物作用的中药；不用脑营养代谢药物或脑保护剂、脑代谢活化剂等。治疗组药物：在上述常规治疗基础上加用通络愈瘫胶囊（河南中医学院第一附属医院制剂室提供，批号：041009），规格：0.40 g/粒，口服，4 粒/次，每日 3 次。对照组药物：在上述常规治疗基础上加用消栓通络胶囊（吉林省东北亚药业股份有限公司生产，国药准字：Z10940067，批号：20041022），规格：0.37 g/粒，口服，4 粒/次，每日 3 次。28 d 为 1 个疗程，共观察 1 个疗程。用药 28 d 后进行临床疗效评定、中医证候疗效评定、神经功能缺损积分、生活能力评分。研究结果发现，治疗前两组神经功能缺损、巴氏指数和中风证候评分无差异。治疗后两组神经功能缺损、中医证候积分较治疗前明显降低。治疗组神经功能缺损、中医证候积分变化明显优于对照组。通络愈瘫胶囊治疗组的临床有效率达 93.33%，中医证候疗效评分有效率达 96.67%，生活能力评分明显改善。

（2）实验研究部分：分别从氧化应激、炎症因子、血栓相关因子 3 个方向，探索通络愈瘫胶囊治疗缺血性中风气虚血瘀型患者的作用机制。

1）实验 1：通络愈瘫胶囊对缺血性中风气虚血瘀型患者 SOD、MDA、IL-8 的影响：将符合纳入标准的病例 60 例患者随机分为治疗组与对照组各 30 例。一般治疗的基础上，治疗组给予通络愈瘫胶囊，对照组给予消栓通络胶囊。用药 28 d 后抽取血清进行检测，研究结果显示：治疗组与对照组均能升高缺血性中风患者血清 SOD 含量,降低血清中 MDA、IL-8 的含量。治疗组与对照组相比,治疗前两组血清 SOD、MDA、IL-8 含量无显著差异。治疗后两组相比,治疗组较对照组血清 SOD 含量上升、MDA 含量下降均有明显差异、IL-8 含量减少显著。说明通络愈瘫胶囊能有效提高 SOD 活性,增强自由基的清除,抑制脂质过氧化反应,降低 MDA 的生成,而对抗自由基的损伤;能减轻 IL-8 等炎症细胞对神经细胞损伤,起到神经细胞保护的作用。

2)实验 2:通络愈瘫胶囊对缺血性中风气虚血瘀型患者 TNF-α、IL-6 的影响。将符合纳入标准的临床病例 60 例,随机分为治疗组 30 例与对照组 30 例。在一般治疗的基础上,治疗组给予通络愈瘫胶囊,对照组给予消栓通络胶囊。治疗 28 d 后留取患者的血清进行检测。研究结果显示:两组患者治疗前血清中 TNF-α、IL-6 水平在统计学上无差别。治疗组血清中 TNF-α 的含量治疗前后比较有极显著差异,对照组组内比较有显著差异,治疗后两组间比较有显著差异。治疗组血清中 IL-6 的含量组内比较有极显著差异,对照组组内比较无差异,治疗后组间比较有显著差异。提示,通络愈瘫胶囊和消栓通络胶囊均能不同程度地降低血清中异常升高的 TNF-α、IL-6 的含量,使之趋于正常水平。且通络愈瘫胶囊在调节血清中 TNF-α、IL-6 的水平方面优于消栓通络胶囊。由此说明:通络愈瘫胶囊可以减少 TNF-α、IL-6 的释放,减轻 TNF-α、IL-6 的神经毒性,抑制炎症反应,从而改善急性脑梗死后的缺血、缺氧及再灌注损伤程度。可能是通络愈瘫胶囊抗脑缺血损伤的作用机制。

3)实验 3:通络愈瘫胶囊对缺血性中风气虚血瘀型患者 TXB2 和 6-Keto-PGF1α 的影响:将筛选符合纳入标准的病例 58 例。分为治疗组 30 例(西医常规治疗基础上加通络愈瘫胶囊治疗)和对照组 28 例(西医常规治疗基础上加消栓通络胶囊)。治疗 28 d 后留取患者的血清进行检测。结果显示,治疗前患者血清 TXB2 含量明显高于正常值,血清 6-Keto-PGF1α 含量明显低于正常值。治疗后两组患者血清 TXB2 较治疗前明显下降,6-Keto-PGF1α 含量与治疗前比较显著升高,治疗组显效率优于对照组有显著性差异。提示,通络愈瘫胶囊方药能显著降低血小板聚集率,延缓最高聚集率出现时间,通过降低血浆 TXB2 含量,升高 6-Keto-PGF1α 含量的作用,调节两者比例,起到缓解血管痉挛和血栓形成,减缓或阻止脑缺血性损害,发挥抗脑缺血,挽救缺血半暗带的神经元和对缺血脑组织的脑保护作用。从而说明缺血性中风的关键病机是气虚血瘀,与西医血小板聚集和血管收缩的所形成的理论相符。因此,以益气活血立法符合中风病因病机变化规律。

这一课题获 2011 年河南省科学技术进步二等奖,2012 年获河南省教育厅科技成果一等奖。围绕该课题研究发表论文近 10 篇。

三、脑中风早期康复和避免复发的临床研究

随着脑中风发病率的逐年增高,脑中风的康复治疗已经成为治疗的热点。运用中药汤剂、外洗、药浴、针灸、推拿等措施进行辨证治疗,是当前脑中风康复工作的重点。而缺血性脑中风复发是导致患者死亡、再次住院、长期残疾的主要原因。

为了我们更好地提升临床技能及科研水平,马云枝教授带领团队多次聆听中国中医科学院中医临床基础医学研究所王永炎院士的授课和教诲,团队成员开阔了眼界,拓宽了科研思路。为了评价中医早期综合康复方案的临床疗效、明确缺血性中风复发的相关危险因素,2008 年马云枝教授参与了王永炎院士与谢雁鸣研究员承担的国家 863 计划“缺血性中风早期康复和避免复发中医方案研究”的科研工作。河南中医药大学第一附属医院作为课题分中心研究单位之一,对 93 例缺血性

中风患者进行临床观察与随访。试验组给予中医综合康复方案：内科基础治疗+中医康复技术，包括辨证论治方药、中药注射液、中药泡洗、针灸、推拿、中医健康教育；对照组给予西医康复方案：西医基础治疗+现代康复技术，包括良肢位的设定、被动关节运动、肢体功能训练、抑制痉挛。两组均治疗 14 d。通过观察 NIHSS 评分、Fugl-Meyer 运动功能评分、Ashworth 痉挛评定量表以评估临床疗效。研究结果表明，试验组改善神经功能积分比对照组好 0.757 分，改善运动功能积分方面比对照组好 7.748 分，改善痉挛积分比对照组好 0.058 分。课题组采取以电话随访、现场随访及上门随访形式，完成了 88 例患者的随访工作。历经 14 个月完满完成了课题研究任务，得到了王院士的肯定，谢雁鸣教授的好评。

为了能切实解决我国脑中风病康复工作中的实际问题，指导临床医生制定规范的康复诊疗方案，马云枝教授作为副主编参与了王永炎院士《实用中风病康复学》一书的撰写工作。本书从脑中风病康复实际出发，系统地介绍了脑中风病康复的理论和方法，深入挖掘中医脑中风病康复领域有价值的学术思想和临证经验，总结现代中医在脑中风病康复上的理论认识和临床经验，展现中医在脑中风病康复上的特色和优势。

四、中风病防治组方规律、用药特色归纳总结

毛主席的亲笔指示："中国医药学是一个伟大的宝库，应当努力发掘、加以提高。"

2019 年中共中央国务院出台《关于促进中医药传承创新发展的意见》，意见指出，中西医并重方针需全面落实，传承创新发展中医药是新时代中国特色社会主义事业的重要内容，是中华民族伟大复兴的大事，对于坚持中西医并重、打造中医药和西医药相互补充协调发展的中国特色卫生健康发展模式，发挥中医药原创优势、推动我国生命科学实现创新突破，弘扬中华优秀传统文化、增强民族自信和文化自信，促进文明互鉴和民心相通、推动构建人类命运共同体具有重要意义。

国家中医药管理局重视加强名老中医药专家学术思想传承工作，探索建立中医药学术传承、推广应用和中医药人才培养的有效方法和创新模式。名老中医药专家传承工作室是传承名老中医药专家学术思想和临床经验，是培养中医药传承人才的重要载体。为做好马云枝教授的学术思想和临床经验传承，团队 2014 年成功申报马云枝全国名老中医药专家传承工作室建设项目。

自项目获批以来，马云枝教授积极响应国家政策，通过定期跟诊、病案总结和书写、临证思路培养等方式，为国家培养大批优秀中医药人才。此外，还指导硕士研究生总结中医名家的组方规律及用药特色。2017 级硕士研究生康超茹搜集整理了 2015 年 1 月至 2020 年 1 月期间马云枝教授诊治缺血性脑中风患者的用药处方，按照一般信息、症候信息、处方信息录入软件建立数据库后，运用中医传承辅助平台进行用药规律分析挖掘，探索并总结了马云枝教授治疗缺血性中风用药规律及治疗经验。研究发现缺血性中风患者多为中老年人，合并疾病以高血压病、2 型糖尿病最多。急性期症候以痰热腑实证为主，非急性期以肝阳上亢，脉络瘀阻为主，次之为痰瘀阻络证、瘀阻脑络证、气虚血瘀证、肾阴不足，脉络瘀阻证。缺血性中风常用药物有炙甘草、川芎、牛膝、天麻、茯苓、当归、杜仲、红花、僵蚕、桑寄生；药物功效对比结果为补虚药>活血化瘀药>平肝息风药>理气化痰药；缺血性中风急性期的核心药物有姜半夏、全蝎、蜈蚣、僵蚕、天麻、茯苓、川芎、炙甘草。归经以肝、心、脾、肾经药物为主，用药以补虚药、活血化瘀药、平肝息风药、理气化痰药最多见。急性期注重急则治标，非急性期标本兼治。从治疗用药特点上看，寒温并用，辨证论治，标本兼治，随症加减，用药灵活。

为临床治疗脑中风病的诊治用药提供了一定的思路和指导。

“路漫漫其修远兮，吾将上下而求索”，马云枝课题组目前围绕中风病的发病机制、经方靶点、临床观察、用药归纳等方面仍在积极努力开展相关研究，主持国家自然科学基金项目 2 项，省级课题多项。

第三节　痴呆的防治研究

痴呆被称为“21 世纪的瘟疫”，60 岁以上老人每 3 人中就有 1 人患有痴呆，对家庭和社会造成了灾难性影响。血管性痴呆（VD）中医又称中风后痴呆，是在多次反复发作的脑血管病变基础上形成的以渐进性、获得性智能障碍为主的一组症候群。由于该病多继发于卒中以后，因此又称为卒中后痴呆。流行病学调查表明，在欧美，VD 占老年期痴呆的 15% ~20%，而在我国比例高达 60%，且有渐增的趋势，是当今医学界研究的重要课题之一。

一、探究痴呆病机，研制复智胶囊

近年来中西医学对血管性痴呆的病因、病理及临床进行了大量的探研，现代医学认为该病是一种不可逆亦不能治愈的疾病，尽管采取了脑循环代谢改善剂及各种价格昂贵的神经生长因子、神经生长肽等类药物，但疗效不够理想。祖国医学认为血管性痴呆属中风后痴呆的范畴，早在一千多年前的《黄帝内经》中就有记载，自此以后，在各种不同的医籍中以“健忘”“善忘”“呆病”“文痴”“颠症”等病名进行描述。中医理论认为：中风后痴呆的病因、病机在脑而不在心，而脑的生理特点是“髓之海”“诸阳之会”“清窍之府”“精明之府”。因此，中医脑病医家认为该病为神志病，与脏腑的功能失调有关，老年体虚，五脏元气渐衰，衰则易于气滞，气滞多致血瘀，血瘀壅气，气壅聚液为痰，痰阻血瘀脑窍，元神为之迷蒙。为此，古人已有“痰迷心窍则遇事多忘”“凡心有瘀血亦令健忘”。总之，该病的病机核心为本虚标实，肾气亏虚为本，痰瘀阻滞为标。肾为先天之本，主骨生髓，上通于脑，肾精不足，大脑失养，灵气不通，则出现意识模糊、神情呆滞、精神抑郁、语无伦次、遇事多忘、头目不清、喃喃独语、不思饮食等症。

马云枝教授自 20 世纪 90 年代以来，率先在省内开展了对血管性痴呆的防治研究。她认为，痴呆病位在脑，与心、肝、脾、肾的功能失调有关，以肾精亏虚为本，痰瘀阻滞、毒邪内生为标。老年人脏腑不足，脑髓空虚，致使络脉不荣，气血运行和津液输布失常，产生的瘀血、痰浊等病理产物壅滞络脉，化火生毒，损伤脑髓络脉，导致中风发生。中风后各种病理因素相互作用，加重病情，终致神机失用，发为痴呆。她查阅大量医学文献，经过长期临床反复实践，提出了血管性痴呆“病位在脑，髓海为要，病本在肾，精亏浊毒为患”的新观点。临证以“开窍”为先导，统领“补肾填髓，化瘀涤痰”法，研制出具有益肾填精、活血化瘀功效的复智胶囊。

复智胶囊以上述中医理论为指导而遣方用药，结合现代医学对该病病因病机的研究，以及我们长期临床实践而研制的中药制剂。全方由熟地、制首乌、山萸肉、黄芪、茯苓、葛根、川芎、桃仁、石菖蒲、远志组成，具有益肾填精、益气活血、化痰开窍、通络解毒的功效，临床上主要用于肾虚髓亏、痰瘀阻络型患者。方中制首乌养血益肝、固精益肾为君药，熟地滋补肾阴、填精益髓，山萸肉补益肝肾、涩精固脱，二药合用共奏补益、补肾、填精生髓为臣药。石菖蒲、远志二药相使为用，能化浊祛痰、开窍宁神，是芳香宁神，涤痰开窍之要药。黄芪，为补气圣药，气行则血行，气能生血，气能率血，气能行血，用黄芪可达益气行血之效。白芍辛香走窜，乃血中气药，活血行气。桃仁破血行瘀，润燥滑肠，舒经活血行血，有去瘀生新之功，濡润凉血和血，有开结通滞之力。葛根轻浮，能升阳生津、鼓舞胃气，四药相伍能益气活血、升阳通滞，搜剔络脉之瘀毒。全方以补益肝肾、填精生髓为主以治本，活血逐瘀、化痰开窍、通络解毒为辅以治标。肾精得补，精能生髓充脑则本固智健。痰瘀浊毒得以攻逐，邪不扰神，自然脑窍清灵。方中之药，攻补兼施、升降相合、标本共治、疏伐适宜、配伍精妙，实乃治疗血管性痴呆(VD)之良方。

自1995年来复智胶囊用于治疗血管性痴呆症属肾虚髓海不足、痰瘀阻络证患者300余例，有效率达85%以上。为此，1995年“复智胶囊治疗血管性痴呆的临床与实验研究”被河南省中医药管理局立项资助，围绕复智胶囊的药学、药效学、毒理学、临床观察等进行了较为系统的研究。

1. 药学研究

①制备工艺的研究：何首乌及葛根粉碎成细粉，石菖蒲等含挥发油的药材，提取挥发油，提取过的挥发油的药材与其余药材采用水煎煮方法提取，并采用正交试验法优选了最佳提取工艺。提取的稠膏与细粉混合、干燥、粉碎成细粉，喷入挥发油，混匀，装胶囊。②质量标准的制定：采用薄层色谱法鉴别方中的何首乌、黄芪、川芎和葛根。以薄层扫描法测定方中大黄素的含量，并进行方法学考察。按照《中国药典》1995年版(一部)附录胶囊剂项下的规定，进行常规检查，包括水分、装量差异和崩解时限。③初步稳定性考察：药品在临床研究用样品包装条件下放置，进行了3个月正常室温下的初步稳定性考察，结果表明本品质量稳定。

2. 药效学研究

①复智胶囊防治血栓及改善获得性记忆障碍的作用：结果证明复智胶囊可延长凝血时间，延长率与剂量有关；对腺苷二磷酸诱导血小板聚集作用有显著抑制作用，抑制率与剂量有关；能降低血栓重量，抑制率与剂量有关；对氢溴酸樟柳碱所致的获得性记忆障碍有改善作用。②复智胶囊小鼠脑血管缺血性学习记忆障碍模型的保护作用：复智胶囊高、中、低剂量组及尼莫地平组都能改善小鼠跳台实验成绩，复智胶囊组有剂量相关性，高剂量疗效较好，反应期明显缩短，与尼莫地平组相比有显著性差异；复智胶囊组有提高水迷宫成绩，表现为游完全程时间较模型组缩短，而错误次数减少；复智胶囊组在第7天、第8天高剂量组能明显减少小鼠水迷宫错误次数，与尼莫地平组相比有显著性差异。

3. 毒理学研究

①急毒试验：预实验给小白鼠一次灌胃0.2～0.4 mL/10 g，不能引起动物死亡，再用药量16 g/kg给小白鼠灌胃，大于人临床用量160倍，仍未见毒性发生。②长期毒性试验：以复智胶囊较大剂量(4 g/kg、6 g/kg，分别相当于成年人日服量的40倍、60倍剂量)对大白鼠连续口服给药196 d，对大白鼠的生长(体重增长)、造血功能、肝脏功能和肾脏功能均无毒性作用。

4. 临床研究

选择300例血管性痴呆患者服用复智胶囊，统计分析表明，痊愈率为8%，显效率为40.67%，有效率为41.67%，无效率为9.66%，总有效率为90.34%，显著高于对照组，两者相比有显著差异；治疗后 VD 患者反应迟钝、神疲倦怠、腰膝酸软、遗尿、舌苔腻、舌体歪斜等症状有不同程度的改善，以反应迟钝、神疲倦怠、舌苔腻、舌体歪斜改善最明显；复智胶囊组患者的神经功能缺损评分明显减少，治疗后 60 d，两组间比较有显著性差异；复智胶囊组智能障碍症状改善，MMSE 量表评分提高，Blessed 评分降低，治疗前后相比有显著性差异；大脑前动脉、中动脉、后动脉及基底动脉的血流速度改善，在改善大脑后动脉及基底动脉脑血流方面较对照组有显著性差异；可降低血中总胆固醇、甘油三酯的含量，与治疗前相比有显著性降低，并使高密度脂蛋白值有一定的提高。CT 低密度影像的范围有一定的缩小；血常规、尿常规、肝肾功能、心电图无明显影响。随后对 60 例应用复智胶囊治疗不同疗程的患者进行半年及 1 年的随访，结果表明，该药可提高患者的智能状况及生存质量。通过治疗 300 例血管性痴呆临床观察及 60 例随访，验证了复智胶囊治疗血管性痴呆的临床疗效。

通过药学研究，探索出“复智胶囊”的最佳工艺，保证了药物的质量和稳定性，为批量生产提供可靠的技术资料。该部分由我省著名研究员都恒青教授领衔完成的，该项研究采取了先进的制备工艺及薄层色谱扫描法对质量标准进行了评定，确保了该药的临床疗效；通过药效学研究，揭示了复智胶囊治疗血管性痴呆的机制；通过毒理学的研究，证明复智胶囊临床疗效确切、安全可靠，具有较大的临床推广应用价值。药效及毒理学研究由我省著名药理学专家马统勋、毛飞鹏及乔海灵等教授负责完成，选择了血栓抑制实验、脑缺血实验、小鼠 VD 模型的益智实验以验证复智胶囊的药效。该研究发现，复智胶囊可降低血液黏稠度，抑制血小板聚集，清除脑缺血缺氧引起的各种炎症细胞因子和自由基的产生等，发挥神经元保护作用。急毒试验、长毒试验结果显示，复智胶囊无明显毒副作用，安全系数较高。2000 年，该课题顺利通过专家的评审鉴定，同年 9 月获河南省中医药管理局科技进步一等奖，2002 年获河南省科技厅科技进步二等奖。

由于疗效确切，安全性高，不良反应少，复智胶囊在 1998 年 9 月被郑州市卫生局批准为院内制剂以来，在临床上应用 20 余年，有效率达 90% 以上，它使无数患者复聪、复智，提高了患者生活质量，使许多患者重新回归家庭、回归社会。

二、复智胶囊对血管性痴呆细胞因子及胆碱能神经递质的机制研究

血管性痴呆是一种渐进性、阶梯式发展的疾病，发病机制复杂。脑梗死后继发的炎症因子过度表达、氧自由基生成、超氧化物歧化酶的活性下降、细胞内钙超载等引起的神经元凋亡，是 VD 发生的重要因素。其中肿瘤坏死因子（TNF）及白介素（IL）的异常表达在脑缺血所致的再灌注损伤中具有损伤和保护双重作用。TNF-α 是一种具有广泛生物学功能的细胞因子，研究证实，脑缺血再灌注后，脑内 TNF-α 的表达迅速增加，在海马 CA1 区尤为明显。TNF-α 还可促进 IL-1、IL-6 及粒细胞-单核细胞聚集因子释放，协同炎性作用。IL-6 也是一种具有多种生物学活性的细胞因子，脑梗死急性期脑脊液及血浆 IL-6 水平能预示梗死范围和患者神经功能恢复情况。研究还发现与健康对照组相比，卒中第 90 天患者脑脊液和血浆 IL-6 仍维持较高水平，提示 IL-6 在脑卒中恢复阶段亦发挥一定的作用。近年来，不少研究认为与记忆相关的中枢胆碱能系统的异常与 VD 的发生有着密切相关性。邓医宇通过实验证实，胆碱能突触即为记忆突触，胆碱能神经通路本身即参与构成记忆痕迹。刘喜珍提出乙酰胆碱酯酶（AChE）活性的变化主要与梗死部位和容积有关。尸检还发现，VD 患者大脑皮质、海马和纹状体胆碱乙酰基转移酶（ChAT）活性降低，乙酰胆碱（ACh）水平在 VD 患者脑脊液中降低，且降低水平与 MMSE 评分下降水平相关。

在上述研究背景下，复智胶囊作为课题组多年来治疗 VD 的有效经验方，显示出巨大的研究与开发潜力。现代药理研究表明，制首乌对东莨菪碱、乙醇或一氧化碳所致的学习记忆障碍有明显的改善作用，对化学药物所致的学习获得及巩固不良，有良好的智力保护作用。黄芪有促进机体的新陈代谢及抑制自由基生成等作用。葛根可扩张血管、有较好的降压、降糖及促进学习记忆作用。川芎有增加脑血流、益智等作用。远志等对樟柳碱、乙醇造成的小鼠记忆障碍有明显促进作用。熟地、山萸肉可增强机体免疫力，对小鼠学习障碍有明显的调节作用。课题组紧跟脑病学科的研究前沿及热点问题，通过研究进一步揭示 VD 的发病机制及复智胶囊治疗 VD 的药理作用，为中医药治疗 VD 注入新的活力并提供新的研究思路。

现代药理学研究表明，具有补肾、活血、化痰作用的中药组方能增强 SOD 的活性、降低 NO 含量，减少氧自由基生成，且能促进乙酰胆碱神经递质释放，进而改善学习记忆功能。为了探究复智胶囊对胆碱能系统及炎症细胞因子的影响，2004 年课题“复智胶囊对血管性痴呆细胞因子及胆碱能神经递质影响研究”中标河南省科技攻关项目，该课题分为临床观察和实验研究两部分。

1. 临床观察

采用双盲双模拟、阳性平行对照法，严格筛选符合肾虚髓减、痰瘀阻络型 VD 纳排标准的患者 120 例，随机分为实验组和对照组，每组各 60 例。治疗组给予复智胶囊 5 粒/次，3 次/d，加服安理申模拟药 10 mg/次，1 次/d；对照组给予安理申口服，10 mg/次，1 次/d，加复智胶囊模拟药 5 粒/次，3 次/d。连续服药 12 周后对两组患者进行安全性观测（血、尿、便常规化验；心电图、肝功能、肾功能检查）、疗效性观测（MMSE、Blessed-Roth 行为量表、中医证候积分）和细胞因子检测（血清 TNF-α、IL-6、ACh、AChE）。试验结果表明，复智胶囊可改善 VD 患者的智能状态，且与西药安理申相比差别无统计学意义；此外在改善 VD 患者的神经功能缺损症状、中医证候积分方面优于安理申，显示出独特的临床疗效。

2. 实验研究

课题组选用健康级 SD 雄性大鼠 60 只，随机分成 6 组，每组 10 只，根据改良的同侧颈总动脉永久结扎线栓法制作大脑中动脉梗死血管性痴呆大鼠模型，假手术组只结扎无名动脉和颈内动脉。模型组和假手术组给予等量生理盐水灌胃，阳性药组每天给予安理申 0.05 mg/kg 灌胃，复智胶囊低、中、高剂量组分别给予复智胶囊 1.5 g/kg、3.0 g/kg、4.5 g/kg 灌胃，连续给药 4 周。给药结束后进行 Morris 水迷宫实验，检测其空间学习记忆能力。而后检测海马组织的 TNF-α、IL-6、ACh、AChE、ChAT 的活性变化。实验结果表明，复智胶囊能确切改善急性缺血再灌注 VD 大鼠的学习记忆能力，显著提高急性缺血再灌注 VD 大鼠海马 ChAT 目标面积及其比率，减少胆碱能神经元的损伤，提高急性缺血再灌注 VD 大鼠海马 AChE 活性，上调海马胆碱能神经系统低水平状态，达到改善学习记忆能力的作用。同时，复智胶囊可阻断急性缺血再灌注 VD 大鼠血清 TNF-α、IL-6 的过度表达，减轻细胞的炎症反应及代谢毒素对神经元的危害，改善缺损的神经功能，减缓病变脑组织的凋亡，从而达到治疗 VD 的作用。经过 3 年的研究工作，马云枝教授带领学术团队圆满完成课题任务，发表相关学术论文 5 篇，该课题于 2006 年获河南省科技厅科技进步一等奖。

三、基于“毒损脑络”理论探讨复智胶囊对血管性痴呆的实验研究

“毒损脑络”理论是王永炎院士在多年临床实践基础上提出的，该理论对我国中医脑病学的发

展起到了积极的推动作用。“毒损脑络”理论认为，脑为“元神之府”，主记忆、思维，其功能依赖于上行于脑的丰富络脉的滋养。因脑部络脉形态细小，血气运行缓慢，病邪易于蓄积。尤其老年人脏腑不足，脑髓空虚，致使络脉不荣，气血运行失常和津液输布失常，产生的瘀血、痰浊等病理产物壅滞络脉，化生火毒，损伤脑髓络脉，导致中风的发生。中风后各种病理因素进一步蓄积化毒，日久而益虚，益虚而益积，加重病情，形成恶性循环，终致神机失用，发为痴呆。王永炎院士认为卒中后产生的“瘀毒”“热毒”“痰毒”败坏形体，损伤脑络致神机失用，发为痴呆。

目前，“毒损脑络”的理论研究已逐步深入到细胞、分子水平：中风急性期所产生的病理产物，包括毒性氧自由基、花生四烯酸、兴奋性神经毒、钙离子超载、一氧化氮、凝血及纤溶产物等，促使脑细胞和其他神经细胞发生不可逆的损害，或迟发性神经元坏死直接参与了脑细胞损伤的过程，这些有毒物质均属于传统医学“毒”的范畴。雷燕通过实验研究认为，VD 的形成与中医“毒损脑络”学说和反复脑缺血所致的累积性损害密切相关，其中 TNF-α 和氧自由基等“毒邪”在其发病中具有重要意义。因此对 VD 的临床治疗“从毒论治”得到广泛的应用，取得了较好的疗效。研究发现，应用扶正活血解毒法及复圣散可有效减轻缺血性脑损伤，其机制与该方降低脑内 TNF-α 和 MDA 的过量释放、提高体内抗脂质过氧化能力有关。

基于“毒损脑络”理论，根据脑缺血后所产生的病理生理变化及缺血损伤后级联反应过程中不同阶段所产生的毒性代谢产物如兴奋性氨基酸、NOS、自由基、炎症因子等，即中医学所认为的“毒邪内生”物质，为了探讨中药复智胶囊治疗 VD 的作用机制，2006 年课题“从毒损脑络理论探讨复智胶囊治疗血管性痴呆的机理”获河南省科技创新人才计划项目立项资助，该课题分为以下两部分内容。

实验一：采用改良的“同侧颈总动脉永久结扎线栓法”将 75 只健康级 SD 雄性大鼠造为急性缺血 VD 大鼠模型，将动物分为早期组（造模、用药 72 h 后采集标本）和晚期组（造模、用药 7 h 后采集标本），两组各设模型组、假手术组、空白组、复智胶囊组和安理申组，每组动物 15 只。复智胶囊组在造模后用复智胶囊 3.0 g/kg 灌胃，安理申组在造模后给予安理申 0.05 mg/kg 灌胃。模型组、空白组和假手术组给予等量生理盐水灌胃。连续灌胃给药 7 d 后取材。检测急性缺血 VD 大鼠早期组海马[Ca^{2+}]i、NOS、SOD、MDA、TNF-α、IL-6 的含量。实验结果表明，复智胶囊可降低海马神经元细胞内[Ca^{2+}]i 浓度，减少 NOS、TNF-α、IL-6、MDA 的过度表达，增加 SOD 的活性，促进脑组织代谢及抑制自由基生成，具有改善脑血流、益智等作用，对化学药物所致的学习记忆障碍也有明显改善和神经保护作用。

实验二：采用“双侧颈总动脉结扎方法”将 75 只健康级 SD 雄性大鼠复制为慢性缺血 VD 大鼠模型。将造模成功的 VD 大鼠随机分为模型组、复智胶囊组、安理申组、假手术组，每组动物 15 只。复智胶囊组给予复智胶囊 3.0 g/kg 灌胃，安理申组给予安理申 0.05 mg/kg 灌胃，模型组、空白组和假手术组给予等量生理盐水灌胃。连续灌胃给药 7 d 后取材。检测慢性缺血 VD 大鼠海马 CA1 区、CA3 区 iNOS 表达的测定，TUNEL 染色检测海马神经元凋亡情况。实验结果表明，复智胶囊可减少 CA1 区、CA3 区 iNOS 的表达，减少海马神经元凋亡，发挥神经保护作用。围绕“毒损脑络”课题发表学术论文 3 篇，培养硕士研究生 2 名。

四、复智胶囊对海马区神经元延迟整流钾通道的实验研究

研究发现，不同的脑区神经元对缺血的敏感性不同，海马是最为敏感的区域，而且海马 CA3 区

与空间辨别及学习记忆的关系最为密切。研究证实，VD 患者的认知障碍源于海马区突触的退化和神经元的丢失，而突触和神经元的退化和丢失则源于神经元细胞的凋亡，痴呆的程度与神经元凋亡的细胞数呈正相关。学习和记忆存储的分子和生理机制研究表明，钾通道、蛋白激酶 C、记忆相关蛋白 Cp20、细胞内钙调节在学习和记忆机制中起重要作用，其中钾离子通道在学习和记忆中起着关键作用。研究表明，钾通道调节剂与认知功能有着密切关系，通过阻断中枢神经元电压依赖性钾通道尤其是抑制延迟整流钾电流(I_k)，可使神经递质释放增加，提示电压门控钾通道(K_v)在调节学习和记忆过程中起重要作用。资料显示，I_k 电流上调现象发生在海马神经元凋亡的早期，因此，抑制 I_k 电流可能是治疗 VD 的新途径，而临床上一些治疗 VD 的药物在减轻症状的同时均有不同程度地抑制 I_k 的作用。钾通道功能失调引起记忆障碍的机制有两种：直接原因是钾离子是神经细胞膜上的固有成分，它决定着细胞膜的动作电位，是细胞内第二信使作用的靶点，它与神经细胞突触的可塑性有关，决定着神经元冲动的发放、自律性等。间接原因是钾离子调节着细胞内钙环境的稳定，钾通道功能失调，造成细胞内钙环境的紊乱，从而触发破坏性的级联反应，如自由基的生成、炎症反应及磷酸酶的激活等，大量兴奋性氨基酸释放增加，从而引起神经元的严重损伤，神经系统发生退行性变，进而导致记忆障碍。因此，研究延迟整流钾通道在 VD 诊疗中具有重要的临床指导意义。

为探讨复智胶囊对海马区延迟整流钾通道的作用机制，2012 年课题“复智胶囊对海马 CA3 区神经元延迟整流钾通道 mRNA 表达的影响”中标河南省科技攻关项目，本项目选用健康Ⅱ级 SD 雄性大鼠 75 只随机分为空白组、假手术组、模型组、复智胶囊组、安理申组，每组动物 15 只，通过采用改良的“同侧颈总动脉永久结扎线栓法”复制大脑中动脉 VD 大鼠模型，造模后再次用水迷宫对大鼠进行记忆功能测定，将游完水迷宫所需时间在 15 s 以上者列为 VD 大鼠。给药组分别给予复智胶囊 3.0 g/kg、安理申 0.05 mg/kg 灌胃。模型组、空白组和假手术组给予等量生理盐水灌胃。各组动物连续灌胃 14 d 后进行相应的指标检测。采用酶解和机械分离相结合的方法，急性分离大鼠海马 CA3 区锥体神经元，运用膜片钳，借助其电极形成的吸收通道提取单个细胞；采用巢式设计的 PCR 引物进行 PCR 扩增，通过凝胶电泳成像分析，观察大鼠海马 CA3 区锥体神经元延迟整流钾离子通道亚型 Kvl. 2、Kvl. 5 及 Kv2. 1 的表达；用 HE 染色方法观察大鼠皮质、海马的组织形态学改变；采用分子生物学技术 Western Blot 方法检测大鼠海马内的凋亡相关蛋白 Bcl-2 和 Bax 含量；并采用 TUNEL 法观察海马神经元的凋亡。通过现代免疫学及分子生物学技术，从多途径、多层次探讨复智胶囊对血管性痴呆的作用途径和作用靶点，为复智胶囊治疗血管性痴呆提供理论依据。研究结果表明，在体动物实验及离体细胞实验显示复智胶囊可抑制促凋亡基因 *Bax* 表达，下调凋亡执行者 Caspase-3 表达，上调凋亡抑制基因 *Bcl-2* 表达，说明复智胶囊可启动抗凋亡机制以发挥神经元保护作用。膜片钳数据结果表明，复智胶囊主要成分对 SH-SY5Y 延迟整流钾通道 IK 的峰值及电压电流(I-V)曲线有较为显著的激活作用，通过激活 IK 电流，减少细胞内钙离子堆积来抑制线粒体凋亡通路的启动。故复智胶囊可能是通过对 IK 电流的激活和抗凋亡机制治疗血管性痴呆。依托本课题学术团队在国内核心期刊上发表相关文章 3 篇，国际期刊上发表论文 1 篇，培养博士研究生 2 名，硕士研究生 4 名，青年骨干人员 3 名。

五、复智胶囊对 VD 模型海马神经元树突棘形态结构的调控研究

研究发现，VD 发病除了与氧化应激损伤、炎症反应、兴奋性氨基酸毒性、细胞内钙超载及细胞

凋亡等诸多因素有一定的关系，VD 还与细胞自噬密切相关。

自噬是一种高度调控的细胞内成分降解方式，是继凋亡之后发现的另一种程序性细胞死亡方式。新生大鼠脑缺血缺氧后，自噬相关基因 Beclin-1 阳性神经元与 TUNEL 阳性神经元均位于海马和大脑皮质表面，且许多细胞呈 Beclin-1 和 TUNEL 双标阳性。但与凋亡不同的是，自噬过程可以将受损和多余的细胞器、异常的蛋白质等内吞降解，产生氨基酸和脂肪酸以供机体重新利用。很多因素都可以诱发神经元细胞自噬，如细胞器或突起损伤、营养缺乏、异常蛋白聚集以及其他降解系统功能障碍等，都可能激活自噬反应，而缺血、缺氧是细胞发生自噬的天然诱导剂。由于脑组织对缺血缺氧的耐受性较差，而在学习记忆中起关键作用的海马区对缺血缺氧的反应更加敏感。研究表明，无论是局灶性还是全脑缺血动物模型，在缺血后均出现自噬激活。Koike 在新生和成年小鼠缺氧、缺血模型中发现，自噬标志性蛋白 LC3-Ⅱ水平显著升高，海马锥体细胞层自噬体形成，应用自噬抑制剂 3-MA 后伴有细胞的大量死亡，而应用雷帕霉素提高自噬活性后，细胞坏死减少且脑损伤程度减轻，提示自噬在缺血、缺氧早期对神经元具有保护作用。研究表明，VD 患者的认知障碍源于海马区神经元的丢失和突触的退化，这可能与自噬活性的降低有关。脑缺血后残存神经元树突分支和树突棘密度减少，不利于神经元接收信息，致使神经元之间的信息交流和细胞水平的信号整合存在困难，这是脑缺血损伤后出现进行性认知功能障碍的病理生理学基础。

鉴于细胞自噬在缺血后智能损害中的重要作用，通过干预细胞自噬改善缺血后智能损害将成为血管性痴呆治疗的新靶点。目前，对细胞自噬的调节机制研究最为广泛的自噬通路为哺乳动物雷帕霉素靶蛋白（mTOR）通路。研究发现，mTOR 在自噬调节中具有“门控”作用，并在中枢神经系统发育中也扮演重要角色，影响细胞生长、迁移，轴突及树突分枝，髓鞘生成及海马突触可塑性。mTOR 通路对维持蛋白质稳态所起的作用在大脑中尤其重要。研究发现，mTOR 能通过蛋白质合成依赖性的突触增强促进学习和记忆的形成。它能够促进新原料合成以供轴突再生，同时也是轴突形态调节的重要靶点，还能通过促进蛋白质合成、增加树突内 mRNA 翻译能力参与神经细胞发育及突触可塑性。在智能损害疾病中，神经元树突棘脱落丢失现象频繁出现，且时常早于神经元胞体死亡，甚至会引发胞体死亡，导致患者的行为功能障碍，但目前树突棘衰退的调控机制鲜有报道。

目前尚无有效药物能改善 VD 树突棘的损伤，而且中医药治疗中风后痴呆，在干预细胞自噬通路调控神经元树突棘形态结构方面的研究，在国内外尚未见报道。本课题从调控树突棘形态结构的 mTOR 自噬通路这一环节入手，从细胞、蛋白分子水平及突触显微结构等方面，探讨补肾填髓，祛痰化瘀、解毒开窍中药复智胶囊对海马神经元突触的保护作用及其作用的靶点，为中医药治疗 VD 提供重要的理论依据。根据此立意课题“基于 mTOR 通路探讨补肾解毒法对 VD 模型海马神经元树突棘形态结构的调控作用”于 2013 年中标河南省教育厅科学技术研究重点项目。

该研究选择 SPF 级雄性 SD 大鼠 60 只，适应性喂养后在 Morris 水迷宫中对所有实验大鼠进行筛选，剔除不能完成行为学测评的大鼠。用随机数字表法将完成行为学测评的大鼠随机分为空白对照组和模型组，模型组大鼠采用永久性双侧颈总动脉结扎（2-VO）手术以制备血管性痴呆模型。术后对存活的模型组大鼠再次进行行为学测评，有显著学习记忆障碍的即为造模成功的血管性痴呆大鼠模型，并用随机数字表法将其随机分为模型组，复智胶囊高、中、低剂量组，安理申组。连续药物干预灌胃治疗 30 d 后，在 Morris 水迷宫中对各组大鼠进行定位航行训练，并根据训练结果评定各组大鼠的学习记忆能力。行为学测试结束后将脑组织取样，用免疫印迹法测定海马中 drebrin 和

mTOR 蛋白的表达水平。研究结果表明，通过 2VO 法制备脑组织长期慢性缺血、缺氧导致的 VD 大鼠模型，经复智胶囊干预治疗后，VD 大鼠的认知功能障碍有效改善。慢性缺血、缺氧导致 VD 大鼠大脑海马神经元损伤，drebrin 蛋白表达水平下降，在应用复智胶囊干预治疗后，神经元损伤减轻，学习记忆能力改善，该作用机制可能是通过复智胶囊调节机体 mTOR 信号通路、控制 mTOR 蛋白表达而实现的。该课题培养博士研究生 1 名，硕士研究生 1 名，发表学术论文 3 篇。

六、马云枝教授治疗血管性痴呆的经验传承及用药规律分析

传承中医国粹，守护医路本心。自 1997 年遴选为硕士研究生导师至今，马云枝教授一直秉承医者仁心、教书育人的工匠精神先后培养了数百名优秀的中医药人才。2014 年马云枝名老中医药专家传承工作室获国家中医药管理局批准成立，她的研究生黑丹丹、杨泽锋、肖利紧跟前进步伐，在日常跟诊、查房过程中，聆听教诲，系统整理、提炼总结并发表了马云枝教授治疗血管性痴呆的临证医案及学术经验数十篇，将她的学术思想应用到日常临证实践中。

马云枝教授认为，中风后脏腑功能失调，运化失司，复加劳累、饮食、情志失宜，阴亏阳亢，气血逆乱，风火痰瘀诸邪壅滞不解，化生浊毒，阻闭玄府，精气血津液输布排泄障碍，难以布达，脑失清阳之助，津液之濡，精血之荣，加之风火痰瘀结于脑髓，使玄府更闭，元神失养，大脑功能全面下降，灵机记性渐失，发为血管性痴呆。故血管性痴呆其病位在脑，与五脏密切相关。肾精以先天之精为基础，有赖于后天五脏之精的充养而化生，若先天禀赋不足、后天失养均可导致五脏精气亏虚，另外六淫、七情、饮食、劳倦等诸多因素均可损伤肾元，使肾精更加亏虚，从而波及五脏精气，导致髓海失充，元神失养。若肾精充盛，阴平阳秘，脏腑调和，五脏六腑之精气皆能上荣于脑。因此，脏腑亏虚、脑髓失养为 VD 发病之源。中风后，阴阳失调，气血逆乱，脏腑功能失调，脉道不利，复加劳累、饮食、情志失宜，则痰浊瘀血等邪气内生，蕴结日久而产生瘀毒、热毒、痰毒等，从而败坏形体，损伤脏腑经络，造成病势缠绵，顽固不愈。毒邪的致病特点具有广泛性和多样性，其性猛烈，易攻脏腑，败坏形体。痰瘀久痹脑窍，蕴结成毒，则败坏脑络、损伤脑髓。瘀毒、痰毒、热毒是在“肾虚髓亏，痰瘀交阻”病机基础上，由痰、瘀及痰瘀日久变生“热”等病理产物演变而成。正如《金匮要略心典》曰：“无邪不有毒，热从毒化，变从毒起，瘀从毒结。”“毒损脑络”是痰瘀互阻从量变到质变的过程，而“毒损脑络”是 VD 病情加重的关键环节。

血管性痴呆属本虚标实证，在扶正固本的基础上，兼以化瘀解毒、涤痰开窍等以祛除标实之症。扶正固本可使脏腑精气充盛，气血生化有源，脑髓充盈，元神得养；化瘀解毒则可使体内痰瘀浊邪得清，瘀血去则新血生，神机复用；解毒通络可使脑部所郁结之瘀毒、热毒、痰毒等邪尽去，血脉和利，气血运行通畅。脑位于上焦之上，清阳之总会，脑髓纯者灵、杂者钝，清静则纯，秽浊则杂，脑窍当以清明为要，才能主乎神志。在治疗上结合醒脑开窍法治疗血管性痴呆，在不同的阶段结合其病因病机分别采用清热解毒开窍法、健脾豁痰开窍法、活血祛瘀开窍法、疏肝解郁开窍法等，多取得满意疗效。

脑为元神之府，心主神明，心、脑协同共主神志；心主血，上供于脑，血足则脑髓充盈，故心与脑相通。毒损络脉是脑、心病变的关键所在，老年人脏腑亏虚，脑髓失养，致使络脉不荣，气血运行和津液输布失常，中风后络脉瘀阻，浊毒内生，败坏脑髓，心血失充，神机失用发为痴呆。脑心共病在中风及中风后痴呆人群中极为普遍，在临床治疗中若单纯心病治心或脑病医脑，不仅增加患者的服

药量及经济负担,往往还容易造成顾此失彼。基于心、脑二者病理生理的密切联系,针对现代医学治疗存在的问题,从中医整体观出发,以“脑心同治”理论为指导,有助于中医药发挥其多途径、多靶点预防和治疗中风后痴呆的优势,对于改善中风后痴呆患者病情和生活质量具有现实意义。因此,脑心同治法为中医整体观念和异病同治法的又一体现。马云枝教授常说:“心脑不分家,医心即为医脑,医脑即为医心。”临床上常常见到脑血管病并发心脏疾病的,在治疗脑血管病的同时,心脏功能同时得到良好的改善,在针对性治疗心功能缺损时,脑血管方面的疾病也得到一定的纠正,这正是中医异病同治和整体观念的良好体现,同时为提高临床疗效提供了思路。

为了系统总结马云枝教授治疗血管性痴呆的组方规律及用药特色,2016 级硕士研究生刘晓楠搜集整理了 2012 年 1 月至 2019 年 1 月期间马云枝教授治疗血管性痴呆的门诊及住院患者信息,将患者的四诊信息、辅助检查、诊断及处方信息等录入中医传承辅助系统,将分析出的数据做进一步的讨论和总结,得到马云枝教授运用中药治疗血管性痴呆的规律。经统计结果表明,治疗血管性痴呆重在补肝、肾,兼平肝风、祛瘀血、化痰浊、安神开窍为治则。临床常用的中药多为温性、平性药物,这些药物味多甘、辛、苦,主入肝经、心经、肾经、脾经等,使用频次较高的前 14 味药:甘草、茯苓、川芎、牛膝、天麻、僵蚕、当归、全蝎、熟地黄、桑寄生、石菖蒲、杜仲、远志、蜈蚣。高频药物分类统计发现,马云枝教授治疗血管性痴呆重在补虚,其次是平肝息风药、活血化瘀药。治疗血管性痴呆常用的药物组合:钩藤-天麻,石菖蒲-远志,蜈蚣、全蝎-僵蚕,杜仲、桑寄生-牛膝等。通过运用中医传承辅助系统可以对名老中医的经验做更加科学、系统的挖掘和继承,促进祖国中医药事业的繁荣、发展及创新。

20 年来马云枝教授在血管性痴呆防治研究方面获得课题立项资助 10 项,发表有关血管性痴呆方面论文 30 余篇,可谓科研领域奋力开拓,攻坚克难终获硕果!

第四节　帕金森病的防治研究

帕金森病(PD)是一种常见的神经系统变性疾病,属于世界疑难病症。临床上以肢体震颤、肌肉强直、运动迟缓、姿势步态异常为主要特征,最终致人残疾。据统计,该病平均发病年龄以 60 岁左右的老年人居多,40 岁以下起病的青年帕金森病较少见。我国 65 岁以上人群帕金森病的患病率大约是 1.7%。大部分帕金森病患者为散发病例,仅有不到 10% 的患者有家族史。其起病隐袭,进展缓慢,到 2030 年我国帕金森病患者将接近 500 万,将给我国的卫生健康系统带来巨大负担。

帕金森病最主要的病理改变是中脑黑质多巴胺能神经元的变性坏死,由此引起纹状体多巴胺含量显著性地减少而致病。目前病因仍不清楚,遗传因素、环境因素、年龄老化、氧化应激等,均可能参与了帕金森的发病过程。帕金森病起病隐袭,进展缓慢,首发症状通常是一侧肢体的震颤或活动笨拙,进而累及对侧肢体。药物治疗是帕金森病的首选方案,但随着病情逐步进展、用药时间延长,会出现疗效衰减、不良反应增多,患者不能耐受而被迫停药等现象。如果说中风是主干道出了问题,帕金森病就是辅道出了问题。如果不及早治疗,帕金森病患者在 8 ~ 15 年内就会致残。近年来人们越来越注意到抑郁、焦虑、失眠、大量出汗、顽固性便秘、认知障碍等非运动症状,往往是帕金森病患者前来就诊的常见主诉,对患者生活质量造成的影响甚至超过运动症状。

一、致力颤证研究，独创熄风定颤丸

作为河南中医药大学帕金森病研究所所长，马云枝教授深切感到患者迫切需要一种能有效地缓解症状、延缓病程发展的药物。自1996年以来，她带领课题组就开展了中医药防治帕金森病的临床研究工作，在多年的临床实践和反复验证中发现，近一半的帕金森病患者属于肝肾亏虚证。中医认为，肾水不能滋养肝木，致虚风内生，肢体震颤。治疗上宜滋补肝、肾，息风定颤。她根据中医基础理论，在帕金森病的病因、病机、治则诸多方面进行了潜心研究，提出肝、肾亏虚为本，痰瘀阻滞为标的病机特点，精选历代名方，经反复临床试验，筛选出有效方剂熄风定颤丸。熄风定颤丸由龟板、制首乌、天麻、白僵蚕、石菖蒲、川芎、白芍等药物组方而成，采用现代中药制剂工艺研制而成，主要用于肝肾阴虚证帕金森病的治疗。方中制首乌滋补肝肾，填精益髓为君药；龟板、鳖甲滋阴潜阳，益肾强骨，养血补心，天麻息风止痉，平肝潜阳，祛风定颤共为臣药；僵蚕可息风止痉，化痰散结，川芎为血中之气药，可祛风止痉，赤芍养肝血敛阴而祛风，龙骨与牡蛎平肝潜阳，涩精止汗，镇惊安神，珍珠母可平肝潜阳、镇惊安神、清肝明目，共为佐使药。诸药合用，共奏养肝益肾、定颤除风之效。

熄风定颤丸组方遵从中医辨证与西医辨病相结合的原则，宏观与微观相对应，针对肝肾阴虚为本，肝风内动、痰瘀互阻为标的病机核心，紧扣"养肝益肾，定颤除风"的治疗大法，组方严谨，配伍得当，疗效确切，于2000年熄风定颤丸被郑州市化工医药管理局批准为院内制剂生产使用[郑药制剂(2000)BW-10015]。该药的研制使帕金森病从"不治"向"可治"转化前进了一步，填补了帕金森病药物治疗的国内空白。

二、熄风定颤丸与美多芭联用对帕金森病减毒增效作用机理的研究

帕金森病是中老年人常见的中枢神经系统慢性变性疾病，其发病机制不明，临床尚无特效疗法。美多芭尽管疗效确切，却不能阻止该病的自然发展进程，且具明显的腹痛、恶心、呕吐、心悸、眩晕、失眠等副作用，不少患者因不能耐受而被迫停药。近年来，应用中医药或中西医结合防治帕金森病不断取得新进展。丰广魁运用镇颤舒颗粒治疗帕金森病，能有效地改善帕金森病的症状，显效率50%，总有效率86.6%。窦永起发现自拟方抑颤汤能减轻帕金森病模型大鼠脑黑质细胞的受损程度，促进其修复，改善黑质纹状体系统的分泌功能，提高脑组织中内源性儿茶酚胺类物质的含量，从而改善帕金森病大鼠的旋转行为。袁灿兴采用滋补肝肾、通络解毒中药合美多芭治疗偏侧帕金森病大鼠模型，发现联合用药可降低鼠脑的活性氧、MDA含量，升高GSH、GSH-Px、SOD含量。但是，不少国内相关的医学研究报道缺乏药物的药学及药效学研究，未按国家规定的诊疗标准严格设计病例纳排标准，临床疗效有待进一步验证。

熄风定颤丸是我国著名脑病专家马云枝教授治疗帕金森病的有效验方，采用现代制剂工艺研制而成的纯中药制剂。经上百例的临床观察表明该药疗效确切，无不良反应。针对长期服用西药毒副作用大，许多患者因不能耐受而被迫停药的现状，课题"熄风定颤丸与美多芭联用对帕金森病减毒增效作用机理的研究"于2002年被河南省科技厅立项资助。研究运用单纯中药及中西药并用方法，紧扣"增效""减毒"，采用随机、平行对照、开放式试验方案，对帕金森病治疗的近期疗效和安全性进行了综合评价，经过3年先后完成了药学、药效学及临床研究。

1. **药学研究**

熄风定颤丸采用现代制剂工艺研制而成，由龟板、制首乌、天麻、白僵蚕、石菖蒲、川芎、白芍等药物组成。全方以中医理论为指导，以辨证施治为依据，并根据处方中各味药材的理化特性设计了相应的工艺流程，采用薄层色谱扫描法及高效液相法进行了质量标准评定，确保了药物的有效成分含量及稳定性。

2. **药效学研究**

采用改良 Thomas 法复制帕金森病大鼠模型，分别以帕金森病大鼠的神经行为学变化及神经生化学指标的改变检测美多芭、熄风定颤丸单用或联用对帕金森病大鼠模型黑质和纹状体形态结构和功能的影响，结果显示了联合用药组可提高多巴胺（DA）及代谢产物双羟苯乙酸（DOPAC）和高香草酸（HVA）的含量，避免因美多芭在体内过多蓄积发生“生物耐受”现象，降低了美多芭的毒副作用。联合用药组还可改善6-羟基多巴（6-OHDA）毁损纹状体造成的酪氨酸羟化酶（TH）活性及 DA 含量下降，对帕金森病大鼠模型纹状体 DA 代谢具有良性调节作用。中脑黑质致密部 TH 免疫组化还显示，熄风定颤丸与美多芭联用改善了6-OHDA 毁损造成的 TH 活性及 DA 含量下降及单用美多芭对 TH 的不利影响，使纹状体 DA 代谢下调，对纹状体细胞具有保护作用。

3. **临床研究**

课题组参照中华中医学会老年医学会《中医老年颤证诊断和疗效评定标准》制定了病例纳排标准，筛选了 2002 年 6 月至 2003 年 6 月的帕金森病证属肝肾不足型患者 60 例，随机分为治疗组和对照组，对照组美多芭片 250 mg，3 次/d，口服。治疗组在对照组治疗基础上加服熄风定颤丸 6 g，3 次/d，口服。观察两组的临床疗效；治疗前后病情评分情况，用国际通用统一帕金森病评定量表（UPDRS）评分，于治疗前及治疗第 4、8、12 周分别进行评估；治疗前后中医症状（包括表情呆板、震颤、肢体拘挛、慌张步态、言语謇涩、腰酸腿痛、畏寒肢冷、小便频数、便秘等）积分值变化及不良反应监测。结果表明，有效率治疗组为 90%，对照组为 63.3%，两组比较差异有统计学意义。UPDRS 评分方面，治疗组第 8 周、第 12 周与对照组同时段比较，差异有统计学意义。中医证候积分方面，治疗后治疗组各项积分值均有改善，对照组仅有肢体拘挛、言语謇涩症状较治疗前有改善，除震颤、言语謇涩外，其余症状治疗组与对照组治疗后比较，差异有显著性意义。治疗组有 7 例患者出现不同程度的眩晕、腹痛、恶心呕吐、食欲减退、失眠、便秘、现象等症状，对照组则有 13 例患者出现上述不良反应。该研究表明，联合用药可明显改善患者临床症状和美多芭的不良反应，增效减毒作用明显。该课题于 2005 年获河南省科技进步二等奖，2008 年又中标国家中医药行业重大专项。

三、帕金森病分期综合治疗方案的临床研究

帕金森病是一种中枢神经系统的慢性变性疾病，其病机复杂，属国际疑难疾病。本病多发生在 50 岁以上中老年人，其自然病程为 14 年左右，若无有效防治，半数患者 5 ~8 年后生活不能自理，严重影响患者的生存质量，给家庭和社会带来沉重的经济负担。帕金森病的治疗目前仍以替代疗法为主，西药可改善临床症状，但远期疗效衰减明显，且长期服用毒副作用大，许多患者因不能耐受而被迫停药。所以，探索安全有效的 PD 疗法仍是当今医学界的热点。

针对 PD 治疗难点，为了给不同时期的帕金森病患者提供有效的治疗方案，延缓其病情进展、改

善其生存质量，马云枝教授提出了“早期中药治疗、中期中西医结合减毒增效”的治疗方案，课题“帕金森病分期综合治疗方案的临床研究”于2008年11月中标国家中医药行业重大专项。该课题采用随机、对照的研究方案，应用UPDRS评分、中医证候学评分以及SF36生存质量评分量表，从帕金森病患者的临床症状、体征、生存质量及总体疗效等方面进行评价。将2009年6月至2011年5月期间在河南中医学院一附院脑病医院门诊或住院的患者320例纳入本研究，分为治疗组和对照组，两组病例数比例为1∶1。早期治疗组给予熄风定颤丸6 g/次，3次/d，早期对照组给予美多芭片125～250 mg/次，3次/d（每2周评价疗效1次，若病情加重，每2周增加药量125 mg/d，直至最大剂量750 mg/d，继续观察4周）；中期治疗组给予熄风定颤丸，6 g/次，3次/d；合用美多芭片，250 mg/次，3～4次/d；合用吡呗地尔50 mg/次，1～3次/d。中期对照组给予美多芭片，250 mg/次，3～4次/d；合用吡呗地尔，50 mg/次，1～3次/d。疗程均为12周，治疗结束后3个月、6个月各随访1次。研究结果表明，早期单用中药熄风定颤丸、中期熄风定颤丸联合美多芭及吡呗地尔治疗帕金森病在改善患者生活质量、减轻西药毒副作用、延缓病程进展、提高患者依从性等方面发挥了积极治疗作用，弥补了单纯西药治疗该病的疗效衰减、毒副作用大、并发症多等诸多不足，以突出中医药治疗帕金森病的优势，并进一步说明该综合优化治疗方案的临床实用性和可推广性，为中医药治疗帕金森病提供更多的临床依据。

该项目与以往临床课题最大的不同在于，国家中医药行业重大专项旨在研究中医临床中疗效确切，患者受益明显的治疗方案，并作为规范向全国推广，因而意义非凡。马云枝教授深感肩上的责任重大，多次与她的恩师著名脑病专家、中国工程院院士王永炎教授及业界多位专家教授商讨，精心筛选，反复论证，实地考察。为了课题能在协作医院同质化进行，减少实验误差，马云枝教授带领团队多次深入到协作医院临床实验一线，做好一系列的培训、讲课、坐诊、查房、质量控制等，该课题在2011年结题汇报中得到国家中医药管理局的高度赞扬和肯定。

四、从多巴胺能神经元蛋白降解通路探讨熄风定颤丸治疗帕金森病的作用机制

近年来，中药现代化作为国家发展战略被明确提出并得到较快发展，由国家科技部、中医药管理局和国家自然科学基金委等部门主持和资助，以科研院校为主体，并得到了中药企业的积极参与。为此，1993年成立了由国务院18个部委组成的国家新药研究与开发协调领导小组及其专家委员会，提出了“1035”工程，主持具有知识产权的创新药物研究和少数中药复方制剂的二次开发。原国家科委和国家中医药管理局1996年7月开展了国家“九五”攻关课题——中药现代化发展战略研究，于1998年明确提出了“中药现代化发展战略”，建议国家将“中药现代化科技产业行动计划”列为国家“九五”科技重中之重项目加以实施。其中，研究开发符合市场需求的现代中药，尤其是对中药复方进行二次研究与开发是目前开发新药的主要目标之一。

国家科技部在“十五”攻关计划的整体发展计划中，把中药列为重点研究领域，实现中药产品立足国内、走向世界的奋斗目标。国家卫计委2001年发布了“现代中药产业化专项实施方案”，将其列为“十五”重中之重项目开始组织实施现代中药产业化专项。金融部门投资的重点和热点逐步向中药行业转移，许多地方政府把中药产业作为支柱产业。在新药研究开发方面已经具备了成熟的研究思路和方法。2002年国家药品监督局发布了《药品注册管理办法》（试行）对中药分类及申报

资料进行了修改补充，使新药的研究真正达到了有法可依，有章可循。

帕金森病的病变部位在中脑黑质，该处有一群多巴胺能神经元，其神经纤维投射到大脑的其他一些区域，如纹状体，对大脑的运动神经功能进行调控，当这些多巴胺能神经元变性死亡超过 80%，脑内的神经递质多巴胺随之减少，此时已不能维持调节神经系统的正常功能，临床出现震颤、强直、运动迟缓等症状。黑质多巴胺能神经元变性缺失伴胞浆内 Lewy 小体的形成是帕金森病的主要病理改变。多巴胺细胞体内聚集有大量的 α-突触核蛋白、泛素等蛋白，α-突触核蛋白是一种中枢神经系统突触前表达的可溶性蛋白，在健康人的脑组织中广泛分布，其蛋白降解通路具有清除突变的、损伤的和错误折叠的蛋白的功能。大量的研究显示，α-突触核蛋白聚集又与 Lewy 小体的形成及多巴胺能神经元的死亡密切相关。在各种生理环境因素的影响下，如果该蛋白降解通路功能异常或衰竭，可导致细胞内大量异常蛋白折叠异常或表达过度，可抵抗蛋白酶体降解，引起胞内异常 α-突触核蛋白堆积，细胞功能障碍，诱导多巴胺能神经元凋亡易感因子 Caspase-3 阳性神经元的表达，是 Lewy 小体形成的重要环节，从而参与了帕金森病的发生，Bcl-2 可在 Caspase-3 的上游抑制其激活，从而抑制细胞凋亡。除此之外，线粒体的能量代谢尤其是细胞死亡信号通路、泛素蛋白酶体系统也参与了 PD 的发病。因此，研究多巴胺细胞体内蛋白降解通路功能有助于阐明 PD 发病机制，也可发现潜在的治疗靶点，将对帕金森病的治疗具有重要意义。课题“从多巴胺能神经元蛋白降解通路探讨中药治疗帕金森病的作用机制”2010 年中标郑州市科技局科技攻关项目，该课题分为临床研究和实验研究两方面。

1. 临床研究

采用双盲双模拟、随机对照试验方案，将 120 例来自河南中医学院一附院的住院或门诊的 PD 患者纳入本研究，将符合中西医纳入标准的合格病例采用随机数字表分为试验组和对照组各 60 例。治疗组给予熄风定颤丸 6 g/次，3 次/d，美多芭片 1/2 片/次，3 次/d。若病情控制不佳，由临床医师根据美多芭药品说明书逐渐加量，必要时合用吡呗地尔 50 mg/次，2 次/d。对照组给予熄风定颤丸模拟药，美多芭片 1/2 片/次，3 次/d 开始。若病情控制不佳，根据美多芭药品说明书逐渐加量，必要时合用吡呗地尔 50 mg/次，2 次/d。两组疗程均为 24 周，治疗期间禁用抗精神病药物、抗癫痫药物；对合并高血压、冠心病或糖尿病者给予降压、扩冠、降糖治疗。观察治疗前后 UPDRS 评分、患者生存质量变化、毒副反应及安全性指标观察（血、尿、粪常规，肝肾功能、心电图、血压、头颅 CT）。研究结果表明，熄风定颤丸可明显改善患者临床症状，有效降低 UPDRS 评分，对生理、心理、情绪等多层次调节，可显著改善抑郁、失眠、健忘、痴呆等非运动症状，从而大大提高患者的生存质量。对照组原本无纳差、恶心、失眠、烦躁、口干的患者中，有 6 例出现相关症状，但可坚持服药；治疗组未发现明显不良反应。

2. 实验研究

选择健康 SD 雄性大鼠 120 只，运用改良 Thomas 方法建立 PD 大鼠模型，将制作成功的 PD 大鼠模型分为熄风定颤丸组、美多芭组、美多芭加熄风定颤丸组、模型组、假手术组，分别给予腹腔内注射试验药物，每日 1 次，持续 12 周。疗程结束最后 1 次腹腔用药 24 h，动物断头取中脑固定，石蜡包埋，切片。同时取部分黑质区域立即称重，低温下匀浆，制成 10% 的组织匀浆液，标本肝素抗凝置 4 ℃冰箱待检。应用 Nissl 染色、TUNEL 法观察美多芭、熄风定颤丸单独或联合应用对 PD 大鼠黑质细胞凋亡数、黑质及纹状体系统形态和功能、Caspase-3 表达阳性细胞、Bcl-2、Bax 表达阳性细胞、

α-突触核蛋白等指标的影响，从细胞、分子生物学水平探讨中药治疗 PD 的作用靶点。实验研究表明，熄风定颤丸能改善多巴胺能神经元损伤，改善神经细胞存活状况，减轻多巴胺能神经元凋亡；熄风定颤丸通过提高 Bcl-2 蛋白表达，降低 Bax、Caspase3、α-Synuclein 蛋白的表达，调控泛素蛋白酶体系统促进其对异常蛋白的降解，抑制神经元的凋亡，对多巴胺能神经元细胞具有很好地保护作用。历时 3 年，在马云枝教授的带领下，圆满完成课题研究，发表相关学术论文 5 篇，培养硕士研究生 2 名。

五、探索熄风定颤丸对泛素-蛋白酶体系统的机制研究

泛素-蛋白酶体系统(UPS)的蛋白质泛素化及降解过程异常在 PD 多巴胺能神经元细胞死亡中也可能起关键作用。UPS 是细胞内重要的非溶酶体蛋白降解途径，可选择性地降解细胞内 80% 以上的蛋白质，参与调节细胞内蛋白水平与功能。UPS 功能下降可导致错误折叠、突变及损伤的蛋白质得不到有效降解而在细胞内堆积，这些蛋白质参与 PD 神经元内 Lewy 小体的形成，并损害神经元的完整性。突变基因如 *α-Synuclein*、*Parkin* 及 *PINK1* 等编码的 α-突触核蛋白、Parkin 蛋白等，能导致 UPS 功能减退。Benner 用 MPTP 法制备 PD 模型大鼠，发现在人突变型 *α-Synuclein* 基因表达的 PC12 细胞中可见 UPS 功能异常。孙建栋长期低剂量皮下注射鱼藤酮制作的 SD 大鼠发现，鱼藤酮能够使 SD 大鼠出现运动障碍，中脑部位 α-突触核蛋白增加，TH 阳性神经元数目减少，表明 PD 与中脑部位 α-Synuclein 蛋白水平增加有关。MinS Wang 实验发现 α-Synuclein 在细胞内大量聚集产生细胞毒性，造成多巴胺神经元的氧化损伤，而姜黄素通过降低 α-Synuclein 表达水平，有一定的细胞保护作用，在治疗 PD 方面具有潜在的治疗价值。杨丽等的实验研究表明 UPS 功能缺陷和异常，使错误折叠的异常蛋白降解减少，使其在细胞内堆积，激活小胶质细胞，导致氧化应激损伤及线粒体功能障碍，造成多巴胺神经元损伤。

熄风定颤丸是马云枝教授在临床长期应用基础上研制出的治疗 PD 证属肝肾阴虚型的有效验方，临床应用疗效确切，尤其对早期 PD 患者有一定疗效，联用西药美多芭或泰舒达对中晚期患者还可起到减毒、增效的作用。为探讨复智胶囊对泛素-蛋白酶体系的作用机制，2012 年课题“熄风定颤丸对帕金森病的治疗机制及其调整氧化应激损伤和泛素-蛋白酶体系的整合作用机制”中标河南省教育厅科学技术研究重点项目，本研究分为体外研究和体内研究两部分。

1. 体外研究

选择 SD 雄性大鼠 40 只，依照熄风定颤丸高、中、低剂量给予 SD 大鼠灌胃，每日 2 次，连续 7 d。在第 7 天第一次灌胃 1 h 后，麻醉下进行腹主动脉采血，同时取空白对照组大鼠动脉血，4 ℃温度下静置 4 h，以 3 000 r/min 转速离心 20 min，收集血清，然后用 0.45 nm 微孔滤膜过滤除菌，在 56 ℃下灭活补体 30 min，制成含药血清及空白血清，-20 ℃冰箱保存备用。将 PC12 细胞培养于含体积分数为 5% 马血清、10% 新生牛血清，1×10^5 U/L 青霉素、100 mg/L 链霉素及 2 mmol/L L-谷氨酰胺的 DMEM 培养液中，用 $NaHCO_3$ 和 HCl 调 pH 值至 7.0～7.2(完全培养液)，选取对数生长期细胞进行实验处理。将多巴胺能神经细胞株 PC12 细胞分为：对照组(未处理组)，PC12 细胞正常培养于 DMEM 完全培养液中；6-OHDA 处理组(模型组)，完全培养液中加入终浓度为 100 μmol/L 的 6-OHDA(预实验分别以 6-OHDA 25、50、100、150、200 μmol/L 孵育 PC12 细胞，6、12、24 h 和 48 h 后以 MTT 测定细胞存活率，结果选定 6-OHDA 100 μmol/L 作用 24 h 作为实验的干预点，其细胞生存率

为 51.6%）。6-OHDA 处理组孵育成功后，分为熄风定颤丸高、中、低剂量处理组，分别依次加入对应含药血清作用 2 h 后，加入完全培养液中；另设 6-OHDA+空白血清处理组：空白血清作用 2 h 后，加入终浓度为 100 μmol/L 6-OHDA 的完全培养液。从 6-OHDA 加入起继续培养 24 h，供检测。通过体外细胞培养技术，检测 PC12 细胞在熄风定颤丸低、中、高剂量含药血清、美多芭含药血清中的细胞凋亡数，获得熄风定颤丸最佳给药剂量，以 MTT 法检测 PC12 细胞存活率、流式细胞仪检测细胞凋亡及免疫印迹检测 Bcl-2、Bax 的表达。体外研究结果发现，与美多芭组相比，熄风定颤丸能显著地增加 PC12 细胞存活率、减少细胞凋亡数目，且促凋亡因子 Bax 免疫阳性细胞表达数明显减少，抑制细胞凋亡因子 Bcl-2 免疫阳性细胞表达数明显增多。

2. 体内研究

选 SD 雄性大鼠 160 只，采用改良 Thomas 方法制作 PD 大鼠模型，造模成功后将大鼠随机分为美多芭组、熄风定颤丸组、美多芭加熄风定颤丸组和模型组，另设假手术组及正常对照组，每周称体重一次，按体重调整给药量，每日 1 次，共灌胃 6 周。每组在治疗后 1、2、4、6 周，每周五上午 8 点用 Apo 0.5 mg/kg 诱导，钟式测转仪测量旋转次数，观察大鼠行为学变化，包括眼睑下垂、缩头、拱背、尾巴僵硬、上翘、两耳竖起、四肢颤动、头部颤动，将观察结果综合评分，总分等于各部评分之和。采用 ELISA 和 Western Blot 分别检测熄风定颤丸对 PD 模型大鼠 GSH、GSH-Px、UA、MDA 及 NO 含量和 α-突触核蛋白和泛素蛋白表达的影响，电镜观测大鼠纹状体 DA 神经元细胞凋亡数；进而对熄风定颤丸的抗氧化应激损伤、改善泛素-蛋白酶体系功能及调控细胞凋亡的作用机制进行研究。体内研究结果发现，与模型组、假手术组和美多芭组相比，熄风定颤丸组及熄风定颤丸联合美多芭组 PD 模型大鼠中脑黑质区 GSH、GSH-Px、UA 及 NO 含量明显增加，MDA 含量明显降低，其中以熄风定颤丸联合美多芭组效果最明显，表明熄风定颤丸具有显著的抗氧化应激作用。同时研究还发现，与模型组、假手术组和美多芭组相比，熄风定颤丸组及熄风定颤丸联合美多芭组 PD 模型大鼠中脑黑质区 α-突触核蛋白、泛素蛋白免疫阳性细胞表达数明显减少，其中以熄风定颤丸联合美多芭组效果最明显，说明熄风定颤丸联合美多芭具有改善蛋白降解通路的作用，减少错误折叠及异常代谢蛋白在中脑黑质区的沉积，减轻其对中脑黑质多巴胺能神经元细胞的毒性作用。

六、围绕帕金森病的防治编撰《帕金森病中西医结合诊疗学》

针对当前市售帕金森病医学研究专著较少，学术价值较高、流传较广的有《帕金森病》（陈生弟主编，2006 年人民卫生出版社出版）、《帕金森病健康指南》（孙斌主编，2005 年北京科学技术出版社出版）、《帕金森病诊疗关键》（高国栋主编，2004 年江苏科学技术出版社出版）、《帕金森病临床新技术》（陈生弟主编，2002 年人民军医出版社出版）、《帕金森病》（索爱琴主编，2000 年河南医科大学出版社出版）、《帕金森病诊治 120 问》（孙斌主编，1996 年金盾出版社出版）等几部帕金森病研究专著。但有关中西医结合治疗帕金森病的专著较少，与中西医结合治疗该病的优势和地位极不相称。因此，亟须在有丰富经验的专家、学者领衔之下，编撰内容较新、科学全面的帕金森病中西医结合诊疗专著，以推动相关临床、教学和科研工作的开展。马云枝教授在多年研究工作的基础上，依托国家级和省级课题研究成果，编撰《帕金森病中西医结合诊疗学》，这一项目 2012 年被河南省科技厅立项资助，这一专著的编撰全面反映了当前帕金森病的中西医诊断、研究、治疗的现状和水平，重点结合作者长期的临床实践，论述该病中西医结合治疗过程中的难点、疑点，以及在中医辨证用药方面的新观点，系统总结当前中西医结合防治帕金森病的研究成果，为广大医生及医学生提供一本较为系统全面、实用价值较高的中西医结合方面的参考书籍。全书以突出临床实用，条理清晰，问题简繁得当，密切联系临床实际，又不失系统性和完整性。力求反映帕金森病的中西医治疗现状，诠释当前对这一疾病病因病机的理解和进展。

七、成立首家“帕金森病研究所”，创建首个“中医帕金森病网”

为了推动我省帕金森病诊疗专科化、分级化和全程化管理，马云枝教授牵头的“河南中医学院中西医结合帕金森病研究所”作为河南省内首个帕金森病专科研究机构挂牌成立，以进一步提升河南省帕金森领域专科医师的诊疗水平，更好地为帕金森病患者提供全方位、综合性的诊疗服务。为了给众多的帕金森病患者提供更加方便快捷的寻医问药及就医平台，随之建立了“中医帕金森病网”，为众多患者答疑解惑，进一步提高了河南中医学院中西医结合防治帕金森病研究团队的学术知名度和社会影响力。

八、马云枝教授治疗帕金森病的经验传承及用药规律分析

国家中医药管理局早在2011年就制定了医药卫生中长期人才发展规划，切实做好名老中医药专家学术经验传承工作，探索建立不同中医药学术传承和推广应用的有效方法和创新模式，确定了全国名老中医药专家传承工作室建设项目，将名医传承提升到了国家战略地位。

2012级硕士研究生许玉珉跟随马云枝教授学习3年余，聆听教诲，受益匪浅，2018年她从广州中医药大学博士毕业后，回到了河南中医药大学第一附属医院脑病科工作，边做临床边做科研，为了将马云枝教授治疗帕金森病的临证经验和学术思想传承好、发扬好，通过日常跟诊、查房，系统总结并发表了关于马云枝教授治疗帕金森病的理论探讨、典型验案及学术思想等多篇学术论文。马云枝教授指出，帕金森病病位在脑，与五脏相关，因脑是精髓、神明聚集和发出之处，不仅是人体思维意识活动的物质基础，也是精神意识活动的枢纽，若髓减脑消可导致肢体运动功能障碍，患者多出现表情呆板，面容憔悴，行动迟缓，严重者生活不能自理等一系列症状。她提出阴虚动风论，主张滋水涵木法。因中老年之后，肝肾日渐亏虚，肾水不能涵养肝木，阴不制阳，风气内动，上可扰及头目清窍，外可致络脉失养而致头部、肢体震颤，眩晕欲仆、天旋地转等动风之症。因起病隐匿、进展缓慢，很多患者误以为手抖、行动迟缓等是年纪大了的通病，导致就诊时间延误平均超过半年。

“滋水涵木法”是马云枝教授根据中医五行生克规律及“乙癸同源、肝肾同源”理论，主张论治肝肾阴虚型颤证。五行学说中，肝属乙木，肾属癸水，二者同居下焦，精血同源，母子相生。颤证之病，以肝肾阴虚为本，阳亢风动为标，通过滋养肾阴使肝体得养，肝阳得潜，滋养肾水以固本，潜降肝阳以治标，阴足则阳伏，阳平不灼阴，实为肝肾同治，标本兼顾之法。马云枝教授在“滋水涵木法”的理论指导下，结合多年论治PD的临证经验，汲取历代名医学术精华，精选历代医家名方、验方，遵辨证施治、遣方用药思想，采用现代中成药制剂工艺研制出了具有补益肝肾、平肝潜阳、息风定颤功效的纯中药制剂熄风定颤丸。本方紧扣阴虚风动的病理基础，在补益肝肾以滋水涵木、平肝息风，辅以理气通络活血，使肾水不亏，肝木得以滋润，虚风自止。

马云枝教授发现部分帕金森病患者虽形体消瘦，但舌体胖大有齿痕，苔面水滑，苔厚腻，脉象濡滑等一派湿困脾胃之征，她认为这种现象与现代人们生活方式改变、嗜食肥甘厚味、安逸少动有关。

尽管历代医家对本病的认识及辨证论治多从肝肾不足、气血亏虚入手，但忽视了脾胃在帕金森病的发生、发展过程中的重要作用。熟读中医基础理论后，马云枝教授提出此类患者以脾虚胃弱，痰瘀动风为基本病机，进一步强调健脾益气和胃、化痰息风通络的学术观点，并从理论上系统阐明了脾胃与帕金森病的关系。

“培土息风通络法”是马云枝教授基于上述理论基础、五行生克制化理论、脏腑生理功能基础上提出的。五行学说中，脾属土，肝属木，木有疏土之用，土有培木之功，若在各种致病因素作用下，都会打破二者之间的生克制化的协调关系，出现土壅木郁、风气内动等病理变化。肝风内动的重要病机之一是阳明脉虚，土衰木乘。“肝为起病之源，胃为传病之所”“肝风内扰，阳明首当其冲”，尤为重视脾胃虚弱对肝风内动病机的影响。从中医整体观念的角度出发，她认为颤证发病多与肝、脾关系密切，主张“培土息风通络法”的指导思想论治颤证，培土不忘息风通络，肝脾同治，使土运肝柔则体内痰瘀不存，疗效显著。同时，马云枝教授考虑到现代人们由于生活方式的转变，生活节奏的加快，饮食结构的不合理，饮酒无度、嗜食炙脔肥甘之品、安逸少动、长期熬夜、各种压力等不良因素，直接或间接伤及脾胃，脾失健运则聚湿生痰，痰饮诸邪内伏体内，日久郁而化热生风。痰浊、瘀血、虚风等邪气内生，郁久化热化火形成痰毒、瘀毒、火毒等，浊毒易攻脏腑经络，败坏形体官窍，导致神机失用，筋脉失养。马云枝教授临证施以扶正攻邪诸法，其用药均宜平和为贵，扶正不留邪，祛邪不伤正。因脾胃位居中焦，气血化生之源，五脏六腑四肢百骸皆赖其所养，故扶正祛邪必当健运脾胃。故在常规治疗用药基础上采用健脾益气、益胃生津的顾护脾胃法。

随着对帕金森病的深入研究，马云枝教授注意到帕金森病患者除了运动功能障碍之外，多合并抑郁症、焦虑症、顽固性失眠、认知障碍、嗅觉减退、流涎、大量出汗、直立性低血压、顽固性便秘、不宁腿综合征等非运动症状，这些非运动症状是致残的主要原因，给帕金森病患者带来了诸多困扰，严重影响临床疗效和患者生存质量。这种现象引起马云枝教授的极大关注和重视，因早期症状缺乏特异性，发生率高、识别率低、个体差异大，马云枝教授主张在西医常规治疗的基础上，应积极发挥祖国医学辨证论治理论体系的优势，探寻中医药治疗非运动症状的方法。早期擅长单纯运用中药治疗，改善非运动症状，延迟西药应用时间；中晚期中西医并用，减轻西药不良反应、延缓病程进展，弥补了单纯西药治疗的疗效衰减、不良反应、并发症等诸多不足。

在临床诊疗过程中，马云枝教授发现帕金森病患者合并精神症状的发生率高达87.5%，其中抑郁症最为常见，因其发病率高，严重影响患者的治疗效果，加剧病情而不利于疾病恢复。帕金森病合并抑郁症属祖国医学“郁证”范畴，多因肢体震颤、行动迟缓、日常生活如穿衣、吃饭、如厕等自理能力逐渐丧失，严重者不能自理等生理变化难以接受；复因颤证病程长，致残率高，患者易产生情绪低落、善太息，一吸为快现象，兴趣缺乏，胸胁胀痛、易怒喜哭、恐惧、疑虑心理，久之导致肝失疏泄，脾失健运，心失所养，脏腑阴阳气血失调发为郁证。抑郁症是颤证的兼证，即“因病致郁”。患病后社交活动减少、生活自理能力受限等不适应，从而促发情感障碍，失去对生活、工作的信心。若失治或误治，日久可致气机运行不畅，血瘀痰湿火毒内生，心神不宁，变证丛生。因此，既有情志不舒等诱因，又痰湿瘀火互结、扰及心神的病机特点，在治疗上应针对病因病机辨证施治，以畅达气机，疏肝解郁为基本治则，并根据痰郁、血郁、湿瘀、食郁、火郁等程度不同而随证治之。马云枝教授临证善用柴胡疏肝散、越鞠丸、丹栀逍遥散等加减化裁，共奏疏肝解郁，畅达气机之功，为帕金森病伴抑郁症的常用良方。

顽固性失眠在帕金森患者群中非常常见，是 PD 的常见非运动症状之一，马云枝教授在临床诊疗过程中发现其发生率高达为 40% ~90%。现代医学多采用单纯的镇静催眠药治疗，近期疗效尚可，但长远疗效难以维持，部分镇静催眠药半衰期较长，次日晨起时患者多感到倦怠乏力，头昏沉不适、精神不振、嗜睡等不适症状，影响白天的生活、学习和工作，且长期服用易产生耐药性、躯体依赖性及肝、肾功能损伤等副作用。马云枝教授指出，人是一个有机整体，最讲究阴阳的协调平衡，正所谓“阴平阳秘，精神乃治”。保证充足的睡眠就会精力充沛、思维敏捷，若睡眠时间和深度不足，不能消除疲劳、恢复体力就会表现出神情烦躁、精神萎靡、注意力不集中、记忆力减退等症状，严重影响临床治疗效果，不利于疾病的恢复。针对这一现象马云枝教授查阅了大量有关失眠的中医文献资料，熟读王清任《医林改错》：“夜寐多梦是血瘀，平素平和，有病急躁是血瘀”，《丹溪心法·六郁》：“气血冲和万病不生”，《素问·举痛论篇》：“百病生于气也”等经典论述后指出，帕金森病合并顽固性失眠患者，多因年高体衰、久病体弱、气虚血瘀、阴虚血少、扰及心神而发为本病。百病皆与气血失调有关，失眠亦不例外。

早在 2007 年马云枝教授曾发表了“从气血论治失眠经验初探”学术论文，该文章根据患者不同体质将失眠分为以下 4 型：①气郁化火，阴血不足证者，根据“火郁发之”的原则，调畅气机、补血安神，以丹栀逍遥散加减化裁；②气郁血瘀证者，化瘀安神，以化瘀为主，理气为辅，以血府逐瘀汤加减；③气郁痰热证者，当理气安神，清热化痰，以黄连温胆汤为主方；④气血两虚证者，偏气虚者以归脾汤加减化裁，偏血虚者以酸枣仁汤治疗。马云枝教授认为安神定志法要根据不同的病机随证用之，有清心安神、补气安神、养血安神、滋阴安神、平肝安神、化瘀安神、和中安神、化痰安神、理气安神、填髓安神等诸多方法。她善用生龙骨、生牡蛎、朱砂、琥珀粉、珍珠母等沉降类矿物质重镇安神；常用朱茯神、炒枣仁、柏子仁、百合、首乌藤、酸五味子等养心安神。同时结合针灸以舒经通络、活血行气，善用具有安神定志的神门、四神聪、内关、百会、三阴交、印堂、安眠等腧穴，针药结合，对治疗帕金森病引起的睡眠障碍具有显著的优势，丰富和发展了帕金森病合并顽固性失眠的治疗方法，提高了疗效。

便秘是帕金森病患者常见的不适症状，大便干结，没有便意，常 4 ~5 d 没有大便，甚则长达 10 d 大便不下，因大便日久不行，出现口臭、烦躁、食欲下降，造成极大的痛苦。《素问·灵兰秘典论篇》曰：“大肠者传导之官，变化出焉”，马云枝教授认为，帕金森病患者便秘属大肠传导失常，同时与脾、肝、肾、肺的功能失调密切相关。其病性有实有虚，实证病因有饮食不节，过食辛辣，导致肠胃积热，大便干结；或抑郁思虑，肝气郁滞，通降失常，大肠传导不利。虚证多因年老体虚，气血阴津亏虚，肠道失润，传送无力，而发为虚秘。马云枝教授指出，在治疗帕金森病合并便秘时，要分清虚实，以通下为原则。对于肠胃积热型便秘，采用通腑泄浊法，常用大承气汤加减；大便坚硬如栗者，则加用芒硝 10 g 冲服，软坚散结以达泻下之功。如果为肝气郁滞而致便秘，则重用积实、厚朴各 30 g 顺气开郁，加火麻仁 15 g、郁李仁 15 g 润肠通便。对于老年患者症见大便不干，但排便困难，或大便干结，便后乏力、气短者，多为气血亏虚，肠道失润，马云枝教授常采用益气养血、润肠通便的方法，药用黄芪、当归、麻仁、蜂蜜，或用生脉散补肺益气，增水行舟。如果患者大便干结如羊粪，盗汗、失眠，舌红少苔，脉细数，则为肝肾阴虚，肠失濡润，治疗则以滋阴润肠通便为法，用增液汤加枸杞子、火麻仁、生地黄等。另外，帕金森病患者合并难治性便秘多属气血亏虚、阴虚肠燥，故加用润肠通便的火麻仁、郁李仁，少量运用软坚散结的芒硝以祛标实，同时强调生大黄为苦寒攻下药物，用时要小量，适可而止，以免伤及脏腑阳气。

多年来马云枝教授围绕帕金森病的中医药防治埋头深耕科研沃土，夜以继日地实践探索，先后发表SCI、国家级及省级医学核心论文50余篇，获得河南省科技进步二等奖1项，河南省科技成果一等奖1项。目前熄风定颤丸月门诊销量上千瓶，为医院创造了良好的经济效益和社会效益。

第五节　苦心钻研失眠，分期分脏腑论治

失眠是最常见的睡眠障碍性疾病，尤其在压力逐渐增加的当今社会，通常是以入睡或睡眠维持困难所致的睡眠质量或数量达不到正常生理需求而影响白天社会功能的一种主观体验，严重影响患者的身心健康。

经过长期临床观察和精心研究，马云枝教授认为引起失眠的原因有多种，如情志所伤、劳逸失度、久病体虚、饮食不节、起居无常等。一旦引起失眠，伤及诸脏，精血内耗，每多形成顽固性不寐。阳强不秘，阴虚不敛，肝肾阴亏，水不涵木，肝阳亢逆于上，阳不入阴，使肝阴与肝阳不能保持相对平衡状态，则肝阳相对亢盛，且浮动上亢，终致肝肾阴虚，肝阳上亢，发为本病。

马云枝教授结合多年临床经验，根据《黄帝内经》“诸寒之而热者取之阴”的理论，提出养阴平肝是顽固性失眠的主要治法。对失眠患者，应辨证分型，中西医结合对症治疗；对抑郁患者引起的失眠，以健脑化痰、解郁安神为主；对更年期女性患者，以滋补肝肾、镇心安神为主；对年轻人因思虑劳倦过度引起的失眠，以疏畅气机为主；对因慢性病，如脑中风、帕金森症等引起的失眠应标本兼治，中西药并用；对长期睡眠质量差的老年患者，以重镇安神为主，方药随证加减是治疗失眠的要旨。同时，马云枝教授还创新性地提出论治失眠宜从脏腑、五行和三焦论治。若失眠患者病在上焦者，心肺在上，在上者宜降：因肝火上炎，心火亢盛导致失眠，患者出现精神不衰、面色潮红、语声洪亮、心烦易怒、咽干口苦、口渴多饮、大便干、舌体纤颤、舌尖边红、苔薄黄或薄白少津、脉弦细有力等症，应以清心火为主，兼顾滋心阴，方用朱砂安神丸、龙胆泻肝汤、半夏泻心汤等加减。病在中焦者，脾胃居中，气机升降之枢轴：若因胃火旺盛，腑气不通导致失眠，患者出现嗳腐吞酸、呃逆连声、渴喜冷饮、腹胀便秘、舌质红、苔黄燥、脉弦滑等症，根据实则泻之的原则，使胃气下降则上逆之心火下降，方用增液承气汤、调胃承气汤、清胃散等清泻胃火，通腑泄热。病在下焦者，肝肾在下，在下者宜升：多因肝肾阴虚，水不涵木导致肝阳上亢引起失眠者，患者出现头晕头痛、耳鸣、二目干涩、颧红盗汗、腰膝酸软、肢体震颤、舌质暗红、苔薄白或光红无苔少津、脉弦细数等症，因肝肾同源，常用镇肝息风汤、天麻钩藤饮、杞菊地黄汤等加减化裁。多年来，马云枝教授围绕失眠这一顽症主题，发表学术论文16篇，如《马云枝运用镇肝息风汤治疗失眠症经验》《马云枝教授运用温胆汤治疗失眠症经验》《从毒论治顽固性失眠》《辨虚实阴阳治失眠》《马云枝教授运用知柏地黄汤治疗失眠症经验》《马云枝教授从五行学说论治失眠经验》《马云枝教授从肝胆论治失眠经验》《针药结合治疗顽固性失眠90例疗效观察》等学术文章先后发表在《中华中医药杂志》《时珍国医国药》《中医学报》《中国中医药报》《中医研究》等杂志。

第六节　面神经麻痹的防治研究

面神经麻痹是神经内科常见病、多发病，也称为面神经炎，是茎乳孔内面神经非特异性炎症所致。通常急性起病，在数小时至数天达高峰，主要变现为患侧面部表情肌瘫痪，额纹消失，不能皱额蹙眉，眼裂不能闭合或者闭合不全；部分患者起病前 1～2 d 有患侧耳后持续性疼痛和乳突部压痛。体格检查时，可见患侧闭眼时眼球向外上方转动，露出白色巩膜，称为贝尔征；鼻唇沟变浅，口角下垂，露齿时口角歪向健侧；由于口轮匝肌瘫痪，在做鼓气、吹口哨动作时出现漏气现象；颊肌的瘫痪造成食物易滞留在患侧齿龈；部分患者还会出现同侧舌前 2/3 味觉消失。任何年龄均可发病，多见于 20～40 岁，男性多于女性，复发率达 10% 左右。30% 的患者因病情较轻，经休息治疗后即可自愈，约有 30% 患者由于早期得不到正确的治疗，遗留口眼歪斜、面肌痉挛、鳄鱼泪综合征及面肌联带运动等症状，给患者的身心带来了极大的痛苦。

祖国医学对面瘫多有论述，早在一千多年前的《黄帝内经》就有关于“口僻”的记载，《灵枢・经筋》曰：“颊筋有寒则气急，引颊移口。”东汉医圣张仲景在《金匮要略・中风历节病》中曰：“贼邪不泻，或左或右……，㖞僻不遂”，称本病为“㖞僻”。隋代巢元方著《诸病源候论・风口㖞候》曰“口㖞邪僻，是风入于颔颊之筋故也”，结合病因称之为“风口㖞僻”。南宋・陈言撰著《三因极一病证方论》则称“口眼㖞斜”是以其发病时的主要症状命名。清代林佩琴《类证治裁》曰“口眼㖞斜，血液衰涸，不能荣润筋脉”，阐述了口眼㖞斜的病机为血不养筋。清代喻嘉言《医门法律》曰“口眼㖞斜，面部之气不顺也”，以发病症状记载命名。“面瘫”一词首见于清代廖润鸿所著《针灸集成》并一直沿用下来。人民卫生出版社第七版《中医内科学》中则明确提出“口僻”的病名，将口僻与中风病区别开来，“口僻主要症状是口眼歪斜，常伴耳后疼痛，而无半身不遂或神志障碍，多因正气亏虚，风邪入络，气血痹阻所致”。

面神经麻痹发病原因，现代医学认为与急性病毒或非特异性感染引起的免疫或变态反应有关，常见如疱疹、腮腺炎、麻疹、流感及巨细胞病毒等；面神经本身病变，如营养面神经的血管遭受寒冷、外伤、中毒等多种因素侵袭，致局部组织缺血、水肿、面神经受压等；外周因素致使面神经麻痹，如茎乳孔内病变对面神经的压迫或血循环运行障碍等。

中医认为本病的病因病机分为正气不足，络脉空虚，卫外不固，风邪入中经络，气血痹阻面部，阳明经筋失于濡养，肌肉纵缓不收而病，且有风寒，风热之别；风性善行数变，深入脑户，以致邪阻脉络，导致面肌瘫痪；风痰阻络，经脉瘀滞失养造成面神经麻痹，并认为风痰瘀血阻滞经脉是面瘫发病的基本病机，而内风与外风之间的相互影响，内外合邪使病情错综复杂。

在治疗上现代医学多采用药物治疗、外科手术及神经康复等方法，药物多用糖皮质激素、抗病毒治疗及神经营养剂，而中医药对本病的治疗则主要以辨证分期论治，及中医外治法如膏药外敷、针灸、走罐和穴位注射等方法进行治疗。

中医药物外治法是中医治疗体系的重要内容，具有使用方便、易于吸收、疗效快、不良反应小等优点，近年来在临床中得到广泛应用，不仅在中医外科中得到大量应用，在内科、骨伤科、儿科、妇科的应用中也取得了显著的临床疗效和大多数患者的认同感。

中医外治法历史悠久,《五十二病方》开创了中医外治法的先河,详载了敷贴、药浴、熏蒸、涂敷、烟熏等多种方法,清代吴尚先《理瀹骈文》的问世标志着中医外治法理论体系的形成。药物外治法是中医外治法的重要内容,其可根据疾病所在部位,以及病情发展变化的需要,将药物制成不同的剂型,应用于皮肤、孔窍、腧穴等部位,使药物直达患处,从而达到疏通经络、扶正祛邪、活血化瘀、消肿散结等功效。随着现代研究的不断深入,药物外治法完成了从单味药到复方药,从简单外敷到多种剂型的转变,外治法不断得到升华。膏药古代称为“薄贴”,是按照配方把药物加入植物油或动物油中熬炼成胶状物质,涂在布、纸或皮上而制成的制剂。吴师机把膏药的功效概括为“拔”和“截”。病所结聚,拔之则出;病所经由,截之断邪,“拔”即驱邪,“截”即截断传变途径。膏药的功效重在宣通之法,药物从皮毛入,发挥疗效,使得气机条达而病情自愈。

内病外治法是祖国医学传统疗法之一,中医理论认为气血运行与经络有关,因为它通表达理,网罗全身、维持人气血的正常运行,而疾病之发生,皆因外感六淫之气或内伤七情或饮食失节,而致经气郁滞、脉络瘀阻、痰浊瘀血痹阻成疾有关。外治法与内治法机制相同,但方式各异。现代研究表明:药物外治法通过经皮给药系统,把药物有效成分经过皮肤吸收进入机体血液循环系统,从而达到有效血药浓度,阻止了胃肠道的破坏及对肝的影响,同时也降低了药物毒性和对机体的不良反应等。相关研究显示,药物外治法的作用机制与“三微”调平衡、经络腧穴学等因素相关,“三微”即局部“微刺激”“微作用”“微吸收”,药物通过“三微”调节体表“神经-内分泌-免疫”网络机制,从而取得从局部到整体的临床疗效。

面瘫是临床常见多发病,每个季节均有发病,但以冬春季节和炎热的夏天发病率最高。本病可见于任何年龄,小到一至几岁的儿童,大到七八十岁的老者,有的高血压、糖尿病患者患面瘫后常常同时合并带状疱疹,这样的患者临床病情较重,很多患者由于失治误治就留下口眼歪斜的后遗症,患者非常痛苦。如果是年轻的面瘫患者,几乎等于毁容,对患者及家庭工作,受到很大影响。这个疾病虽然不像中风那样会引起患者偏瘫和失语,甚至死亡,但是所造成的口眼歪斜及面部肌肉跳动的后遗症,也给患者造成极大的痛苦。由于属于面神经损伤,治疗难度也较大,因此在药物治疗的同时也要重视中医的外治法。在中医“外治之理,即内治之理,外治之药,即内治之药,所异者法耳”等理论指导下,马云枝教授认为对于面神经麻痹的治疗,除了采取中医辨治,若能研制一种膏药在病侧面部进行局部贴敷,就可以达到“汤药治其内,药物外敷治其外”的作用,促进面瘫的恢复和好转。

从 2000 年开始,马云枝教授开始了牵正膏的临床观察研究,经过数百例患者的临床观察,疗效明显,无不良反应,且给药途径快捷简单,患者易于接受。牵正膏 1998 年 9 月经郑州市卫生局郑卫药字(1998)注册批准应用于临床,作为河南中医药大学第一附属医院院内制剂应用。“牵正膏治疗面神经麻痹的临床与实验研究”在 2001 年中标河南省教育厅项目,经过近 3 年的研究工作,在制备工艺、质量标准、临床疗效观察、实验研究、电生理研究上完成了药物成分含量测定、膏药质量控制、临床疗效对比、动物实验、电生理实验等,研究得出牵正膏成分安全,临床疗效明确,对实验大鼠、小鼠的急慢性炎症有明显的抑制作用,并能明显改善受损面神经。2003 年课题获得河南省教育厅科技成果奖二等奖。

1. 牵正膏的方药组成

牵正膏是在宋代杨谈《杨氏家藏方》名方牵正散基础上遣方而成,根据面瘫发生的病机特点,制成的外用膏药，将药物直接作用于局部或患处，通过药物的透皮吸收、肌肤渗透吸收等机制而发挥作用。临床适应于风痰阻于头面经络，致经隧不利，筋肉失养，弛缓不用引起的面瘫。由白附子、全蝎、白僵蚕、草乌、乳香、没药、肉桂、当归、川芎九味药组成。方中白附子辛温燥烈，入阳明经而走头面，以祛风化痰，尤其善散头面之风为君。全蝎、僵蚕均能祛风止痉，其中全蝎长于通络，僵蚕且能化痰，合用既助君药祛风化痰之力，又能通络止痉，共为臣药，药虽三味，合而用之，力专而效著。风邪得散，痰浊得化，经络通畅，则喎斜之口眼得以复正，是名"牵正"。再加制草乌辛苦热、祛风湿、散寒邪、温经止痛；制乳香、制没药，活血止痛，消肿生肌，临床上有以此二药为主外敷治面瘫者。肉桂散寒止痛、通利血脉；当归、川芎活血化瘀、通经活络，《神农本草经》曰其"主筋骨间寒热痹、拘挛"。诸药合用，温散并用，温通兼使，旨在祛风、化痰、活血、通络，适用于气血亏虚，风寒湿邪侵袭面部经脉导致风痰、瘀血、寒湿之邪痹阻络脉，肌肉失于濡养，面部肌肉麻木、歪斜、痉挛等症。经脉所行，主治所及。将药膏贴敷于足阳明胃经之颊车穴，手少阳三焦之翳风穴、奇穴太阳。足阳明胃经是一条循行于整个面部的主要经脉，若为邪气所侵，可致面部经气运行障碍，造成面部肌肉瘫痪，故取足阳明胃经之颊车穴。三焦经循行与耳、眼肌、颊肌、颞肌关系非常密切，且面瘫发生时，常是阳明、少阳两经同时受邪，故面瘫发生的症状常兼有耳鸣、耳后乳突痛，重听、耳部带状疱疹等，故取手少阳三焦之翳风穴。奇穴太阳主目疾，皆近取之意，从而使药力直达病所，激发经气，搜风化痰、活血通络，取效迅捷。应用时尤其强调早期应用，祛邪务尽的原则。

2. 牵正膏的制备工艺

在制备工艺研究方面，牵正膏为传统黑膏药剂型，根据方中各药味所含成分理化性质的不同，分别进行处理。将肉桂、当归及1/2量的乳香、没药等4味药粉碎成细粉，过筛，混匀。其余药味酌予碎断，与麻油同置锅内，以文火炸至药材外呈深褐色，内呈焦黄色，捞取药渣后的油继续炼至滴水成珠后下丹，加入红丹，继续炼至滴水成珠，收膏，将膏浸泡于水中，去火毒，微热后加入上述细粉，搅匀，摊涂，即得。对乳香主要成分桂皮醛进行含量测定，并进行了相应方法学的研究。没药、肉桂和当归含有较多的挥发性成分，以粉末直接加入膏药成品，方中其余药味均油炸提取。对药材粉碎的出粉率，炸料、炼油和下丹的温度条件进行了考察。

3. 质量标准

在质量标准研究方面，根据处方中各药味的处理方式及主要成分的理化性质进行鉴别和含量测定。对当归、肉桂、乳香和没药这4种以粉末形式入药的药味，采用显微方法鉴别。采用薄层色谱法，以当归对照药材鉴别当归，以桂皮醛对照品鉴别肉桂。按《中国药典》膏药项下的要求，对本品外观性状和装量差异项进行检查。采用薄层扫描法，对方中肉桂的主要成分桂皮醛进行含量测定，并进行了相应的方法学研究。

4. 实验研究

在实验研究方面：①抗炎实验应用大鼠棉球肉芽肿法、小鼠耳肿胀法观察牵正膏的消肿作用，结果提示牵正膏组大鼠肉芽净重明显降低；小鼠左右耳重量之差明显低于空白对照组，证明牵正膏能抑制大鼠棉球肉芽增生及二甲苯所致的小鼠耳肿胀，具有显著的消肿作用，从而达到对急、慢性炎症有抑制作用。②镇痛作用应用醋酸所致小鼠扭体反应、小鼠热板致痛的实验方法，结果表明牵正膏能明显减少醋酸引起的小鼠扭体次数，提高小鼠热板致痛的痛阈值，具有显著的止痛作用。

③观察牵正膏对正常小鼠肠系膜微动脉的扩张作用及对体外血小板聚集的影响，结果：牵正膏能使正常小鼠肠系膜微动脉扩张，具有一定的扩血管作用，并能明显抑制 ADP 诱导的体外大鼠血小板的聚集。④实验动物电生理研究方面，以豚鼠 40 只为对象，随机分为假手术组，生理盐水组，地塞米松组和牵正膏组，每组 10 只。以磨制的眼科止血钳于茎乳孔处压迫面神经，造成Ⅱ度损伤，制作可逆性面瘫模型 30 只，分别采集制模前、后及用药 3 周后的神经放电。结果显示牵正膏组能明显改善受损面神经放电，与地塞米松组、生理盐水组比较（$P<0.01$，$P<0.001$）存在差异显著。

5. 临床研究

①在临床疗效研究方面，把 150 例急性面神经炎患者作为观察对象，随机分为牵正膏组和对照组，牵正膏组以牵正膏外敷为主，辅以中医辨证施治内服汤药，对照组口服强的松、B 族维生素。采用组间对照法。结果显示：牵正膏组疗效明显优于对照组，经 Ridit 分析，两组间疗效差异显著（$P<0.05$）。②在观察面神经电生理变化的影响方面，以 50 例急性面神经炎患者为观察对象，随机分为牵正膏组和对照组，分别测试治疗前后的面神经运动潜伏期及 M 波波幅。牵正膏组以牵正膏外敷适当配合中医辨证施治内服汤药，对照组口服强的松、B 族维生素。采用组间对照法和自身前后对照法。结果显示，牵正膏组面神经运动潜伏期缩短，M 波波幅提高，疗效优于对照组，统计学处理两组间差异显著（$P<0.05$）。

6. 现代药理学研究证明

全蝎的主要活性成分为蝎毒，能促进乙酰胆碱的释放，还可作用于轴突，活化 Na^+通道，影响神经膜的通透性，蝎毒的这一作用已作为研究快速钠通道的必要工具之一。白附子有镇痛、抗炎作用，并提高动物耐缺氧能力；僵蚕有抗惊厥及抑菌作用；草乌有镇痛、抗炎作用；肉桂能直接扩张外周血管，可提高动物耐缺氧能力并有抑菌作用；乳香、没药有抗炎、镇痛、调节免疫的功能；当归、川芎镇痛、抗炎，改善血液循环，可提高动物耐缺氧能力并有抗病毒、抑菌作用。现代药理学研究在一定程度上说明牵正膏具有以下功效：抗炎作用，从而减轻水肿，改善面神经在面神经管内的受压状态；改善局部血液循环及缺血状态；针对病因如抗病毒作用；促进受损伤面神经的修复，从而改善神经功能。

马云枝教授认为，面瘫临床治疗上应遵循中西医结合、辨证分期的治疗方案，按发病时间将该病其分为急性期、恢复期和后遗症期。治疗上急性期以解毒祛风，恢复期以活血化瘀除风，后遗症期强调养血除风，柔筋止痉。近年来围绕面瘫的防治，马云枝教授发表相关学术论文 10 多篇，撰写科普文章近 20 篇，应邀在河南省广播电台广播电视台进行专题讲座 10 多次，大大提高了面瘫的治愈率好转率，提高了广大群众对于面瘫危害的知晓率。

第七节　钻研疑难杂症，收效俱佳

马云枝教授融汇中西，学验俱丰，善于思考和探索，尤其擅长运用经方治疗神经内科疑难杂症。如肌萎缩侧索硬化症、多发性硬化、多系统萎缩、癫痫、偏侧舞蹈症等，均获得显著疗效，并发表研究疑难杂症的学术论文 10 余篇。

马云枝教授认为，肌萎缩侧索硬化症属于“虚损”“痿证”范畴，总属本虚标实之证。因先天禀赋不足，后天失养，导致肾水失与脾土所化水谷精微的充养，脾失于肾阳鼓动而不能升清，终致气血生化乏源，精血亏竭，筋脉肌肉失养而发病。因五脏相关，气血同源，阴阳互根，脾肾亏虚久而不复，五脏受累，病理产物渐生而见临床诸症。如“脾主肌肉”，脾胃健运失司，筋脉肌肉因失养而弛纵，不能束骨利关节，致肌肉筋骨软弱无力；肝肾同源，精血匮乏，肝失所养，导致阴虚阳亢无制而见肌肉颤动；咽属胃系，胃为受纳水谷之门户，脾气虚可致摄纳无权而见吞咽困难；肺主气，肾为气之根，脾土亏损则肺金失养，肾气不得充养而气机不能鼓动声门而见言语不清。心为脾之母，子盗母气，导致心血受损，神明无主而健忘、失眠；脾虚水谷不化精微，痰湿渐生，壅阻血络，痰瘀互结而见肢体失用、疼痛；痰湿郁久不化而生热，表现一派湿热交织之象。因此，本病以脾肾亏虚、渐及五脏为本，风、痰、火、瘀皆为标。在此理论基础上，马云枝教授提出，治疗该病应健脾益肾，顾护五脏固其本，祛痰化瘀，搜风剔络祛其标，针药结合，重视情志调畅，临床收效良好。

多发性硬化属祖国医学“痿证”“虚损”范畴，为本虚标实之证。本虚以肺、脾、肾三脏亏虚为主，可涉及肝。标实以痰、湿、热、瘀等毒邪为主。马云枝教授临床治疗多发性硬化经验丰富，她指出，肺脏受损、邪毒灼伤气津，皆可令“肺热叶焦”，不能输布津液，以致五脏、四肢筋脉失去濡养，痿弱不用。脾胃亏虚则气血生化不足，可见肢体痿软无力。脑为髓海，先天禀赋不足或素体亏虚，劳伤肾元，肾精亏虚，致使髓海空虚，脑失所养，发为本病。或有外感，或有内伤，感受湿热之邪，浸淫筋脉，蒙闭清窍，清阳不升，浊阴不降，致使营卫运行受阻。或热邪灼伤津液，致使筋脉肌肉失于濡养而诱发本病。而久病多瘀多虚，病久血液运行不畅，甚者痰瘀互结，瘀阻脉络而发病。因本病易于反复，病程迁延，病之始终均兼有不同程度的脾虚症状。故马云枝教授主张以顾护脾胃为基本原则。根据其发病特点将其分为急性期、缓解期和恢复期 3 个阶段来论治。急性期以清消并施治其标，缓解期以消补兼顾图其本，恢复期以扶正祛邪防复发。因临床实践多例疗效显著，许多患者从中受益。

从一名年轻大夫成长为临床科研不断创新、硕果连连的全国名老中医药专家，马云枝教授告诫自己的学生医学是经验科学，需要多年的经验积累，不断地创新总结，培养缜密的临床研究思维方式，在临床工作中发现问题解决问题，才能厚积薄发。在她看来，科学研究需要仰望星空，更需要脚踏实地。“科研的过程是比较枯燥的，但问题解决的那一刻，又是特别快乐和幸福的。因此，做研究就必须耐得住寂寞、坐得住板凳，既要抵抗得住繁华世界的诱惑，更要经得住一次次失败的打击。从想法的出现，到开始着手解决问题，再到成果发表，这是一个很长的周期。科学研究更多时候需要的是平平淡淡的坚守。”正是不断探索、持之以恒的精神推动着马云枝教授开展科学研究一路向前，这是她对学术的追求，也是她始终不变的初心和情怀。

附：荣誉证书——当之无愧　载誉而归

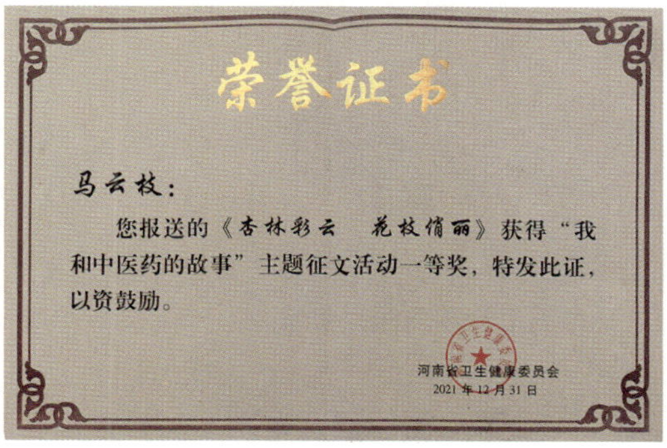
荣誉证书

马云枝：

您报送的《杏林彩云　花枝俏丽》获得"我和中医药的故事"主题征文活动一等奖，特发此证，以资鼓励。

河南省卫生健康委员会
2021年12月31日

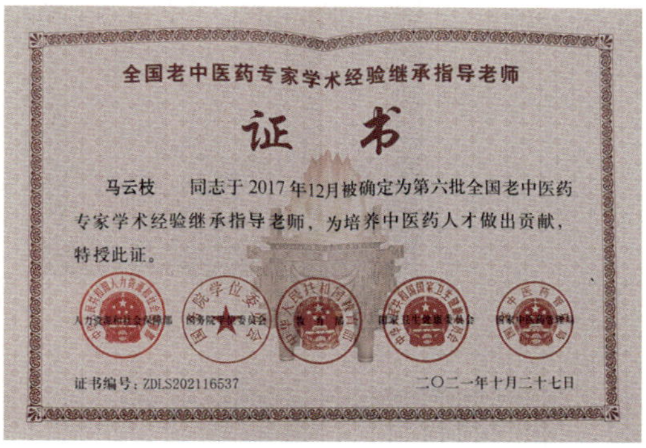
全国老中医药专家学术经验继承指导老师

证　书

马云枝　同志于2017年12月被确定为第六批全国老中医药专家学术经验继承指导老师，为培养中医药人才做出贡献，特授此证。

证书编号：ZDLS202116537　　二〇二一年十月二十七日

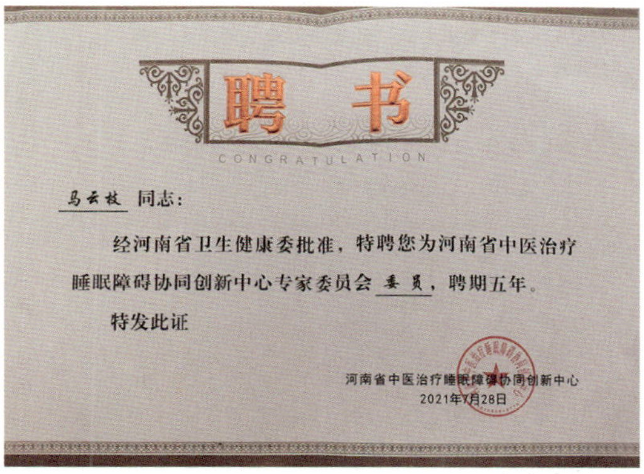
聘　书

CONGRATULATION

马云枝　同志：

经河南省卫生健康委批准，特聘您为河南省中医治疗睡眠障碍协同创新中心专家委员会　委员，聘期五年。

特发此证

河南省中医治疗睡眠障碍协同创新中心
2021年7月28日

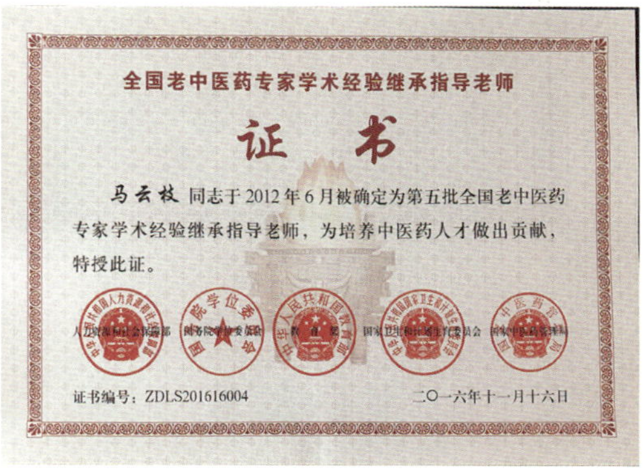
全国老中医药专家学术经验继承指导老师

证　书

马云枝　同志于2012年6月被确定为第五批全国老中医药专家学术经验继承指导老师，为培养中医药人才做出贡献，特授此证。

证书编号：ZDLS201616004　　二〇一六年十一月十六日

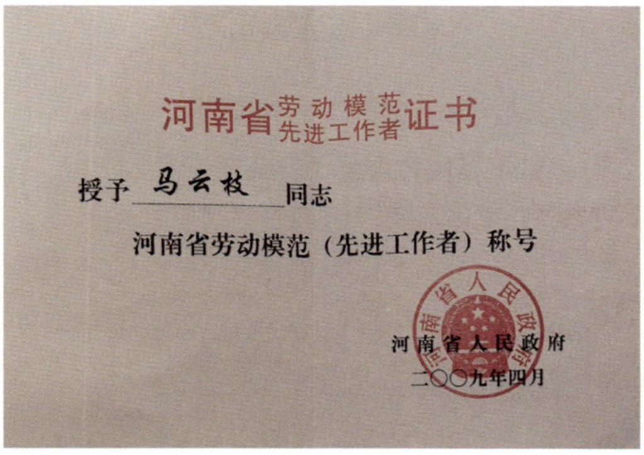
河南省劳动模范先进工作者证书

授予　马云枝　同志

河南省劳动模范（先进工作者）称号

河南省人民政府
二〇〇九年四月

河南省劳动模范证书

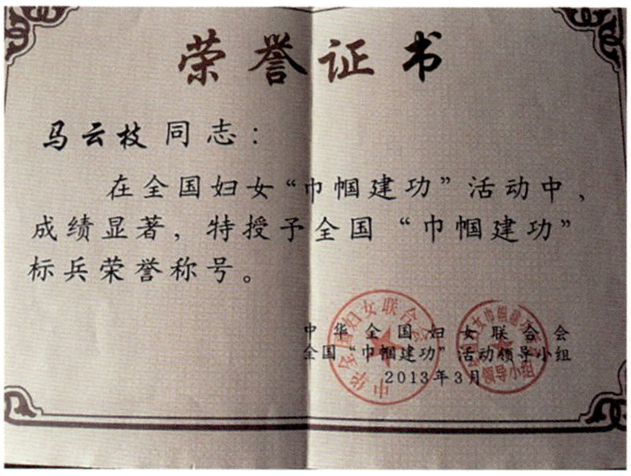
荣誉证书

马云枝　同志：

在全国妇女"巾帼建功"活动中，成绩显著，特授予全国"巾帼建功"标兵荣誉称号。

中华全国妇女联合会
全国"巾帼建功"活动领导小组
2013年3月

全国"巾帼建功"标兵荣誉证书

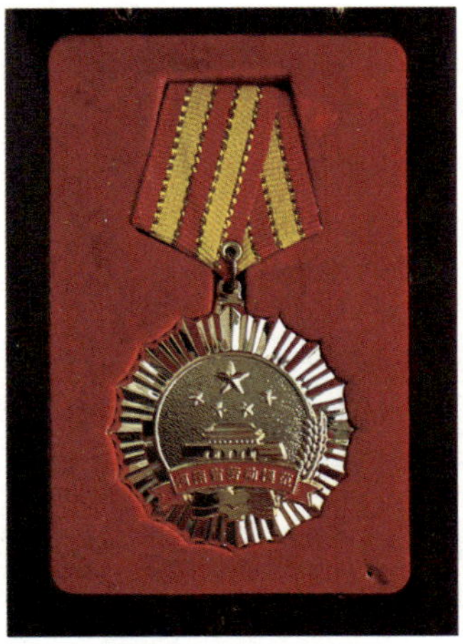

河南省劳动模范奖牌

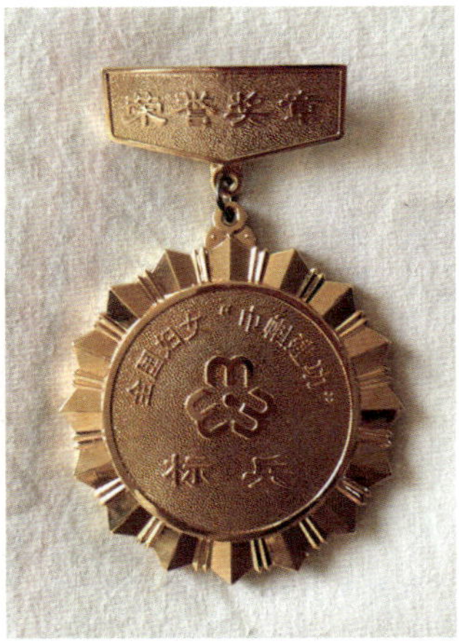

全国巾帼建功标兵奖牌

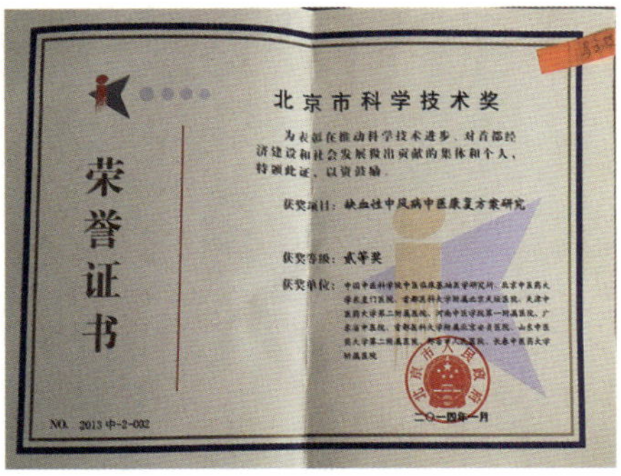
北京市科学技术奖

荣誉证书

为表彰在推动科学技术进步、对首都经济建设和社会发展做出贡献的集体和个人，特颁此证，以资鼓励。

获奖项目：缺血性中风病中医康复方案研究

获奖等级：贰等奖

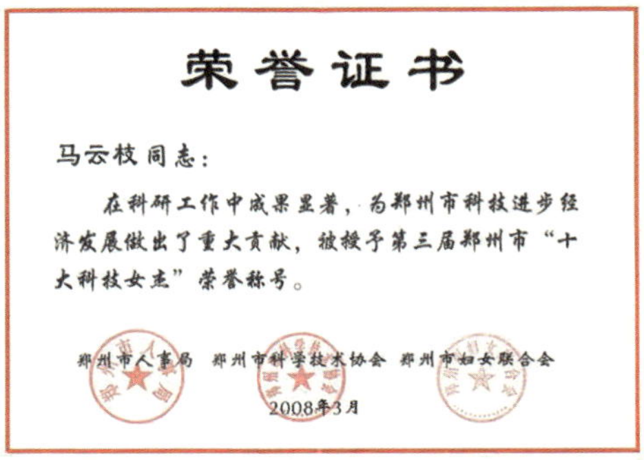
荣誉证书

马云枝同志：

在科研工作中成果显著，为郑州市科技进步经济发展做出了重大贡献，被授予第三届郑州市"十大科技女杰"荣誉称号。

郑州市人事局　郑州市科学技术协会　郑州市妇女联合会

2008年3月

郑州市"十大科技女杰"荣誉证书

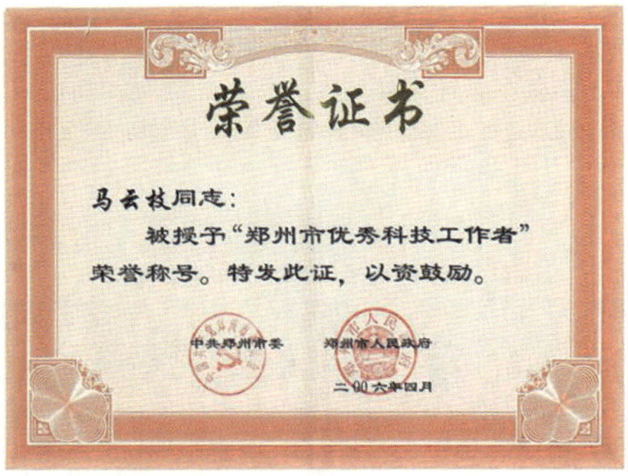
荣誉证书

马云枝同志：

被授予"郑州市优秀科技工作者"荣誉称号。特发此证，以资鼓励。

中共郑州市委　郑州市人民政府

二00六年四月

"郑州市优秀科技工作者"荣誉证书

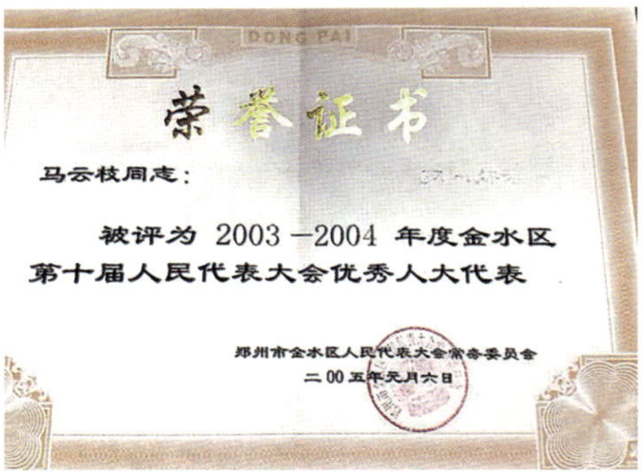
荣誉证书

马云枝同志：

被评为 2003－2004 年度金水区第十届人民代表大会优秀人大代表

郑州市金水区人民代表大会常务委员会

二00五年元月六日

第十届优秀人大代表荣誉证书

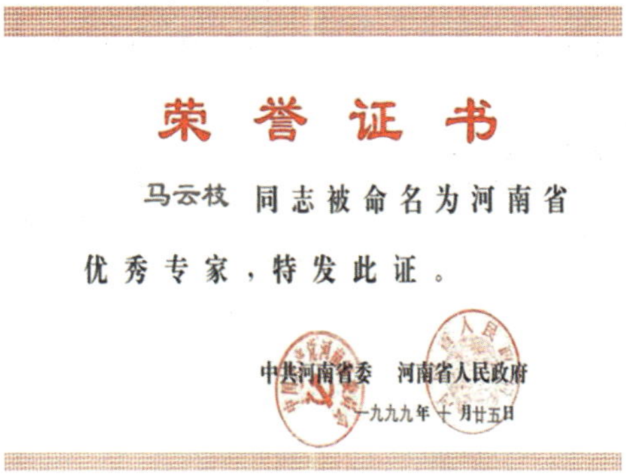
荣 誉 证 书

马云枝 同志被命名为河南省优秀专家，特发此证。

中共河南省委　河南省人民政府

一九九九年十一月廿五日

河南省优秀专家荣誉证书

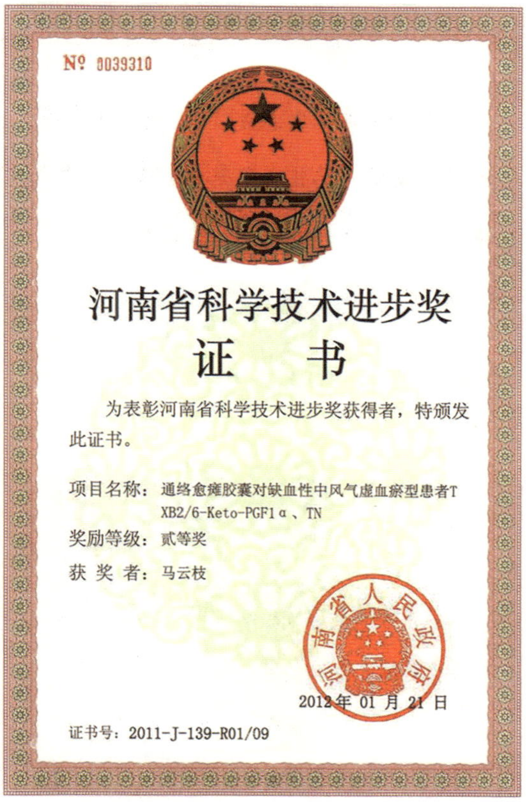
№ 0039310

河南省科学技术进步奖
证　书

为表彰河南省科学技术进步奖获得者，特颁发此证书。

项目名称：通络愈瘫胶囊对缺血性中风气虚血瘀型患者TXB2/6-Keto-PGF1α、TN

奖励等级：贰等奖

获 奖 者：马云枝

河南省人民政府

2012年 01 月 21 日

证书号：2011-J-139-R01/09

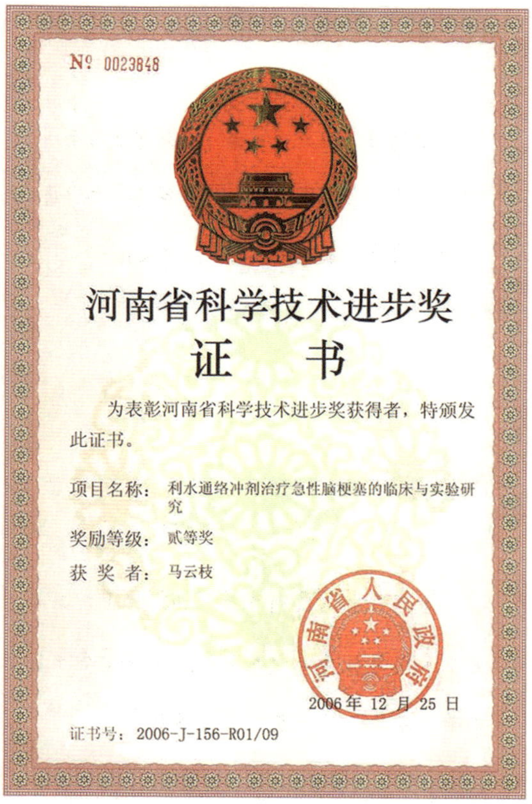
№ 0023848

河南省科学技术进步奖
证　书

为表彰河南省科学技术进步奖获得者，特颁发此证书。

项目名称：利水通络冲剂治疗急性脑梗塞的临床与实验研究

奖励等级：贰等奖

获 奖 者：马云枝

河南省人民政府

2006年 12 月 25 日

证书号：2006-J-156-R01/09

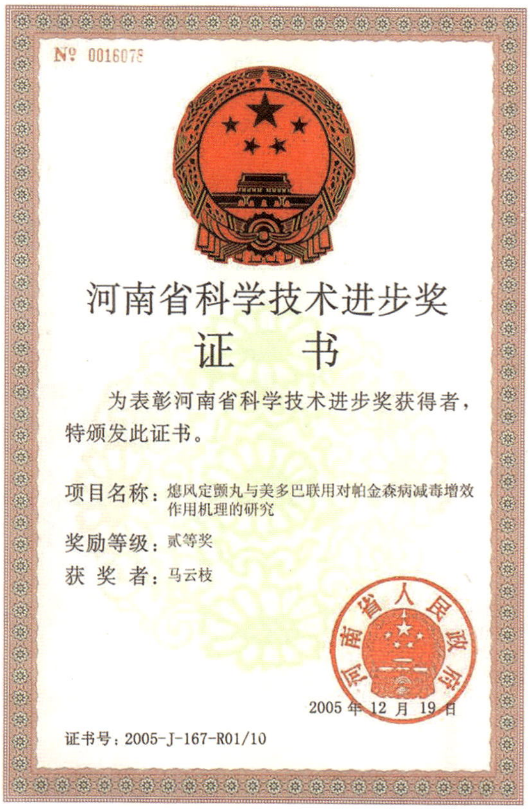
№ 0016078

河南省科学技术进步奖
证　书

为表彰河南省科学技术进步奖获得者，特颁发此证书。

项目名称：熄风定颤丸与美多巴联用对帕金森病减毒增效作用机理的研究

奖励等级：贰等奖

获 奖 者：马云枝

河南省人民政府

2005 年 12 月 19 日

证书号：2005-J-167-R01/10

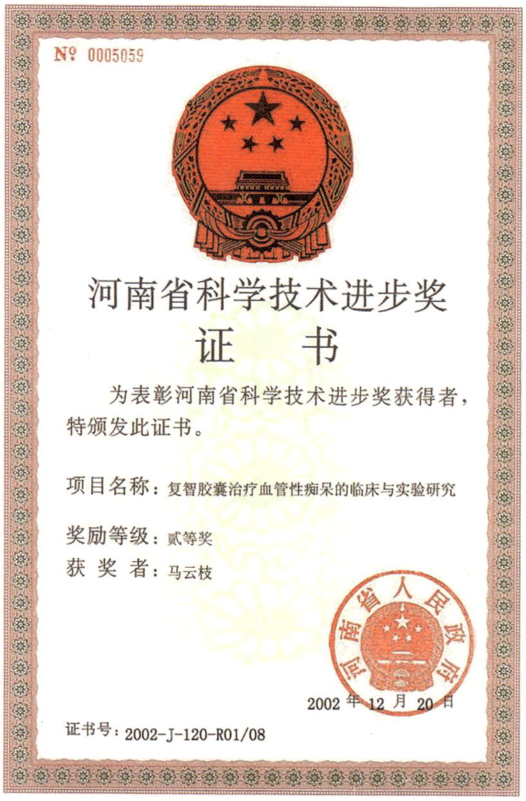
№ 0005059

河南省科学技术进步奖
证　书

为表彰河南省科学技术进步奖获得者，特颁发此证书。

项目名称：复智胶囊治疗血管性痴呆的临床与实验研究

奖励等级：贰等奖

获 奖 者：马云枝

河南省人民政府

2002 年 12 月 20 日

证书号：2002-J-120-R01/08

河南省科学技术进步奖荣誉证书

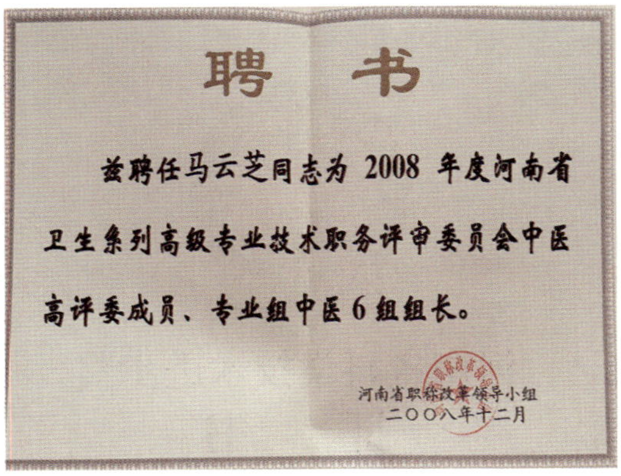
聘书
兹聘任马云芝同志为 2008 年度河南省
卫生系列高级专业技术职务评审委员会中医
高评委成员、专业组中医6组组长。
河南省职称改革领导小组
二〇〇八年十二月

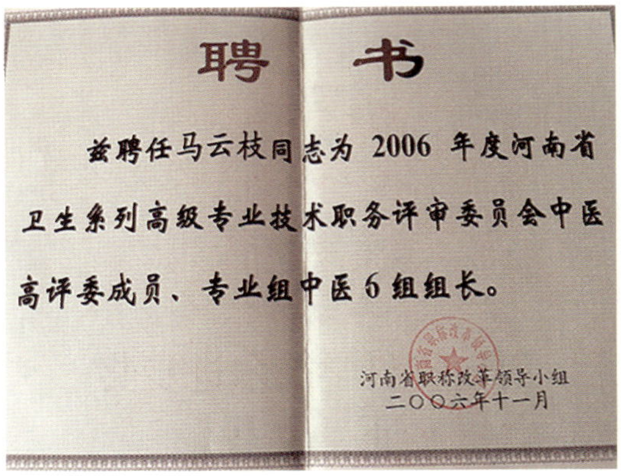
聘书
兹聘任马云枝同志为 2006 年度河南省
卫生系列高级专业技术职务评审委员会中医
高评委成员、专业组中医6组组长。
河南省职称改革领导小组
二〇〇六年十一月

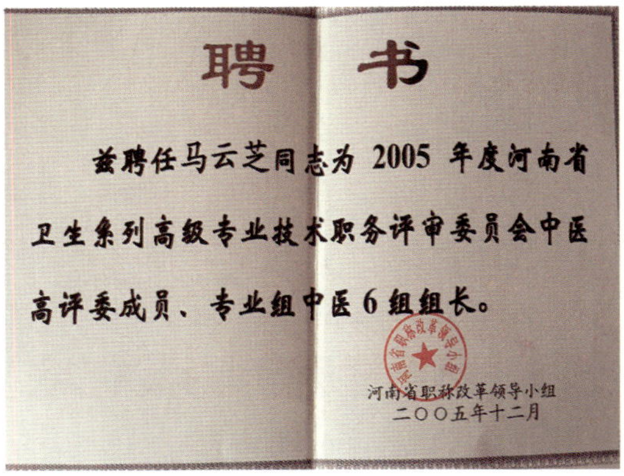
聘书
兹聘任马云芝同志为 2005 年度河南省
卫生系列高级专业技术职务评审委员会中医
高评委成员、专业组中医6组组长。
河南省职称改革领导小组
二〇〇五年十二月

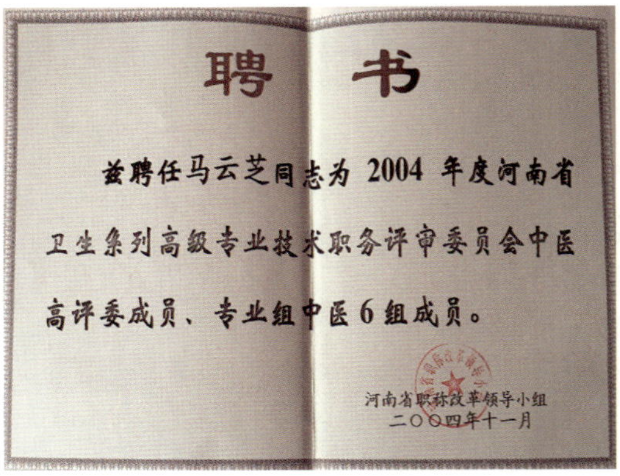
聘书
兹聘任马云芝同志为 2004 年度河南省
卫生系列高级专业技术职务评审委员会中医
高评委成员、专业组中医6组成员。
河南省职称改革领导小组
二〇〇四年十一月

第六章　精诚大医　德医双馨

——治病救人

上下传承数千年的中国民族传统医学,形成了明确的医德:“医乃仁术,无德不立。”两千多年前战国时期的哲人庄子说:“大音稀声,大爱无痕。”一千多年前唐代著名医学家孙思邈著有《大医精诚》一文,他精辟而深刻地指出:“凡大医治病,必当安神定志,无欲无求,先发大慈恻隐之心,誓愿普求含灵之苦,勿避险希、昼夜、寒暑、饥渴、寒暑、疲劳,一心赴救,无作功夫形迹之心。如此可为苍生大医。”马云枝就是这样一位德医双馨的精诚大医。

走进河南中医药大学第一附属医院,提起马云枝这个名字,可以说是几乎无人不知,无人不晓。常常会有马云枝治疗过的患者或家属激动地称赞道:“父母给了我第一次生命,马云枝医生给了我第二次生命。要不是马医生的悉心治疗,我也活不到今天!”言谈之间,对马云枝的崇敬和感激的心情溢于言表。

从医40多年来,马云枝始终对自己高标准、严要求,以满腔的热忱和高尚的医德服务于广大患者,赢得了患者的称赞与爱戴。在漫长的行医生涯里,她几十年如一日,不为名,不图利,视患者如亲人,恪守着尊重生命、救死扶伤的信条,以一种大医大爱的胸怀和风范,书写了自己在医疗领域里浓重的一笔。

马云枝常常勉励同事们和她的学子们说:“职务高低,名誉多寡,全是虚的。实实在在令人感到踏实和心安的,是为患者解脱痛苦的能力。虽然病魔无情。但是我们要做到人间有爱,在患者最需要我们的时候,要以最饱满的工作热情,尽自己毕生所学,尽自己最大努力,给予患者帮助和关怀……”

马云枝的老家在河南省商丘市睢县,每年的春节,她都要回商丘老家探亲、过年。每到这时,附近十里八村的乡亲们便闻讯陆续赶到马云枝家中。有些甚至早早就开始向马云枝的亲属打听马云枝的具体回家日程,以便届时求医问药。有位亲见、亲闻的乡亲说:“那根本不像是回家过年的,实际上倒像过年回家义诊的。”熟知马云枝古道热肠的人们,似乎也习惯了逢年过节“逮住”免费请她诊治疾病的良机。

尽管中国人传统文化习俗中忌讳逢年过节与医生医院和患者“打交道”,但马云枝每一次回老家的故里之行,毫不忌讳。面对前来向她求医问药的乡里乡亲,她总是一个个细心诊疗,耐心地交代患者应注意事项和治疗方法。有时候,一忙就是一天,几乎没能够得以清闲、清静地陪家人过一天。面对家人无奈不解苦笑的表情,马云枝会心地一笑说:“大过年的,谁家里有个病号,心里都是沉甸甸的，哪里有心思过年？有些疾病能等，有些疾病却不能拖，我个人花点时间，投入点精力，这算不得什么。如果能换来患者的康复和家属的笑容，这不也是回报乡里乡亲们的一种方式吗？”无奈之下，家人也只好由着她去了。刚开始还颇有些不解、不满之意，后来见得多了，逐渐理解并开始支持她这种“义诊”了。

更有甚者，2016 年 12 月 26 日是马云枝的母亲去世的日子。在母亲入殡的当天，仍有当地农村患者慕名而来求医。一边是刚与自己永诀瞑目躺在棺材里的慈母，一边是双手紧握 X 射线、核磁共振、病理片子，两眼露着渴求新生目光的求医患者，如何面对？如何取舍？究竟怎么办合适？从基本的人性来讲，一般的常人会毫不留情地拒绝此时的求医患者，甚至会认为这患者是否有点“太没有眼色”、太“不识时务”了。但心怀仁爱之心的马云枝强忍内心的巨大悲痛，非但没有拒绝患者的要求，反而穿着一身孝服认真地为他诊治。面对此情此景，马云枝的弟弟忍不住嘀咕道：“家里老人正在发丧，还有心给患者看病！”应该说兄弟的些微牢骚话，亦在情理之中。面对弟弟的埋怨和不理解，马云枝淡然一笑：“谁让我是医生呢？患者对于我，就是命令，我想母亲在天之灵一定会感到欣慰的！”

这感人的一幕，永远定格于人们的心里。在为母亲发丧的灵堂前，身着孝服的马云枝给求医的患者诊治开方，大医大德，大爱无言。遍览古今中外医学史，又有几个行医者，会在自己老母的灵堂前，给前来求医问药的患者把脉治病呢？正因为马云枝这犹如凤毛麟角般的医者大爱之举，才愈发显示出她作为一名 21 世纪的当代“白衣天使”的无疆大爱之弥足珍贵！

后来，有位乡里有学问的老者，听到了马云枝在母亲灵堂前行医的事迹之后，作诗一首表示称赞：“大爱马云枝，无私报乡梓。灵前行医术，仁心天地知。”这也许是对马云枝的最好礼赞吧！

10 年后的 2017 年 7 月末的一天，马云枝谈及此事，面对自己所带的 3 名硕士研究生，心情依然难以平静。她用那一贯声音不高但却简洁的语言说：“医生的价值在哪里？忙！苦！累！但看好了患者，自己内心有一种成就感！这就是不同人具有的不同人生价值观！不同的人追求的不同的幸福指数！”

马云枝又说：“作为一名医者，最大的价值在于患者危在旦夕时，能很快把握病情，积极稳妥地处理，将患者迅速转危为安，解救患者于危难。”

2004 年 6 月，郑州一名姓王的患者，入院时昏迷不醒，皮肤黏膜干燥，弹性较差。这种患者急需快速静脉补充液体治疗，否则会因各种脏器衰竭而死亡。值夜班的大夫给患者输液时发现，该患者循环功能差，液体滴速很慢，根本无法达到快速抢救的目的。病情危急，时值凌晨两点，值班大夫拨通了马云枝的电话，向她汇报了患者的病情。时间就是生命，听到患者生命垂危的消息，她立即赶到病房。经过认真检查和详细分析病情后，马云枝果断调整了治疗方案。经快速补液积极的抢救，患者很快苏醒过来。值班医生在一旁不由得感叹说：“马老师，我们害怕患者快速用药会发生心衰，不敢这样治，您真是艺高人胆大！”马云枝说：“抢救急危重症患者，如果不采取果断措施，恐怕这位患者就不行了！”然而他们哪里知道，类似这样的患者，她抢救得太多了。

马云枝常说：“救人如救火，病房如战场，细节决定成败。”的确，治病如救火，病情不等人。对每一位患者，马云枝都要详细询问，认真诊断，并要求下级医师认真检查，不得拖延，在第一时间完成病史采集、病体检查，早期确定诊断，及时进行治疗，与病魔争夺时间。这样既提高了治疗效果，同时也预防了医疗纠纷，融洽了医患关系，提高了社会效益。

脑部疾病的发病，症状多，病情重，往往诊断比较复杂，需要丰富的理论知识及临床实践经验。在诊治过程中必须认认真真，一丝不苟。同时在处理上也严谨合理。脑病一般发作性症状多、精神症状较多，如患者谵妄、狂躁，有时带有攻击性，有的患者并发癫痫发作等。此时患者家属往往较急。对每一位患者，马云枝都会仔细地分析病因，在处理好这些并发症的同时，针对病因治疗，使患者转危为安。

一位脑出血的患者马某，得病后即刻进入昏迷状态，继之出现高热，患者极度烦躁。值班大夫虽进行脱水降颅压并用适量的镇静剂，但效果不明显。恰逢马云枝从外地出差回来。得知这一情况后，她不顾旅途辛劳，立即赶到病房。诊查后她发现，患者呼吸急促，躁动不安，腹胀，尿潴留，口中臭味难闻，舌苔厚腻，脉弦滑有力。经询问该患者已有近 8 d 未排大便。凭着自己多年的经验，她认为患者属于中风中脏腑的痰热腑实证。因患者发病卧床后肠道蠕动慢，大便不通，肠内毒素蓄积。中医认为这是“痰热腑实”。如时间过长，会加重患者的病情。马云枝充分应用中医药优势，制定“通腑泄热醒脑”之法，立即调整了救治方案，并采用食醋灌肠通泄大便，再通过鼻饲中药汤剂，泄下浊气、醒脑开窍。该法即中医的通腑泻浊法，通腑法可以使浊气下降，清气上升，迅速排出肠道内的积存的大便，在降低腹内压的同时降低了颅内压。这一方法十分奏效，加快了患者意识的恢复，缩短了住院时间，提高了治疗效果，患者病情逐步稳定好转，神志清醒。患者家属十分感激，逢人就讲：“马教授真是我们的救命恩人！”

马云枝经常对她的学生们说，对每一位患者，不只是治好目前的疾病，同时要及时检查发现隐藏在这次疾病后的根源，如脑室出血患者有无脑血管畸形、烟雾病的存在，蛛网膜下腔出血有无动脉瘤的存在，低钾性麻痹有无内分泌疾病，高血压有无继发因素。要查出幕后真凶，彻底解决患者的后顾之忧。她的学生们说，已经记不清有多少次了，马老师准确及时的救治方案、立竿见影的临床疗效，一次又一次从死神手中夺回了患者的生命。

2005 年 10 月，郑州市一位陈姓患者，丘脑出血破入脑室，出血量大。在外院治疗效果不佳，慕名转入河南中医学院第一附属医院，当时生命危在旦夕。马云枝接诊这位患者后，立即详细查看病情，与科室值班医生研究病情，连夜加班为患者制定了合理的治疗方案。为了细心观察患者病情，她一直守在病房，直至后半夜病情稳定，才离开医院。因诊治及时得当，患者经过一段治疗后病情好转出院。患者和家属对马云枝连连感谢夸赞。

在几十年如一日的医疗工作中，马云枝一心为患者着想。她常说：“医者父母心。患者把生命及健康交给你，是对医生的信任和托付。生命大于天！一定要把患者的生命和利益放在首位。”对每一位患者，她不只是给患者医好病，同时从心理上给予调整，医治好心理创伤，并教给患者医学保健知识，如何预防疾病，出院后如何进一步康复，减少患者的住院频率和住院时间，孜孜不倦为患者进行健康教育指导。不但治好了患者的病，也让患者学会了一些健康知识。在医患关系紧张的今天，她总是和患者相处得非常融洽和谐，一些患者和她逐渐成了挚友。口碑相传、慕名来诊的患者更是络绎不绝。

由于积累了数十年丰富从医经验，马云枝还善治疑难杂症。有位李姓女患者，颈肩背酸沉不适，伴以手指麻木，长达 10 余年，痛苦不堪。曾多方求医，多以“神经官能症”予以中西药物治疗，均无效果。这位患者慕名前来找马教授诊治。马云枝经详细询问病史及认真体检后，断定为脊髓空洞症。经颈髓核磁共振检查，与其临床诊断完全符合。该患者多年疾病得到了正确的医治，病情很快好转。患者禁不住千恩万谢,反复说:“要是早点来找您就好了!”

漯河市舞阳县辛安镇的一位老人清楚地记得,2008 年老伴不明原因,昏迷一天。当地医院医生束手无策。情急之下他打出租车,狂奔 170 多公里到了河南中医药大学一附院,慕名找到了马云枝。结果发现钱带的太少,老先生在医院急得团团转。素不相识的马云枝得知情况后,慷慨解囊借钱给他,并给患者细心分析病情,对症诊疗,又一直帮他取好药送到输液室。由于这一对老夫妻不识字,马云枝一遍遍不厌其烦地叮嘱他药物的用法、用量,并安慰他们,不要着急,跑这么远来求医很不容易,有什么困难就及时给她说,能帮忙的一定帮。在马云枝的精心治疗下,患者第二天就清醒了过来。短短十多天,这位患者就顺利康复出院。这位老人一直念叨着,遇上了好心人,遇上了好医生。在县里的医院花了冤枉钱,病也没看好,并大声称赞道:“越是有本事的大医院的医生越和气!”而马云枝却谦虚地说:“尊重患者就是尊重自己,爱护患者就是爱护医院,一名患者对于医院来讲只是千分之一、万分之一,但是对于患者来说,就是百分之百。只有做最好的医生,才能遇到最好的患者,因为人心都是肉长的。”

有一次,马云枝值夜班。患者很多,忙于为患者看病的她,一直都没顾得上去吃晚饭。同事特意为她留了份牛奶和面包。好不容易有了一点闲暇时间,正要准备去吃饭,这时,一名脏兮兮的外来务工人员拖着病体来看病,身边还带着孩子,小孩一直哭着要吃东西。马云枝知道孩子到现在还没吃饭时,毫不犹豫地将面包、牛奶给了孩子,还乐呵呵地安慰孩子,又拿出 50 元钱交给孩子,让他慢慢吃,吃不饱的话就拿钱下楼再买东西吃。而马云枝自己仍然饿着肚子,坚持把患者看完。身边的同事不理解地问马云枝:“对待一个患者至于这么照顾吗?”马云枝说:“农民工很不容易,家长有病,让孩子这么晚还饿肚子,我看着心疼。如果有一天我的孩子遇到困难,能有人伸出援助之手,这不是一样吗?孟子说过,‘老吾老,以及人之老;幼吾幼,以及人之幼’。”同事听后,深深地为马云枝宽广博爱的心胸所折服,不由得对马云枝的人品和医德竖起了大拇指。

有位八九十岁的老人和马云枝教授成了忘年之交,不只是简单的医患关系,更有着诚挚的信任和深厚的友谊。老人说:“我的孩子都在国外,马医生就是我的亲人。”马云枝就是这样,把每一个患者都当作自己的亲人,热情、认真、负责地对待,不仅看好了身体的疾病,也让他们的精神有了更大的安慰。这么多年来,马云枝以她卓越的人格魅力和高超医术,使无数患者成了她最忠实的粉丝。曾有人问马云枝,为什么没日没夜干,图的是什么,没有高的收入,也没有政治地位。她的回答是:“凭一个人的良心,一个医生的道德。”她不问收获,只顾耕耘,不讲时间,不计报酬,就是以这种坚韧的毅力,数十年如一日地工作着。艰苦的付出也换来欣慰的回报。经她治疗后康复出院的患者,将锦旗、感谢信多次送到医院。但她对患者及家属的宴请甚至红包,从来都是婉言谢绝。

在种种诱惑面前,马云枝始终保持着恬淡的心境,固守着心灵中那片圣洁的净土。家住金水花园的台胞杨老先生,身患糖尿病、脑血管病和肺炎。马云枝多次到他家中为老人诊治,病情有了明显好转。一次,杨老先生趁她不注意,偷偷把一个“红包”塞进她的提包。她回家后才发现。第二天,她专门来到患者家里,把“红包”退还给杨先生。这位老先生感慨地说:“马医生,我到过日本、新加坡、美国,那里的医疗条件也许比这里好得多。但他们都没有大陆医生这样高尚的医德。医者之道,回春之术,马先生堪称典范!”的确,作为享誉一方的知名中医专家,多少年来,马云枝从来没有索要过出诊费、会诊费,更说不清曾拒收过多少次“红包”,婉拒过多少次患者以及亲属真诚感谢的宴请。

有个想给马云枝送礼的患者对马云枝说："马医生你真是清高，真是固执，我们就是纯粹的表达谢意，也不给我们机会，总得把我们对你的满腔感谢稍微地表达一下吧？"马云枝面对患者的不理解，微笑着说："拒绝患者的宴请和红包是我们的规定。我个人更不愿意加重任何患者的心理或者经济负担。只要患者康复，这就是对我的最大奖赏和回报。"她还常把自己的私人手机号码留给患者，便于随时掌握患者的情况。而这也导致她即便是在休息的时间里，也会不停地接到患者的求助电话。有时在凌晨，有时在半夜，无论风霜雪雨、酷暑寒冬，她都是随叫随到，第一时间帮患者解决问题。

然而对待自己的家人又是另一番情景。有一次，女儿发高热，马云枝本想请一天假照顾孩子，尽点做母亲的义务。可刚到医院，就来了一位蛛网膜下腔出血的重症患者，生命垂危。她马上就投入到紧张抢救工作中，一直到夜里十二点多患者才脱离危险，此时才想起有病的孩子。有一年十一放假，她的儿女好不容易盼来母亲答应带她们去海南旅游的机会。可就在儿女兴高采烈地做好了一切出行准备的时候，脑病科接治了一个急待救治的危重患者，她二话不说，立即投入紧张的抢救。患者脱险了，对儿女做出的承诺却成了泡影。

多年的辛勤耕耘，马云枝自身也落下来不少职业病。长时间的坐诊、书写病历，导致她经常颈肩部及腰椎疼痛难忍，有时候胳膊酸沉得抬都抬不起来，在医院繁忙的工作一天后回到家中，经常腰痛得不能弯。然而第二天，你依然看不到她的疲累，依然能见到她精神抖擞地为患者诊治、解疑释惑。桃李不言，下自成蹊，正是凭借高超的技术和高尚的医德，马云枝在医学的大道上，四十年如一日，兢兢业业，从不懈怠，为患者奉献着自己的热忱和智慧。

马云枝深知，妙手回春的医技的提高，来自于多年临床实践经验的积累和不断勤奋的理论学习。对待患者如沐春风的态度，才能最大限度地减少他们的疼痛。古语云"医者父母心"。让患者痛苦而来，微笑而归，一直是马云枝行医济世的宗旨。她常说：患者找她就诊，就是一份信任和寄托，把健康乃至生命交给了她。在门诊值班时，遇有儿童来诊治，她总是不厌其烦，耐心诱导，因为儿童不能叙述自己的病痛，小点的以哭闹代替；上了年纪的，身上由于久不洗澡，散发着难闻的气味儿；甚至有的患者在她查房或者治疗的时候呕吐，呕吐物粘在马云枝的衣服上已是常事儿。但是她从来没有嫌弃，不嫌脏，不怕累，耐心地做患者的思想工作，尽量减轻患者的思想包袱，不厌其烦地给家属解释病情。

有一年，脑病科收住一位老年严重脑出血患者，意识不清，生活不能自理。由于住院时间长，家属也产生了厌倦情绪，一度曾要求放弃治疗。马云枝便带领科室的医护人员轮流每天为患者洗脸、梳头、喂饭、翻身、捶背、护理大小便，从没有显示一点厌烦。同时，马云枝积极给其家属做工作，取得家属的配合。通过 3 个多月耐心细致的身体护理、生活护理和心理护理，终于使患者康复出院。出院时，患者感激地拉着马云枝的手说："衷心感谢你们高超的医术和精心的服务。一些连亲人都做不到的事情，你们却做到了，你们比亲人还亲，是你们给了我活下去的信心和勇气！"就是这样，马云枝用自己的实际行动，践行着"健康所系、性命相托"的铮铮誓言，用爱心和责任呵护健康，书写着自己的平凡而又精彩的人生。

自古以来，医者便十分注重职业道德修养，在救死扶伤的实践中把"大医精诚"奉为最高守则。从古代济世救人的扁鹊、华佗、张仲景，到现代抗击"非典"的勇敢战士钟南山、梁世奎、叶欣；从南丁格尔奖章获得者黎秀芳、章金媛，到"人民健康好卫士"朱翠芳、刘易、孟绍菁，他们都用自己辛勤的汗水甚至宝贵的生命诠释了医者的职责、使命和医德。同样，以德立医也是马云枝一直坚守的信念。

2008年12月5号，中医科住进了一名病情较重的脑血管病患者，用了心电监护及输液泵，血压和心率波动较大。那天正值马云枝值夜班，为了能严密观察患者病情，她每半个小时就到床边去看看心电监护，整个晚上几乎没有合眼。患者请的护工深受感动地说："我在很多医院护理过患者，但从来没见过像马大夫这样负责任的医生。"确实，人们很少见到医生不叫护士，自己一趟一趟地去查看患者的。更没有见过马云枝这样年近六旬的名医大家，如此操心费神地护理患者。

其实马云枝不仅是这样对待这一位患者，这种情况已经成为她的工作常态。每当值夜班时，马云枝12点钟以前基本上都是1 h左右就要到病房去转一圈，不等护士来叫，这样她才能放心。如果有重症患者，她会根据患者的病情，每隔一段时间就去床边再看，通宵达旦，都是如此。她认为，作为一名医生，对每位患者负责就是自己的职责，无论是正常时间上班还是值班，只要认真去查看每一位患者，随时观察和及时处理患者的病情变化，才算是尽到了医生该尽的责任。当她每救治一条生命，从死亡线上把患者抢救回来的时候，她都会长舒一口气，因为又一个生命因为她的努力救治而重新开始。

古语云："无医德者不可为医。"马云枝几十年来以此为座右铭，时时警示、激励和鞭策自己，严格恪守医德。在她的心目中，医生的职责就是治病救人，对任何患者都应一视同仁，一样施治。一位家住郑州郊区的脑梗死患者，因家境贫困住不起医院，长期卧病在床，身上长了许多压疮，臭气难闻。患者自己失去了治好的信心，其家人也不胜其烦。马云枝知道情况后，利用下班时间主动登门施治，不顾压疮散发出的令人作呕的异味，耐心地把脉问诊，测量血压，还关切地做患者的思想工作，劝慰患者振作精神，树立信心，积极配合治疗。经过两个多月的精心调治，患者终于得以康复。

2009年7月1日，一位陕西省的帕金森病患者薛某某，由其老伴带到河南中医学院第一附属医院马云枝诊室。该患者在当地被诊断为帕金森病已近8年。患者除了肢体抖动震颤之外，肌肉僵直，睡觉翻身非常困难，开关现象非常明显，美多芭吃到一天4次效果仍然很差。此时来就诊的患者处于帕金森晚期，生活不能自理，并且合并有严重的精神障碍，烦躁焦虑，心情悲观绝望，每天晚上坐不下，躺不住，肌肉疼痛。患者老伴泪汪汪地说："他经常不能入睡，我们一家人也别想睡觉，得不断地把他扶起来，再抱床上，即使睡着了，也是经常凌晨两三点醒来后就开始折腾。全家人犹如经历十八层地狱般痛苦。"但由于当地医疗条件所限，已不能解决患者的问题，患者家属非常着急，在病友的推荐介绍下，千里迢迢跑来河南求治。患者老伴哭着对马云枝说："马医生，求求您，听说您是这方面的专家，求您赶快给我们治疗吧！"马云枝详细查看患者后对患者老伴说，家庭是最重要的港湾和支撑，亲人的体贴和照顾，能给患者提供安慰和抗击疾病的信心，也会使患者的依从性增加，从而提升疗效。随后，马云枝根据患者的情况制定了更合理的治疗方案，患者也从一开始的焦虑、敏感，不肯吃药，经过马医生的劝解，逐渐接受、配合。不久精神状态明显恢复正常。出院时，患者家属握着马云枝的手不停地说："马医生，您真是我们的救命恩人，要不是您的鼓励，我们都不知道还能不能坚持下来了！"马云枝对她身边的助手和学生们说："对于帕金森病患者而言，关爱就是最好的良药。家属不能放弃，医生更不能放弃。唯有这样，患者才有坚持下来的勇气和生活下去的希望。"

2010年6月，王某因患重度颅脑损伤、脑梗死辗转多家医院住院治疗，病情未见好转。经亲戚介绍，慕名到河南中医学院第一附属医院请马云枝治疗。住院后经检查，患者昏迷状态，四肢强直，气管切开术后，合并有肺部感染等多个并发症。马云枝针对这位患者的病情，认真确定治疗方案，精心选药组方，中西医结合，针灸理疗按摩并用。经过半年多的治疗，患者逐渐稳定。出院时，患者家属特意送给马云枝医生一面锦旗，上书："医德高尚暖人心，医术精湛传四方"，表达他对马云枝医生的高超医术的由衷敬佩和感激之情。

当患者把一面面"德艺双馨、医术精湛"的锦旗送到医生办公室的时候，马云枝说："那一刻，觉得自己的灵魂得到了升华，也更加爱惜自己的工作岗位。"急患者之所急，想患者之所想，是她工作的前提。把患者放在第一位，使单纯的医患关系变成了亲情关系。有时患者只是来咨询，马云枝也总是耐心解释，使他们满意而归。给患者消除心中的疑虑，仿佛是她的快乐之源。在日常生活中，她对待同事就像对待自己的家人一样，每逢节假日同事要求和她调班与亲人回家团聚，她都会欣然同意，保证同事节日期间顺利回家。因为她说过："一个人存在的最大价值，就是对别人有益处、有帮助。"

救死扶伤，精诚大医，更是马云枝毕生追求的信念。面对渴求的目光，她义无反顾；面对神圣的职责，她兢兢业业；面对时代的召唤，她勇往直前。高尚的医德，优良的情操，是马云枝对自己最基本的要求，也是必须遵守的道德底线。四十多年来，马云枝成功抢救急危重患者达上千例，专家门诊达上万人次，收到患者表扬信数百封，锦旗150余面，赢得了患者的高度赞誉。

附1：教学查房

——初心在方寸　咫尺在匠心

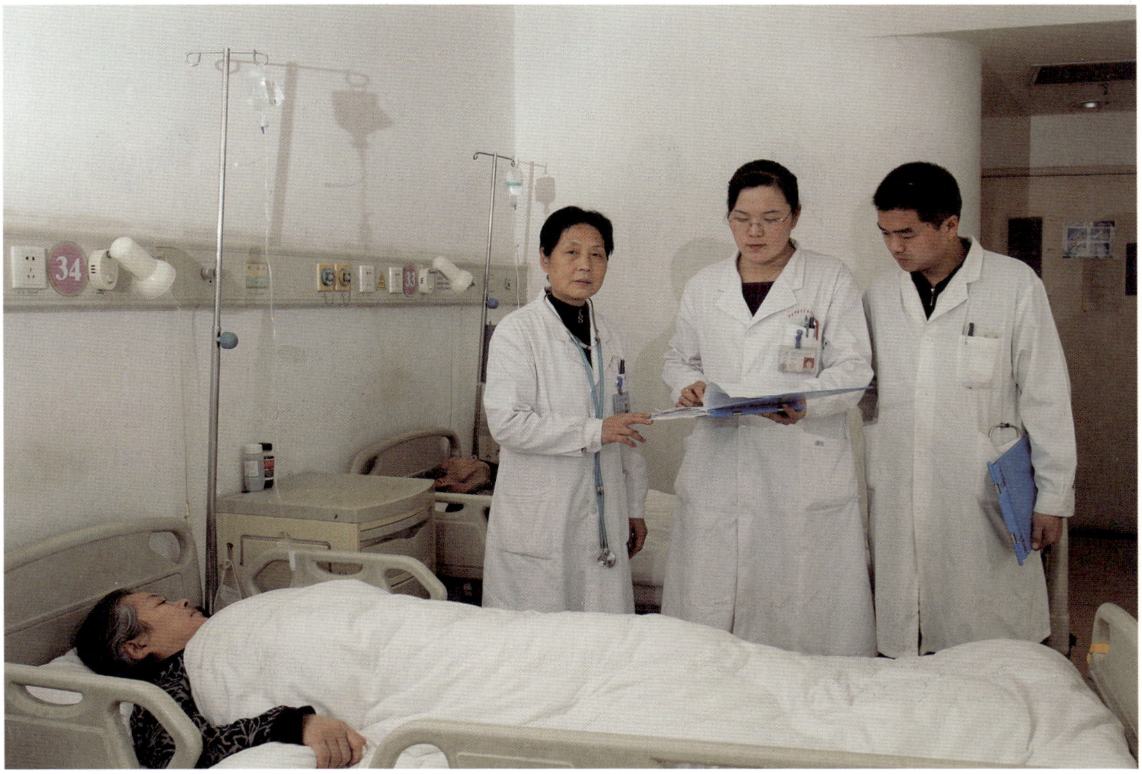

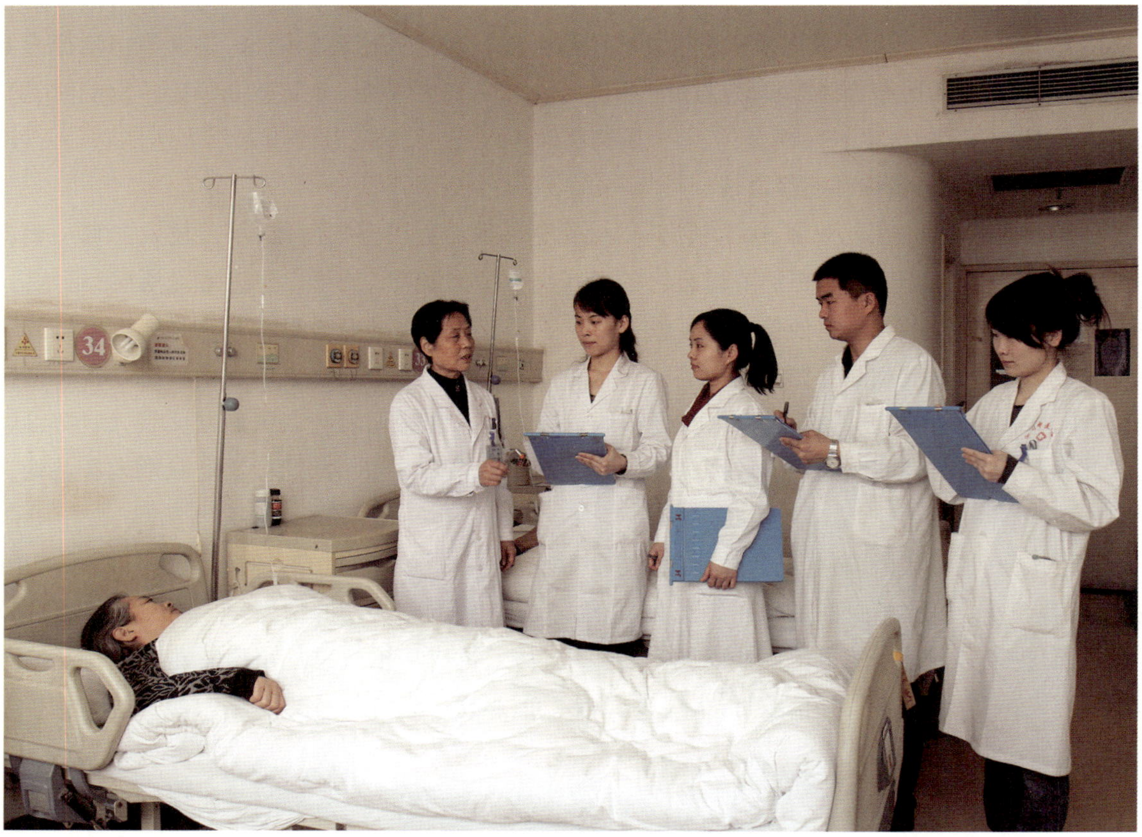
34

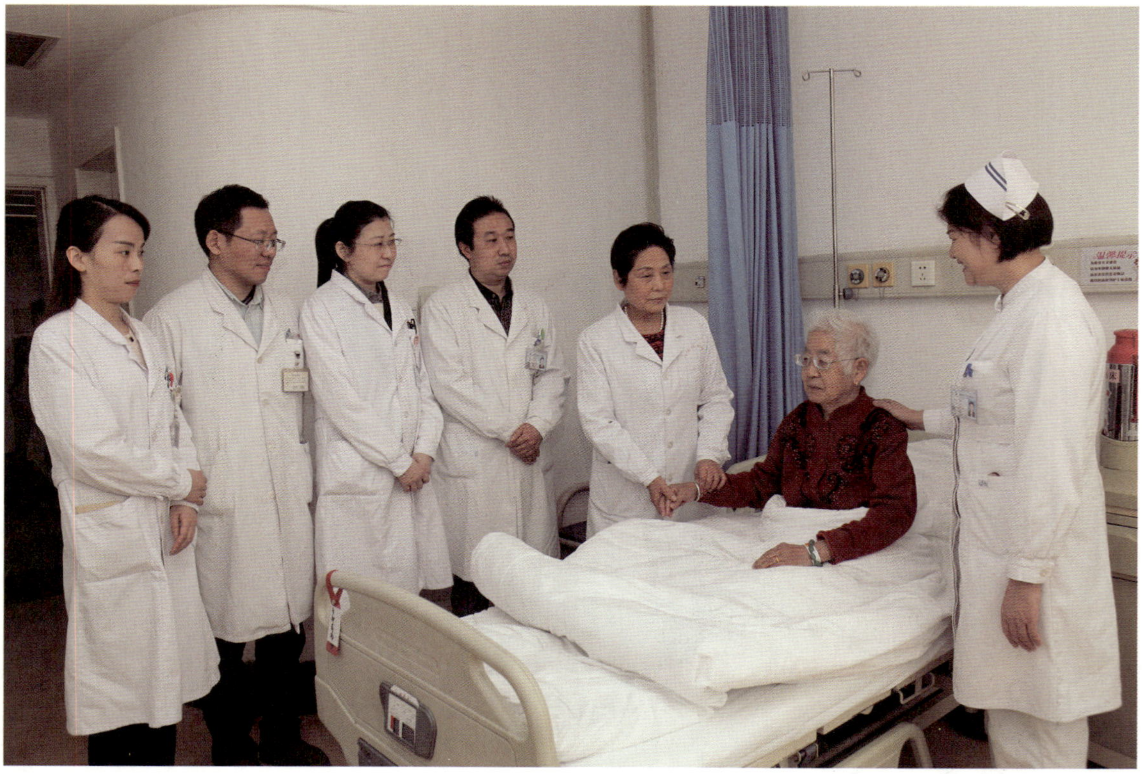

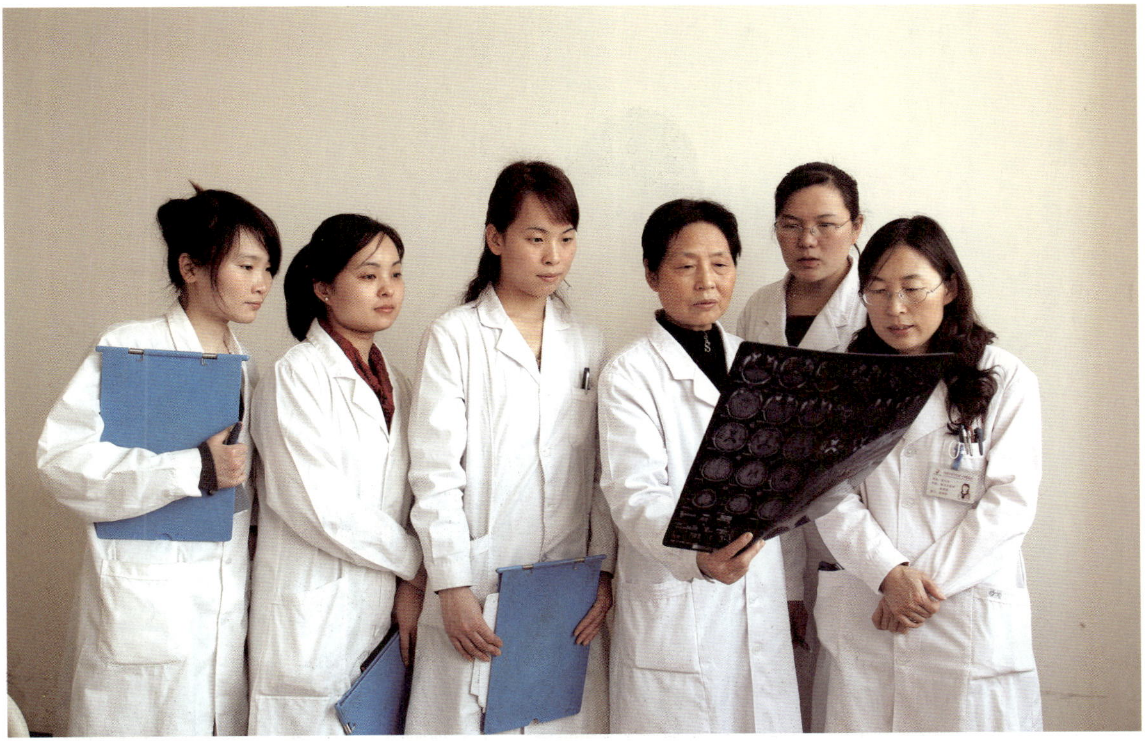

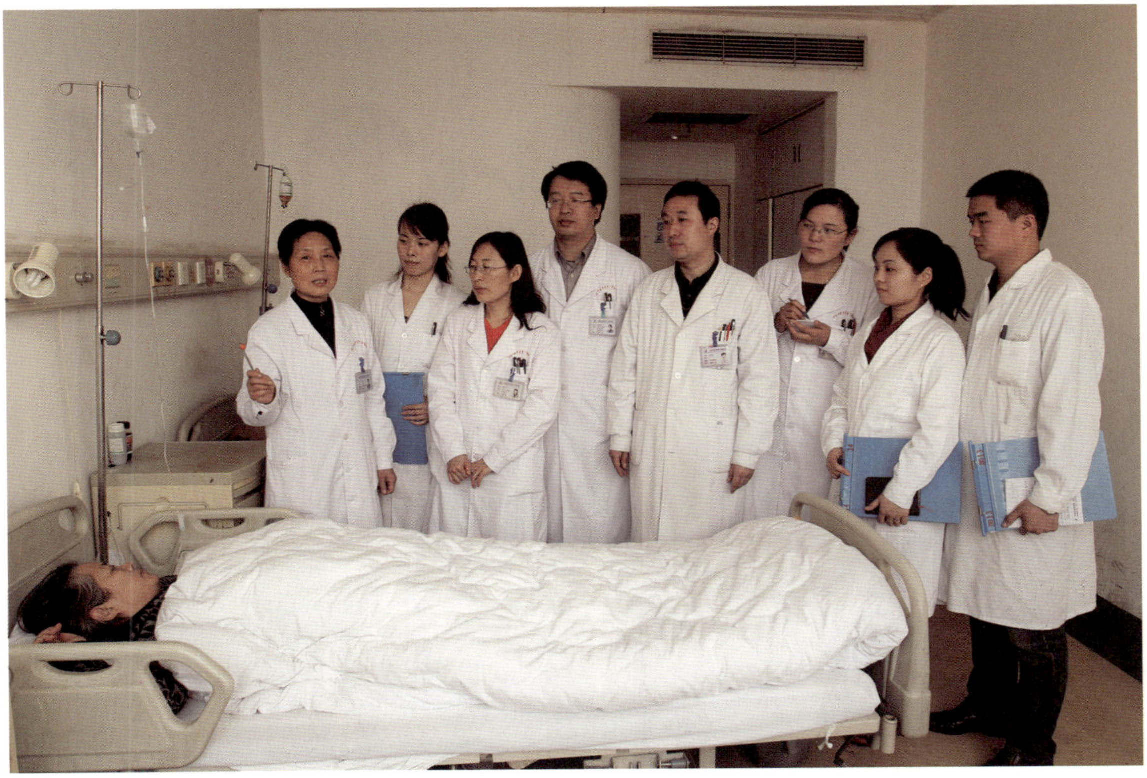

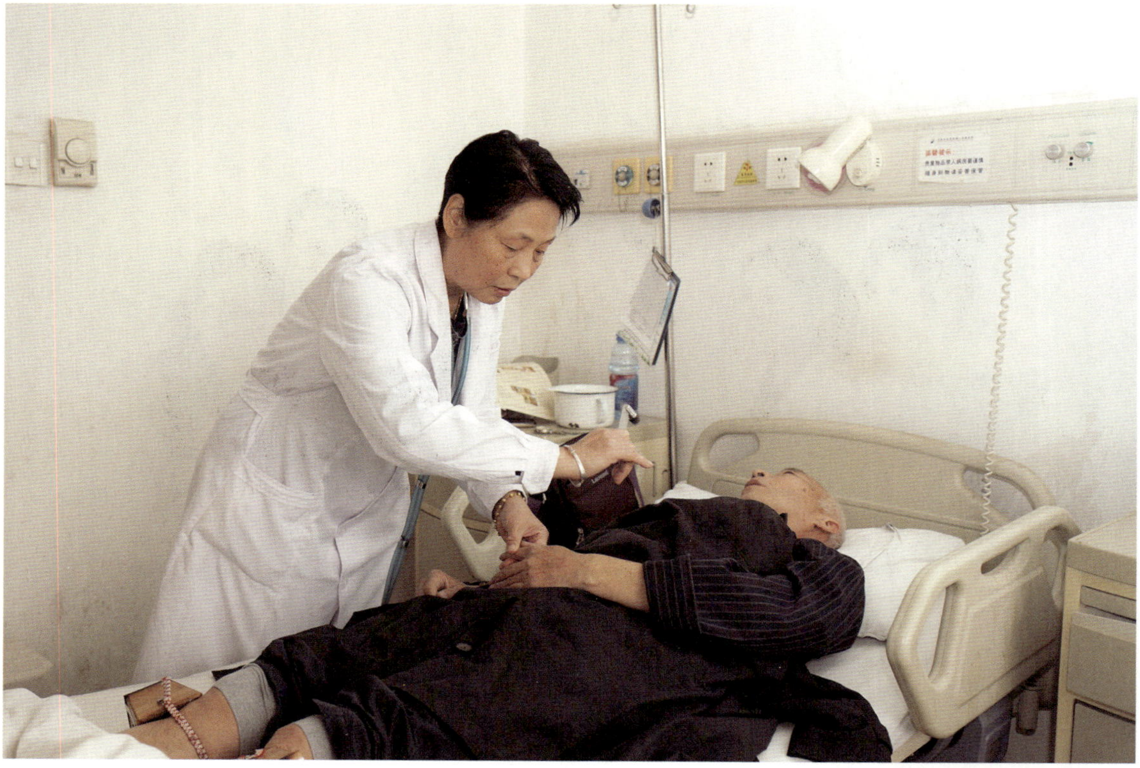

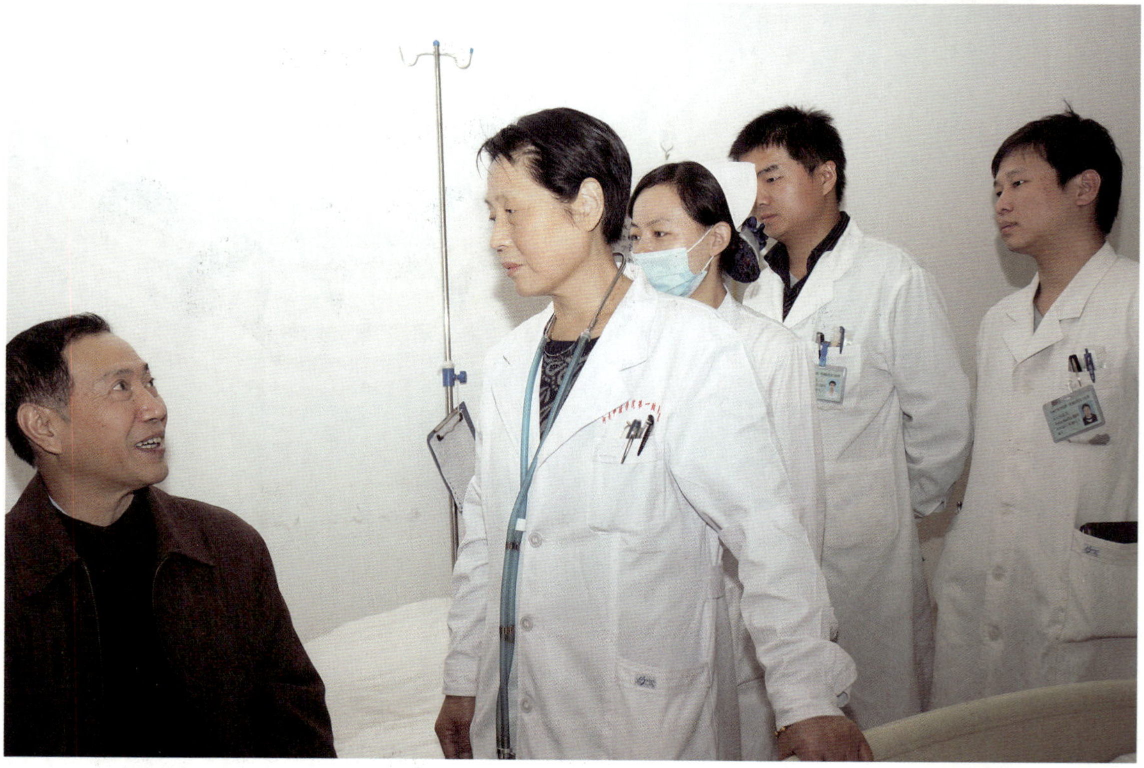

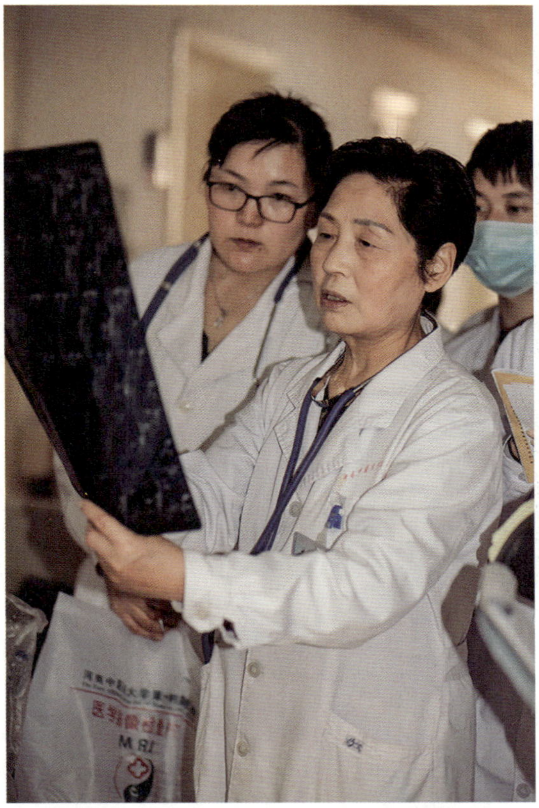

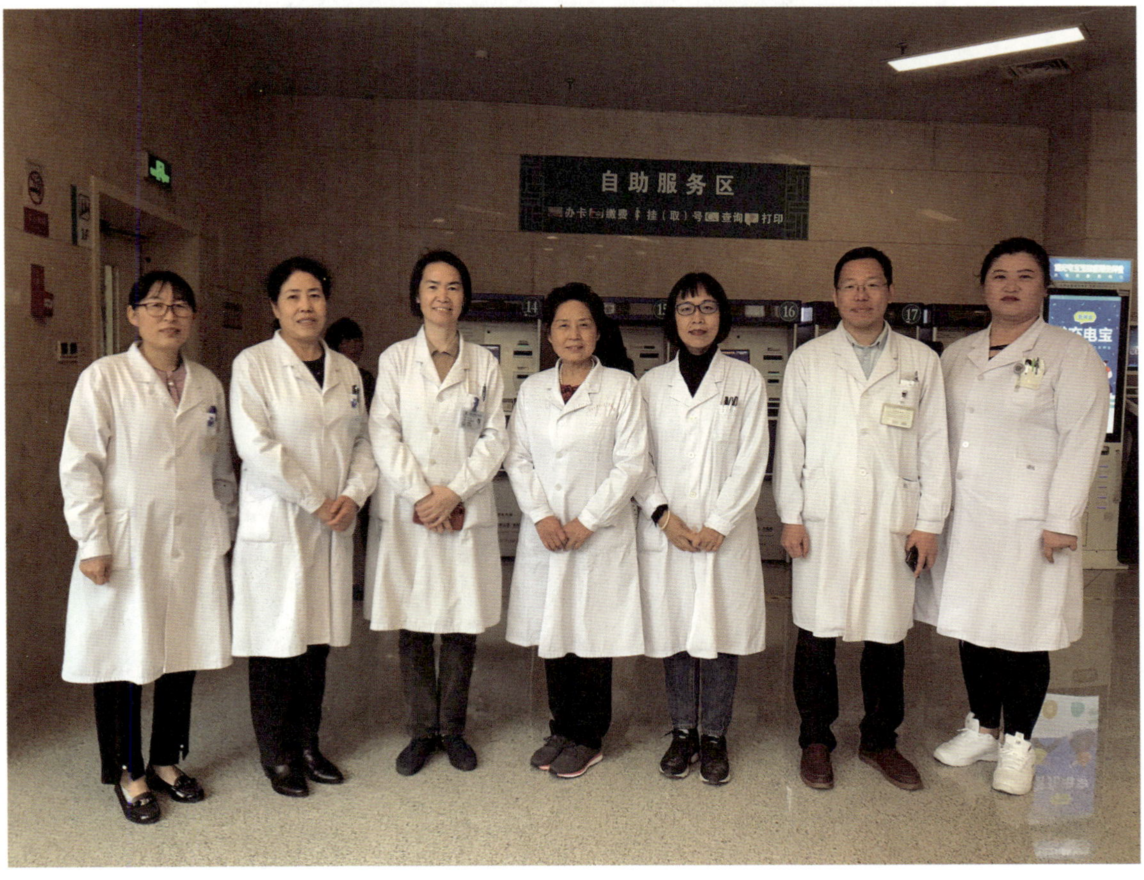
自助服务区
办卡 缴费 挂（取）号 查询 打印

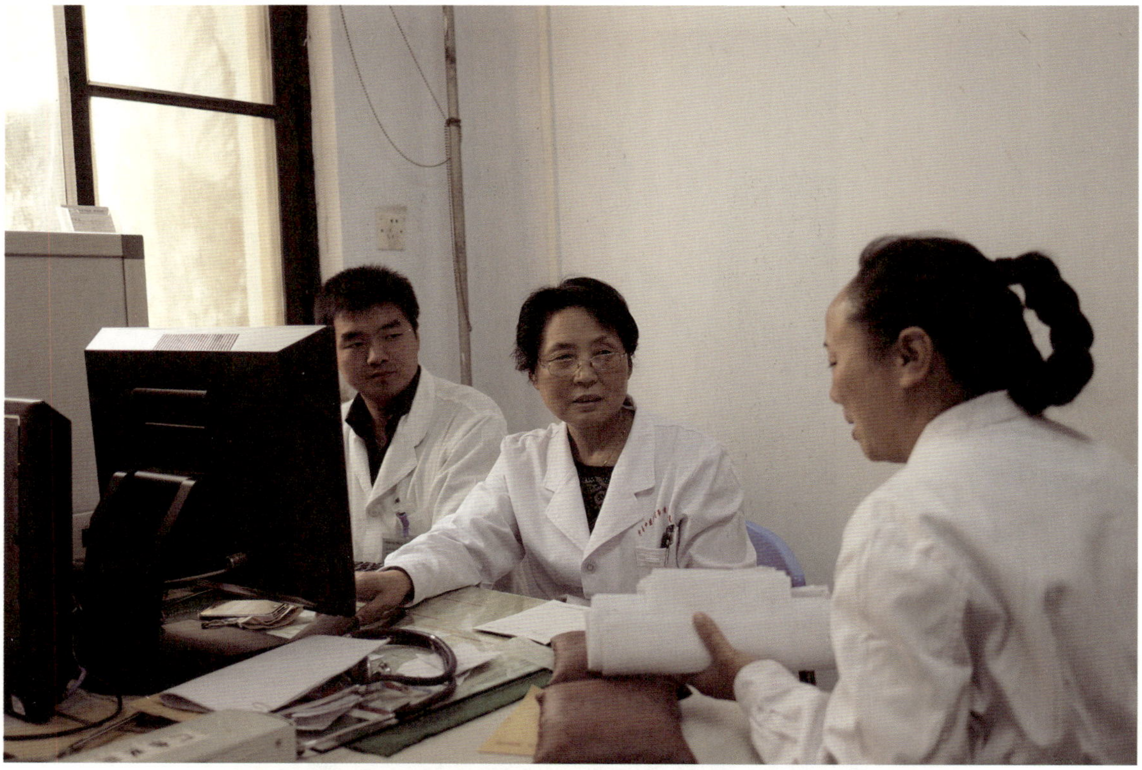

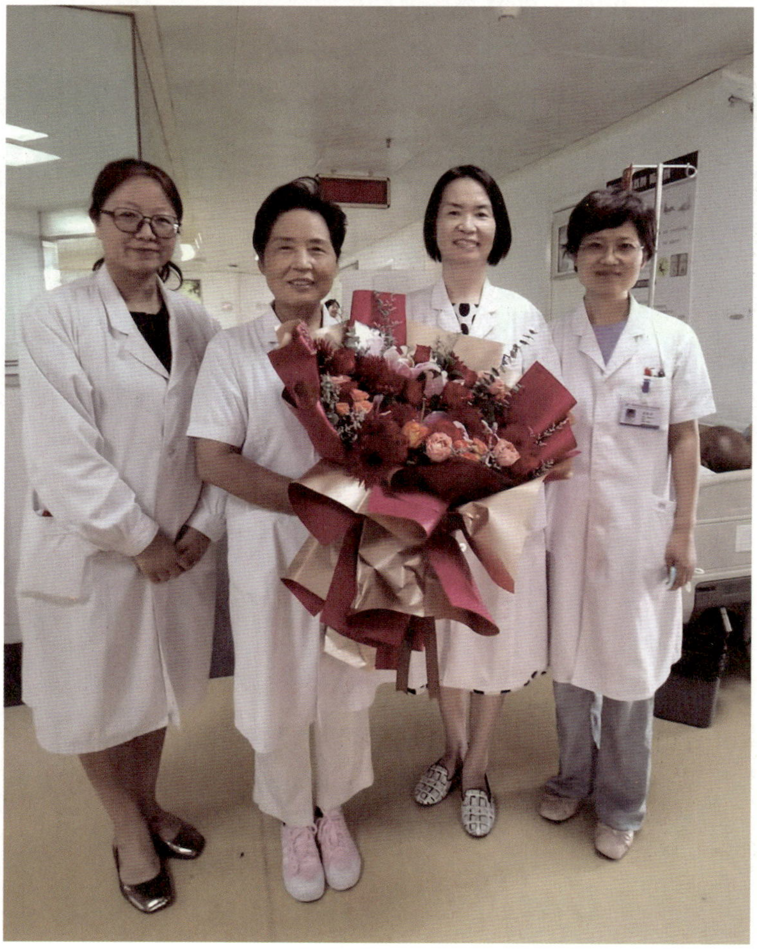

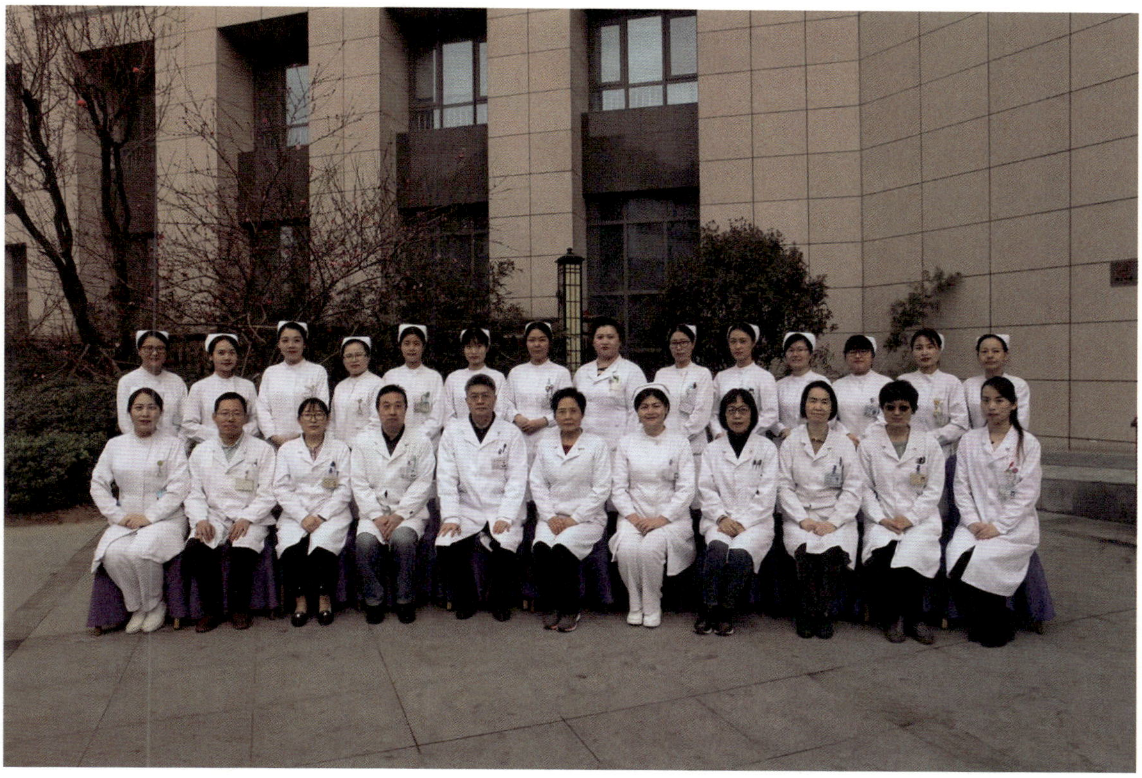

附 2：河南日报 2021 年 9 月 1 日报道

619 名医生，11 415 单 0 元义诊，为全国近 30 个省份患者免费寄送近 12 000 单处方药品，疫情发生后，河南中医药大学第一附属医院发动全院党员带头参与，利用互联网把更多诊室搬到“线上”，为很多不便到院的患者解决了燃眉之急，把党史学习教育成果真正转化为为患者办实事、解难题的暖心行动。

一呼百应　近 400 名党员冲在前面

8 月 31 日，中午 1 点，刚刚结束门诊的河南中医药大学第一附属医院儿科二病区主任宋桂华没顾上吃饭，赶紧拿出手机查看。“看看今天问诊的，赶紧回复一下。”她边看边说。原来这是她近1 个月来的新习惯，每天中午、晚上利用休息时间回复线上问诊患者，解答疑问、开具处方。疫情发生后，很多患者不能及时赶到医院就诊，老病号该复诊了，慢性病患者药吃完了，小孩发热感冒，成了很多人的“难题”。

线上免费坐诊、线下免费寄药，河南中医药大学第一附属医院利用互联网医院“豫中一”平台，发动更多医生进行线上“0 元义诊”、开通防疫健康咨询等，让患者足不出户也能及时看上病。从中青年医生，到名老中医专家，全院职工一呼百应，共 613 名医生开展线上义诊，其中更有近 400 位党员冲在前面。“哪里有困难，作为党员就是要带头到哪里去，关键时刻真正为群众解难题、办实事儿。”老党员宋桂华感触很深。

通力合作 免费寄送 12 000 单药品

二十多天,宋桂华见缝插针利用休息时间进行义诊近 300 次,每天都有 10 多单。“有时候晚上回去弄到快 1 点,尽快把药开出来,保证第二天就寄走,患者早点用上。”宋桂华说。

全国名老中医马云枝已年过六旬,为了给更多患者看病,带着老花镜盯着手机反复学习教程,一点点摸索怎么操作,慢慢地也练成了“熟手”,线上接诊 100 多单。

患者反馈:“在郑州最困难的时候,你们为患者免费义诊令人感动,谢谢了。”患者一条条暖心的评价,是对所有人最好的褒奖。

从疫情暴发到全城解封,600 多名医生共同努力,平台共完成线上诊疗 15 000 多单,其中 0 元义诊 11 415 单,向全国近 30 个省份患者免费寄送近 12 000 单处方药品,为全省各地,还有远在新疆、深圳的患者送上了“及时雨”。

一单单药品的背后还有客服小组、技术保障组、药学组、快递异常处理组的默默付出。“尽快调剂,尽快揽收,保证药品完好无损、第一时间送到患者手中。”河南中医药大学第一附属医院人民路药房主任杨军,每天都要叮嘱药学组审方医师很多遍。医院人民路药房、龙子湖院区药房、高新区煎药药房马力全开,保障患者用药。

郑州全城解封,但医院的线上诊疗还在继续,用真心真情为患者排忧解难,在这里将党史学习教育化于心、笃于行,写下“学史力行”的生动注脚。

编辑:陈鑫

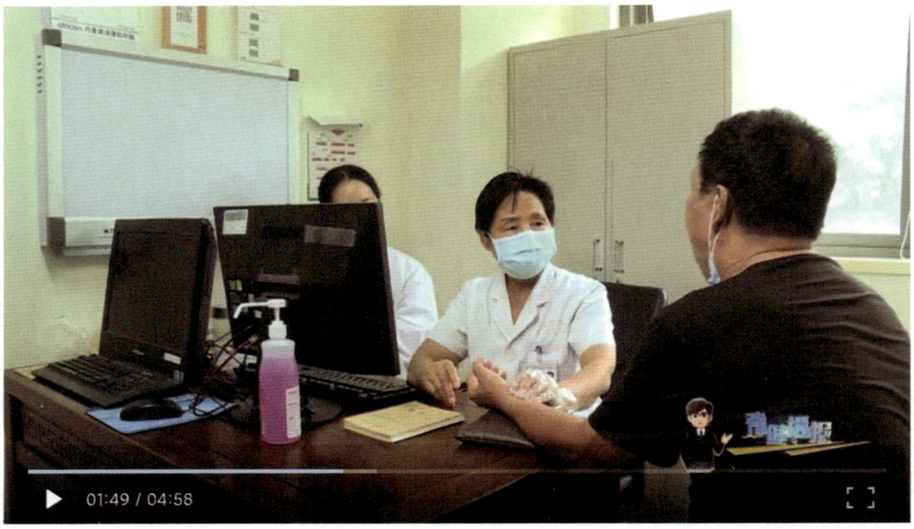

河南卫健委关于“豫中一:0 元义诊,共同抗疫”报道截图

第七章　人间大爱　世间真情

——百姓评价　患者心声

平凡而伟大的医务工作者的精神是不畏艰险、甘于奉献、救死扶伤、勇于献身的人道主义精神，与中华民族精神一起成为维系中华民族生存发展的精神纽带，支撑中华民族生存发展的精神支柱，是促进中华民族繁荣发展的精神动力。

医者仁心，马云枝从医四十多年来，成功抢救危重患者达上千例，专家门诊达上万次，收到患者表扬信近千封，收到锦旗、匾额数十面，赢得成千上万患者的赞誉。金杯银杯，不如老百姓的口碑，千好万好，不如患者说好。以下为部分患者所写感谢信。

倪淑琦的感谢信

——感谢恩人马云枝大夫

我叫倪淑琦，今年69岁，是开封市科学技术协会的一名退休干部。2016年底，我因患糖尿病引起了左手间歇性颤抖。我到河南中医药大学第一附属医院脑二科看病，在门诊室有幸遇上了马云枝大夫。

马大夫经过初步诊断，就明确告诉我，你这是患了脑梗死的表现，并建议我立即住院治疗。但当时我想，马上就要过春节了，现在住院治疗多有不便，就说春节过后再住院吧。

春节刚过，2017年2月8日凌晨4时许，我突然从床上掉下来，躺在地上，心中清楚，但口中舌头僵硬，说不出话，左侧胳膊和腿失去知觉，站不起来，于是立即住院治疗。

这次住院，恰好又遇上马云枝大夫。她经过详细的诊治和检查，就给我开出了药方，在马大夫和其他大夫、护士的精心治疗和护理下，1个月后，我的病情就得到明显的控制，出院回家调养。

出院后我严格遵照马云枝大夫的医嘱，一边服药，一边进行康复锻炼。刚出院时，我的左腿在别人搀扶下勉强能站立和走路，外出时，还得专人护理坐轮椅代步。两个月后，我就甩开轮椅，自己走路了。至今我已经恢复到生活基本上可以自理了，左手和左腿基本上恢复正常，走路能连续不停地走一公里以上，乘地铁、坐公汽、逛商场都可以自己到处走动。

在住院治疗期间，以及出院后康复阶段近两年间，我目睹了马云枝医生的医学大师风范，亲身体会到马云枝大夫的高超精湛医术，和对患者无微不至的关怀的人间大爱，高尚医德。马大夫每次查房诊病时，总是满面春风、和蔼可亲地询问我的病情变化，满腔热情地鼓励我要积极主动，树立自信与疾病做斗争，希望我早日康复。她不仅对我如此，而是对所有患者不论老少，不论贫富，不论贵贱，一视同仁，精心诊治。同时，我也多次看到马大夫对她指导的实习大夫认真讲解，分析患者的病情和病理，严肃认真，一丝不苟，要求他们分析病案，陈述病历，提高行医的本领。

通过近两年来看病和康复的亲身经历，我从马云枝大夫身上看到了医生这个职业的伟大。我知道，我只是马云枝大夫治愈的成千上万患者中的一个病例，我看到的只是马云枝大夫几十年行医治病的一个瞬间。马云枝大夫几十年如一日，以患者为上帝，全心全意为患者服务，为患者早日康复而刻苦钻研，攀登一座又一座医学高峰，夺取一个又一个科研成果，她终于成为全省全国闻名的中医大师。

马云枝大夫不愧为全国医疗战线上的一位楷模，不愧是一位医生行列中的女中豪杰。她是当之无愧、实至名归的大医精诚，大爱无疆！我以有幸结识马云枝大夫而感到骄傲！我以能够得到马云枝大夫的亲手治愈而感到自豪！

我衷心祝愿马云枝大夫身心健康，为更多的患者带来福音！祝愿马云枝大夫培养出更多的像她那样的德医双馨的医生！同时，我也衷心呼吁全省全国的医务工作者向马云枝大夫学习！

患者倪淑琦

2018 年 7 月 30 日

陈明达的感谢信

我叫陈明达，河南省修武县人，一个很偶然的机会，我认识了马云枝主任。我外孙小宇患多发性硬化、视神经脊髓炎，因经常反复发作，曾多次在各地医院治疗，均无明显疗效。因长期服用激素，他又患上库欣综合征。

2016 年 9 月，小宇又出现眩晕、重影、复视、耳鸣及走路不稳症状。看了几家医院，效果仍不明显。郑州大学第一附属医院彭涛等教授建议我们看一下中医，用中药调理调理，看是否能减轻一些激素、免疫抑制剂等西药的副作用，使病情得到缓解。于是我们就慕名找到了河南中医药大学第一附属医院脑病专家马云枝教授。

马教授在门诊热情接待了我们，她经过初步诊断，就说孩子病情需要住院。她立即在门诊给住院部医生打电话，说孩子得的是免疫系统的病，容易感染，同时双眼白内障，畏光，想办法给她调个单人病房。

我们和马教授非亲非故，此次才刚刚相识，她就这样精细入微地为患者考虑，使我们深受感动。我们也听说，有些患者为住上干净、清净的单人间，用了好多方法都未能如意。而我们非亲非故，马教授却主动帮我们，可见这位大师级医生视患者如亲人的高风亮节。

今年三月我们又来住院。但恰逢马教授去北京开会。我们全家心里都感到有些落寞，谁知第四天（星期五）上午十点钟，马主任又匆匆赶到病房来查房。我们都很吃惊，说："马教授，你不是去开会了吗?"她笑着说："我一散会就赶高铁回来了。刚下车就直接奔医院来了。还好，刚赶上查房。”大家都深受感动。

每次我去门诊复查或取药,马教授都认真听诊、号脉、看舌苔并详细询问病情,及时调方调药。不管患者再多,她从不马虎草率,从不敷衍了事。当晌挂了她号的患者,看不完她决不下班。

小宇有时在家里出现一些症状,不舒服时无奈就给马教授打电话,咨询求助。她从未厌烦过,总是耐心解答,提出解决意见。还有一次,我们提前到门诊诊室门口等待马教授到来。我们忽然看到她的学生扶着她从走廊那头缓缓走来。我们都很奇怪,一问情况,才知道她这几天颈椎疼痛,不能直立行走,需人搀扶。大家都说:“马教授,你有病不能来,要休息,不要强撑。”她说:“靠椅子坐着还能坚持,你们都挂了我的号,不来不就耽误了你们看病。”她的话说得我们都想掉眼泪。

近两年来,我们看了马教授多次门诊,在她所管病区住院了三回,吃了她十几个疗程,一百多服中药,外孙的病情较前大有好转。视力、重影、复视症状也较前稳定并减轻,血压、体重都有所下降,腰椎、胸椎骨折愈合的也比较快,口服激素的维持剂量由 4 片减到了 3 片,免疫抑制剂由 3 片减到了 2 片,减少了激素等药的副作用。这些都是脑病专家马教授、朱医生及脑病科医护人员的精心医治和关心关怀的结果。在此,再次对马教授及她的团队全体医护人员表示崇高的敬意和衷心的感谢!

患者家属:陈明达

张香荣、雷法全的感谢信

——对患者尽职尽责尽心的好医生

尊敬的河南中医药大学第一附属医院院长朱明军同志:

在这次新中国成立 70 周年之际,我们在这里向您郑重介绍贵院脑科二病区主任医师,国家级名老中医,博士生导师,根治中老年疑难杂症的国家级中西医泰斗,也是群众满意的著名专家马云枝主治医师和中西医结合上有独特见解和卓越贡献,对疾病确诊准,疗效好,受老百姓爱戴的优秀青年医师许玉珉。始终把患者的利益和要求放在首位,用心、用力、用情,尽心尽职尽责为患者服务的许玉珉等同志,他们不忘初心,砥砺前行,心系患者,不懈奋斗,他们是时代楷模,是河南中医药大学第一附属医院的出彩人,在朱院长的率领下,他们勇于担当责任,积极主动作为,以坚韧不拔的意志和无所畏惧的勇气,刻苦钻研业务,探索根治疑难杂症的办法。他们找差距,补短板,坚持高标准,严要求,有的放矢进行整改,为患者解难题;他们抓落实,把初心使命变成自己的锐意进取,开拓创新的精气神,埋头苦干,真抓实干的自觉行动;他们真正树立了以患者为中心的理念,要以为患者尽责的实际成效服务人民。他们真正做到了清清白白为公,干干净净做事,老老实实做人。他们的言行激励着医院每一位同志,使医院出现了许多新气象。

患者张香荣,女,83 岁,最近脑梗死复发,头晕,头蒙,双眼发黑,躺下起来时常发作,每次 3 ~ 5 min,产生恐惧心情;嘴唇干、裂、难受,口苦,喝水多,但不感到口渴,躺下睡觉时有时流口水,特别是坐下洗脸或洗衣服时口水会不停地流,但不感到酸,偶尔打嗝;冠心病室间隔增厚,左室舒张功能减退,胸闷,上不来气,夜间症状加重,常常张口呼吸,头摇动,嘴唇发紫等;二三尖瓣及主动脉瓣少量反流;甲状腺左侧结节(TI-RAD2 等);双侧颈动脉硬化并多发斑块形成;前侧壁 T 波改变;脑动脉硬化血流改变；双侧椎动脉阻力指数增高，双侧基底节异常信号影；脑萎缩；电子胃镜内镜诊断：糜烂性胃炎，反流性食管炎，咽喉炎；2 型糖尿病，腰椎间盘突出症；双膝关节炎等疾病。这次住院重点治疗双眼发黑，头晕，头蒙和嘴唇干裂，口苦，流口水，打嗝。

患者雷法全，男，81 岁，脑动脉缺血，头晕、头昏、头脑不清晰，打瞌睡，脑萎缩，四肢无力，双下肢经常抽筋伴背部经常发紧；冠心病，心肌缺血，主动脉、颈动脉斑块形成，心悸、胸闷、气短、乏力、不耐久劳、夜寝不安、呼吸困难、长出一口气有好转；糖尿病，餐后血糖高；2004 年因胆囊摘除手术引起 2 型糖尿病；腰椎间盘突出；双膝关节炎，因腰椎病变及骨关节病经常引起腰膝酸软，头晕耳鸣，夜尿频多，小便不尽（1996 年前列腺已切除）；十二指肠癌肿已切除；胃溃疡，经常早晨 4 ~ 6 点发生胃痛。当前，关键是治疗胃溃疡、胃痛和糖尿病，餐后血糖控制不佳，时常出现高血糖，偶尔也出现低血糖。

患者住院 7 d，经马云枝主任的精心诊治，许玉珉大夫的用心调理，有的疾病已大有好转，有的疾病正在调理治疗中，我深信，出院时一定会健步回家。

医院比医院，科室比科室，患者比的是专家。说一千，道一万，让患者早日康复是关键。马云枝主任等同志在平凡的岗位上苦干实干，创造实绩，恪尽职守，担当使命，勇挑重担，他们做到了与祖国医学，与时代新征程同成长共前进。

马云枝主任、许玉珉大夫从医以来，专注临床，坚持初心，治病救人，拼尽全力只为一点，那就是医者仁心。救死扶伤、实事求是是医学的本质。人道主义是最不动摇的基础，医学是最不能造假的，也是最不能受到利益驱使的。俗话说："欲精医术，先正心术。"马主任等专家总是站在患者的角度去考虑疗效，纯粹是治病救人。能直接判断病情时，绝不给患者做无谓的检查，能不花钱或少花钱的，绝不让患者多花一分钱。能做到经常与患者沟通，了解患者的情绪变化、家庭背景、生活状况等，尽心为患者服务。

马云枝主任、许玉珉大夫以精湛的医术挽救了无数的患者，医患关系融洽，医者仁心感动了无数患者。马云枝主任认为医患之间，医生掌握主导权，患者是相对的弱势，患者把生命交给你，听从你的吩咐，把你看作我希望所在，你只有全力以赴为患者服务，才能得到患者和家属的信任与感激。

马云枝主任看门诊，查病房，日复一日，年复一年，是他们将专注、责任和对生命的敬畏之心融入了日常工作的每一天，他们觉得再苦再累都值得。

"为人严正气，做人要诚实，办事要认真，待人要真诚，时时要奉献"，这是马主任一贯办事原则；"秉承以人为本，服务为先的理念，要说真话，办实事，讲实效"，这是马主任的做人原则；"立足职责，用心用情，求真务实，改革创新"，这是马主任的行医之道；"忠于职守，克己奉公，与人为美，诚恳待人"，这是马主任的行医依据。

马云枝主任认为"医无止境，学海无涯"，只因为她刻苦学习，医术高超，所以找她看病的人就特别多。面对人间变幻无常的风雨，她总是坚定执着地践行医者仁心，以苦为乐，默默无闻，无私奉献。

广大患者一致认为，马云枝主任、许玉珉大夫等同志是时代楷模，是医疗战线上的出彩人，是焦裕禄式的好领导，是华佗式好大夫，是雷锋式好同志，患者在这个医院治病，深感幸福和快乐。他们这种一心扑在工作上，不怕疲劳，艰苦奋斗，夜以继日，任劳任怨，埋头苦干的精神值得学习、发扬、点赞。

河南工业大学患者：张香荣　雷法全
2019 年 9 月

慕成安的感谢信

——感谢马云枝大夫

我叫慕成安，我爱人王香是一名面临绝境的中风患者。自3月12日入院以来，受到了以马云枝等大夫的精心治疗及护理人员的精心照顾。他们的高超医疗技术和治疗手段，挽救了我爱人，给了她第二次生命，把我爱人从死亡线上拉了回来，使我们整个家庭又有了幸福的希望。原先我为了让马大夫能够为我爱人看病治疗更尽心，准备了一个红包，但被拒绝了。对不起马大夫，我小看你了，我现在向你表示道歉，衷心感谢你及你的医疗团队。祝马大夫及所有的医疗人员身体永远健康！你们都是好人，好人一生平安，愿你们为更多人奉献你们的爱心。我代表患者们向你们致以崇高的敬意，祝你们全家永远幸福！

患者王香的家属慕成安
2019年3月17日

孙小琼的感谢信

——感谢马云枝医生

尊敬的马云枝医生：

您好！在此向您表达最真挚的感谢！

我是患者孙小琼的女儿，我代表我全家及正在恢复中的母亲向您表达万分的谢意。我们是普通家庭，和马医生非亲非故。您给患者以大爱，救患者于大难，怀着治病救人的心情，对患者关爱有加。您一切为患者着想的服务精神，使每一个亲身经历的人无不为之感动。当我们感到迷惘无助的时候，是您接待了我们，而且一直认真的帮助我的母亲进行治疗。这让我们非常感激感动。我代替我卧床的母亲再次对您表达感谢！

您这种无私有爱的精神，让我们对医生又多了几分敬意。再次对医院的马医生表示我们发自内心的深深的谢意！

患者孙小琼

李剑英的感谢信

——向白衣天使致敬

我叫李剑英，患多发性动脉硬化30年整。10年来，我一直在马云枝大夫的指导下与疾病做抗争。马大夫是个医德高尚，医术高明的好医生。我无论上下班、节假日等，任何时候给她打电话咨询病情，她都不厌其烦地耐心地给我解答问题。我们之间建立了不是亲人胜似亲人的医患关系。

今年2月我旧病复发，早上发现左侧后背木麻，赶紧来办理住院手续。马教授接诊后果断地让我进行了核磁共振检查，果真是胸髓发现大面积异常信号影。当晚马教授进行了及时的药物治疗，使病情很快得到了控制。

还有许玉珉大夫对我们这些久病的患者耐心地做思想工作。从医学讲到家庭，比心理咨询师都到位，使我们医患之间有了良好的交流，有了充分的信任，并且相互理解相互配合，与病魔做斗争。

是这些白衣天使们的辛勤工作，使我们提升了生活质量，捍卫了生命的尊严，延长了我们与亲人的陪伴。你们是我们生命的守护神，我从心里感谢你们！愿你们勇攀医学科学高峰，攻克医学难题。

在这里我再一次向马云枝大夫表示感谢！向白衣天使们致敬！

一个患者的心声

2019年4月18日

魏汴林的感谢信

我于2021年6月19日早上感觉头晕目眩，无法自理，经120直接送入河南中医药大学第一附属医院第一住院部脑病二区。专家马云枝教授及其团队在第一时间给予了确诊，并施以中医复位手法治疗，使我罹患多日的病痛瞬间得以治愈。她们在诊治过程中急患者之所急，痛患者之所痛，体现了医者仁心之大爱。她们精确的诊断、精湛的医术、精准的治疗方案减轻了患者的痛苦。在此，我要真诚地向脑病二区专家马云枝及全体医护人员表示无尽的感谢！

患者魏汴林

2021年6月26日

李霞的感谢信

尊敬的院领导：

我怀着一颗感激的心情向院领导反映我本人在贵院脑病二病区治疗头晕的经历。

我今年67岁，来自黑龙江哈尔滨老年舞蹈团，受河南电视台的邀请，来到贵地参加社会公益活动，并参加《金色梦舞台》的演出。在此期间，因本人不知因何出现强烈头晕，甚至不能站立，住进了贵医院。住院期间，我受到了脑病二病区全体医护人员的无微不至的关心和精心的照顾，特别是马云枝主任。她医术高明，技术精湛，使我在短时间内病情就有了好转。当我要对马云枝主任表示感谢时，她却表现了医生真正的品德，坚决不吃宴请，不收受红包，她说："我是医生，治病救人是我们的责任。”真为贵院有这么好的医生，这么好的医疗团队而高兴。除此之外，主治医生、护士长也经常到我的病床前嘘寒问暖，使我在生活上减轻了很多后顾之忧。我内心感到非常温暖。在即将离别的时候，马主任还为我开具了绿色通行证明，使我一路顺利到家。这次经历让我永生难忘，再次感谢贵院有这么好的医疗团队，真心想人民之所想，急群众之所急，服务于人民大众。回到家乡以后，我要将贵院好的医德医风带到千里之外的哈尔滨。我的愿望就希望院党委对上述好医生给予重重的表扬。谢谢！

患者李霞

刘万山的感谢信

河南省中医药大学第一附属医院院长及各位领导：

我叫刘万山，郑州市人，今年 61 岁。我是贵院脑病科门诊七诊室马云枝主任（大夫）的一名患者，我患的是疑难杂症，已有七年之久，在这七年的求医路上，在经历了磨难、痛苦的同时也经历了漫长的病痛的折磨，过着非人般的生活，现在贵院马云枝主任给我治好了，解除了我多年的病痛，使我过上了正常人的生活，我及我的家人万分感谢！所以，我想把整个过程给院领导汇报，感谢贵院领导有方，万分感谢马主任急患者之所急，想患者之所想，高尚的医德，精湛的医术！我是在 2012 年患上一个特殊的病，症状是说难受就难受，主要是连打几个月针还不好，我又去了尼日利亚找到最好的法师给我治疗，治疗一个月也好一点，都有效果但不解决根本问题。又回国接着去打封闭针，天天如此一直打了 2 年，还是不好。我又再次到新乡精神病院继续治疗，又治疗一段时间，越治越重，药物把我头拿住了，生活不能自理了。又通过朋友介绍去了登封，法师给我治疗，我本人诵经持咒，中医大夫给我开的中药喝着，针灸、艾灸、拔罐等的一系列的手段都用上了，治疗了相当一段时间也有好转，但是，无论怎样治都会有一点点效果，根本不解决任何问题，一点解决不了我的痛苦。在治疗的过程中，我又能听到说话声，白天一天说个不停，夜间起夜也会说上几句，整天就这么说说说个不停，没办法了，什么方法都用了，通通不管用。在去年（2018 年）为了看病，我又到了新加坡、印尼、泰国，回国后又到了云南大理，找最好的佛教法师，一直到春节才回到郑州，回去之后就觉发冷，说不上来的感觉，但经马老师辨证治疗 7 服药后，感觉就不一样了。之后又经过一个疗程的用药，我感觉非常好，身上轻多了，我好像觉得我是我了，几个疗程吃完，心情特别好。马主任问我怎么样了，我说好多了，她说怎么多法，我说，按频率来说吧，少多了，声音也弱了，马主任说好！又开始下个疗程了，一天比一天好。其实，我知道我自己的情况有多差，我心里有数，这么难治的病，七年了都没治好，主任几个疗程就治好了？主任一年能给我治好我都万分高兴！何况还没几天呢？这个时候我想把我的整个病情给主任说说，可是在门诊，真的是没时间，患者太多，天天都是排大队，我哪敢占主任的时间呢？结果我问主任，我说，主任我想加您个微信不知道方便吗？主任很慷慨地说，可以，把手机拿出来，我们加了一下，回去我就把我的病情在微信里给主任简单说了点，主任马上给我回复，尽她最大努力！每当谈到我的病时，主任都是一句，我尽最大努力！在五一劳动节的时候，我说主任请您吃饭吧，被她拒绝了，现在我已经治疗 5 个疗程，我的病情基本好完了，彻底痊愈。让我过上了正常人的生活，我和我的家人都很感动！在这里再次对马主任表示衷心的感谢！恳请院领导给予马云枝主任表扬！因为我这是个特殊情况。

非常感谢贵院领导有方！非常感谢马云枝大夫精湛的医术！

患者刘万山

2019 年 3 月 14 日

郭建刚感谢信

我们非常非常感谢脑病科马云枝大夫。我母亲 80 多了，因为腿痛行动非常不方便。最近又出现行动迟缓，动作困难，甚至不能穿衣、吃饭。我们在来该医院之前，去了其他的医院，不是我母亲不信任，就是医院的治疗方案不太清晰，后来听别人介绍咱医院的脑病科好，母亲也愿意，于是，我们腊月二十九的时候来该医院就诊。此时，她已几乎不能行走，需要轮椅辅助。于是我们慕名来到马云枝教授门诊。马大夫接诊以后，耐心地听我母亲讲述病情，仔仔细细查看病情，随后给出明确诊断：帕金森病，并叮嘱我们要重视病情，并先开具 14 d 中药。用药后我母亲的情况较前有所好转，腿疼明显减轻，心情也比以前好了很多。之后我们又至马老师门诊多次就诊，每次马老师都能耐心接诊，并且能设身处地为患者考虑。马老师考虑到我们家庭经济的困难，每次开药都在保证疗效的同时，尽量降低药物费用，在我们门诊挂不上号时，免费帮我们加号。对于这样的医生，我母亲直说咱碰到了大善人，我们除了说谢谢、谢谢，也再无其他可以表达。正因为这样，我们想到了院党委，想写信给你们，来表达我们的感激心情。感谢院党委，感谢脑病科的马云枝。

脑病科患者郭建刚

2016 年 2 月 16 日

刘杰的感谢信

尊敬的河南中医药大学第一附属医院院领导：

你们好！

我因脑血管疾病在贵院，治疗期间受到了马云枝主任、朱世瑞、许玉珉医生及护士们无微不至的关怀，马云枝主任及其团队积极地研究病情，制定用药方案，使我的症状逐步缓解，虽然此次得病使我精神备受打击，但在此期间马主任及其团队对我关怀备至，真正地做到把患者放在心间，正是有了这样的好大夫、好护士，我们的心始终坚信病情会好转起来。

马云枝主任、朱世瑞、许玉珉医生及护士们工作耐心负责，兢兢业业，废寝忘食给患者治疗、护理，没有一句怨言，每天认真询问病情，并联系相关医生联合治疗，高尚的医德是值得肯定和赞赏的，应该受到贵院的表彰和鼓励！

今天，我的病情治愈可以出院了，但他们还要继续坚守在这个岗位上，我们没有更好的感谢方式，唯有送上这份真心的感谢信。我们发自肺腑地谢谢马云枝主任、朱世瑞、许玉珉医生及其团队，愿他们行医的道路越走越远，高尚医德值得患者称赞！最后祝愿河南中医药大学第一附属医院越来越好！声名远播！

患者刘杰

2019 年 4 月 11 日

冯春梅的感谢信

贵院的各位领导：

您好！

我是一位 36 岁的中年患者，不幸在 2012 年 5 月发现患上了脑膜瘤，至今快 7 年了。但我是一个幸存者。在北京天坛医院进行手术治疗后，就在贵院进行中医治疗。在几年间，马云枝主任、朱世瑞大夫、许玉珉大夫等的医疗团队，他们都给我做过多次系统的中西医结合治疗，有效地改善了疾病后遗症及并发症。还有以护士长宋建英为首的护士们，她们也都多次地给我治疗和病情的照顾，她们都非常亲切。我每次住院，这里的医护人员都把我当作他们的亲人一般，给予精心的照顾，让我都非常感动。在这里住院，我感到比在家还温暖，心情也特别好。

马大夫说："你这个病情能维持到现在这种情况，在我们医院你是属于少数的。"我说是你们的医术好，马大夫说："与你自身保持良好的情绪也有很大关系。"我想我能有这样积极的态度及好心情，完全是因为贵院的这些好大夫、好护士，他们不仅工作负责认真，还关心体贴患者。我真心代表我及我的家人对这些好大夫、好护士表示感谢。

贵院会有这些好大夫、好护士，也是贵院领导领导得好，再次向贵院全体医疗团队表示衷心的感谢！

患者冯春梅

赵磊的感谢信

尊敬的院领导：

我是许昌的一名患者，常年头痛，先后多次在许昌、长葛等地治疗，均反复发作，后来朋友给我说河南中医药大学第一附属医院脑病科是全国名科，于是我于 5 月 13 日到该科二病区就诊。马云枝大夫诊断后，立即给我制定用药方案。今天我已康复。诊疗期间，马主任首先给我做心理治疗，因为我已经 60 多岁，常年头痛，情绪差，她在我治疗期间常来看我病情，给了我极大的鼓舞。其间护士们也给予了无微不至的照顾，难以言表。今特以寥寥几笔以表谢意，辛苦了医务人员。

特此感谢。

患者赵磊

胡鹏感谢信

我和我老伴因高血压病到贵医院诊断和精心医治。我俩的病情都得到了有效的控制，也达到了空前的好转，太感谢你们了。出院之际特别提出为我们主治的两位大夫——马云枝主任和许玉珉博士，当然还有他们背后的医疗团队。还是我们从邻居那里打听到马主任所带领的团队把他捉摸不定的血压给稳定了下来，我们才抱着十足的信心来到贵科治疗的，此时此刻我们的喜悦与你们共享。

另外，我们以同样感谢的心情向各位护士们表示感谢，你们辛苦了。

敬礼

两位老年患者：胡鹏、张琴

2019 年 7 月 9 日

程淑丽的感谢信

——医者仁心，温暖脑病科二病区

马云枝主任把患者当成自己的亲人，总是为患者考虑周到，患者的健康就是她最大的心愿，患者、家属夸赞她，她总是谦虚说我是一名普普通通的医生，这是我应该做的。对待每一位患者，都能做到“急患者之所急，想患者之所想”，工作中能吃苦耐劳，勤勤恳恳，增添了人情味和亲切感。开药时她都要征求患者的意见，考虑患者的经济能力，身体力行，以德服人；苦口婆心，以理服人；心系群众，以爱服人；兢兢业业、廉洁行医、恪守职业道德、立足本职工作，在患者及家属中树立了美好圣洁的白衣天使形象。

33 床患者家属程淑丽

曾贤可感谢信

尊敬的马主任及您领导下的全体团队成员：

大家好！首先，我以最诚挚的心情代表我们全家向大家表示最真挚的感谢！近来，我的病情之所以稳定得这么好，这与您的悉心治疗和大家的关怀备至息息相关。这不但是我个人的荣幸，也是我们全家人的福气。马主任，自我们认识以来，您时刻为我的病情牵肠挂肚，关怀备至，我无以言表，大恩不言谢。马主任，对您的科研项目，我万分支持，只要有用着我的地方，我保证随叫随到。无论怎样安排实验我都大力支持，因为路是走出来的，经验是积累起来的，一个人失去健康，是为了让更多人的不失去健康！

再次感谢大家。

曾贤可敬上

2019 年 5 月 21 日

附 1：

锦旗篇

赠：脑病科主任马云枝

医术精湛　医德高尚

患者赵美娥敬赠

牌匾篇

骏马奔腾万里程　祥云高照耀瑞枝　生中西医结合术　灵奥薪火传承永郝明

马云枝教授德才兼备　医术精湛　中西医结合疗效显著　教书育人声名远播

今又收高徒十名　功德无量　特此深表祝贺

张磊

二〇一七年十二月二十六日

时年八十八周岁于郑州

诗歌篇

赞马云枝大夫

——邱永和

中医鼻祖李时珍，
本草纲目千古传。
济世黎民战病魔，
神州大地保平安。
今看名医马云枝，

广续药脉先人艺。
救死扶伤为宗旨，
妙手回春创奇迹。

大医精诚

院校银河多少星
长庚不夜追启明
人间万象就一课
都是愁容变笑容

明前诗

附 2：患者诗信

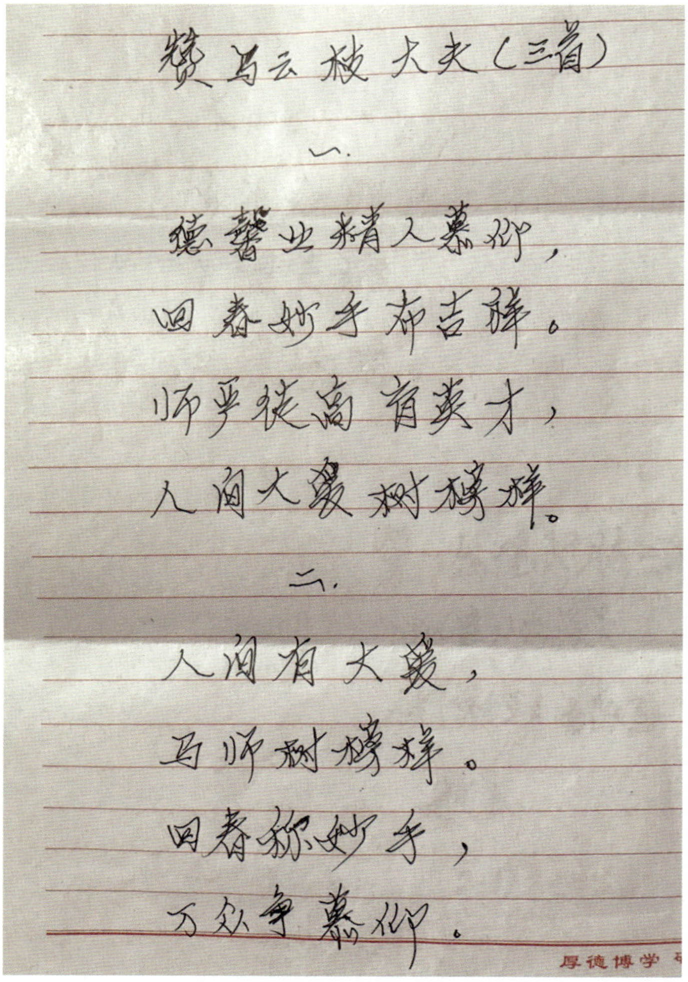

赞马云枝大夫（三首）

一.

德馨业精人慕仰，
回春妙手布吉祥。
师承徒高育英才，
人间大爱树榜样。

二.

人间有大爱，
马师树榜样。
回春称妙手，
万众争慕仰。

厚德博学

附3：大河健康网报道截图

大河健康网
www.dhjk.cn

请输入关键词......

大河健康网 / 资讯 / 导医

精诚大医，大爱无疆——治病救人 大爱无痕

发布时间：2021/09/19 18:30:10
来源：大河健康网
分享：

上下传承数千年的中国民族传统医学，形成了明确的医德：“医乃仁术，无德不立。”两千多年前战国时期的哲人庄子说：“大音稀声，大爱无痕。”一千多年前唐代著名医学家孙思邈著有《大医精诚》一文，他精辟而深刻地指出：“凡大医治病，必当安神定志，无欲无求，先发大慈恻隐之心，誓愿普求含灵之苦，勿避险希、昼夜、寒暑、饥渴、寒暑、疲劳，一心赴救，无作功夫形迹之心。如此可为苍生大医。”

马云枝就是这样一位德医双馨的精诚大医。

走进河南中医药大学第一附属医院，提起马云枝这个名字，可以说是几乎无人不知，无人不晓。常常会有马云枝治疗过的患者或家属激动地称赞道：“父母给了我第一次生命，马云枝医生给了我第二次生命。要不是马医生的悉心治疗，我也活不到今天！”言谈之间，对马云枝的崇敬和感激的心情溢于言表。

第八章 医精德隆，桃李芬芳

——弟子感悟

马云枝教授说："教书育人与治病救人同样重要。"她为人师表，治学严谨，在繁忙的门诊坐诊、指导临床、进行科研攻关、开展科普活动的同时，还承担着繁重的教学任务。每个学年河南中医药大学本科生的《中医内科学》《中西医结合概论》《中西医结合神经病学》等多门课程的教学任务均由她承担，同时还带教着近百名博士、硕士研究生及进修生。她既重视教书，更重视育人；她既重视言传，更重视身教。既重视基础理论，又重视临床实践。既严格如父，又慈爱如母。她始终坚持以高尚的人格感染人，以开拓的精神鼓舞人，以榜样的力量教育人。

马云枝教授始终秉承学高为师，身正为范的理念。她忠诚党的教育事业，贯彻落实党的教育方针，思想端正，模范履行岗位职责，具有良好的职业修养，她寓育人于教书之中，帮助学生提高分辨是非的能力。当今社会正处在价值观念深刻变革的时代，东方文化与西方文化之间、社会主义与资本主义及封建主义之间等不同文化和价值观体系的冲突，在社会生活中表现得越来越明显，这对年轻的学生们的思想影响很大。她经常教导学生要关心国家大事，树立当代大学生的高尚情操，树立正确的人生观和价值观，做一个对社会有用的人。

在马云枝教授的影响下，学生们积极参加社会募捐活动，多次为灾区群众捐款、捐物。如研究生史继鑫同学在求学期间因家境困难，在对上千元学费难以支付的情况下，听到汶川大地震的消息传来以后，毅然想方设法为灾区捐物捐书。她教导学生热爱党的公益事业，积极参加大学生各项社会实践活动，如研究生朱世瑞同学在暑假期间放弃回家与家人团聚的机会，至南阳西峡县为当地村民开展义诊服务。研究生张可可同学不顾自己身体虚弱，多次参加义务献血，向广大人民群众奉献了爱心。

"一切为了患者"是我国医疗行业的服务宗旨，也是马云枝教授孜孜以求的职业道德信念。她经常对她的助手和学生说，作为一个医者，最大的价值在于患者危在旦夕时，能很快把握病情，积极稳妥地处理，将患者迅速转危为安，解救患者于危难。她不仅这样说了，并且身体力行，亲自做出了榜样。

2004 年 6 月，郑州一名姓王的患者，入院时昏迷不醒，皮肤黏膜干燥，弹性较差。这种患者急需快速静脉补充液体治疗，否则会因各种脏器衰竭而死亡。值夜班的大夫给患者输液时发现，该患者循环功能差，液体滴速很慢，根本无法达到快速抢救的目的。病情危急，时值凌晨两点值班大夫拨通了马教授的电话，向她汇报了患者的病情。时间就是生命。听到患者生命垂危的消息，她火速赶到病房，经过认真检查和详细分析病情后，果断调整了治疗方案，经静脉推注快速补液积极抢救，患者很快苏醒过来。值班大夫在一旁不由地感叹说："马教授，我们害怕患者快速用药会发生心衰，不敢这样治。您真是艺高人胆大！抢救急危重症患者，方法真多。如果不采取果断措施，恐怕这位患者就不行了。"然而他们哪里知道，像样的患者，她抢救的太多了。

马云枝教授每天早出晚归，一心扑在工作上，科室每次抢救患者，不管白天黑夜她都要亲临现场。她对值班医生说："我的手机都是 24 h 开机，患者有危险你们没通知我是你们失职，我没赶来是我失职。不是我信不过你们，每当我知道咱们的患者有危险，我就睡不着，还是让我过来吧！"

马云枝教授经常对学生讲："救人如救火，病房如战场，细节决定成败。"脑出血患者马某，得病后即刻进入昏迷状态，继之出现高热，患者极度烦躁。值班大夫虽进行脱水降颅压，并用适量的镇静剂后效果仍不明显。恰逢马教授出差回来，得知这一情况后，她不顾旅途辛劳，立即赶到病房。诊查后她发现，患者呼吸急促，躁动不安，腹胀，尿潴留，口中臭味难闻，苔厚腻脉弦滑，已 8 d 未排大便。凭着自己多年的经验，她认为患者属中风中脏腑的痰热腑实证，立即调整了救治方案、并采用食醋灌肠通泄大便，该法即中医的通腑泻浊法。通腑法可以使浊气下降，清气上升，迅速排出肠道内的积存的大便，在降低腹内压的同时降低了颅内压。这一方法十分奏效，患者病情逐步稳定好转并清醒。患者家属十分感激，逢人就讲：马教授真是我们的救命恩人。记不清有多少次，马教授准确及时的救治方案，立竿见影的临床疗效，一次又一次从死神手中夺回了患者的生命。

马教授还善治疑难杂病。有位李姓女性患者，颈肩背酸沉不适伴手指麻木长达 10 余年，痛苦不堪，曾多方求医，多以"神经官能症"中西药物治疗无效，前来找她诊治。经详询病史及认真体格检查，拟诊脊髓空洞症。经颈髓核磁共振检查，与其临床诊断完全符合。多年疾病得到了正确的医治，患者千恩万谢，一直说："早点来找你就好了。"

从医四十多年来，马云枝教授成功抢救急危重患者达上千例，专家门诊达上万人次，收到患者表扬信数百封，锦旗 50 余面，赢得了无数患者的赞誉。

作为河南中医药大学第一附属医院脑病科的学术带头人，马云枝教授肩负着临床医疗与教学的双重任务，尤其是医学生的后期临床带教任务。带教质量的如何直接影响到我省中医、中西医结合人才的质量。她把教书育人和治病救人看得同等重要，在科室人员相对较少、临床及教学任务繁重，备课时间不足的情况下，她合理安排临床和教学工作，年承担学院教务处下达的中医、西医及中西医内科等教学科目近 300 学时，年接纳进修实习人员及医学生临床实习 200 多人次。圆满完成了教学任务及实习、见习生的带教工作。她的每个年度教学考核均为优秀。

在临床带教过程中，马云枝教授注重培养学生的临床思维和实际工作能力的提高。同时，言传身教，让学生了解一名合格的临床医生所应该具备的基本素质，例如耐心、真诚等。她常用唐代大医家孙思邈的一句话告诫学生："凡大医治病，必当安神定志，无欲无求，先发大慈恻隐之心，誓愿普救含灵之苦。"在临床实践中，她要求学生进行换位思考，真正做到理解患者的疾苦，使大家认识到一个医生应当具备的责任感。他的学生们曾这样评价她："马老师使我们体会到了医生这个职业的魅力和荣誉感。"

马云枝教授积极探索教学方法，分析学生特点，启发学生的发散思维。在教学实践中，她注重营造良好的学术氛围，培养良好的学风，以利于学生相互学习，相互交流，共同提高。在日常教学中，她总是充分准备教学内容，和学生们进行良好的互动。她善于运用启发式、讨论式教学方法，还常把授课内容与神经系统解剖图谱、视频模型、病理图片等相结合，图文并茂地进行讲述，不断变换同学们的视觉，活跃课堂气氛，激发了同学们的思维动脑能力，使学生在较为轻松气氛中学到了知识。许多曾在科内进修的医生，回到地方后，即使在全省各地医疗岗位上做出了较大成绩，仍念念不忘曾在脑病科室的那段学习经历，还经常来信、来电向她及其他代教老师问候及请教问题。

在教学方式上，马云枝教授非常注重理论与实践有机结合，启发同学们的动脑和动手能力，使同学们增长了见识，开阔了眼界，学到了在课堂上和书本里学不到的知识。她重视教学查房，定期组织下级医师及进修实习医生进行疑难及死亡病例分析讨论，从中总结经验，吸取教训。她经常把床边教学和专题讲座相结合，无论是常见多发病还是疑难危重患者，从不放过任何机会。

2009 年 12 月 6 日晚八时许，马云枝教授正在示教室为学生讲课时，一位 65 岁的急性脑出血男性患者急诊入院，昏迷伴反复抽搐，病情十分危重。她查看患者后即刻制定了救治方案，带领科室医护人员经过 3 个多小时的抢救，患者病情逐步稳定。而后，她拖着疲惫的身子结合患者生动的实例床边教学，提高了学生们的理论和临床诊疗技能。同学们目睹这位名老专家坚实的理论知识、高超的临床技能及救死扶伤的崇高医德，体验到把患者从死亡线上拉回来的莫大的欣慰和成就感。这是她临床带教工作的一个缩影，这样的事情无时无刻不在病区发生着。

救死扶伤，治病救人，拯救患者于危难之中，是马云枝教授毕生的信念和做人的准则。在她的生活中几乎没有休息，无论她在哪里，都牵挂着她的患者，她是一个全天候的大夫。患者严某患大面积脑梗死合并糖尿病肾病、肺部感染，四肢高度水肿，一直低热不退。她十分焦急，多方请专家会诊，根据病情反复调整治疗方案。在外出开会期间，她还打电话询问这位患者的病情变化，直至患者病情稳定好转，她才放心。

在平时的工作中，马云枝教授认真负责，一丝不苟，对于前来就诊的患者，不管贫穷富有，农村城市，都热情接待。她经常告诫学生及青年医生，患者无论病情轻重，他们都要有尊严。我们要从各个方面体现对他们的尊重。

马云枝教授诊病从不会因为患者多而有半点马虎，对每个患者，她都耐心地听患者述说病情，仔细查阅各种病历资料，认真进行查体，把中医的望、闻、问、切与西医的视、触、叩、听八诊相结合，得出准确结论，为随诊的学生做出榜样。她还经常要求随她坐诊的学生书写病历、处方时字迹要清晰、工整，不要因字迹不清或涂改而让患者多跑冤枉路，多花冤枉钱。马老师随身总带是着 4 样东西：一把手电筒、一个叩诊锤、一副听诊器和一包棉签。用她那双灵巧的双手，娴熟的动作像抽丝剥茧似地寻找疾病线索。对于许多实习学生来说，神经系统的查体是一项难题，她不厌其烦地讲解，言传身教，学生们都说跟着马老师能学到真本领。

凡是跟过马教授坐诊的学生都知道，为了让挂了号的门诊患者都能看上病，每当上门诊，她都要尽量少喝水，不上厕所，就这样，她每次都晚下班，有时甚至延长到下午一点。每次上门诊，她都带上记录本，对特殊或重要的病例，很快记下来。平时她的笔记本电脑里储存着很多病案资料，遇到特殊的病例，她会借阅以前的病历，反复研究寻找原因，认真总结经验。她经常说，我们行医一定要坚持循证医学，反对经验医学。

马云枝教授既是如父的严师，又是贴心的慈母。她虽然工作很忙，但是花在学生身上的精力却异常惊人。对于学生在学业和人生成长道路中的困惑，她坚持晓之以理，动之以情。她在百忙中抽空和学生们交流谈心，关心他们的学习、身体、婚恋和家庭，使学生懂得了人生的价值和意义。研究生王月娇，是河北省邯郸市人，读研时自己十二岁的女儿也正在读初中，家庭负担较重。小王学习成绩曾一度下滑，马老师发现后经常和她谈心，最后该生以优异成绩毕业，顺利走上了工作岗位。

马云枝教授以她慈母般的爱，让同学们感受到了阳光般的温暖。她先后帮助数名困难学生渡过难关，完成学业。2008 届硕士研究生任应国患有严重牛皮癣，经常在天气变化、过敏时诱发加重。马教授发现这一情况后，看在眼里，痛在心里，几次解囊购药，为其治疗。研究生兰瑞刻苦努力，学业优秀，但是家庭境况不佳，马教授了解情况后经常对其出资助学，帮她解决日常生活中的实际困难，使其能够安心求学，后来该生以优异成绩成为复旦大学博士生，为回报家乡和回馈马云枝教授教导知遇之恩，其毕业后返回河南中医药大学第一附属医院工作，作为院里优秀人才目前已主持国家自然基金科研立项三项，并在 SCI 刊物发表论文十余篇。正是她处处为学生们着想，多次为学生垫付各种费用，解决了学生们的燃眉之急，才培养出一批又一批优秀的人才。

马教授的学生沈晓明大夫回忆起这些年来马老师对自己的培养之恩，激动地说："马老师对于我们学生而言，既是老师，又是亲人，她的师德令人敬佩，医德值得学习，无论是从工作、学习还是为人处事都是我们的表率。当年我家境贫寒，艰难求学，马老师知道后，在生活中给予我无微不至的关怀，逢年过节不是我去看望老师，而是她都会买礼物去看望我的老人，使我们全家深受感动。在马老师的帮助下，我以优秀的成绩完成了学业，走上了工作岗位。这么多年来，她一直致力于中西医结合医疗教育事业，为培养中医后继人才倾注了一腔心血，为国家培养输送了大批中西医结合人才。"

近年来，由于大学毕业生就业状况不佳，部分学生产生浮躁心理，不能安心学习。针对这一现状，马教授经常与学生们一起分析形势，引导他们面对现实，增加信心，保持健康心理，永葆向上的活力，做一个对社会有用的人。由于她在带教学生时身教言教结合，高标准严要求，培养出的学生走向工作岗位后迅速成为各方面的业务骨干。

每年研究生毕业论文开题和答辩，是马教授最为忙碌的时候。从研究方向、确立选题，到课题的设计，从病例观察表的制作，到临床实验数据的统计分析，她都进行悉心指导，反复推敲，进行逐句修改。对马教授，她的研究生们又敬又"怕"。做她的弟子很辛苦，论文交给马教授修改，学生们总有些战战兢兢，稍有偷懒或怠慢，论文可能就会被改得满纸"流血"。从结构、措辞，到拼写、标点符号，每一处错误或不妥都逃不过她的眼睛。

马教授的学生们提起当年的硕士论文答辩过程，记忆犹新。答辩会上，几位导师组成答辩专家组，马教授作为导师，也静坐一旁。当她的学生认为自己回答得不错，可以顺利通过时，不料，马教授最后发话，一脸严肃，当着其他导师的面，指出她的学生答辩存在的几个问题，"这些基本的东西应该掌握"。一般导师在自己学生的论文答辩会上，总是"胳膊肘往里拐"护着自己的学生顺利通过。马教授却不是这样，对自己的学生更严格。她认为，在学术上来不得半点虚假。但在生活中，她对待自己的学生关怀备至，提醒研究生注意答辩前的每一个细节，包括答辩时的、着装、技巧等。

对当代大学生，马教授有自己的认识和期望。她说：现在的大学生对于技术方面的掌握和敏感度要远超过我们当年。在信息上的地平线比我们当时要开阔很多，但思想上的地平线也应相应开阔。他们不像我们那么能吃苦，那么懂得满足，在学问上，他们做得不够精细。话虽犀利，但切中要害，发人深省。

马教授常说，为人师表，教书育人。教书是手段，育人是目的。孔子曾说过："其身正，不令而行;其身不正,虽令不从。”教师的素质决定了学生的素质。因此,她在向学生传授知识的时候,清楚地意识到作为老师对学生所产生的影响。她处处以身作则,行为示范,积极地影响和教育学生,使他们“亲其师”“信其道”,健康成长。

马教授的学生王维杰说:“马老师不仅教给我们医术,还教我们怎样做人、做事、做学问。老师非常辛苦,十分敬业,为了患者她常常早来晚归,跟老师坐诊半年以来,很难在中午一点前下班。她诊病耐心细致,门诊接待的主要是中老年患者,有些上了年纪的患者记忆力不好,马老师给他们开完药,对一些琐碎问题总会不厌其烦地进行解释。对用便宜药达到治疗效果的,决不让患者使用价格较贵的药物。”

马云枝教授还经常告诫学生,做一个称职合格的好医生,不仅要有精湛的医术,更重要的是要有高尚的医德,有一颗待患者如亲人的善心、爱心和耐心。常言道“医者仁心”。作为一名医生,就要有广济天下,普度苍生的胸怀,对患者就要有仁慈厚爱的关切。对于学生们在学业和人生成长道路上的困惑,她都晓之以理,动之以情,使学生懂得了人生的价值和意义。她还注意和学生们的家长沟通结合,定期进行家访或邀请他们到学校或者医院座谈。与家长互动,进行心理辅导或进行物资帮扶,免除其后顾之忧,使他们安下心来学习。

由于马云枝教授在教书育人上成绩突出,她连续 10 年被河南中医药大学评为“教书育人先进个人”。

马云枝教授多年来致力于中医药人才的培养,努力带教研究生,做好师带徒工作。就在 2018 年 1 月 15 日,由河南中医药大学第一附属医院主办,马云枝全国名老中医药专家传承工作室承办的“全国名老中医马云枝教授学术思想研讨会”在郑州召开。在此次学术会上,马云枝教授收徒 12 名。出席会议的河南中医药大学副校长李建生教授表示,要继承名师的学术思想,将马云枝教授精湛的医术和高尚的医德传承推广,发扬光大。在研讨会上,著名脑病专家、全国名老中医郑绍周教授送来贺词,现场鼓励青年一代医务工作者脚踏实地做好临床工作,不断挖掘、总结、收集名老中医临床经验及学术思想,努力做好传承工作。国医大师唐祖宣、国医大师张磊则分别题词祝贺,高度评价马云枝教授对河南中医药事业发展做出的杰出贡献。在会上,弟子代表沈晓明博士、王保奇博士等详细讲解了马云枝教授对帕金森病、中风的学术思想及其独到的临床治疗体验。

“谁言寸草心,报得三春晖”“落红不是无情物,化作春泥更护花”。

近 20 年来,马云枝教授亲自培养了 7 位博士研究生,68 位硕士研究生,4 位中医高级师承人,还有数以千计的本科大学生。真可谓桃李缤纷,硕果累累。马教授高尚的医德、精湛的医术、无私奉献的品质、积极进取的精神、严谨治学的态度,深深地感染着莘莘学子。她培养的学生在各自的工作岗位上崭露头角,绽放出绚丽的异彩。来听听当年的学子们对恩师马云枝教授倾诉的肺腑之言吧。

我不平凡的研究生生活

——2000级研究生 王保奇

2000年我考取了河南中医药大学中西医结合临床（内科）方向硕士研究生，有幸成为马云枝教授首届统招研究生。

作为首届研究生，我心存诸多期许，老师也有更多期望。在老师的统筹安排下，我经历了不平凡的研究生生活。让我受益终生的主要有以下几个方面。

第一，注重知识的积累和运用相结合。老师强调，硕士研究生阶段，要注重夯实基础知识，丰富知识结构，厚积方能薄发。她常对我说的一句话就是：你今天多掌握一些医学知识，明天就会让患者多一份健康保障。每天要查房，坐门诊已经很辛苦了。除此之外，她坚持看书、查资料、改标书、著书、写文章、讲课等，留给家庭和子女的时间却少之甚少。即使如此忙碌，她也不忘关心我的学习和生活。老师会分阶段给我安排一些学习任务，并且会在科室业务学习或查房时当着众人的面来检验我的学习效果，时常让我有失颜面，偶尔也会不理解，闹情绪。几次经历后，我暗下决心，加倍努力，认真准备，后来进步很快，我才理解老师是用特殊的方式给我压力。

老师知道我那时经济条件不好，会时常买一些书籍和学习资料送给我。老师常说，人都是有不足的，所以需要通过不断学习来弥补不足，这样才会不断进步。但是作为医生，不能原谅因自己的不足给患者带来痛苦，所以更需要不断学习。她还特意抽出时间跟我一起听一些重要课程。记得王三奎老师给研究生讲授神经解剖课。那段时间，老师几乎推掉除临床之外的全部事情全程听课，她还在书本上密密麻麻记笔记，课后拿起八年制教材，结合科室患者情况讲述给我，使我逐渐对神经解剖等西医基础知识有了全面深入的认识和掌握。老师严谨的治学态度，对学生的关爱，时常激励和鞭策着我，让我勤奋读书。这些学习经历，为我后来留校后讲授《药理学》《临床药理学》等课程奠定了良好的基础。

第二，注重临床技能的锻炼与提高。老师很重视学生临床技能的培养。研究生入学报到还有8个月时，我就开始在老师的安排下进入临床实习。从问诊到体格检查，从门诊病历到各种病程记录书写，从生命体征关注到病情动态变化观察，老师都给予我最详细的讲述和强调，最大限度给我临床实践锻炼的机会，并根据我的实际操作反复纠偏与匡正。对于这些基本动作，老师都要求我高标准熟练掌握，并在实践中不断提升。她对我反复强调的是，要想得到别人的尊重和患者的信任，自己必须具备善良的心地、过硬的本领和多于他人的付出。让我真正感到，想成为一名合格的临床医生，没有“冬练三九，夏练三伏”的几年工夫是不行的。门诊时，我仔细留意老师的接诊和诊疗过程。查房时，我细心观察老师对不同患者的检查与指导，并反复研读病历，对照医嘱找依据，给自己一个合理的解释，不明白的地方请教老师。几个月的实习，使我对神经科疾病有了系统的认识，也找到了努力的方向。

随后研究生入学，进行一年的理论学习。这时候，我感觉到学习目标更明确，学习效率更高。理论学习结束后，再回到科室，老师就授予我临时处方权，让我做住院医师和管理病床。这是老师对我前期学习的肯定，更是对我的信任、鼓励与鞭策。同时老师也告诫我，要全面理解住院医师的内涵，尽自己努力去尽到住院医师的职责。正式进入角色后，我才理解老师的话。住院医师，不但要把全部的时间用于医院，还要把全部的心思用于患者，要想尽到职责，实属不易！我尽力按住院医师标准要求自己，把主要精力用在临床，时刻关注患者的治疗与康复。

经历8个月后，为开拓我的眼界和思路，提升神经科疾病的诊疗水平，老师又安排我到郑州大学第一附属医院神经内科进修。在那里，我经历了更加全面和规范的神经内科训练，见到了更复杂的患者，得到了神经科前辈的指导和进修医师的帮助，也提高了理论水平和临床技能。期间，老师经常带我参加郑州市和河南省神经内科大会诊活动及省内和国内学术会议，对我进行千锤百炼。我也基本达到了老师对研究生的临床技能要求。

第三，注重科研思路与技能的培养与提高。老师常说，科研能力是一名医务工作者能否成为名医的重要因素。所以老师一直都非常重视我的科研思路与科研能力的培养，要求我不断加强科研实践锻炼。为加强我的科研能力，老师把她承担课题中的难点部分定为我的研究生课题。当时，在河南做帕金森病研究才刚刚起步，动物模型制作技术处于摸索阶段，造模所用试剂主要从哈佛大学医学院订购，周期在3个月以上。这样算来，我的毕业论文基本无法在第二年4月份完成。当时学校的实验条件十分有限，我的预实验也不好安排。老师也想了很多办法，最后老师通过她的私人关系，安排我到郑州大学医学院解剖室进行实验。医学院解剖室教学、科研任务重，为了不影响解剖室正常的教学科研工作，我被允许晚上去那里做实验。我克服各种困难，坚持每天下午6:30之前从河南中医药大学东明校区（原河南中医学院所在地）赶到郑州大学医学院，拿到钥匙。等这里的老师都下班了，我才能开始我的实验。因为这里涉及医学院老师的科研保密问题，不方便其他人员进入，所有的工作只能靠我自己完成。老师每天关心我的实验进展，给予我物质上的帮助和精神上的鼓励，使我能克服困难，坚持做完预实验。记得那时最艰苦的是冬季大雪，我要从中医学院步行到郑州大学医学院，需要下午4点多出发，凌晨2点多才能回来。后来又遇到关键技术问题，无法独立完成。老师又送我去上海交通大学瑞金医院（原上海第二医科大学瑞金医院）陈生弟教授实验室学习科研技术与方法。这里科学的科研管理机制、老师们的严谨科研态度，精诚团结的科研团队，使我的科研思路开阔了，掌握了帕金森病造模的相关技术，为后期顺利完成课题奠定了坚实的基础，也使我开拓了对神经内科疾病诊疗思路。

在瑞金医院虽然只有不到半年的时间，但我有机会聆听国际知名专家所做的学术报告，也接触到了上海其他高校举办的学术活动，收获良多。我深刻体会到浓厚学术氛围是培养出高素质优秀人才的沃土，认识到科研工作来源于实践进而可以指导实践，也更加理解了老师安排我上海学习深意所在。由于得到各方的有力支持，特别是老师悉心指导和无私帮助，我毕业当年被评为河南省优秀毕业研究生，导师的科研成果后来也获得了河南省科技进步二等奖。

得益于恩师的悉心栽培，我秉承老师老实做人、踏实做事的风格，牢记老师“认真把事情做好，努力做到极致”的谆谆教诲，坚持临床、科研与教学工作不放松。后来攻读了博士研究生，晋升了高级职称，2012年成为河南省高等学校青年骨干教师，并成为硕士研究生导师。老师中西合璧，德艺双馨，桃李满天下。继承老师学术经验，发扬老师优良品德，培养优秀人才，提高人民健康水平，在“中原更加出彩”中发挥更大作用，将成为我今后工作的出发点和落脚点。

医学思路的转变

——2003 级研究生 庄志江

中医药是中华民族的瑰宝，而中医的进步离不开继承与发展。中医人肩负着传承中医药的重任，中医承源远流长，经过了悠久的实践证明，是中医文化的魂脉，而师承又是培养中医人才不可缺失的一种方式。

我是一名毕业于河南医科大学临床专业的临床医学生，在工作中出于对中医药的崇拜与喜爱，常在闲余时间自主学习中医药知识，深深被中医药文化博大精深的内涵所吸引，也加剧了要系统接受、继承、发展中医药文化的愿望。2003 年在自己的不懈努力学习下成功考取了河南中医学院中西医结合临床中医药防治脑血病方向的硕士研究生，成为马云枝教授第三届统招研究生，一位西学中的医学生。时间如白驹过隙，3 年的时间里，向马老师学习运用六经辨证论治中医内科常见病，治疗过程中常针药并用，内外兼顾，注重疾病背后的成因，帮助患者建立良好生活方式及情绪管理。导师渊博的知识、醇醇的教导、立世为人的品德给我留下了深刻感悟。

1. 夯实基础

从入学始起，导师就安排学中医基础理论：读《内经》《伤寒论》《中医基础理论》《方剂学》《中药学》《医古文》等古籍联系现代医学。不同的思路，不同思想碰撞出的火花，不同的感受，不同的收获，开始认为简单，可坚持做就感觉不简单了，每当有松懈坚持不下去时。马老师就鼓励弟子告诉我们为什么坚持、坚持的力量是什么？是悬壶济世，解除疾苦。在中医路上或者说人生路上，每个人都会碰到困难、困惑甚至迷茫。细致的规划，目标的聚焦，目标的分解，逐步走向自己的规划，去接近梦想。学习使我对经典逐步有了深刻认识，从背诵到体会、从体会到运用。

2. 辨病辨证

理论运用于临床，脱离临床的理论将是空谈。每次坐诊马老师总是将理论如何与临床联系分析讲解给我们，望形容、询病病因，触诊脉、叩体诊、听声辨音。方药选择、配伍特点、用量变化、煎煮服法，如何化裁禁忌、如何增效减毒等。六经辨证中问诊思路，如何入手，患者阴病、阳病、太阳病、厥阴病等判断，以及对疾病转变的预测，是否合并他症，是否对主症的治疗有干扰，如何兼顾治疗。如此受教使我领略到六经辨证在临床治疗中的魅力，也对中医药疗的整体性、全局性的辩证思维过程有了新的认识。对某些有情绪、心理障碍的就诊患者，马老师与患者沟通中话疗常常会起到重要作用，一些简单而又有温度的话语让患者去体验，感触。有时也会通过疏导、分析、建议，引导患者重构生活方式，让疾病体现出来的临床症状逐渐恢复。因此，辩证思维去分析疾病个体化、整体化的过程是学习掌握全局性的基石。

病案 1：患者王某，女性，36 岁。就诊于 2019 年 06 月 21 日门诊，患者曾经就诊于多位医家，病情不稳，时好时坏。望形疲面倦，情绪低落，悒悒不欢。自诉：反复失眠、情绪低落 2 年余。2 年前患者因工作压力影响到夫妻关系不和睦后逐渐出现夜不能寐、心情不畅，唉声叹气、情绪消沉，对外界事物兴趣降低，难以入睡并易醒，时常出现头晕、口干、心烦、胸闷、耳鸣、多汗、纳差，偶有幻觉，二便自排，舌质红，苔黄腻，脉弦细。初诊：郁症，邪犯少阳，中焦淤阻，运化不利。方以小柴胡汤加减。

小柴胡汤是汉代张仲景《伤寒杂病论》治疗少阳病经典方剂，具和解少阳、疏肝理气、解郁之效。临床常用于咽干口苦、头晕目眩、胸胁苦满、不欲饮食、心烦喜呕、情志等疾病表现。考虑本病邪在少阳，经气不利，郁而化热。治疗可以和解少阳为主。少阳经病证表现为三焦经以及胆经的病证，少阳病证，邪不在表，适用和解之法。方中柴胡苦平，入肝胆经，透解邪热，疏达经气；黄芩清泄邪热；半夏和胃降逆；人参、炙甘草扶助正气，抵抗病邪；生姜、大枣和胃气，生津。此方剂可使邪气得解，少阳得和，上焦得通，津液得下，汗出热解。同时马老师与患者进行"话疗"沟通，理清疾病形成原因，缓慢诱导患者把不良情绪释放出来，提高自身心理状态。患者服用三日后复诊，诉可入睡，情绪好转，头晕、耳鸣、多汗、口干、惊恐症状减轻，纳食量增，症状改善。在上方基础上去半夏、人参加瓜蒌清热理气宽胸，佩兰祛三焦之湿。此案分析患者具有应用柴胡汤的主症，但是否夹杂有太阳少阳合病，少阳阳明，少阳太阴等病也特别重要。此患者初诊是虽有汗出、口干等症，但未见胸胁苦满、呕不能食、心下痞、大便难等症状，所以辨为邪犯少阳，而非少阳阳明合病。《伤寒论·辨阳明病脉证并治》云："阳明少阳合病，必下利。"阳明与少阳两经合病，除出现阳明病的身热、不恶寒反恶热、自汗、腹满；又有少阳病的口苦、咽干、目眩等外，必见下利，临床辨证值得注意。本案方选小柴胡汤疏解少阳之枢，枢机调，上焦得通，胃气因和，上下气机通畅则症状得以缓解。小柴胡汤看着简单，但马老师在古方基础上个体化化减为多位患者改善了躯体化症状，也说明了经方内涵的深远，同时也表明典型症状中隐藏着不典型症状，这就需要我们辩证分析症候之间的关系。

病案2：李某，女性，78岁，就诊于2018年8月5日门诊。患者1 d前无明显诱因突然出现左侧肢体活动不利，伴发头晕、恶心呕吐，言语謇涩，未予重视。现证见：头晕、头痛，伴发视物旋转，已无恶心呕吐，左侧肢体活动不利，言语謇涩，周身乏力，腹部胀满，口干，纳可，眠安，二便正常。立即行头颅MRI检查，提示：右侧丘脑梗死。本病中医诊断为中风病-中经络，辨证当属肝肾阴虚，肝阳上亢兼瘀血内阻。方选镇肝息风汤为加减，7服，水煎服，每日1服。方中重用怀牛膝、生赭石、生龙骨、生牡蛎、生龟板、杭白芍，共奏潜肝阳、息肝风之效；玄参、天冬以滋水涵木，川楝子、生麦芽、加菊花、夏枯草清肝热明目。8月10日，患者二诊，诉肢体不利加重，言语謇涩加重，头晕、头痛有好转，食欲减退，纳食减少，时有躁动，自觉发热，但体温正常，喉间痰鸣，2 d未解大便，小便发黄。患者目前痰浊壅盛，瘀血阻络，二者互结，郁而化热，扰乱神明，应当以清热化痰活血，行气通窍为法，停原方改为以涤痰汤为主方加减，7服，水煎服，每日1服。本方主在祛痰，唯痰有风寒火热燥湿之不同，方中二陈为基础方重在燥湿化痰，佐以胆南星祛风痰，竹茹清热痰，运痰者必先行之以气。8月17日，患者三诊，神志清，精神较弱，肢体活动较前好转，言语较前清晰流畅，自觉周身乏力，时有汗出，纳食较前增加，睡眠安，小便调，大便2 d一行，无干结。患者目前气血亏虚，瘀血内阻，病性仍为虚实夹杂，以虚为主，当扶正为主、祛邪为辅，结合舌脉，瘀血不去，新血不生，遵循"气为血之帅，血为气之母"只有气行才可推动血行，故以益气活血为法，选补阳还五汤加减，方中重用生黄芪30 g，旨在大补脾胃之元气，使气旺血行，瘀去络通；臣以当归尾养血活血，行瘀而不伤血之妙，赤芍、川芎、桃仁及红花助当归活血行瘀，佐炒白术健脾益气以助芪参扶正固本之力。治疗近1个月，患者精神逐渐好转，言语表达较入院初期清晰流利，患侧肢体肌力逐渐恢复，病情稳定。马老师对于中风的认识，可以用风、痰、瘀、虚概而言之。无论是风、火、痰、瘀引起的实证，还是气、血、阴、阳亏损导致的虚证，都是脏腑功能失调所致。肝风内动是中风病的主要病因，急性脑梗死属于中医"中风病"范畴，传统中医理论认为"诸风掉眩，皆属于肝"，"风气通于肝"，因此肝风内动，是其主要的病因。

痰浊是中风病重要的病理基础，痰浊在中风病中的病理作用是金元时期的朱丹溪首次提到的“半身不遂，大率多痰”。痰浊可阻于经络，可蒙蔽清窍，最终引发中风。瘀血停滞是中风病发生的重要机理，贯穿疾病的始终瘀血的形成是脏腑功能失调的产物，是气血不能正常运行于脉中，随着气机逆乱而游行脉外形成的离经之血。清代医家唐荣川《血症论》曰：“离经之血与营养周身之血已睽绝而不合……此血在身，不能加于好血，反而阻断新血生化之机。”其一旦形成反之又可导致脏腑功能失调的加重。血的正常运行依赖气的推动，当发生气虚、气逆、气滞、气陷时，则瘀血内停，阻于脏腑，滞于经脉，随气逆于上，蒙蔽清窍而发为中风。故可见到肢体活动不利，言语謇涩。结合本案，根据患者主要的不断变化着的病因、病机选方，及时掌握疾病变化过程中不同的病理因素，运用潜肝阳、息肝风、化痰浊、行瘀血、补正气达到了祛邪而不伤正，补虚而不敛邪的治疗目的。

3. 自信努力

跟师过程中我学会了总结：不断总结老师的临床经验、诊病思路，多向老师请教，多问为什么，多深入考虑。对于复诊的患者多询问药物应用后症状是否改善，改善程度，是否存在其他不适等。只有这样才会有进步，才对临床用方有深刻的认识。一个人掌握的知识有限，唯有多看书籍、文献、多记录方可不断更新思路。因此我经常翻阅学习、领会老师的历次医案，整理导师经验，溯本求源，联系理论依据，反复体会老师临床应用的学术思想，跟师过程中勤于临证，多总结分析，遇到病症相似患者，敢于在导师指导下用药，发现问题及时请教，这样能力才会逐步提高。

跟师三年开辟了中医新天地，何其有幸，非常感动中医路上有导师和志同道合的医者携手而行，是我最想留住的幸运。非常感谢导师的指导和帮助，我愿在中医漫漫路上，继承求索。也是在导师的指引下后来我有幸考入广州中医药大学攻读了中西医结合临床专业的博士生研究生，逐渐成了一位中医人。

杏苑桃李蹊，润雨育栋梁

——2002 级研究生 沈晓明

时光荏苒，白驹过隙，我追随恩师马云枝教授转眼一晃已经二十载。俯首是春，仰首是秋，月圆是画，月缺是诗。老师对我的培育之恩难以言表，点点滴滴回忆起来恍若昨日，往事尤新，终身不敢忘怀。她不仅精于业务，克己奉公，对我们学生之培养更是堪比家人般丹心碧血，言传身教，滋心育人，为国家医疗战线输送了一批又一批的优秀医疗人才，业绩卓然。我能有幸师从马老师，不仅为人修身受益终身，更是授业解惑时时处处，每每感怀感念间心中总是涌动无限感恩。

1. 精专业务垂范，授业解惑传道

自我追随马老师步入医道，她严谨求实、一丝不苟的治学风范就给我留下了深刻印象。在多年的临床实践中，她逐渐形成自己的学术观点，她集多年之临床经验，纳各医家之精华，探索出治疗中风病系列方药益气通络汤、祛痰通络汤、镇肝通络汤、醒神开窍汤、涤痰开窍汤，研制出中风“七症”协定处方，并把通络作为中经络治法之纲领，统领“益气、祛痰、养阴、泻浊、镇肝”诸法，把“开窍”作为中脏腑的治疗总则，以“醒神、涤痰”为具体治法，丰富和发展了中风病的治疗方法，提高了中风患者的治愈好转率。除此以外，对血管性痴呆、帕金森病、头痛、眩晕、失眠等症的诊疗亦具独到之处，她以中医特色为切入点，结合现代科学研究手段，利用分子生物技术水平进行科研监测，精心研制出了治疗脑血管病、血管性痴呆、面神经炎、帕金森病的系列专病制剂，如“熄风定颤丸”“复智胶囊”“牵正膏”等制剂。而我们在入学之初，于本科所学不同，对于中西医结合神经内科专业懵懂无知，难窥门道。恩师遂循循善诱，教导我们加强中医经典学习，夯实学业，兼顾专业研修。于是，我们诵读经典，精研业务，投身临床，热心科研，从点点滴滴中收获渐丰。而马老师早年间就十分重视学术梯队的建设及人才培养，对于人才培养采取“内引外联”“请进来”“走出去”的方法，以尖带专，以老带新，构筑人才建设平台。不但经常选派有培养前途的医护人员外出进修学习，并参加国内外各种形式的学术研讨会，同时她还鼓励学生们积极参与科研课题研究，推动理论联系实践水平的不断提高。另外，马老师要求所有学生中西医并重，主攻脑病、兼容他科、力求全而不失精湛，精而不失偏倚。传统中医治疗脑病的方法，虽已经形成了自身独特的优势，但如果能嫁接并糅合进现代医学的先进技术，达到“西为中用”的目的，将会收到更好的医疗效果。在她的倡导下，我们的临床能力稳步提高，一大批掌握医教研能力于一身的中青年技术骨干学生被培养出来，为医疗战线输送了大量可用之才。

2. 克己奉公修身，大医精诚济世

马老师这么多年来一直躬耕杏苑，一方面重视业务素养提升，一方面重视满足人民大众需求。她很早就提出“一切为了患者，为了一切患者，为了患者一切”的医疗服务宗旨，提倡我们学生树立一切以患者为中心的服务理念，在提高医疗技能的同时，不断加强医德医风培养，提升服务质量，增强个人爱医院、爱专业、爱患者的观念意识。为此，她经常牺牲自己的节假日，利用各种媒体宣传中医药防治脑病的特色和优势，多次到省市广播电台、电视台举办脑病防治知识讲座，成立“中风康复俱乐部”，举办中风联谊会，义务讲解中风病的防治知识，印发《脑病必读》科普手册千余本，建立患者随访复诊卡，不断完善患者随访、回访、就医、复诊的联络网，开通咨询电话，颁发复诊优诊卡、进行随访记录等。她坚持在工作之余撰写科普文章，义务参加电台讲座，多次应邀到河南电视台录制节目，为提升患者防病治病理念不断努力，创造了显著的社会效益。

在很好履行了自己作为一名人民医生职责和任务的同时，马老师还曾作为郑州市金水区人大代表“参政议政，无私为民”。在她任职两届人大代表期间，不断积极推行民主法制建设和依法治区工作，充分发挥自己模范带头作用，切实做好党和政府与群众之间的桥梁，把党的各项方针政策包括医疗卫生政策积极向人民群众进行宣传，加强人民群众对党的信任度和凝聚力。她经常说：“作为人大代表，我深感自己肩上的责任重大，一种强烈的责任心促使我把各项工作做好，做实，给党和人民交一份满意的答卷。”在平常的工作中，她积极主动向广大群众宣传我党的卫生工作政策。例如，针对部分群众对医疗保险的某些规定不熟悉，对医疗保险政策覆盖面较小的问题有不满情绪，她积极做疏通工作，从而消除了不满情绪，增加了对上级精神的理解。同时，她多次列席人大常委会议，认真听取区人民政府关于社会保障情况的汇报、关于社区建设和优抚政策落实情况的汇报、关于《食品卫生法》执行情况的汇报、听取法、检两院有关的述职报告等情况汇报，并和常委会其他组成人员一起，多次参加区人大常委会组织的各项社会活动，积极开展工作检查，如《郑州市城市环境卫生管理条例》《郑州市城市市容管理条例》《郑州市企业职工养老保险条例》及关于《食品卫生法》等法律法规的执行情况视察等。平时注意倾听选民的心声，做有心人，以辖区人民的利益为出发点，将人民群众关心的热点难点问题整理、提炼成议案，积极反映群众意见和建议，提出合理的议案和建议，真正起到了人民代表“为民代言，还政于民”的作用。她曾提出“关于杜岭街整顿治理问题”“改善人居环境，取消旧博物馆附近店铺”“维护弱势群体医疗权利”“在丹尼斯百货商场和中医学院第一附属院之间修建人民路过路天桥”等多项利民议案，受到郑州市有关部门的高度重视并积极处理，改善了市容市貌，优化了郑州人居环境，受到了广大群众的高度评价。

在马老师克己奉公，修身立德，大医精诚，利民济世的过程中，我们学生感同身受，耳濡目染，深受影响，将老师奉为人生的航标。

3. 桃李不言成蹊，杏苑滋育栋梁

马老师一直把教书育人和治病救人看得同等重要，多年来她养成了经常牺牲个人休息时间与节假日承担教学教课任务的习惯，为培养一代又一代的学生呕心沥血。在教学方式上，她把临床教学和专题讲座充分结合，注意理论与实践的结合，倡导老师放手不放眼，启发学生动脑、动手能力，使我们能在神经专科的实习过程中将专业知识真正实现从理论向实践的升华。许多曾在科内进修的大夫，回到地方后即使在各自的医疗岗位上做出了成绩，仍念念不忘曾在马老师身边接受训导的宝贵经历，还经常来信、来电话向马老师表示问候与感激之情。

同时，她时至今日仍亲切关怀我们学生的生活与工作，使大家能在她的身边时时感受到家一般的温暖。例如她带过的一名研究生家庭境况较差，父亲瘫痪卧病在床，母亲刚做过心脏手术，而家中又无其他子女，只有举家迁至郑州艰难求学。她就在平时生活中也处处照顾他们，常在元旦、春节及国庆节期间买礼物看望他们，使其全家倍受感动，这名研究生也用良好的学业成绩回报恩师，现已成长为所在医院的学术骨干。再如她经常在节假日晚上，在大多数家庭举家团圆之际，带着月饼、水果等礼品来看望在医院值班的实习与进修同志，使他们深受感动。记得曾有一位在科室进修年学习的高年资大夫张中健就曾满怀深情地说：“我在很多地方实习进修过，其中也有不少省市级的大医院，但像马教授这样关怀我们的科主任还从未遇见过，我们无以回报，唯有以刻苦的学习与努力的工作来回报她。”这就是我们马老师“桃李不言，下自成蹊”，严师与慈母般的高尚品质同时在她身上闪光，是众人师表的楷模。

“躬耕杏苑满桃李，化作春泥更护花”，这是对我的恩师马云枝教授从医数十载救死扶伤、德业双馨、教书育人、自强不息、忘我奉献精神的良好写照。时至今日，她已年近七十，但是仍勤奋不已，带领自己的弟子直面新时期的新机遇和新挑战，在中西医结合神经科领域不断前进。我作为学生时时备受鼓舞和感动，努力用自己的行动回报老师的培育之恩。

师恩永驻心田

——2007级研究生　付菊花

前一段时间，参加了我的恩师——马云枝教授的脑病医学研讨会。在去郑州的路上，看着高铁飞速地把窗外的一切远远地甩在后面，突然内心有了很大的怅惘和感慨。岁月如梭，韶光易逝。不过弹指一挥间，我和马老师的师生之情已经十一年了。但是和马老师当年相处的点点滴滴却历历在目，仿佛就在昨天。心里面百感交集，竟然有了一种“近乡情更怯，不敢问来人”的情愫。我着急地盼望见到马老师，又怕见到马老师。着急的心情是马上要见到久违的亲人一般欣喜，怕的是岁月的风霜，又给我亲爱的恩师两鬓添了几许白发？脸庞又刻了几道皱纹？脑海里浮现马老师慈祥的面容，竟然文思泉涌，内心是满满的温暖和感念恩师的诗句：

师恩是迷惘时苦口婆心的规劝，
师恩是远行时一声殷切的叮咛，
师恩是孤苦无助时慈祥的微笑，
师恩是一缕阳光，
让我的心灵即便在寒冷的冬天也能感受到温暖如春；
师恩是一泓清泉，
让我的内心即使蒙上岁月的风尘仍然清澈澄静……

1. 月缺是画，月圆是诗，生活有您的引导而丰富多彩

时光回到十一年前，似乎自己还是一个毛手毛脚的小姑娘。马老师总是不厌其烦地指导和教诲，让我慢慢地在生活中学会了有条理和严谨，学会了不厌其烦地练习医技，学会了沉淀内心，专研医术。因为马老师曾不止一次严肃地对我说："医技是衡量一个医生的重要标准，你有了过硬的技术，人家才愿意相信你，才愿意把自己的命交给你。所以你要对自己的医技要求严格，不能有半点马虎。"她经常教育我读书不能拘泥于课本，要多发散思维，并经常引经据典地教育我："学而不思则罔，思而不学则殆。"思考和学习应该是有机结合的，这样才能不断进行创新。一有碎片时间，马老师孜孜不倦地教导我，让自己一天的跟师记录的内容分门别类，有条理、有系统地在脑子里反复分析、归纳，以找出其规律性东西，然后在临床实践中学以致用。将课本上学的和马老师经验有机结合承袭下来，勤于思考，掌握其中的思维方法、学术观点，摸清辨证以及用药规律，从而达到自我精进的目的。我认为这就是马老师传道授业过程中的最精华部分。同时，马老师教育我，要学会与患者相处，视患者如亲人，体贴患者，设身处地地为患者着想。正如马老师所说："治病不但是治病，还得治心。患者的心情好了，心态正了，就会增加战胜病魔的精神力量。"

有一次马老师说："马行软地易失蹄，人贪安逸易失志。"一个人要想有所成就，就要时刻提醒和告诫自己，不要有任何投机取巧的心态和行为，戒骄戒躁，主动地让自己承担更多的工作。挑战更难的课题，艰难困苦，玉汝于成。正是由于她这种严谨的工作态度，恪尽职守、鞠躬尽瘁刻苦钻研的精神，日积月累地影响着我，浸润着我，我对生活的信心更加坚定，对医术医德有了更高层次的理解。走上工作岗位十多年来，我一直秉承马老师严谨、务实、严于律己的作风，工作方面受益良多。能够成为马云枝教授的弟子，我深感荣幸。就像歌曲中唱的那样：辛勤白发人，事业总年轻。虽然马老师今年已逾六旬，但是与同龄人比起来很年轻，她依然拥有儒雅的外表，敏捷的思维，干练的工作作风。正因为如此，马老师的辛勤努力，换来硕果累累，桃李满天下，医学成果斐然。正可谓：踏遍心田的每一角，踩透心灵的每一寸，满是对马老师的敬意。马老师就是我前进路上的灯塔，是我学习的榜样。

2. 严师出高徒，严苛的教育方式打造光彩夺目的珍珠

在我的印象中，马老师就是严厉和敬业的代名词。病历写不完不能下班，查房有疏忽就要受严厉的批评，哪怕是很细微的工作细节，马老师都会不厌其烦地指导和提醒，确保不出现任何纰漏，确保不会给患者造成任何思想和身体上的负担。在工作岗位上，我继承了马老师的这种认真和严谨的工作作风，生怕因为自己的原因辜负老师的教诲。并时刻告诫自己，我能成为马老师的弟子已是人生最自豪的事情,千万不能为马老师这位医学泰斗丢脸,一定努力争取做同门师兄弟的表率,竭尽所能为马氏医学同门增光添彩。有一句话说:最好的学生就是超越老师,马老师的医学水平令人高山仰止。尽管我不能青出于蓝而胜于蓝,但是,我会在工作中勤学苦练,多向恩师求教,多学习恩师的医学技术和知识,继承恩师的先进医学理念,像马老师教诲我的那样,脚踏实地,兢兢业业,让自己的人生更精彩,也为祖国的医学事业做出属于自己的贡献。

3. 既是神圣的精神领袖,又是接地气的亲人

马老师既是严师,又是慈母,她把每一个学子都看作自己的孩子般疼爱。医疗行业烦琐而艰辛,没有节假日,没有周末。尽管马老师每天的工作都很繁忙,尽管有无数的学术会需要参加,但是花在学生身上的精力却是惊人的。她依然在百忙中为我们讲授知识,她总会抽出时间跟我们学生交流谈心,对于学生在学业上的困惑给予帮助。关心我们的学习、身体、生活和家庭,让我们懂得感恩和珍惜,更教会我们怎样体现自己人生的价值和意义。在带教查房时,马老师的话有时候很犀利,切中要害,发人深省,直达人心。她常说,为人师表,教书育人。教书是手段,育人是目的。你们在工作岗位上积极地做出贡献,让别人都对我们竖大拇指,我这个做老师的也就成功了。

孔子曾说过:“其身正,不令而行;其身不正,虽令不从。”老师的素质决定了学生的素质。正因为如此,马老师在向学生传授知识的时候,清楚地意识到作为老师对学生所产生的影响。她处处以身作则,行为示范,积极地影响和教育学生,使我们亲其师,信其道。马老师精辟犀利的语言,雷厉风行的工作态度,言行一致,表里如一,犹如晨钟暮鼓,涤荡着我的心灵。古语云:“无医德者不可为医。”马老师以此为座右铭,时时激励和鞭策自己,恪守医德。在她的心目中,医生的职责是治病救人,对任何患者都应一视同仁,一样施治。马老师常说,作为一个医疗工作者,最大的价值在于患者需要时,你能很快把握病情,积极稳妥地处理,将患者转危为安,解救患者于危难。一个医生最大的幸福就是看着患者因为自己重新露出笑容,看着一个个鲜活的生命因为自己重新跳跃。

马老师博览医书,见解独到。作为著名脑病专家,全国各地慕名而来的求医者络绎不绝。患者再多,她也要看完最后一个才下班,这早已成为马老师的职业习惯。平日里只要是有患者需要救治,不管是下班回家,还是假日休息,也不论白天黑夜,风霜雪雨,酷暑寒冬,只要有事她都随叫随到,于细微处体现出医者仁心。马老师经常对我们说:“时间就是生命,我们要与时间赛跑,争分夺秒,不能延误患者病情。”很多外地来的患者因为一些特殊情况不能及时赶到,马老师就在诊室一直等着他们。马老师对我们说,咱们这里经常有外地的患者,你不仅要看好病,还不能让他们错过车次,能当天看完病的就当天看完,让他们当天都可以赶回家,咱们晚点下班没有关系,尽量给患者提供方便,节省时间,对于家庭困难的患者也可以节省一些不必要的开支。多年以来,只要科室抢救患者,无论是白天还是黑夜,马老师都亲临现场,她对值班医生说:“只要患者有情况,立马给我打电话,我的手机 24 小时开机。”

在我的心目中,马老师就是我神圣的精神领袖,高尚的人品,精湛的医术,令人仰之弥高,爱之弥坚,真正的无愧于“白衣天使”这个称号。马老师的身体因工作而受累,却仍在繁忙的临床工作中做到对每一个患者都全心全意、细致耐心,待患者如亲人。尤其对于一些远道而来的患者,她更是嘘寒问暖,倍加关心。这怎能不令人心生感动和敬畏?有如此老师身体力行做榜样,做学生的何去何从,我们已经了然于胸。马老师的思绪和智慧的火花,犹如我的精神领袖,时刻引导我前行。

4. 砥砺前行

有一种情,虽不是亲情,却美好的胜似亲情。有一种爱,不需要甜言蜜语的灌溉,却生长的无比茂盛,这就是师生情。没有理由,没有原因,只有付出,可爱可亲的马老师永远扮演着幕后演员的角色,让她的学生走向成就舞台,自己甘当人梯,甘当蜡烛。这种比父爱更严厉,比母爱更细腻,比友爱更纯洁的感情,春风化雨,随风潜入夜,润物细无声,让我在不知不觉中进步成长。大爱无言,千言万语,表达不出对马老师的感恩,只有在实际的工作生活当中,牢记恩师教导,砥砺前行,用更大的工作热情和工作成就,不辜负马老师的教导和殷切期望。

岁月如歌,感恩相遇

——2008 级研究生 孟闯

光阴荏苒,暑气渐消,清凉宜人,又到了金秋开学的季节。看着一批批学子怀着一腔热血报考医学院校,我不禁怀想起了当年的自己。从踏入大学校门开始,我就坚定了学习医学治病救人的信念。

在学习的过程中,我发现了医学是一门人体实验科学,具有极强的理论性和实用性。唐代大文学家韩愈曾经说过:“师者,所以传道授业解惑也。人非生而知之者,孰能无惑?”我们在不同的学习阶段都会遇到不同的困惑,如果想在较短时间内解决这些困惑,在学和思中找到平衡,一位良师的指引是必不可少的。我深感医学领域博大精深,自己能力有限,于是决定攻读硕士研究生。何其幸运的是,我遇到了一位让我受益终身的良师——马云枝教授。未入学时,已对马老师的严谨、博学有所耳闻,初见马老师便深有体会。在她的安排下我在开学之前提前进入临床以弥补自己因起点低对知识的缺失,在系统学习中医四大基础的同时认真研读四大经典,在她得教导下对现代医学理论有了更系统的学习。马老师因材施教,根据我以前以前所学情况,同时学习针灸、推拿,经过她三年的悉心带教,我得到了很大的提升,十年时光,犹如白驹过隙,回首往事,万分感慨。正是得益于马老师那严谨的治学态度、舍己为人的敬业精神和对科研孜孜不倦的探索,我从一位医学门外汉成长为一位科室负责人。其浩瀚的胸怀、殷切的教导、精诚的精神至今对我有很深的影响。

1. 无私奉献,大医精诚

马老师敬业精神值得终生学习,年过六旬,每周坚持五天门诊,六天查房,还主持国家级和省级科研课题多项,周末时还经常参加学术交流会。其充沛的精力让我一个正值青春年华的年轻人感到汗颜和由衷的敬佩。我有时会问马老师,像你这样忙碌身体吃得消吗?她笑着回答:“我不会享受,至今不会享受生活。但我内心里的幸福概念、幸福指数,就是充实即幸福。”看到一个个患者转危为安,马老师往往会露出欣慰的笑容。但是长年累月的超负荷工作也透支了她的身体,使她患上了严重的颈椎和腰椎疾病。她拖着疲惫的身躯,四十多年没一天离开临床一线。马老师常说,良好的医德医风是作为一个医生最基本的条件。她时常教育我们,要视患者为亲人,要学会换位思考。在临床中不能开大处方,不能推诿患者。她说“有时推诿,就是推死患者!”“以为人命至重,有贵千金”“夫有医术,有医道,术可暂行一世,道则流芳千古!”她告诫我们步入临床一定要医德为首,医道为本。临床中不一定有很多轰轰烈烈的大事,能守住本心,做好每一件小事也是不平凡的人生。

2. 倾囊相授，精准辨证

马老师常讲："作为一个医者，最大的价值是患者在危在旦夕之际，能迅速把握病情，积极稳妥处理，将患者即刻转危为安，解救患者于危难。救人如救火，病房如战场，用药如用兵，用药如用刑，细节决定成败。"作为一名中医人，辨证使用中药抢救急危重症，发挥中医简便验廉的优势，是我们努力的方向。在临床带教中她更是重视中医思维方式的培养，针对每位学生个人基础，对理论的掌握情况，分阶段布置任务，特别要求对经典以及基础的反复研读。她强调："学中医，必须文理通，哲理通，医理通；学习哲学和辩证思维，是学习理解中医学的基础。"这些思维方法学的培养，是跟师以来的很重要的收益。我更深刻地体会到中医学是具有整体观、辨证观、天人合一等思想特色，是自然科学和人文科学结合的科学。马老师强调：作为新生代中医，在西医电化声光的现代诊断技术面前，不能忽视传统的望闻问切"四诊"手段，轻视了四诊合参分析的原则，基本抛弃了中医的辨证论治；不能一遇脑梗死就一味"化痰祛瘀"，而忽视"阴虚""热毒""浊毒"等病因，一遇"发热"就大肆"清热解毒"，而应针对"痰饮""寒凝""瘀血""气虚""阴虚"等各种病因进行论治；如果忽视了处方中升降浮沉、四气五味、君臣佐使等用药严谨配伍的原则，就会造成出发点不对，疗效就差。

马老师博采众方，善用先贤经验，而又不拘泥于古方，往往一个简单的处方在她的手里化为神奇。风、痨、臌、膈在古代号称中医四大顽疾，而她尤其擅长治疗中风，风为百病之长，故医书以中风列于首门，在现代也与心脏病、恶性肿瘤构成人类的三大致死病因，严重威胁老年的健康，因其具有高致死率、高发病率、高复发率给社会和家庭均带来很大的负担。风善行而数变，故其病症变化多端，治疗十分棘手。马老师临证四十余年，针对中风有着十分丰富的经验，她熟读医书，通晓医理，拜名师，总结经验，逐渐形成了自己的理论：在对中风的论证，她认为有真中、类中；中经络、中脏腑之分；在论治中，则有攻风劫痰、养血润燥、祛瘀生新，补气培元之法。真中虽风从外来，本质则为内虚，而邪得以乘虚而入。而在类中之证，刘河间认为：盖因烦劳则五志过极，动火而卒中，皆因热甚生火；李东垣立论因元气不足，则邪凑之，令人僵仆卒倒如风状，是因气虚，而朱丹溪则认为湿生痰，痰生热，热生风，以湿为主；皆对类中病因做详细的阐述。若类中虚证实治，用羌活、防风、胆南星、半夏、附子、细辛以祛风豁痰，则疗效堪忧，在早期运用水蛭、地龙、全蝎等破血逐瘀药物和川芎、丹参、桃仁、红花等活血化瘀药物应攻伐有度，中病即止，以免伤及气血，损伤脾胃之本。马老师认为内风乃由身中阳气之变动，肝为风木之脏，而人年过四十，阴气自半，因精血衰耗，水不涵木，木少滋荣，故肝阳偏亢，内风时起。治疗应以滋液息风，濡养营络，补阴潜阳，多选用虎潜丸、地黄丸、复脉汤之类；若患者久病，阴损及阳，阴阳并损，无阳则阴无以化，故给予通补以温柔濡润，多用地黄饮子、还少丹等方；更有肝阳过亢，脾土受损，不能御其所不胜，则会出现纳差失眠，卫营不调而汗出，饮食不能运化则变痰，治以六君子汤、玉屏风散、酸枣仁汤等方。若风阳上扰，痰火阻窍，神识不清，则有安宫牛黄丸、至宝丹等芳香宣窍，或用辛凉之法清上痰火。若患者口开目合，撒手遗尿，失音鼾睡，为阴阳枢纽不交所致脱证，多因内风所致，多为虚证，在急用大剂量参、附以回阳同时，恐患者难耐受，辅佐阴药，以阴中求阳。若患者肢体拘挛，半身不遂，口眼歪斜，舌强语謇，二便不调，多因风阳挟痰壅塞，以致脉络失和，急者治其表，再给予益气活血，佐以化痰、宣通经络之药，使气充血盈，脉络通利，则其病可愈。

马老师对眩晕病的诊治也有很深的见解。诸风掉眩，皆属于肝，而头为六阳之首，耳目口鼻等清窍均位于头部。故她认为眩晕患者，多非外来之邪，乃肝阳之风上冒所致。而细究其证有痰、火、虚、瘀、郁，治疗则有治脾胃、治肝、治肾、祛瘀等之分。挟痰者，应理中焦、治脾胃，多用竹茹、茯苓、菖蒲、橘红、白术、二陈汤之类；火盛者，以清泄上焦为主，可用山栀、连翘、玄参、鲜生地、丹皮、桑叶等。虚证多为肝肾阴虚，以补肾滋肝，育阴潜阳为治法；而肝阳上亢者则于以息风之品，多用天麻、钩藤、菊花等药，郁多因情志不遂，郁而成病，郁则气滞，气机升降失调，郁亦可气聚，其治疗不重在攻补，以疏导为主，采用疏肝解郁治法，多用柴胡、郁金、百合、逍遥散等药。

痿证是内科常见病之一，因其病机复杂，病症多端，病程迁延难愈，又归属为肢体经络系统病症，同时也为较难攻克的疑难病，四肢和躯体通过经络相连，生理上以通利为顺，病理上常因失养和瘀滞而发病，《灵枢·本脏》篇云："经脉者，可以行气血而营阴阳，濡筋骨利关节者也。"《素问·痿论篇》有云："肺热叶焦则皮毛虚弱、急薄，著则生痿躄也，并分别论述了脉痿、筋痿、肉痿、骨痿等，又提出治痿独取阳明的治则。"朱丹溪指出：夫痿证之旨，不外乎肝、肾、肺、胃经之病。结合先贤论述，马老师认为痿病虽治在阳明，主要责之于肝、肺、肾，因肝主筋，肝阴不足则四肢不为人用，而出现筋骨拘挛；肾藏精，精血相生，精虚则不能灌溉诸末，血虚则不能营养筋骨；肺主气，百脉朝于肺，肺络承载着气血津液运行、渗灌濡养组织的功能，若肺脏受损则高源化绝，筋骨肌肉关节失于濡养，均可发为痿病。但痿病病机复杂，多有兼夹之证，故治痿无一定之法，用药根据辨证加减。若冲任虚寒而成痿者，应通阳摄阴；因湿热沉着下焦而所致痿病者，以苦辛寒燥为主；如肝肾虚而成痿者，用地黄饮子、虎潜丸等方，填补肾精、疏肝息风为主；若肝肾虚而又兼湿热，导致湿热阻于筋骨而致痿者，在补益肝肾同时佐以温通脉络药物，同时兼清热利湿；因肺热叶焦所致痿者，用甘寒之药清上热为主；久病精血内夺，气血亏虚而成痿者，以填补精髓为主。

不寐，又名失眠、卧不安、不得卧、目不瞑，是以经常不能获得正常睡眠为特征的一类病证。中医理论认为其病机主要有阴阳说、卫气运行说和神主说三种，而卫气运行说又可涵括于阴阳说之内，张景岳曾云"盖寐本乎阴，神其主也，神安则寐，神不安则不寐"，故马老师认为心神不宁和阳不入阴是失眠的病机关键，阳入于阴则寐，阳出于阴则寤，而睡眠和觉醒均由神的活动来主宰。但失眠症状繁杂，病因各有不同，其表现也千差万别，面对繁杂病机及表现，马老师主张从脏腑来辨证，以虚实为提纲，化繁为简，将其病因分为因情志所伤、实邪内扰、脏腑功能失调三方面，前两者多以实证为主，一般属实，病程大都短暂，其治当细究其因，或疏肝柔肝，调气清心；或健脾助运，养血守心；或消食化痰，调气和胃，宣心畅神；或通利胆府，调畅情志，病因即除，不寐自愈。病由脏腑功能失调者，一般属虚，病程大都缠绵，肝肾失调者，宜滋肾清心，交泰安神；心肝失调者，宜滋阴平肝，潜阳安神；心脾失调者宜健脾升清补血安神。

3. 朴实淡泊，春满杏林

马老师亦常说"医者天人之学，故应广学博览，兼容并蓄，要想学好中医学，在把理论与实际紧密地结合起来的同时，传承也是很重要的方式"，几十年的从医路，她在救治大量急危重症及疑难患者的同时又带教数百名硕士研究生，博士研究生及一批又一批师承、进修及实习人员，科研立项十余项，在马老师培养的多名弟子中，有的成为医院行政领导，部分已成为学科带头人、科主任，学术骨干更是遍布全省，可谓是桃李满天下，为推进河南省中西医结合脑病学科的发展，马老师经过多次奔波，成立了河南省中西医结合神经内科学会，多次被推举为主任委员，每年请国内多名顶级专家来传道解惑，为河南省中西医结合脑病事业的发展做出不可磨灭的贡献。马老师常告诫我们步入临床一定要医德为首，告诫我们步入临床一定以医道为本，守住本心，裘法祖院士说过："德不近佛者不可以为医，才不近仙者不可以为医。”就是对此做出最好的诠释。马老师为人善良正直，淡泊名利，从不争名逐利，不搞送礼走关系那一套歪风邪气，在单位威信极高。正因为她的无私奉献，工作成绩突出，被评为河南省劳动模范、三八红旗手、科技女杰等多项殊荣。

“踏遍青山人未老，风景这边独好”，是马老师从事中医药医教科研几十年的生动写照。几十年里她孜孜不倦地从事中医药临床工作，使得她对中医药有了很深的感情，而数十载夜以继日，通宵达旦地付出，又让她征服了一个又一个的中医药科研高峰。为医，有大医精诚之心；为师，有春风化雨之德，学高作我师表，身正为我垂范，桃李不言，下自成蹊，我以有马老师这样的良师而深感自豪。马老师热爱中医，为祖国中医药事业的发展呕心沥血的敬业精神；为学术钻研、博采众长的求知态度；为给学生树立良好榜样，严谨治学的求实风格；为患者着想，救危扶困的良好品德；让我终生难忘。作为马老师的学生弟子，恩师永远都是我的榜样，是我一直追随的目标。我会始终铭记马老师的教诲，在中医道路上努力拼搏。

那个夏天，遇上最好的您

——2008 级研究生　兰瑞

微风轻轻吹过，这夏天的午后，有种软绵绵的温柔，我想到女作家张爱玲那句“于千万人之中遇见你所要遇见的人，于千万年之中，时间的无涯的荒野里，没有早一步，也没有晚一步，刚巧赶上了”。我是何其的幸运，在我人生的道路上，遇见了中医，邂逅了马老师。考研之前同学问我要报考谁的研究生，我对她微微一笑，目光坚定地说马云枝老师。马老师严谨、踏实、爱学习的品质以及医术的精湛吸引着我。当然，我很幸运，最终成为马老师的一名弟子。

时光荏苒，15 年的时光已转瞬即逝，再回首，犹记得当初刚进入研究生学院时的欣喜若狂。感恩马云枝教授让我当年有如此殊荣来到了河南中医药大学第一临床医学院，来继续研习我所热爱和现在所从事的专业——医学。回首这段时光，感慨万分。其中欢乐哀愁，历历在目。能获得现在的成绩，我要衷心感谢我敬爱的恩师——马云枝教授。三尺方台上演绎别样精彩，三寸之舌传递真理真情，三寸毫笔书写桃李人生。在研究生期间，马云枝老师教会我了许多，不仅是生活阅历、临床知识、科研思维，还有更多的是对人生的理解。

1. 严谨与勤奋，是我成长的阶梯

医学生的誓言是：健康所系，性命相托。当我步入神圣医学学府的时刻，我谨庄严宣誓：我志愿献身医学，热爱祖国，忠于人民，恪守医德，尊师守纪，刻苦钻研，孜孜不倦，精益求精，全面发展。我决心竭尽全力除人类之病痛，助健康之完美，维护医术的圣洁和荣誉，救死扶伤，不辞艰辛，执着追求，为祖国医药卫生事业的发展和人类身心健康奋斗终生。

马云枝老师为人严谨认真，时常教导我们，既要将基础知识稳扎稳打，又要将理论与实践相结合。她常说只有夯实基础，方能厚积薄发。她虽然没有我们的好记性，但是熟背的方歌比我们背得多的多。她为了在临床上可以更好地运用中医理论和思维诊疗，总是不断地翻阅中医基础理论、中药学、中医诊断学、方剂学、中医内科学、针灸学等中医基础理论课程的课本。她最爱强调的一句话就是：你今天多掌握一些医学知识，明天就会让患者多一份健康保障。我还记得刚开始进入临床工作时，最害怕的就是查房。因为马云枝老师会时不时提一些患者的相关信息和相关疾病的理论知识。由于初入临床和一些基础理论知识掌握得不是很扎实，不能详尽地回答，马云枝老师会毫不客气对自己提出批评。当着患者、同学的面被批评，作为一个自尊心较强的人，我会抹鼻子、掉眼泪，偶尔也会不理解。几次经历后，我暗下决心，加倍努力利用空闲时间弥补不足，认真准备。后来进步很快，我才理解老师的良苦用心，用特殊的方式给我压力。马老师常说，人都有不足之处，需要通过不断学习来弥补和完善，这样才会不断进步。但是作为医生，不能原谅因自己的不足给患者带来的痛苦，所以更需要不断学习。她会特意抽出时间帮我梳理神经解剖、生理、病理的基础知识，带我们一起听一些重要的专业课程和神经内科的学术交流会议。让我们多学、多看、多听，汇集百家，融会贯通。每次查房时总会结合科室患者情况为我们讲述有关专业知识，使我逐渐对神经解剖等西医基础知识有了全面深入的认识和掌握。老师严谨的治学态度，对学生的关爱，时常激励和鞭策着我，让我勤奋读书、钻研学问。

实难忘记马老师多少次忍着病痛，不眠不休地来病房查房，按时坚持到门诊室坐诊，给我们批改论文，修改病历。她以身作则、严于律己地对待知识的学习态度，让作为学生的我也不敢有丝毫懈怠之心。每次老师分派下的阶段学习任务我都会尽自己最大的努力，认认真真地翻阅古书、典籍，踏踏实实地书写病历，力求把任务做到尽善尽美，生怕有半分的马虎导致落后，以至于交不出尽我可能的完美答卷。那些泡在图书馆里攻读的日日夜夜，直到现在还记忆犹新，直到现在我都是依然这样要求我自己：把每一件简单的事情做好，把每一件小事做好，把每一次要求的事情做好。有时候在病房会遇到康复的患者满心欢喜地拉着我的手感谢我，会遇到病情严重的患者用渴望的眼神向我求救。每次在临床上面对诸多顽瘴痼疾，感觉才疏学浅，束手无策时，总是会想起老师不断学习、超越自我的精神，想起当年马老师对我的谆谆教诲。

2. 科研与突破，是我进步的阶梯

钱学森先生曾说：“现在中国没有完全发展起来，一个重要原因是没有一所大学能够按照培养科学技术发明创造人才的模式去办学，没有自己独特的创新的东西，老是‘冒’不出杰出人才。这是很大的问题。”马老师也常说，具备良好的职业操守和过硬的临床专业技术是远远不够的。要想有所提升，科研是重中之重。严谨科学务实的科研态度也能使一名医务工作者得到更好的升华。所以，老师一直都非常重视我科研思路与科研能力的培养。

俗话说：万事开头难。起初，科研对于我们还只是一个概念。老师经常向我们讲解科研的重要性，帮我们建立良好科研思维，教我们如何阅读文献。她亲身示教，详尽讲解如何建立科研思路、制定科研课题，手把手教我们参与她所承担的课题中。同时，对于科研能力和经验不足，而又缺乏科研基金的我们而言，迈好科研工作的第一步极为重要。所以在课题设计、论文撰写等各方面老师总是亲力亲为，跟我们进行沟通和交流，指导我们从临床实际出发，发掘有价值的科研课题，明确目的，严谨而科学地设计和实施课题，并能够为以后更高水平、更高层次的临床科研打下基础。从动物模型制作、造模所用试剂、如何收集科研数据，到论文书写无不详尽指导。我当时的每一个科研课题，每一篇课题论文都满满的倾注着老师的心血和汗水。她那清晰的科研思路、独到的见解，让我自惭形秽，敬佩不已。

老师告诉我们，在科研开始之前，要就这一问题进行全面而深入的检索，以了解国内外研究的前沿进展。我从刚开始的如履薄冰，到慢慢地熟练掌握，虽然仍有所不足，但在不断进步。这也为我以后攻读博士学位，后期顺利完成课题奠定了坚实的基础，让我开拓了神经内科疾病诊疗思路。正是马云枝老师的悉心指导和无私帮助，使我在攻读硕士及博士学位期间，连续多年荣获奖项及国家奖学金，顺利中标国家自然科学基金，同时参与和完成多项国家自然科学基金的研究工作。

3. 感悟与感恩，伴我跋涉成长

马老师对我的生活亦是关心备至。生病时的关切，情绪不定时的疏导，引导我在人生求学的道路上树立目标，使我形成了能吃苦、坚韧不拔的性格。参加工作之后的日日夜夜，我总是不免想起我的恩师，是她在我的人生的旅途上，为我点燃希望的光芒，给我插上理想的翅膀，让我翱翔在知识的海洋里，将和煦的阳光洒满我的世界。师恩如水，是老师用智慧的琼浆滋养了我干涸的心灵。简短的篇章又怎能吐尽我的心声？激昂的倾诉又何以回馈老师的付出？老师孜孜不倦的学习态度，渊博浩瀚的学识，求真务实的精神，对我影响至深，让我由衷钦佩。

“四度春风化绸缪，几番秋雨洗鸿沟，黑发积霜织日月，粉笔无言写春秋。”是老师的真实写照，作为马云枝教授的一名学生，我很骄傲，也很自豪。我会把强学力行的精神铭记于心，喻理求真的行动实践于身。在马老师的教导下，我始终谨记：凡大医治病，必当安神定志，无欲无求，先发大慈恻隐之心，誓愿普救含灵之苦。若有疾厄来求救者，不得问其贵贱贫富，长幼妍媸，怨亲善友，华夷愚智，普同一等，皆如至亲之想的初心。学习中医，师从马老师，这是我人生中最美的遇见。

我的恩师，我的路标

——2007 级研究生　朱世瑞

在我人生的轨迹当中，跟随马云枝老师学习及工作是一项重大的收获。2007 年我有幸跟随全国名老中医、北京中医药大学、河南中医药大学博士生导师马云枝教授，开始了研究生学习。随后，我又以优异的成绩留在了河南中医药大学第一附属医院脑病科工作，追随马老师从事临床工作近十年。在跟师的这十余年的学习、工作中，我受益终生。无论在学习、工作或者生活方面，马老师都给我树立了榜样，指明了方向，成为我日后人生道路上鲜明的路标。

1.“严”字当头　悉心指导

在我的印象中，马老师就是“严厉和敬业”的代名词。我在准备考研选导师之前就早有耳闻，我依然选择了马老师作为我的指导老师，就是本着她对学生负责的高度责任心，跟着马老师能学到真本领。无论在跟师学习还是临床工作的过程中，马老师的要求异常严格，病历写不完不能下班，查房有疏忽就要受严厉的批评。但是马老师私下都会不厌其烦地指导和提醒，确保不出现任何纰漏，确保不会给患者造成任何思想和身体上的负担。查房审阅我书写的病历时，她总能提出一些问题，包括最初书写病历中的体格检查不全面，“纳可眠好二便调、不适随诊”等之类词语；后来参加工作以后，我的医疗文件书写能力有了很大提高，并在全院病历书写比赛中荣获了好成绩，这得益于马老师的细心指导和栽培。在日常工作中，马老师常提醒我每天做的工作再多，病历中都要有详细记载，不能没有任何体现。观察患者要认真，病历书写记录要有内涵。马老师无论工作、学习及科研，均是追求完美的。退而静思，一路走来，也正是由于马老师当年的悉心指导，才成就了我今天的些许成绩。

2. 学识渊博　辨证论治

在最初的研究生学习期间，我见到马老师，才感觉到自己“读死书、死读书”的单薄，被马老师渊博的临床知识、扎实的临床技能、精湛的临床科研能力所折服。书本上的很多知识我都学过，但要想把中医的“望、闻、问、切”和西医的“视、触、叩、听”八诊有机结合应用于临床，不是那么简单的事情。在跟师恩师学习过程中，我深刻体会到学习任何一门学科，最宝贵的就是得到前辈的指导和教诲，不仅能加深自己的理解层面，而且扩展自己的知识领域。

在跟马云枝老师读研的三年时间里，马老师教导我们，中医强调的是个体辨证施治，千万不能千人一方，要从患者本身出发，进行临证加减。我们常常在药方上看到加减，这个药物的变化，就是根据个体体质与病症差异进行的药物调整。同一个方子，可以治疗不同患者，同一个患者，可用不同方子治疗。有的人血脂高，中医辨证有痰浊之象，若伴食欲减退，胃脘胀满，脾为生痰之源，则说明脾失运化，聚湿生痰。故要兼顾健脾、化痰、降浊之法。有的人经常便秘，伴口臭。故应兼顾通腑泄浊之法。有的人失眠多梦，伴焦虑抑郁，对身体和精神都会造成严重影响。其失眠既是脑病科常见病症，又是中医药治疗的优势，或养心安神，或镇静安神。临床上患者吃不好、睡不香、大小便不顺畅，这些都反映出患者的病情变化，这些对疾病本身也有影响。必须了解这些，要见微知著，防微杜渐，把一些对证的药加上去，把一些不能用的药减下来，治疗效果才会好。辨证施药，临证加减，才是体现一个好中医水平的关键。

例如我们临床中常用“栀子厚朴汤”来治疗烦躁，是经典的除烦方。《伤寒论》用于治疗“心烦腹满，卧起不安”，它对消除焦虑，改善睡眠，特别在治疗春天的夜汗身热最有效果。现代许多焦虑症、抑郁症患者常常有胸闷腹胀等躯体化症状。此方能宽胸膈，除腹胀，使患者神情气顺。临证加减十分重要，若有尿黄尿痛者，加入“六一散”；若有心下痞痛者，加黄连，临床中会出现微妙的疗效。总之，在跟师学习的过程中，我对中医学习有了更深的了解，我明白了理论与实践的距离，理论与实践相结合的重要性。

马老教导我们，中医的学习过程没有捷径，抓住学习要领是关键。首先要识药性。清代著名医家徐灵胎说：“治病如打仗，用药如用兵”，中医治病亦是如此。你若要想取得较好的临床疗效，就要熟悉每一味中药的特点，分派他们在治疗中的角色。第二要审病机。识得每味药的药性之后，在临床治病之时，还要根据中医的望闻问切，四诊八纲，分析出疾病的病机，然后根据病机来选取药物。如胃痛属于脾胃虚寒。根据已经掌握的药物归经，选取温脾胃之阳的药物，如干姜、川椒等。决不能一见胃痛，就考虑是不是胃痉挛啊，是不是应该解痉止痛啊，用点延胡索吧，可以解痉止痛。那是西医的思维，不是中医，因为你把中药当西药用了。第三要调药方。我们本着“根深才能叶茂，继往才能开来”的宗旨，建议大家还是好好地研究一下经典，仔细分析一下古人的组方用药规律，才能灵活地加减。因为古人的组方，就是一个很简单的四君子汤，就四味药，人参、白术、茯苓、甘草，配伍是相当严格的。古人之方经过几百年甚至上千年的临床验证，疗效是毋庸置疑的。第四要通经络。医者不明十二经络，开口动手便错。这就要求我们熟知经络，灵活应用针灸，针药并用。举个很简单的例子，临床上一些很顽固的咳嗽，从脾胃论治就能取得十分好的疗效，我们称之为补土生金。但是为什么补土就可以生金，那是因为《灵枢经经脉第十》明确记载手太阴肺经起于中焦，下络大肠。为什么说肺与大肠相表里，答案也很清楚了。经络是联系脏腑，运行气血，沟通内外上下的通道，不可不通。

3. 敢于担当　勇于创新

“我们面前没有困难，困难面前有我们”，这是马老师一直坚持的信念。她以饱满的热情，积极搭建平台，勇担重任，带领着学生及她的团队。她的热情和激情，也在为我们年轻医生铺平着道路，让我们站在了一个很高的平台上。她致力于中西医结合防治脑病的研究，作为河南省中西医结合神经科主任委员，她的言行就是一面镜子。她对生命的敬畏，一丝不苟的敬业精神，和对患者的那份爱，时刻感染着身边的每一位医护人员，为了守卫生命，她虽累犹荣！

马老师的眼界很开阔，她一直在探索新的技术。马老师说：“中医药剂要贯通古今，中西结合。”她带领的团队研制出来的药剂，都是在前人经典药方的基础上，根据马老师多年的临床经验总结出来的，并通过了大量现代实验室的药理、毒理和临床试验，证明是较安全、有效的。

在治疗中风病急性期她提出了“醒脑开窍法”“利水通络法”“通腹泄浊法”“化痰通络法”“补气活血法”等一系列治疗方法，临床收益颇多。马云枝教授能灵活运用中医理论，并且能很好地结合现代医学理念，总结出中风病发病的几大特点，即“黏”“浓”“凝”“聚”等特点，提出“降黏”“化浓”“抗凝”“解聚”等治疗对策，临床疗效确切。

中风急性期治疗是很多医生的研究重点，但突破不多。马云枝老师针对中风急性期脑络淤阻，致水瘀互结脑内的病机特点，提出“利水通络法”治疗中风急症的观点，研制出利水通络冲剂，并在提高临床疗效、缩短住院时间和减少费用支出上取得明显改观。她克服中医系统科研经费不足、实验设备欠缺等困难，率先研制了“通脉舒络胶囊”，在 20 世纪 90 年代即被郑州市卫生局批准作为院内制剂生产应用，使不少中风患者摆脱了偏瘫、失语。该研究先后被评为省科技进步二等奖。随后又研制了复智胶囊、熄风定颤丸等。正是靠着这样的毅力，这样的坚持，马老师用了近 20 年的时间把“帕金森病优化治疗方案”做到了全省乃至全国都具有较大地影响力。目前中西医结合治疗帕金森病已被广泛认可应用于临床，较大的提升了帕金森病、痴呆的治疗能力和水平，成立了帕金森病研究所，推动河南省帕金森病的诊疗水平再上新台阶。

4. 尊重规律　科学施教

面对危重患者的时候，马云枝老师首先要让患者稳定下来，等待脏器功能的恢复。按照疾病发展规律，顺势控制病情，发挥所长尽力挽救每一个危重患者的生命。马老师“敬畏生命，决不放弃”。她常说：“我们医护人员多努力一点，患者活下去的机会就多一点。”医生最大的幸福莫过于患者的康复，为患者祛除痛苦。这个过程不单是医治，更是人生价值的体现和充满体温的传递与奉献。她在教导学生时明确指出，医学是一门广博高深又不断发展进步的科学。只有刻苦钻研、不断学习才能精通和掌握它。所谓“活到老，学到老”，用在医生身上再恰当不过了。

马云枝老师无疑是在坚持着最高的人生追求实现自己的理想，对社会做贡献，充分发挥自己的潜力和余热。恩师以赤诚之心一生致力于中西医结合脑病的临床、教学、科研。她淡泊名利，务实求真，用实际行动为中西医事业贡献着自己的一分力量。吾辈应以她为榜样，进一步弘扬大医精诚的医德医风，更加主动自觉地投身到推动中医药振兴发展、服务健康中国建设的伟大实践中去，为人民群众的健康保驾护航。

尊敬的马老师！您是辛勤的园丁，培育了我们这些种子，使我们生根发芽，茁壮成长！您是严冬的炭火，是酷暑里的浓荫伞，是湍流中的踏脚石，是雾海中的航标灯……老师啊！您言传身教，育人有方，甘为人梯，令人难忘！

中医情结

——2011级研究生　刘政伟

感慨,由心境而生,总因时运而起。抬头仰望,一轮圆月长空初升,银色月光倾泻而下,静静照在这中医之路上。自上本科起,怀着对中医的热情及渴望,坚持对中医的追求与奋进,及至研究生受业于马老师,至今学习中医已有十余年了。进入临床工作,面对诸多顽瘴痼疾,常感才疏学浅,束手无策,自知仍需勤求古训,精究方术,累年不辍。此情此景,不免想起当年马老师对我的谆谆教诲。犹如春风化雨,点点滴滴滋润着我这颗幼苗。

当年考研究生时,初见马老师。她正襟危坐,中等身材,齐耳短发,在白大衣衬托之下,略显单薄,但春风和气,神采奕奕。感觉一股浩然正气迎面扑来,心中不由地产生一种敬意。

考取研究生后,我有幸师从马老师。马老师对病历书写要求非常严格,可我当时总是不知道该怎么写才能写好。我觉得已经很尽心尽力了,可还是达不到马老师的要求,心中不免失落或不知所措。有时竟会"聪明地"掠过一种"有必要写得这么认真吗"的想法。现在回想起来,那时的我真是"太聪明"了,不禁自觉可笑。当时写的病历真是乱七八糟,完全没有书写病历的思路和方法。有一次,马老师亲自给我讲授现病史的书写格式及要求,以及问诊的方法与内容,讲得很细致。当时感觉思路清晰多了,但还是似懂非懂的,也许是因我知识浅薄,未能完全理解马老师讲的内容吧。晚上回到宿舍,我再看书学习时,结合马老师讲的知识,嘿!我发现居然能看懂教材里写的内容及其用意了。以前看书时怎么就没看懂呢?不禁这样问自己。我想,这就是"指点"的意义吧。顿时,对马老师的感激之情油然而生。

还有一次,马老师给我讲了病程记录的书写。

"小刘,我给你讲的书写病程的方法及内容,你都记下来了没有?"马老师问道。

我吞吞吐吐地说:"呃……嗯,记下了。"

"把你写的病历让我看看。"

我小心翼翼地把病历递到了马老师手里。马老师仔细看了我刚写过的病程记录,说:"你写的这些内容,是我在查房时候讲过的吗?你要按照患者的实际情况去写,按照我查房时讲的去写。望闻问切内容要写全面,辨证思路要写清楚,尽量引经据典,加一些名医文献的相关内容。用词要准确。"我知道又没有写好,心中仿佛被一块大石头压着,坠着,随后连头也被坠了下来。

然后,马老师在我写的病历上仔细地修正删改。周围安静极了,感觉气氛是凝重的,忐忑不安的,而又渐渐变成温馨的了。再看病历,啰唆无用的句子都删去了,漏写的内容添加上了,词不达意的地方结合患者实际情况也描述准确了,甚至连标点符号也都标记清楚了。仔细再看,我写的病历被修改得像是秋天收获的一块外皮皲裂、色泽暗淡、又有坑坑洼洼的红薯。转念又一想,我写的病历本来就像这样一块红薯,在修改前是被土遮盖住了。马老师用心清洗之后露出了真面目,然后我看清楚了。看看修改后的病程,详略得当,重点突出,语义明确,条理清晰,真是如行云流水,丝丝入扣,心中不禁泛起一丝喜悦和感激之情。

马老师带领我们查房时经常强调提高病历书写质量的重要性。她说,要想写好病历需要多看书，掌握临床资料的采集方法，多与实际相结合，不要遗漏重要的信息，以免漏诊误诊。马老师喜欢中医，也喜欢给我们讲中医。那时候跟着马老师查房，最喜欢听的就是她讲中医，在马老师的讲解与指导中，我领略到了中医的博大精深。看着患者一个个病情好转，他们感谢的欢声笑语使我内心佩服马老师的高明医术，同时也赞叹中医的奥妙与神奇。这更加坚定了我学好中医的信念。

马老师在查房时，也时常讲起她在西学中班学习中医的经历。她们那个年代教室和宿舍里没有空调，没有风扇，但是夏天和现在的夏天一样，酷热难耐，而且蚊虫还很多。当时马老师已经三十多岁了，虽然记性没有年轻时的好。但是她凭着毅力硬是把中医基础理论、中药学、中医诊断学、方剂学、中医内科学、针灸学等中医基础课程学了个遍，而且还背会了很多方歌和古医典籍。这为她日后能够熟练运用中医理论和思维诊病打下了坚实的基础。

有一次在查房时，马老师让我按照中医诊断疾病的思路结合患者做一下分析。我仔细地问诊、切诊，感觉自己的辨证思路很清晰，暗自得意应该不会有问题。没想到，马老师按照望、闻、问、切的顺序采集临床资料，结合患者指出四诊时应该注意的事项，之后又详细地讲解了辨证思路。两者对比，我顿时觉得自惭形秽，漏洞百出，感觉自己的临床思维仍然很不成熟。一些重要的症状及体征被漏掉了，主症和次症分析不明确，病机把握就会不准确，影响辨证方向。

马老师在查房讲解时，经常随时随地脱口而出引经据典，以及现代中医大家的观点，分析处方的含义及其加减运用。记得一次讲解王清任先生的血府逐瘀汤时，马老师问起了枳壳与枳实的区别。我们支支吾吾地说不完整，她讲解二者的区别，随即脱口而出，《药性赋》引述："宽中下气，枳壳缓而枳实速也。"诸如此类情景，不胜枚举。敬佩之余，我暗下决心，一定要像马老师一样打好中医基础，多习典籍。

研究生第二年的教师节和中秋节临近，师兄弟们商量着一起去看望马老师。记得那是阴历八月十二的傍晚，我们一行人到马老师家做客。马老师感谢我们之余，说了很多治学方面的话题。教诲我们首先要实实在在做人，踏踏实实做事。人正则事成，这一生要多做一些有意义的事情。这样，每当回首往事的时候，就不会因为虚度年华而空有余恨。激励我们每一个人一定要好好学习临床知识，不忘初心，争取日后能够出类拔萃，为医学的发展做出一些贡献。叮嘱我们要想学好中医，尤其要博览群书，勤加思考，善于总结，厚积薄发。从马老师家里出来，心中久久不能平静，思绪万千。忽一抬头，望见东方明月高挂，皎洁的月光毫不保留地照耀着大地，犹如马老师对我们的赤诚之心洁白无瑕，为我们照亮了前进的路。虽时隔已久，记不清马老师说的全部内容，但是马老师对我们年轻学子的拳拳之心，对我们的殷切期望，依然记忆犹新。

医者，仁术。医者，仁心。行医济世，自古而然。不为良相，便为良医。光阴荏苒，转眼间到了毕业的季节。临近毕业，与马老师合影留念。看到马老师丝丝白发，心有不舍，却难以言说。脑海中再次浮现出了一幕幕马老师对我们的呵护关怀，对我们的悉心指导，对患者的一视同仁、认真负责的情景。想起了在我读研究生第三年时，马老师的脚崴了之后引起足踝骨折，还没有完全康复，不能下地行走，但她坐着轮椅，忍着疼痛，让我们推着她穿梭在门诊病房，依然为患者解除病痛，依然为我们授业解惑。心疼之余，不解，还是不解，为什么马老师就不能好好休养之后再工作呢？与马老师告别时，还没来得及向马老师请教，我带着这个问题离开了学校，可是我总觉得还没有毕业。那时的我，可能没有意识到，这个答案也许将要倾尽我的一生来寻找吧。

皓月当空，喧嚣的城市渐渐安静下来了，心绪也平静下来了。黑夜因为有了月亮，脚下的路才得以照亮；学子因为有了老师，人生之路才得以方向。想起了马老师谆谆教导的点点滴滴，似乎明白了“耐得住寂寞，才能守得住繁华”这句话的含义。

砥砺奋进，医路前行

——2012级研究生　许玉珉

2012年9月，我有幸成为国家名老中医马云枝教授的硕士研究生。在3年的学习和生活中，感悟颇多，收获匪浅。马老师从事中西医结合临床、教学、科研40余载，擅长神经内科疑难疾病的治疗，同时培养了一大批的中医药人才。作为一名学者，马老师勤于钻研，勇于实践。经过老师的传道授业解惑，我深感业之精专，德之高深，艺之馨雅。

立足临床，重视实践。入学前就听闻马老师是一位治学严谨的名师，对学生高标准、严要求，曾无数次担心自己基础薄弱、难以胜任老师交代的任务。初次步入临床，对脑病科疾病的认识总是局限于书本上的理论，很难将临床实践与理论有机结合，马老师常教育我们要努力摆脱模式化、刻板化的思维方式，在临床工作中要勤思考、善总结、多实践、深体会。并指导我们将典型医案的病例特点、辨证施治、理法方药等系统总结，以加深对该病的掌握程度。

马老师常说：“理论指导实践，实践验证理论。只有掌握扎实的理论知识和高超的业务技术，才能更好地为患者解除疾病所带来心理和生理上的痛苦，才能成为一名合格的医生。”祖国医学与现代医学属于两个不同的医学理论体系，如何将中医的辨证与西医的辨病有机结合。弘扬其精华，摒弃其糟粕，充分发挥中医特色，走好中西医结合脑病防治之路，是我们未来仍要积极探索的问题。马老师作为第五批、第六批全国老中医药专家学术经验继承工作指导老师，她学贯中西、博古通今，对神经内科疾病有独到见解。她时刻提醒我们，作为一名医生，要立足临床，在临床实践中不断提升自我。如实事求是书写病历，有效的医患沟通，对病情把握准确，用药规范合理等。同时，强调要有脚踏实地、吃苦耐劳的精神，因为几乎所有的医生都是在漫长的理论学习和临床一线摸爬滚打中成长起来的。

依稀记得家住开封的倪女士是马老师的铁杆粉丝，既往有脑梗死、糖尿病、高血压病史，近一周来反复地跌倒。患者殊不知是脑梗死急性复发，在第三次跌倒时引起严重的左侧股骨颈骨折，疼痛难忍，家人急送至我院就诊。马老师详细查看患者情况后迅速做出判断，经结合影像学检查，诊断为急性多发性脑梗死，证属风痰阻络，血行瘀滞。在稳定血压、调整血糖、营养支持及对症治疗基础上给予化痰通络、醒脑开窍的中药。马老师对全方酌定剂量，妥善配伍，反复交代家属要加强骨折后的护理、保证患者的营养摄入，避免长期卧床引起压疮、下肢静脉血栓、坠积性肺炎等并发症。期间根据病情对原方随症加减，及时调整用药方案。经过悉心治疗半个月后，患者病情稳定，趋于好转。还有很多的脑病科疑难杂症，经马老师治疗后柳暗花明又一村的情形更是数不胜数。在马老师身上，我看到了一道道耀眼的光环，激励和鞭策着我不断进步，勇于提高。

“健康所系，生命相托”，患者的病情和生命大于一切。无论多忙，马老师始终坚持每周五次门诊、三次教学查房，在专业技术上不断精益求精，设身处地地为患者着想。每到坐门诊的当天，成群结队的患者及家属慕名前来就诊，无数次门诊延长至下班后几个小时。年过六旬的她，从未因繁劳的工作有过半句怨言。“望而知之谓之神，闻而知之谓之圣，问而知之谓之工，切而知之谓之巧。”在教学查房中，老师要求我们熟练掌握中医望闻问切的基本功。强调通过望诊对患者的第一印象有初步的判断，其后询问患者体质、发病诱因、症状特点，结合视、触、叩、听及辅助检查等有效信息，对病情做出正确诊断。同时在方药的选择、配伍特点、剂量变化、煎服方法、加减化裁及注意事项等方面，马老师展开详细的讲述，使我们茅塞顿开、豁然开朗，感受到了一代名医大家的风范和魅力。通过3年来的学习，从一开始的一知半解，到逐渐有比较深刻的认识；从一开始任务式的背诵学习，到现在的慢慢成为习惯，自己成长了许多。成长的背后是马老师辛勤的培育和教导。我衷心感谢老师带领我走上了中医之路，让我努力去成为更好的自己。

2015年9月我考取了广州中医药大学中医内科学专业脑病方向博士研究生。刚入学的时候，科研工作真的像拦路虎一样挡在我的面前。作为一名新生，我满眼羡慕的看到很多硕士师弟、师妹们已熟练掌握很多科研操作技能，优秀的师兄、师姐们更是硕果累累。此时的我心中充满了焦虑与忐忑。每当遇到困难时，我常常想到马老师在科研道路上对我的无私帮助，老师的千叮咛万嘱咐无时无刻不在引领着、激励着我前行。她常说：“临床和科研不是对立和矛盾的，而是文武兼备，相得益彰。首先应懂得，所有的科研思路都来源于临床，所有的科研实践归根结底都是为了临床一线服务。要把科研作为爱好，只要把它作为自己的爱好，坚持下去就一定会有所收获。”

在老师的谆谆教诲、不断鼓励下，我慢慢克服这些难关，面对难题不再发怵，而是把它作为激发自己潜力和创造力的良性循环。于是自己开始设定一个一个的小目标，开始摸索不同的实验条件，经历了不断的失败，再查阅资料，再不断地尝试，让我越发觉得中医科研是那么的有趣和值得思考。老师的学术作风、治学态度、人格素养对我产生了潜移默化的作用，深刻体会到科研需要一份持之以恒、耐得住寂寞的决心和勇气。正是老师倾注的无数心血才使我在科研道路中能够取得长足的进步，找到正确的发展方向，多次获得校一等奖学金、优秀班干部、2018届优秀毕业生等，并顺利完成学业。

2018年7月毕业后，我就职于母校——河南中医药大学第一附属医院脑病科。回到了学生时代努力奋斗的地方，倍感亲切，思绪万千。得益于研究生期间跟师侍诊的学习积累，在老师的关心和帮助下，我很快适应了从医学生到医生的角色转变。同时，我也深刻体会到了老师在那医疗卫生条件艰苦的岁月里奋斗的不易。如今年过六旬的她，始终怀着一颗救死扶伤的初心，日复一日默默奉献在医疗第一线，用精湛的医术挽救了无数危重患者，赢得了患者及家属的爱戴和社会各界的广泛好评，是我毕生学习的楷模。

马老师常对我们讲：“医者，看的是病，救的是心，开的是药，给的是情。”到医院求治的患者很多经济条件都不好。为了让患者得到最佳的治疗效果，她时刻为患者着想，尽可能以最低的费用获取最好的疗效。在工作中，老师毫不保留地将她40余年的临证经验体会倾囊传授于我，以启迪思维、开阔思路，更加使我懂得了老师的良苦用心。在新的工作岗位上，我感受到了前所未有的机遇与挑战，深知自己还存在许多缺点和不足之处。我将踏实努力，坚持学习，克服不足，不断加强自身能力的培养。

“十年树木，百年树人。”正是马老师以身作则、为人师表、甘为人梯的奉献精神先后培育了55名硕士研究生和10名博士研究生，不断鼓励我们不仅要“青出于蓝胜于蓝”，还要“帅出于师优于师”。时雨之恩，莫敢言忘。我成长的路上离不开老师的支持、指导与帮助。由衷地感谢老师教会了我在做人、做事、做学问方面有更深层次的理解。她渊博的学识修养、严谨的治学态度、求实的科研作风、诲人不倦的高尚师德、独到的诊疗思维使我深受启迪。谆谆教诲、终生难忘。我取得的点滴进步和每一份成果，都与马老师的教导和支持息息相关。在今后的工作、生活和学习中，我必将兢兢业业、勤勤恳恳，努力做好自己的本职工作，脚踏实地，不断进步，不辜负老师对我的期待和培育之恩。愿我辈在中医事业之漫漫长路上，不断求索奋进！

勿忘初心 永远前进

——2011 级研究生　杨泽锋

人生就像一本书，故事的情节总是随着阅历的增加而变得丰富多彩。回想起这一路的情景，内心总会泛起一丝涟漪。而最让我难以释怀的当属拜师于马老师门下学习的三年。这三年是我人生中最重要的阶段，正如老子《道德经》所说："道生一，一生二，二生三，三生万物。"恩师三年来的谆谆教导，犹如黑夜中的明星指引我走出"阴阳混沌"的状态，让我深深认识到作为一名中医人的责任和重担。三年来的收获，也为我进入临床工作的这四年奠定了坚实的基础，让我明确了今后努力的方向。

记得那是 2010 年，刚进入毕业实习期的我，犹如在大海中漂泊的小船，没有方向、更没有动力，对于进入临床学习内心只有恐惧。一次偶然的机会跟随马老师查房，我第一次见到一位老师可以把查房和教学完美地结合。她对每一位患者都认真地查体、详细地问诊、深入地分析病情、详细地阐述辨证思路，由浅入深、不厌其烦地引导着我们学习每一个病症，让我第一次感觉能够把课堂上学的东西联系到患者的身上。我深深被老师的渊博学识和高尚医德所折服。每次跟随马老师查房总让我收获满满。于是我暗下决心，一定要考取马老师的研究生，能够每天倾听老师的教诲。

功夫不负有心人。2011 年我正式考取河南中医学院研究生，拜读于马老师门下。然而内心的兴奋并没有持续多久，临床中的各种挑战便让我应接不暇。基础知识的薄弱、临床经验的欠缺、沟通技巧的匮乏，此刻全都突显出来。这些问题马老师都看在眼里。研一的上半年是学校专业知识的学习阶段，入学报到前马老师给了我四点建议：一要熟读经典，理解当中的深意；二要加强西医基础理论的学习；三要认真学习病历书写的要求；四要锻炼好身体。上半年的时间我谨遵老师的教诲，努力诵读老师要求熟记的《伤寒论》《金匮要略》，浏览了《脾胃论》《郑钦安医学全书》《医学衷中参西录》。虽然有些内容我并不理解其中的深意，但我的中医临床思路进入了懵懂的状态，为今后老师引导我进入临床诊疗的大门打下了坚实的基础。

进入临床实习以后，见到最多的是各种各样的检查和输液治疗，而中医中药的运用比例却总是相差甚远。再加上社会上很多人抨击中医，认为中医根本治不了病，连很多中医人都自嘲中医之短。这让我对学习中医的信心产生了动摇，不知道临床疗效到底有没有名医医案里说的那么好。

正在我踌躇不决时，临床中遇到的一个病例彻底点燃了我对中医的信心。那时研一的下半年我结束了学校课程的学习，进入临床学习阶段。马老师安排我进入脑病二病区跟随带教老师学习，我成为一名住院医师。一次早交班还没有结束，一名护士匆忙跑进办公室：21 床患者现在神智嗜睡，大汗淋漓，呼吸急促，皮肤湿冷，血压 60/40 mmHg，心率 130 次/min。马老师带领大家立刻前往病房查看患者，简单询问情况并查体后，开始了紧张的抢救工作。患者高龄，既往有冠心病、高血压病、多发性脑梗死病史。因为大汗、腹泻后出现了低血容量性休克，立即给予心电监护、建立两路静脉通路补液治疗。同时给予益气复脉针、参附注射液治疗。此刻我已经紧张到手足无措，旁边的李老师建议用升压药和羟乙基淀粉注射液扩容治疗，被马老师否定了。

马老师说："患者现在是在我们中医院、中西医结合脑病科住院，我们中医也有很多急救治疗的方法，要增加我们中医人的自信！更重要的是要让这些学生们能够认识到中西医结合在临床诊疗中的魅力！"该患者血压下降、四肢厥冷、大汗淋漓、脉沉细而数，为阳气虚脱之证。故中医治疗当以回阳救逆为治法，参附注射液就是以四逆汤为底方研制的中成药制剂。此刻回阳救逆、纳气归元刻不容缓。而益气复脉针是以生脉饮为底方的制剂，具有益气复脉、养阴生津之功效。两药一个偏于补阳，一个偏于益气养阴，阴阳同补自然阳气来复，阴血内生，阴阳和合则病愈。20 min 后患者汗出止住了，血压升至 90/60 mmHg。神志清，精神好转，续以四逆汤合生脉饮为底方辨证治疗，病情恢复良好。此事已过去多年了，至今救治该患者时的情景仍印在我的脑海里。马老师坚定的神情、分工安排的有条不紊、清晰的辨证思路让我更增加了对老师的敬仰，也让我坚定了走中西医结合道路的信心。

进入临床跟随马老师学习的这段时间是我收获最大的时期。马老师常说："作为一名医生，最彰显功底的就是病历书写。一份好的病历是有血有肉的，通过病历描述的情况，你可以看到一个患者就在你的面前。因此病历书写绝不容许有半点的掺假。"每次书写完门诊病历，老师都会不厌其烦地逐字逐句进行修改。经过老师修改的病历内容丰富了许多，语言精确了许多，也让我在病历书写中体会到辨证论治的思路。

每次临床诊查遇到典型的脉象，老师都会让我亲自上手仔细体会。对于复杂的病症，她也会由深入浅出地讲解辨证思路。正是这样一点一滴的积累，让我的临床诊疗思路渐渐清晰，对疾病的认识也更加深刻。刚进入临床时我思想上总是很浮躁，眼高手低，偶有辨证准确的病历便内心窃喜。老师常说，玉不琢不成器。刚进入临床的我们就像一块石头，棱角太多容易碰壁。作为临床工作者，要不断地打磨自己，要有"耐心、善心、谦虚之心"。只有拥有这几点，才能在临床工作中不断钻研，真正为患者谋福利。正是老师不断的督促和点拨，我才渐渐端正了学习态度，戒骄戒躁，虚心学习总结，全身心地投入临床。

毕业后，我来到了郑州市第一人民医院中医科。由于研究生期间在门诊和病房跟随马老师学习积累了一些经验，我能够比较轻松地应对临床中所遇到的常见病症及各类问题。因为该医院对病历书写要求较高，马老师的严格要求在此时也突显出了作用。西医院的中医科实力较为薄弱，但我坚信，中医有很多优势有待于进一步开发。在西医治疗的基础上结合中医疗法可以事半功倍。临床中遇到面瘫的患者，我坚持运用马老师的经验，在电针、推拿、面部走罐等中医传统治疗的基础上，配合中药汤剂治疗。急性期多以"清热解毒，疏风通络"为治法，恢复期重用"活血化瘀除风"法，后遗症期强调"养血除风、柔筋止痉"，临床疗效显著。马老师认为血管性痴呆为本虚标实、虚实夹杂之证，脏腑亏虚为本，痰浊瘀血痹阻脑络为标。治疗上以扶正固本为主，统领化瘀解毒、涤痰开窍诸法，且补肾活血、健脾化痰之法应贯穿治疗始终。马老师常说，血液在脉管中运行，气为载体又为原动力。脉管无气必停留为瘀。因此在中风后痴呆的治疗中，应重视补气、调理气机。另外滋补药多具有黏腻之性，长期应用易阻碍气机。因此常酌加理气药物以疏理气机。结合此理论，在临床中我尝试中西医结合治疗血管性痴呆，临床疗效确切。而且中西药联合治疗可以延缓痴呆患者病程的进展，起到增效减毒、提高生活质量的疗效。在临床诊疗中结合马老师的临床经验，还有很多典型的案例收效甚佳。每当此时，无不惊叹恩师临床经验造诣之深！老师的经验和教诲时刻指导着我在临床工作中不断进步！

四十多年来，导师一直致力于运用中西医结合的方法对中风、痴呆、眩晕、帕金森病等疾病进行了连续的临床观察和实验研究，达到了临床治疗手段的多样化，攻克了众多疑难疾病，提出了诸多个人的学术思想和理论观点。此生有幸拜于恩师门下，今后将继续学习恩师丰富的临床经验，不断总结临床验案，继承和发扬恩师的学术思想，造福于临床，为中西医结合的发展贡献绵薄之力。

附：与研究生和师承人员合影

——初心如磐　奋楫笃行

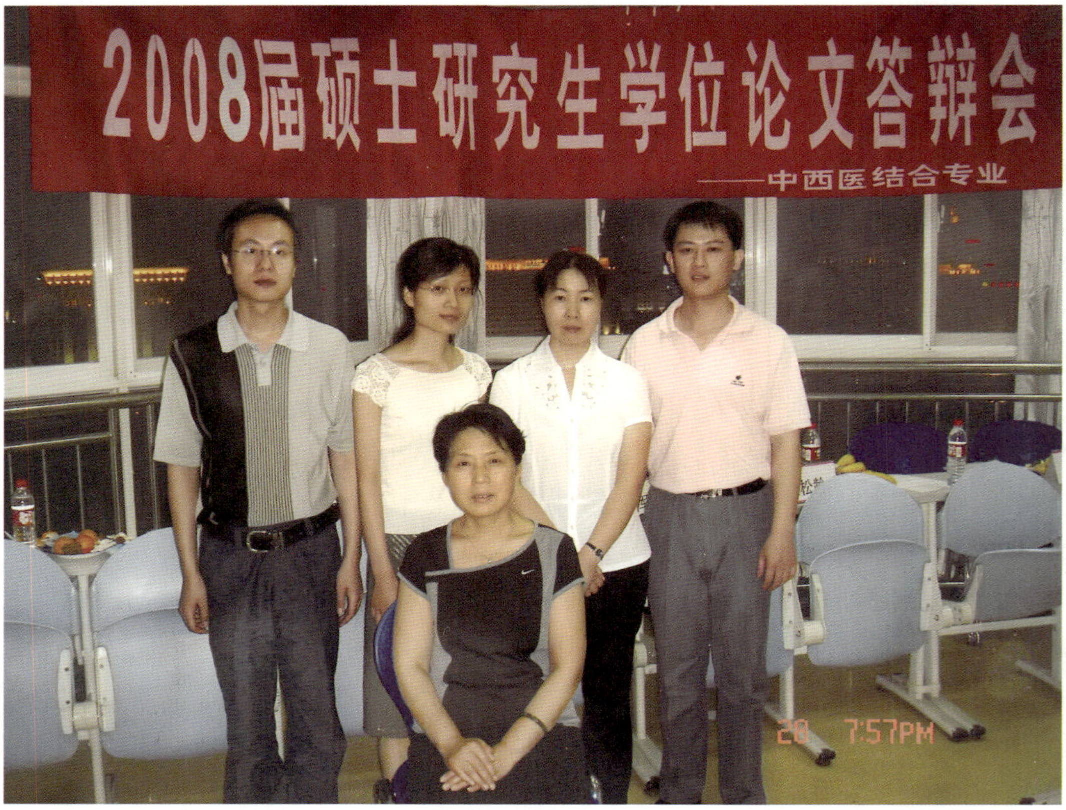

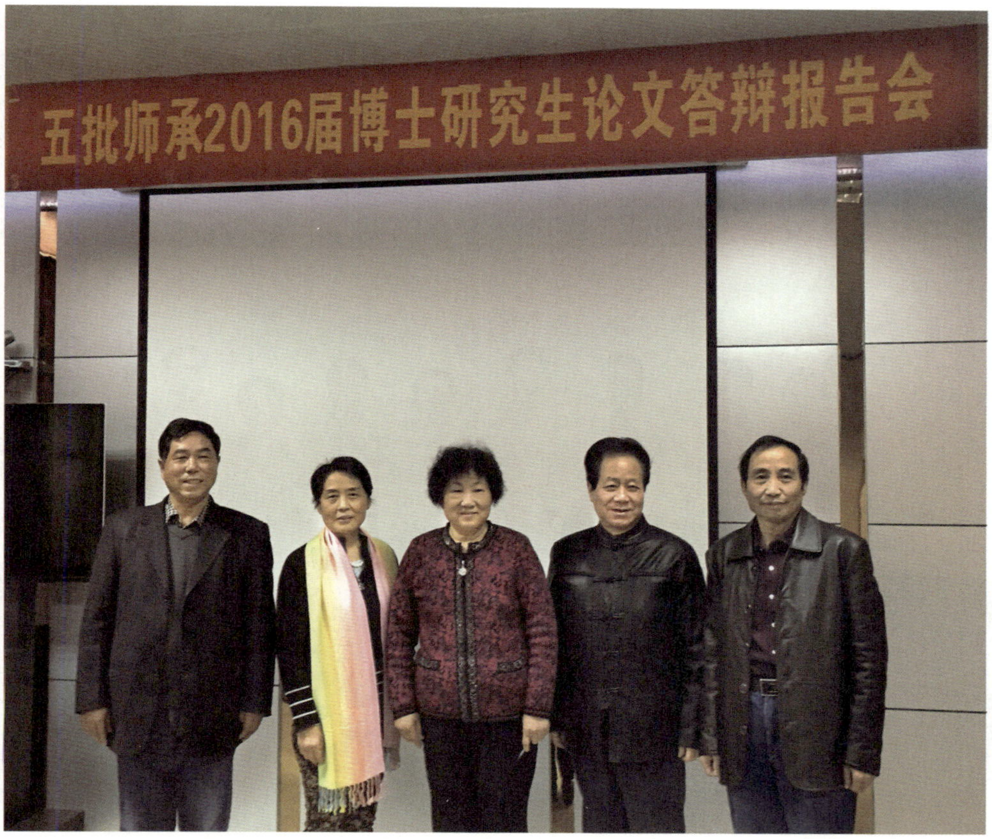
五批师承2016届博士研究生论文答辩报告会

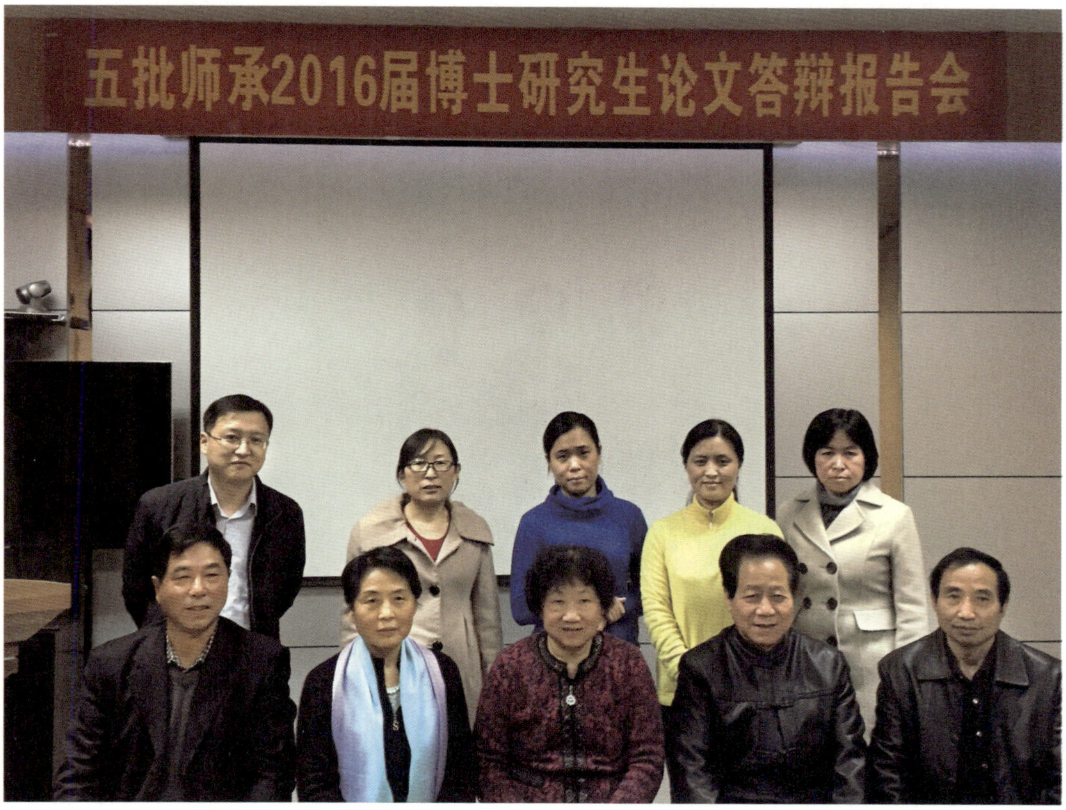
五批师承2016届博士研究生论文答辩报告会

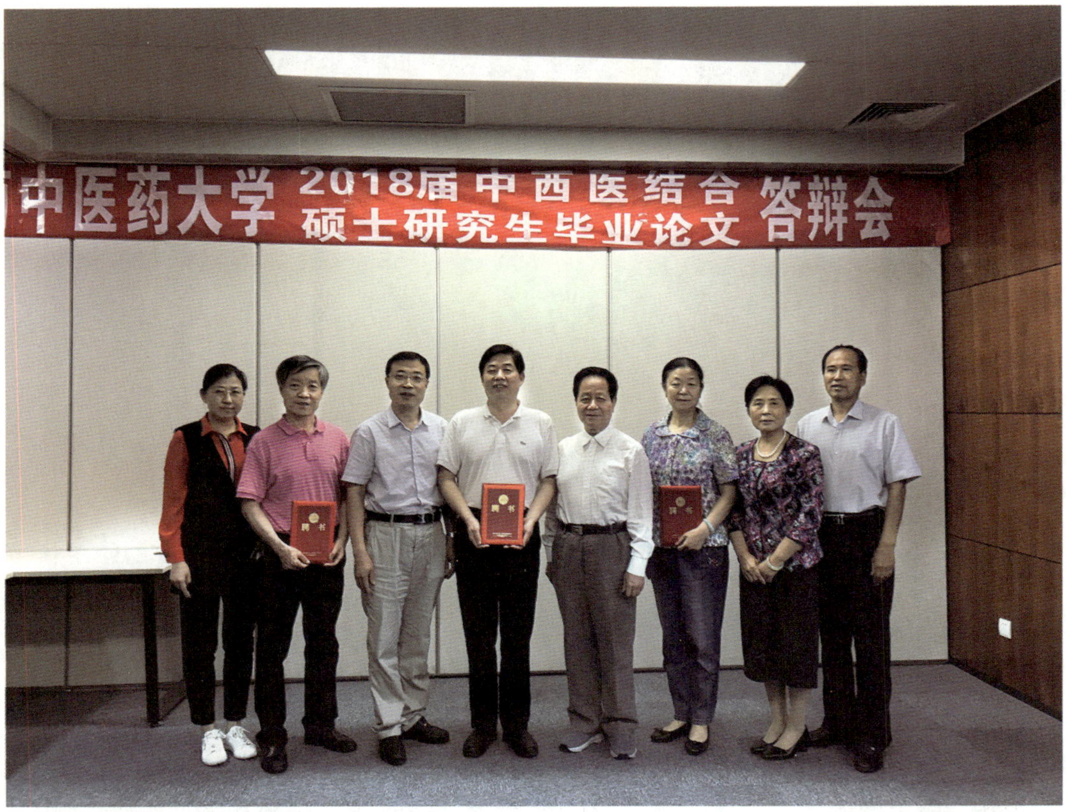
中医药大学
2018届中西医结合
硕士研究生毕业论文
答辩会

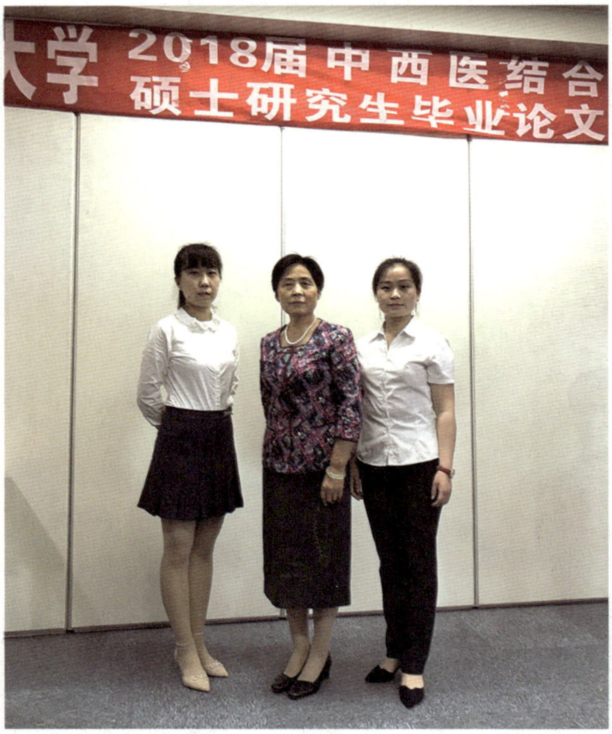
大学
2018届中西医结合
硕士研究生毕业论文

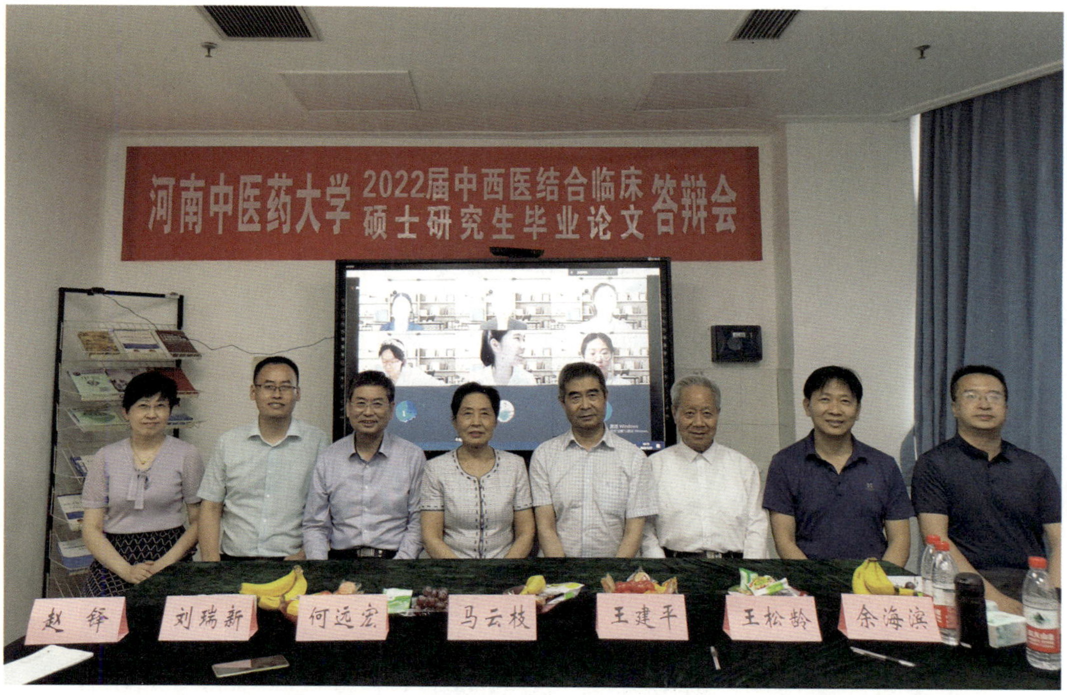

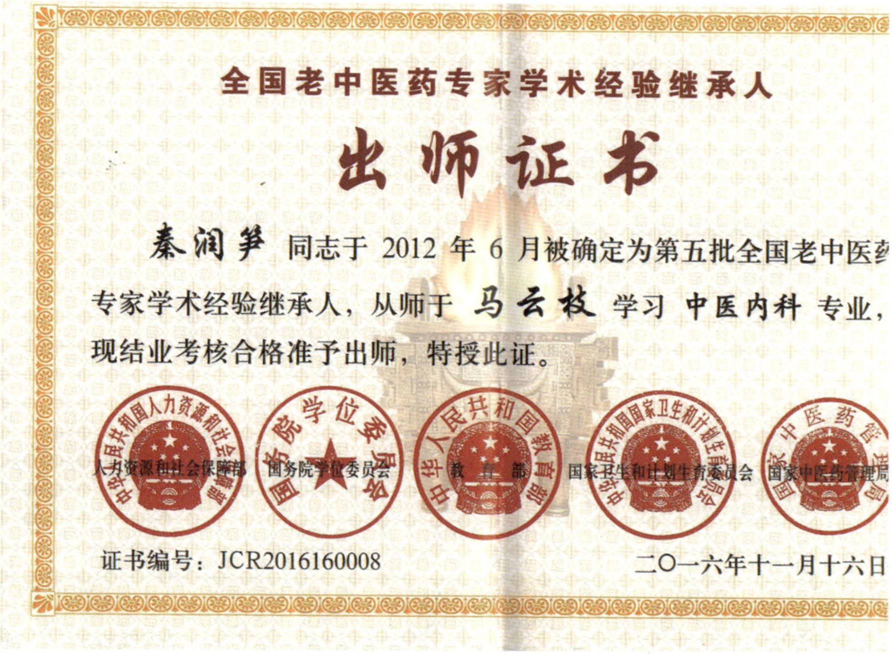
全国老中医药专家学术经验继承人

出师证书

秦润笋 同志于 2012 年 6 月被确定为第五批全国老中医药专家学术经验继承人，从师于 马云枝 学习 中医内科 专业，现结业考核合格准予出师，特授此证。

人力资源和社会保障部 国务院学位委员会 教育部 国家卫生和计划生育委员会 国家中医药管理局

证书编号：JCR2016160008

二〇一六年十一月十六日

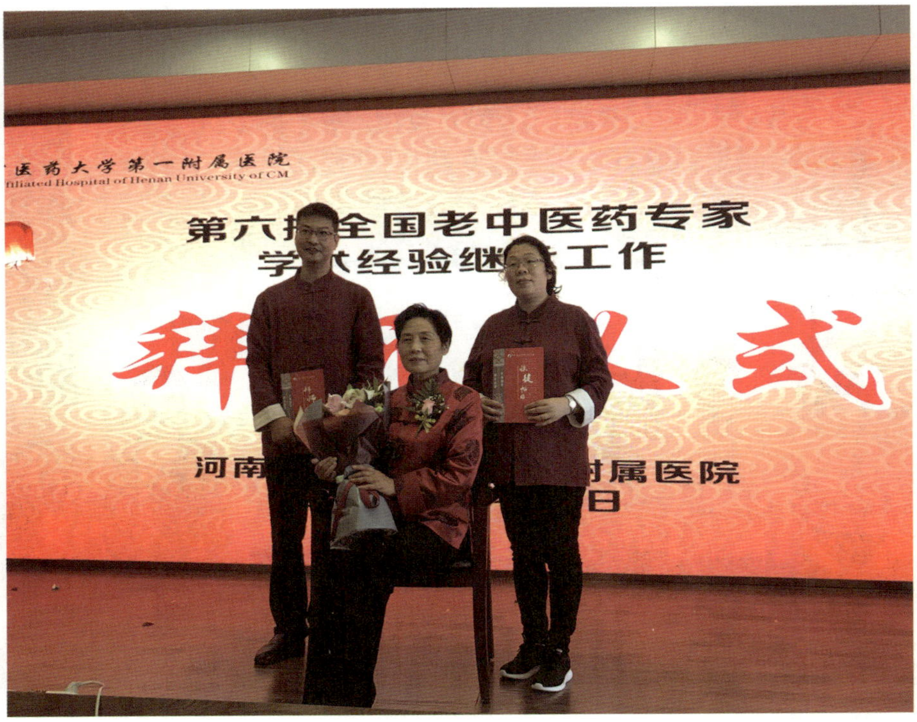

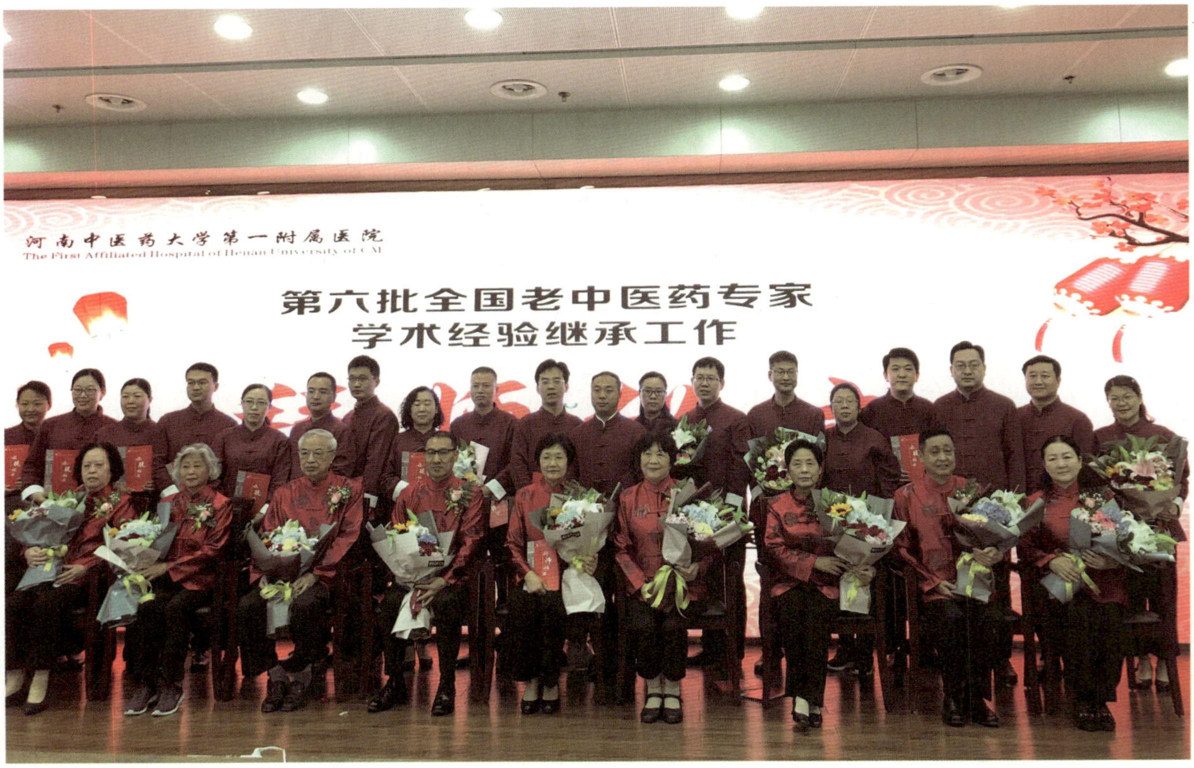
河南中医药大学第一附属医院
The First Affiliated Hospital of Henan University of CM
第六批全国老中医药专家
学术经验继承工作

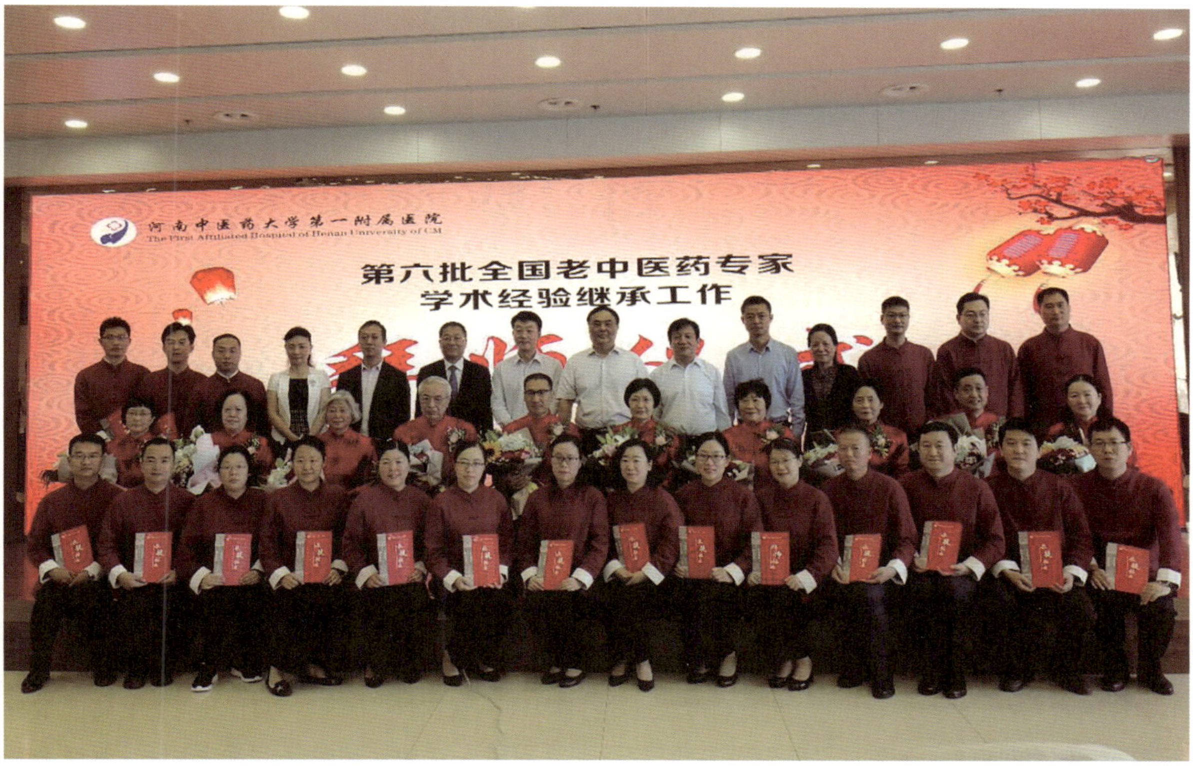
河南中医药大学第一附属医院
The First Affiliated Hospital of Henan University of CM
第六批全国老中医药专家
学术经验继承工作

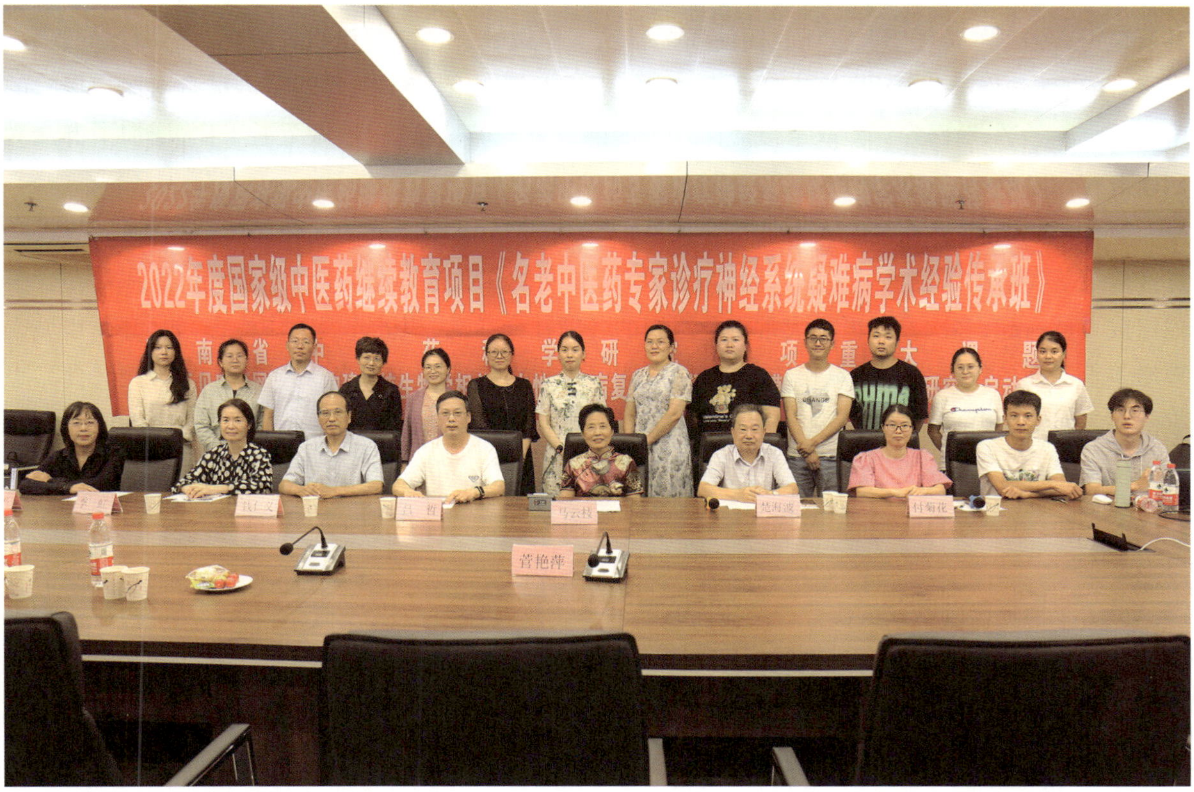
2022年度国家级中医药继续教育项目《名老中医药专家诊疗神经系统疑难病学术经验传承班》
李虹
吕哲
马云枝
付菊花
管艳萍

附　录

附一　谏言献策　参政为民——参会提案

作为郑州市金水区第九届、第十届人大代表、人大常委会常务委员，我认真学习毛泽东思想、邓小平理论、“三个代表”重要思想，践行科学发展观，在习近平新时代中国特色社会主义思想的指导下，无论是会议期间或在平时我都积极参政议政，认真履行宪法和法律赋予的神圣职责，积极推行民主法制建设和依法治区工作，充分发挥自己模范带头作用，切实做好党和政府与群众之间的桥梁，把党的各项方针政策包括医疗卫生政策积极向人民群众进行宣传，加强人民群众对党的信任度和凝聚力。强烈的责任感及责任心促使我把各项工作做好、做实，给党和人民交一份满意的答卷。在平常的工作中，积极主动向广大群众宣传党的卫生工作政策。例如，针对部分群众对医疗保险的某些规定不熟悉，对医疗保险政策覆盖面较小的问题有不满情绪，积极做疏通工作，增加了群众对国家医疗保险政策的正确理解。

我在任职期间，多次列席人大常委会议，认真听取区人民政府关于社会保障情况、社区建设和优抚政策落实情况、《食品卫生法》执行情况及法、检两院相关述职报告等情况汇报，并和常委会其他组成人员一起，多次参加区人大常委会组织的各项社会活动，积极开展工作检查，如《郑州市城市环境卫生管理条例》《郑州市城市市容管理条例》《郑州市企业职工养老保险条例》及关于《食品卫生法》等法律法规的执行情况视察等。平时我注意倾听选民的心声，做有心人，以辖区人民的利益为出发点，将人民群众关心的热点难点问题整理、提炼成议案，积极反映群众意见和建议，提出合理的议案和建议，真正起到了人民代表“为民代言，还政于民”的作用。以下是我在任期间的部分提案：

1. 关于把特色制剂纳入医疗保险用药范畴的建议。
2. 关于医保用药限制过严相关建议。
3. 关于对虚假医疗广告治理问题的建议。
4. 关于商业零售业发票问题的建议。
5. 关于加强经济适用房的监督管理制度建议。
6. 关于社区卫生服务的现状与发展前景的建议。

7. 关于加大打击医疗诈骗行为的意见和建议。
8. 关于规范个体诊所保障医疗安全的建议。
9. 关于禁止道路旁商店违章装修扩建问题的建议。
10. 关于空调公交车空调开放和收费问题建议。
11. 关于对目前看病难看病贵的意见和建议。
12. 关于加大养老服务设施的建议。
13. 关于调整全民医保报销比例的建议。
14. 关于太阳能的利用问题。
15. 关于新农合存在的筹资水平低、报销比例低、封顶金额低、享受医疗服务水平差问题的回答。
16. 关于全面推进居家养老服务工作的意见。
17. 关于药品招标问题关于规范个体诊所保障医疗安全的建议。

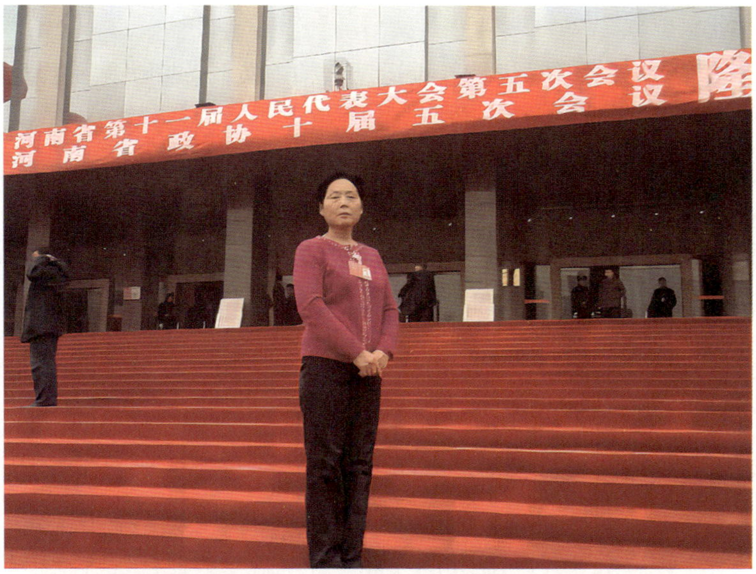

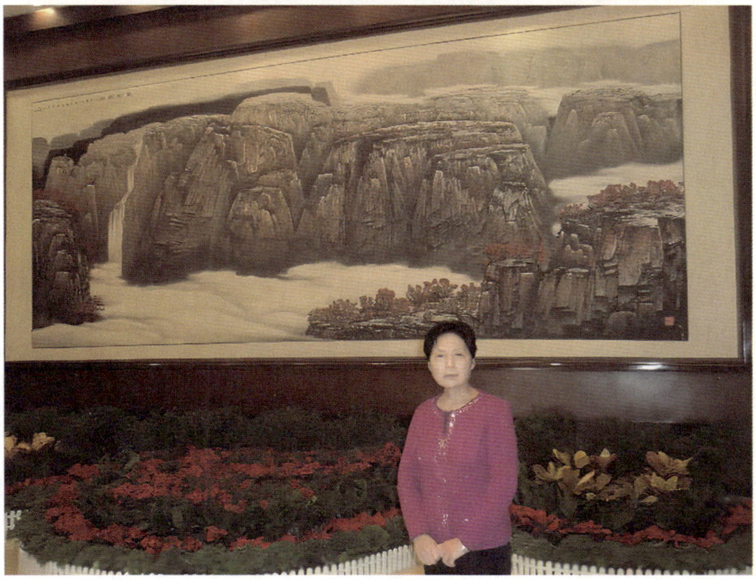

河南省第十一届人民代表大会第五次会议、河南省政协十届五次会议

附二　漫漫行医路　丹心写春秋——专著文章

1. 崔应珉、马云枝、张洁主编,《中华名医名方新传》,第二版,郑州大学出版社,2008 年。

2. 翟理黄、马云枝、王梅主编,《常见心脑血管病的诊治》,河南医科大学出版社,1996 年。

3. 王佳彬、沈晓明、马云枝等,《帕金森病中西医研究进展》,中国实验方剂学杂志,2022 年第 28 卷第 1 期,241-250 页。

4. 张杰、周媛、马云枝等,《基于 PI3K/Akt/mTOR 通路探讨补肾通络方对血管性痴呆大鼠海马神经元突触可塑性的影响》,中国实验方剂学杂志,2021 年第 27 卷第 18 期,25-31 页。

5. 朱世瑞、许玉珉、马云枝等,《分期针刺法治疗脑卒中偏瘫临床研究》,吉林中医药,2021 年第 41 卷第 7 期,964-968 页。

6. 朱世瑞、马云枝、汤银芳等,《马云枝教授运用知柏地黄汤治疗失眠症经验》,亚太传统医药,2021 年第 17 卷第 5 期,88-89 页。

7. 汤银芳、马云枝、黄艳丽等,《马云枝治疗帕金森病学术思想与经验》,中华中医药杂志,2021 年第 36 卷第 2 期,854-856 页。

8. 王佳彬、沈晓明、马云枝等,《熄风定颤丸干预大鼠多巴胺神经元 PKC 信号通路的机制研究》,时珍国医国药,2020 年第 31 卷第 8 期,1827-1830 页。

9. 郑太昌、马云枝,《涤浊通窍汤联合 nCPAP 治疗阻塞性睡眠呼吸暂停低通气综合征患者的临床效果》,临床医学研究与实践,2020 年第 5 卷第 10 期,113-114 页。

10. 李帅、张耀升、马云枝,《马云枝治疗心胆气虚型失眠验案 1 则》,湖南中医杂志,2019 年第 35 卷第 6 期,80-81 页。

11. 张耀升、马云枝、钱志平等,《补阳还五汤加减治疗急性脑梗死气虚血瘀证的疗效观察》,华夏医学,2019 年第 32 卷第 3 期,92-95 页。

12. 李盼、马云枝,《马云枝教授从肝郁血瘀论治中风后抑郁症经验》,智慧健康,2019 年第 5 卷第 12 期,59-60 页。

13. 张杰、马云枝,《复智胶囊对血管性痴呆模型大鼠海马神经元细胞凋亡时效的影响》,中医学报,2019 年第 34 卷第 3 期,551-554 页。

14. 张耀升、曹子成、马云枝,《益气活血汤联合西药对急性脑梗死患者神经功能及血流动力学的影响》,中医研究,2019 年第 32 卷第 3 期,45-47 页。

15. 许玉珉、马云枝、沈晓明等,《马云枝从瘀血生风论治帕金森病》,辽宁中医杂志,2019 年第 46 卷第 2 期,251-253 页。

16. 张耀升、曹子成、马云枝,《清热化瘀汤联合西药治疗对急性脑出血患者血清 NES 水平及神经功能的影响》,中医药临床杂志,2018 年第 30 卷第 10 期,1868-1870 页。

17. 许玉珉、马云枝、沈晓明等,《中医药治疗帕金森病睡眠障碍研究进展》,中华中医药杂志,2018 年第 33 卷第 11 期,5035-5037 页。

18. 康超茹、马云枝、张林旭,《马云枝教授运用温胆汤治疗失眠症经验》,时珍国医国药,2018 年第 29 卷第 10 期,2502-2503 页。

19. 荆雷、马云枝,《马云枝教授治疗中晚期帕金森病经验总结》,光明中医,2018 年第 33 卷第 19 期,2813-2815 页。

20. 兰瑞、张勇、马云枝等,《小续命汤对急性脑缺血再灌注线粒体相关蛋白 Hsp60、Mitofilin 表达的影响》,新中医,2018 年第 50 卷第 10 期,9-13 页。

21. 康超茹、马云枝,《马云枝教授临床应用天麻钩藤饮经验》,中医临床研究,2018 年第 10 卷第 24 期,1-3 页。

22. 娄爱琴、马云枝、沈晓明,《马云枝教授分期治疗周围性面瘫经验》,中西医结合心脑血管病杂志,2018 年第 16 卷第 10 期,1466-1467 页。

23. 钱前进、刘晓楠、马云枝,《马云枝治疗中风恢复期经验介绍》,新中医,2018 年第 50 卷第 6 期,251-252 页。

24. 娄爱琴、沈晓明、马云枝,《马云枝分期治疗帕金森病经验》,中医杂志,2018 年第 59 卷第 7 期,558-560 页。

25. 兰瑞、张勇、马云枝等,《小续命汤对急性脑缺血再灌注损伤 BDNF,GDNF 表达的影响》,中国实验方剂学杂志,2018 年第 24 卷第 15 期,149-154 页。

26. 张杰、马云枝、沈晓明等,《息风通络法对帕金森病泛素-蛋白酶体通路的影响》,中华中医药杂志,2018 年第 33 卷第 3 期,1140-1143 页。

27. 娄爱琴、马云枝,《马云枝运用镇肝息风汤治疗失眠症经验》,中华中医药杂志,2018 年第 33 卷第 1 期,153-155 页。

28. 宗晓燕、葛淑琦、马云枝,《镇肝息风汤加减治疗阴虚阳亢型失眠验案 1 则》,中国民间疗法,2017 年第 25 卷第 10 期,54 页。

29. 娄爱琴、马云枝、沈晓明,《马云枝教授治疗失眠经验总结》,中国中医药现代远程教育,2017 年第 15 卷第 12 期,73-75 页。

30. 孙逸、马云枝、沈晓明,《复智胶囊对血管性痴呆大鼠海马线粒体凋亡通路的影响》,影像研究与医学应用,2017 年第 1 卷第 6 期,195-197 页。

31. 张铭、马云枝、白艳杰等,《通脉舒络胶囊联合康复疗法治疗气虚血瘀型缺血性中风临床研究》,中医学报,2017 年第 32 卷第 5 期,827-831 页。

32. 贾文玉、马云枝,《马云枝教授从五行学说论治失眠经验》,中医临床研究,2017 年第 9 卷第 8 期,75-76 页。

33. 李社芳、马云枝,《马云枝治疗帕金森病非运动症状临证思路》,辽宁中医杂志,2016 年第 43 卷第 12 期,2506-2508 页。

34. 张晶晶、马云枝,《马云枝教授治疗帕金森病学术经验总结》,中医临床研究,2016 年第 8 卷第 32 期,79-80 页。

35. 张晶晶、马云枝,《马云枝分型论治帕金森病》,湖北中医杂志,2016 年第 38 卷第 10 期,26-27 页。

36. 沈晓明、谢雁鸣、马云枝等,《具有中医特色的缺血性中风病复发风险评估与早期预警系统的构建》,中医杂志,2016 年第 57 卷第 17 期,1464-1467 页。

37. 马云枝、张晓阳、沈晓明等,《通脉舒络胶囊联合针刺治疗难治性面瘫(气虚血瘀型)46 例疗效观察》,时珍国医国药,2016 年第 27 卷第 7 期,1663-1665 页。

38. 张改、沈晓明、马云枝等,《马云枝教授从肝辨治帕金森病经验简析》,中医药学报,2016 年第 44 卷第 3 期,86-88 页。

39. 马云枝、崔文琼、朱世瑞,《马云枝教授治疗面瘫经验概述》,世界最新医学信息文摘,2016 年第 16 卷第 49 期,241+247 页。

40. 肖利、马云枝,《马云枝教授从脾论治帕金森病》,中医临床研究,2015 年第 7 卷第 19 期,104-105 页。

41. 马云枝、王珍,《从毒论治顽固性失眠》,中医学报,2015 年第 30 卷第 6 期,828-830 页。

42. 朱世瑞、马云枝,《从"毒损脑络"探讨血管性痴呆的机理》,河南中医,2015 年第 35 卷第 4 期,738-740 页。

43. 张可可、马云枝,《熄风定颤丸治疗帕金森病 64 例》,中国民间疗法,2015 年第 23 卷第 2 期,47-48 页。

44. 许玉珉、马云枝、沈晓明,《补肾归元法论治多系统萎缩临证探微》,中医临床研究,2015 年第 7 卷第 1 期,70-71 页。

45. 马云枝、刘政伟、沈晓明,《中医药治疗肝肾阴虚型帕金森病研究进展》,辽宁中医杂志,2014 年第 41 卷第 10 期,2258-2260 页。

46. 王珍、马云枝,《马云枝教授解毒通络法治疗帕金森病合并痴呆验案》,中医临床研究,2014 年第 6 卷第 28 期,72-73 页。

47. 马云枝、朱世瑞、沈晓明等,《大株红景天注射液治疗急性脑卒中并发脑心综合征临床观察》,中西医结合心血管病电子杂志,2014 年第 2 卷第 9 期,43-44 页。

48. 张杰、马云枝、杨泽锋等,《针药结合治疗非痴呆型血管认知功能障碍》,中国实验方剂学杂志,2014 年第 20 卷第 15 期,217-220 页。

49. 马云枝、佘振垒、沈晓明,《醒脑开窍法在脑血管病中的运用》,中医研究,2014 年第 27 卷第 7 期,8-10 页。

50. 张杰、马云枝、朱筱彬等,《复智胶囊对血管性痴呆模型大鼠海马神经元突触传递长时程增强的影响》,中国实验方剂学杂志,2014 年第 20 卷第 11 期,155-159 页。

51. 马云枝、刘政伟、沈晓明,《通脉舒络胶囊结合针灸治疗脑卒中后尿失禁患者 68 例临床观察》,时珍国医国药,2014 年第 25 卷第 5 期,1169-1171 页。

52. 马云枝、刘政伟、沈晓明,《通脉舒络胶囊联合针刺治疗气虚血瘀型脑梗死 64 例》,中医研究,2014 年第 27 卷第 4 期,14-16 页。

53. 杨泽锋、马云枝,《马云枝教授论治血管性痴呆经验》,中医临床研究,2014 年第 6 卷第 10 期,70-71 页。

54. 张杰、马云枝、沈晓明等,《复智胶囊对血管性痴呆模型大鼠学习记忆能力改善的作用机制》,中国实验方剂学杂志,2014 年第 20 卷第 2 期,128-132 页。

55. 沈晓明、左俊岭、马云枝等,《培元定颤汤联合美多芭治疗肝肾阴虚型帕金森病 42 例》,中医研究,2013 年第 26 卷第 12 期,12-14 页。

56. 张杰、马云枝,《马云枝治疗帕金森病经验》,辽宁中医杂志,2013 年第 40 卷第 10 期,1982-1983 页。

57. 马云枝、朱筱彬,《中耳乳突炎导致乙状窦血栓性静脉炎 1 例报告》,中国实用神经疾病杂志,2013 年第 16 卷第 19 期,103 页。

58. 马云枝、郑太昌、姚静静等,《熄风定颤丸治疗帕金森病肝肾阴虚证临床研究》,中医学报,2013 年第 28 卷第 4 期,587-588 页。

59. 马云枝、沈晓明、杨泽锋,《通脉舒络胶囊结合针刺治疗血管性痴呆临床研究》,中国中医急症,2013 年第 22 卷第 3 期,381-383 页。

60. 黑丹丹、马云枝,《马云枝教授脑心同治验案举隅》,中医临床研究,2012 年第 4 卷第 20 期,53-54+56 页。

61. 徐明超、马云枝、郑太昌等,《复智胶囊治疗血管性痴呆 53 例临床观察》,中医临床研究,2012 年第 4 卷第 19 期,64-65 页。

62. 马云枝、范晓歌、田亚振等,《天麻钩藤饮治疗肝阳上亢型头痛临床观察》,新中医,2012 年第 44 卷第 3 期,37-38 页。

63. 马云枝、郑太昌、田亚振等,《乌灵胶囊治疗缺血性中风后抑郁症的临床研究》,中医学报,2012 年第 27 卷第 2 期,205-207 页。

64. 牛磊、宫洪涛、马云枝等,《脑力苏胶囊对血管性痴呆大鼠低氧诱导因子-1α 的影响》,广州中医药大学学报,2011 年第 28 卷第 6 期,624-626+630+672 页。

65. 沈晓明、韩宁、马云枝等,《舒郁颗粒对卒中后抑郁大鼠模型海马单胺类神经递质及炎症细胞因子的影响》,中国实验方剂学杂志,2011 年第 17 卷第 19 期,177-180。

66. 马云枝、史继鑫、孟闯等,《复智胶囊对血管性痴呆大鼠脑组织海马区神经细胞凋亡的影响》,时珍国医国药,2011 年第 22 卷第 9 期,2177-2178 页。

67. 田亚振、马云枝,《马云枝教授治疗中风合并坏疽验案》,中国实用神经疾病杂志,2011 年第 14 卷第 13 期,98 页。

68. 宋建英、沈晓明、马云枝,《醒脑静注射液治疗急性脑血管并发中枢性高热临床研究》,中医学报,2011 年第 26 卷第 7 期,841-842 页。

69. 刘晓莉、马云枝,《缺血性中风合并消渴辨证施治验案》,中国实用神经疾病杂志,2011 年第 14 卷第 12 期,97 页。

70. 王保奇、程传浩、马云枝,《复智胶囊对血管性痴呆大鼠炎性因子、胆碱能系统的时效性影响》,微循环学杂志,2011 年第 21 卷第 2 期,99 页。

71. 马云枝、史继鑫、孟闯等,《复智胶囊对血管性痴呆大鼠脑组织海马区诱导型一氧化氮合酶表达的影响》,中国实验方剂学杂志,2011 年第 17 卷第 9 期,187-190 页。

72. 王保奇、程传浩、马云枝等,《复智胶囊对血管性痴呆大鼠炎性因子、胆碱能系统的时效性影响》,中国实验方剂学杂志,2011 年第 17 卷第 8 期,176-179 页。

73. 沈晓明、马云枝、韩宁等,《针药结合治疗对椎基底动脉供血不足患者血管内皮功能的影响》,现代中西医结合杂志,2011 年第 20 卷第 11 期,1308-1310 页。

74. 马云枝、兰瑞,《脑栓通胶囊结合康复训练治疗缺血性中风恢复期 35 例临床观察》,辽宁中医杂志,2011 年第 38 卷第 3 期,394-395 页。

75. 马云枝、兰瑞,《中西医结合治疗帕金森病伴抑郁状态 36 例》,辽宁中医杂志,2011 年第 38 卷第 1 期,119-120 页。

76. 兰瑞、马云枝,《马云枝治疗肌萎缩侧索硬化症经验》,中医杂志,2011 年第 52 卷第 2 期,165-166 页。

77. 马云枝、史继鑫、李梅,《中医药治疗帕金森病研究进展》,中医学报,2011 年第 26 卷第 1 期,104-107 页。

78. 孟闯、付菊花、马云枝,《马云枝教授治疗多发性硬化经验》,中国民间疗法,2010 年第 18 卷第 12 期,10-11 页。

79. 沈晓明、韩宁、马云枝等,《中药结合针刺治疗对椎-基底动脉供血不足患者血管内皮功能的影响》,中国实验方剂学杂志,2010 年第 16 卷第 17 期,225-228 页。

80. 马云枝、王维杰、杨靖,《体针结合运动疗法治疗脑卒中后痉挛性瘫痪 36 例》,中医杂志,2010 年第 51 卷第 12 期,1104-1105 页。

81. 马云枝、付菊花、杨靖,《灯盏生脉胶囊联合针刺治疗缺血性中风恢复期 60 例临床观察》,中医杂志,2010 年第 51 卷第 11 期,999-1001 页。

82. 任应国、马云枝,《马云枝教授治疗血管性痴呆经验》,实用中医内科杂志,2010 年第 24 卷第 8 期,4-5 页。

83. 张可可、马云枝,《中西医结合治疗帕金森病 28 例》,中医研究,2010 年第 23 卷第 8 期,33-34 页。

84. 宋建英、沈晓明、马云枝,《辨证施护帕金森病 60 例》,河南中医,2010 年第 30 卷第 7 期,726-727 页。

85. 付菊花、马云枝,《马云枝教授从浊毒论治血管性痴呆经验》,中国民间疗法,2010 年第 18 卷第 4 期,7 页。

86. 牛磊、宫洪涛、马云枝,《帕金森病肾虚病机与治疗方向的思考》,天津中医药,2010 年第 27 卷第 2 期,133-134 页。

87. 白清林、马云枝,《熄风定颤丸治疗肝肾不足型帕金森病患者 30 例临床观察》,中医杂志,2010 年第 51 卷第 2 期,125-127+131 页。

88. 任应国、马云枝,《马云枝运用补阳还五汤治疗慢性头晕经验》,山西中医,2010 年第 26 卷第 1 期,8-9 页。

89. 史继鑫、马云枝,《辨证治疗眩晕症 80 例》,中医研究,2010 年第 23 卷第 1 期,50-52 页。

90. 王维杰、马云枝,《马云枝教授从肝胆论治失眠经验》,中国民间疗法,2009 年第 17 卷第 12 期,4 页。

91. 马云枝、史继鑫,《血管性痴呆的中医研究概况》,河南中医,2009 年第 29 卷第 11 期,1138-1140 页。

92. 马云枝、史继鑫、沈晓明等,《血管性痴呆的中医研究概况》,山西中医,2009 年第 25 卷第 10 期,57-59 页。

93. 朱世瑞、马云枝,《马云枝治疗面瘫经验》,山东中医杂志,2009 年第 28 卷第 10 期,733-734 页。

94. 马云枝、朱世瑞,《养血清脑颗粒治疗失眠 76 例疗效观察》,山东医药,2009 年第 49 卷第 13 期,61 页。

95. 马云枝、翟红印、苏春娅等,《中药水疗早期干预缺氧缺血性脑病患儿疗效观察》,中国中西医结合杂志,2009 年第 29 卷第 2 期,130-132 页。

96. 马云枝、朱世瑞,《镇肝息风汤治疗更年期综合征 50 例临床观察》,中国实用神经疾病杂志,2009 年第 12 卷第 1 期,91+94 页。

97. 马云枝、翟红印,《肌肉功能定位水针注射治疗脑性瘫痪下肢肌张力障碍疗效观察》,现代中西医结合杂志,2009 年第 18 卷第 1 期,1-2 页。

98. 马云枝、王磊、王媛等,《天智颗粒治疗阴虚阳亢型缺血性中风患者 30 例临床观察》,中医杂志,2008 年第 11 期,992-994 页。

99. 封臻、王媛、马云枝,《马云枝教授三期论治血管性痴呆经验撷英》,中国中医药现代远程教育,2008 年第 10 期,1156 页。

100. 王媛、封臻、马云枝,《马云枝从肝辨治眩晕经验》,山西中医,2008 年第 7 期,8-9 页。

101. 马云枝、营艳萍,《中西医结合治疗帕金森病 30 例》,河南中医,2008 年第 7 期,73-74 页。

102. 王磊、马云枝,《马云枝教授治疗眩晕经验》,河南中医,2008 年第 5 期,6 页。

103. 王磊、马军令、马云枝,《马云枝教授运用经方治疗神经内科疑难病证举隅》,江苏中医药,2008 年第 4 期,19-20 页。

104. 马云枝、高永强、王磊等,《六味地黄丸治疗脑病验案举隅》,河南中医,2008 年第 3 期,62-63 页。

105. 白清林、马云枝,《古代中医对帕金森病的认识》,北京中医药大学学报(中医临床版),2008 年第 1 期,34-35 页。

106. 贾奎、马云枝,《血管性痴呆病机钩玄》,山东中医杂志,2007 年第 12 期,805-807 页。

107. 左庆选、马云枝,《中成药临床应用浅析》,中医杂志,2007 年第 10 期,957 页。

108. 马云枝、沈晓明、王磊等,《舒郁颗粒治疗中风后抑郁症 150 例临床观察》,新中医,2007 年第 10 期,24-26 页。

109. 马云枝、张培丽,《头痛治验》,中国实用神经疾病杂志,2007 年第 5 期,112-114 页。

110. 程传浩、马云枝,《通心络胶囊治疗偏头痛 40 例疗效观察》,山东中医杂志,2007 年第 5 期,311-313 页。

111. 程传浩、马云枝、马龙,《复智胶囊治疗血管性痴呆 40 例》,中医研究,2007 年第 4 期,42-43 页。

112. 程传浩、马云枝、马龙等,《熄风定颤丸对帕金森病患者美多芭用量影响的研究》,山西中医,2007 年第 1 期,35-36 页。

113. 马云枝、左庆选,《从气血论治失眠经验初探》,中医研究,2007 年第 2 期,49-50 页。

114. 马云枝、王俊锋,《中风病治验浅析》,中国实用神经疾病杂志,2007 年第 1 期,161-162 页。

115. 高永强、马云枝、王俊锋,《马云枝教授临证用药特色探微》,中国实用神经疾病杂志,2007 年第 1 期,162-163 页。

116. 马云枝、左庆选、张铭等,《通络愈瘫胶囊对 30 例缺血性中风气虚血瘀型患者血清 IL-8 影响的临床研究》,中医研究,2007 年第 1 期,28-31 页。

117. 马云枝、马秀芹、张铭等,《通络愈瘫胶囊对缺血性中风气虚血瘀型患者 TNF-α、IL-6 影响的研究》,河南中医,2006 年第 12 期,28-30 页。

118. 马云枝、庄志江、张铭等,《复智胶囊对血管性痴呆大鼠血清 TNF-α、IL-6 影响的研究》,中医研究,2006 年第 12 期,15-16 页。

119. 马云枝、左庆选,《降浊升清汤治疗眩晕 43 例》,中医研究,2006 年第 11 期,34-35 页。

120. 贾奎、马云枝,《血府逐瘀汤化裁治疗中风验案举隅》,辽宁中医杂志,2006 年第 9 期,1186-1187 页。

121. 马云枝、沈晓明、贾奎,《帕金森病的中西医研究进展》,世界中西医结合杂志,2006 年第 3 期,185-188 页。

122. 马云枝、张铭,《从脏腑气机升降论治中风》,四川中医,2006 年第 2 期,33-34 页。

123. 马云枝、庄志江、张丽红,《活血化瘀法治疗急性高血压性脑出血 64 例》,陕西中医,2006 年第 2 期,163-165 页。

124. 马云枝、庄志江、张丽红,《胰岛素联合活血化瘀药物治疗急性脑梗死临床研究》,河南中医学院学报,2006 年第 1 期,43-44 页。

125. 马云枝、张铭,《眩晕论治拾贝》,河南中医,2005 年第 12 期,37-38 页。

126. 马云枝、李社芳、沈晓明等,《中西医结合治疗帕金森病 30 例疗效观察》,新中医,2005 年第 10 期,55-56 页。

127. 马云枝、张铭,《眩晕病从脾论治》,江苏中医药,2005 年第 10 期,53-54 页。

128. 马云枝、庄志江、张丽红,《清热解毒法治疗中风后高热临床观察》,河南中医,2005 年第 6 期,35-36 页。

129. 左庆选、马云枝,《痛泻要方加味治疗抽动-秽语综合征 18 例》,新中医,2005 年第 4 期,73 页。

130. 左庆选、马云枝,《马云枝教授治疗急性脑梗死所致偏侧舞蹈症经验》,国医论坛,2005 年第 1 期,10 页。

131. 李社芳、马云枝,《养血清脑颗粒治疗椎-基底动脉供血不足性眩晕临床观察》,河南中医学院学报,2004 年第 6 期,43-45 页。

132. 沈晓明、马云枝,《温胆汤加味治疗顽固性失眠 90 例》,江苏中医药,2004 年第 12 期,25-26 页。

133. 马云枝、贾奎,《活血解郁汤治疗中风后抑郁症 136 例》,上海中医药杂志,2004 年第 10 期,24-25 页。

134. 马云枝、周晓卿,《利水通络口服液对急性脑缺血大鼠 IL-8、TNF-α、脑组织含水量的影响》,河南中医学院学报,2004 年第 4 期,14-16+19 页。

135. 马云枝、周晓卿,《针药结合治疗顽固性失眠 90 例疗效观察》,四川中医,2004 年第 6 期,51-52 页。

136. 马云枝、贾奎,《活血解郁汤治疗中风后抑郁症 136 例》,中国民间疗法,2004 年第 5 期,53-54 页。

137. 马云枝、李社芳,《清开灵针治疗急性脑血管病引发中枢性高热疗效观察》,河南中医,2004 年第 4 期,71-72 页。

138. 马云枝、周晓卿,《利水通络方药治疗急性脑梗死 120 例临床观察》,天津中医药,2004 年第 1 期,24-25 页。

139. 马云枝、沈晓明,《桂枝汤治疗脑卒中后肩手综合征 50 例》,中国临床康复,2004 年第 1 期,166 页。

140. 马云枝、周晓卿,《血管性痴呆中西医研究现状》,河南中医学院学报,2003 年第 6 期,74-77 页。

141. 马云枝、武继涛,《帕金森病从脾论治》,河南中医,2003 年第 11 期,39-40 页。

142. 马云枝、武继涛,《星蒌承气汤对急性脑梗死患者血清肿瘤坏死因子 α 及一氧化氮含量的影响》,中医杂志,2003 年第 9 期,674-675+5 页。

143. 马云枝、武继涛,《化痰通腑法对脑保护的临床研究》,上海中医药杂志,2003 年第 6 期,31-32 页。

144. 马云枝,《中西医结合治疗脑梗死后抑郁症 40 例临床观察》,北京中医药大学学报,2003 年第 2 期,63-64 页。

145. 马云枝,《牵正膏外敷对面神经炎面神经电生理影响的临床与实验研究》,河南中医,2002 年第 3 期,26-28 页。

146. 马云枝、武继涛,《活血化瘀法在脑血管病中的应用》,北京中医药大学学报,2001 年第 5 期,57-59 页。

147. 马云枝、武继涛,《脑卒中后抑郁症的中西医结合治疗》,河南实用神经疾病杂志,2001 年第 4 期,76-77 页。

148. 马云枝,《亚健康状态与中医药防治》,河南中医,2001 年第 3 期,11-13 页。

149. 马云枝,《血管性痴呆的论治》,河南中医,2000 年第 4 期,1-2 页。

150. 马云枝、张运克、赵学义,《复智胶囊防治脑血栓的药效学研究》,河南中医药学刊,2000 年第 4 期,20-23 页。

151. 马云枝、张金生,《中西医结合治疗脑梗死回顾与展望》,河南实用神经疾病杂志,1999 年第 6 期,59-60 页。

152 马云枝、杨守峰、张运克,《通脉疏络胶囊预防脑血栓形成药效学研究》,中国中西医结合杂志,1998 年第 S1 期,70-71+363-364 页。

153. 马云枝、张运克、宫洪涛,《120 例急性中风舌象分析》,中国医药学报,1998 年第 6 期,68-69 页。

154. 马云枝、张运克,《舒郁调神汤治疗中风后抑郁症 128 例临床分析》,时珍国医国药,1998 年第 5 期,12-13 页。

155. 马云枝、张运克,《中西医结合治疗面神经麻痹 32 例》,北京中医药大学学报,1998 年第 4 期,64 页。

156. 马云枝,《<伤寒论>悸证证情机理俚析》,国医论坛,1998 年第 4 期,4-5 页。

157. 冯福海、马云枝、宋丽君,《通络愈瘫胶囊治疗急性缺血性中风的临床研究》,河南中医,1998 年第 2 期,33-34+65 页。

158. 马云枝、宫洪涛、张运克,《中风病研究现状探讨》,北京中医药大学学报,1998 年第 2 期,62-64 页。

159. 马云枝、宫宏涛,《复智胶囊治疗多发梗死性痴呆的临床研究》,河南中医,1997 年第 5 期,30-31 页。

160. 马云枝、岳金明、王梅等,《黄芪注射液治疗缺血性中风的临床观察》,上海医药,1995 年第 7 期,17-18 页。